Aktuelle Probleme der Biomedizin

Aktuelle Probleme der Biomedizin

Herausgegeben von
O. K. Burger · P. Grosdanoff · D. Henschler
O. Kraupp · B. Schnieders

W DE G
Walter de Gruyter
Berlin · New York 1987

Dipl.-Ing. Dr. O. K. Burger
Chemie Linz AG
Postfach 296
A-4020 Linz

Dr. P. Grosdanoff
Bundesgesundheitsamt
Institut für Arzneimittel
Seestraße 10
D-1000 Berlin 65

Prof. Dr. D. Henschler
Institut für Toxikologie
der Universität Würzburg
Versbacher Str. 9
D-8700 Würzburg

Prof. Dr. Dr. Dr. h. c. O. Kraupp
Pharmakologisches Institut
der Universität Wien
Währinger Straße 13a
A-1090 Wien

Prof. Dr. B. Schnieders
Bundesgesundheitsamt
Institut für Arzneimittel
Seestraße 10
D-1000 Berlin 65

Dieses Buch enthält 103 Abbildungen und 125 Tabellen.

CIP-Kurztitelaufnahme der Deutschen Bibliothek

Aktuelle Probleme der Biomedizin / hrsg. von O. K. Burger ... –
Berlin ; New York : de Gruyter, 1986.
ISBN 3-11-010873-9
NE: Burger, Otto K. [Hrsg.]

Satz und Druck: Buch und Offsetdruckerei Wagner GmbH, Nördlingen. – Bindearbeiten: Dieter Mikolai, Berlin. – Umschlagentwurf: Rudolf Hübler, Berlin.

Aktuelle Probleme der Biomedizin

O. Kraupp

Bevor in die derzeitige Problematik der Biomedizin eingegangen werden kann, ist es notwendig, das Gebiet und die Probleme, wie sie sich vor allem in den Vorträgen des Symposiums abzeichnen, näher zu definieren. Es läßt sich dabei eine Zweiteilung erkennen, die zunächst die Thematik erfaßt, wobei hier im wesentlichen zwischen dynamischen und kinetischen Vorgängen bzw. Problemen unterschieden werden muß. Die Themen erstrecken sich auf dem Gebiet der Arzneimittelforschung auf die gesamte Pharmakodynamik und Pharmakokinetik sowie Toxikodynamik und Toxikokinetik der Arzneimittel. Toxikodynamische und toxikokinetische Probleme umfassen im wesentlich größeren Umfang das gesamte Gebiet der schädlichen Einwirkung von Umweltstoffen auf den menschlichen und tierischen Organismus. Der zweite Gesichtspunkt betrifft vor allem *methodische Probleme,* wobei hier der Tierversuch in allen seinen Varianten bis zu den Versuchsanordnungen an isolierten Organen und Geweben bzw. Gewebsfraktionen im Vordergrund steht. Die Methodik umfaßt dabei alle Verfahren, wie sie in den Grundwissenschaften der Biologie und Medizin zur Anwendung kommen. Im Rahmen der Arzneimittelentwicklung erstreckt sich die Methodik auch auf den Versuch am Menschen.

Die *thematischen Probleme* in der Arzneimittelforschung sind im wesentlichen durch das wechselnde Spektrum der Erscheinungsformen, der Häufigkeit und der Dominanz der menschlichen und tierischen Erkrankungen bestimmt. Im europäischen Bereich sind dabei im wesentlichen vier Problemschwerpunkte hervorzuheben:

1. Die Problematik der Pathologie und Therapie der Geschwulsterkrankungen mit immer stärkerem Hervortreten des Bronchus-, Mamma- und des Kolonkarzinoms.
2. Probleme der Epidemiologie, Pathologie und Therapie der Herz- und Kreislauferkrankungen mit besonderen Schwerpunkten in der Hochdruckerkrankung sowie der Durchblutungs- und Rhythmusstörungen des Herzens.
3. Probleme auf dem Gebiete der Stoffwechselerkrankungen, insbesondere des Diabetes, all den metabolisch bedingten Ursachen der Atherosklerose und
4. auf dem großen Gebiet der Infektionskrankheiten mit immer stärkerem Hervortreten viraler Infekte.

Die Probleme auf dem Gebiete der Arzneimittelforschung sind dabei durch die jeweiligen Vorstellungen bzw. den Fortschritt in der Erforschung der Ursachen und Grundlagen der einzelnen Krankheiten bedingt. Hierbei muß auf die grundlegende

Wende hingewiesen werden, die zu Beginn des 19. Jahrhunderts durch die Verdrängung der humoralpathologischen Vorstellungen der hippokratischen Medizin und ihrer verheerenden Auswirkungen auf die Pharmakotherapie durch den Einzug der modernen Naturwissenschaft in die Biologie und in die Grundwissenschaften der Medizin stattgefunden hat. Auch heute findet eine ununterbrochene Entwicklung neuer Konzepte hinsichtlich der pathophysiologischen Analyse der Erkrankungen mit entsprechender Auswirkung auf die einzelnen Gebiete der Arzneimittelforschung statt. Mit Bezug auf die vier eingangs skizzierten Problemschwerpunkte soll hier folgendes angeführt werden: In der Tumorforschung stehen die Probleme der Einwirkung kanzerogener Substanzen aus der Umwelt als eine der Hauptursachen der Zunahme von Tumorerkrankungen in letzter Zeit immer mehr im Vordergrund. Ein sehr wesentlicher Anteil der biomedizinischen Forschung ist mit der Aufdeckung karzinogener Einwirkungen im Rahmen industrieller Tätigkeiten befaßt. Toxikodynamische Studien haben hierbei u. a. die Karzinogenität von Asbest, Benzol, Chlormethyläther, Vinylchlorid, Nickelverbindungen, radioaktiven Farbstoffen, Nitrosaminen u. a. m. einwandfrei bewiesen. Weitere Probleme betreffen die Aufdeckung von karzinogenen Substanzen in Lebensmitteln bzw. Lebensmittelzusätzen, wofür der Nachweis einer karzinogenen Wirkung bestimmter Schimmelpilzstoffe (Aflatoxine) ein Beispiel liefert.

Einen weiteren Problemschwerpunkt stellt die Auswirkung von Änderungen der Lebensgewohnheiten auf das Spektrum und die Häufigkeit von menschlichen Tumorerkrankungen dar. Hier sei auf die Zusammenhänge zwischen Sonnenkult und Hautkarzinomen, zwischen Tabakrauchen und Bronchus-, Ösophagus- und Blasenkarzinom, zwischen Alkoholabusus und genereller Tumorhäufigkeit und zwischen Änderungen der Ernährung und der Häufigkeit des Kolonkarzinoms verwiesen. Unabsehbar sind ferner die Auswirkungen der in den letzten Jahren explosionsartig sich ausweitenden Onkogenforschung auf die Probleme der medizinischen Tumorforschung mit der Aussicht, eine gültige und verifizierbare Theorie der Krebsentstehung zu finden.

Die biomedizinischen Forschungsprobleme auf dem Gebiete der Herz- und Kreislauferkrankungen sind im wesentlichen durch das Aufdecken geeigneter pharmakodynamischer Wirkungen mit Bezug auf die neuen Konzepte der Hochdruckentstehung bzw. von Herzdurchblutungs- und Herzrhythmusstörungen gekennzeichnet. Es sei hier nur auf die Konzepte der Ruhigstellung und Entlastung des Herzens durch Senkung der Vor- bzw. Nachbelastung (Nitratwirkung, Vasodilatatoren, ACE-Hemmer, Calciumantagonisten) sowie auf die Probleme der Schutzwirkung gegenüber Streßbelastung (β-Rezeptorenblocker) verwiesen.

Die Hauptproblematik in der modernen biomedizinischen Diabetesforschung ist einerseits die Anpassung der Invasionskinetik von Insulin an die Kinetik der endogenen Insulinfreisetzung und andererseits die Möglichkeit einer immunsuppressiven Therapie des Typus 1-Diabetes.

Die biomedizinischen Probleme infektiöser Erkrankungen liegen neben der Resistenzentwicklung und der dadurch notwendigen Entwicklung neuer Antibiotika heute in zunehmender Weise im Bereich der Viruserkrankungen, wobei einerseits diagnostische und immunbiologische Probleme und in weiterer Folge die Entwicklung antiviraler Substanzen im Vordergrund stehen. Eine ungeahnte Erweiterung haben hierbei die Probleme durch das Auftreten von durch Retroviren übertragbarer Erkrankungen erhalten, die – wie die allgemeine Immunschwäche – von Tieren auf den Menschen übertragbar sind.

Pharmakodynamische und toxikodynamische Probleme sind in der Arzneimittelforschung eng miteinander verwoben. Prinzipiell sind alle an funktionellen Systemen bzw. am strukturellen Aufbau des Organismus angreifenden Wirkungen als primär toxisch aufzufassen. Erst das Vorliegen einer pathologischen Störung bzw. die funktionelle Entgleisung schafft die Voraussetzung für die Umwandlung einer toxischen Wirkung in eine heilende Wirkung. So sind z. B. die Wirkungen der Digitalisglykoside am gesunden und homöostatisch ausgeglichenen Organismus mit einer Druck- und Nachbelastungssteigerung verbunden und daher toxisch. Diese Überlegungen weisen auf das Problem hin, daß praktisch alle pharmakotherapeutischen Substanzen neben ihrer pharmakodynamischen Wirkung ein Nebenwirkungsspektrum aufweisen, das vor allem bei Kumulationseffekten in Form unerwünschter Nebenwirkungen in Erscheinung treten kann. Insbesondere trifft dies auf die Langzeitpharmakotherapie zu. Hier entsteht die Problematik einer unterschiedlichen Kumulationskinetik der verschiedenen Wirkungen, wobei mit der Zeit toxische Wirkungen wie z. B. die Knochenmarksschädigung bei Phenylbutazon, Osteoporose unter Cortison, Hyperglykämie unter Saluretika u. a. m. immer mehr hervortreten können.

Ausschließlich toxikologische Gesichtspunkte und Probleme stehen bei der Beurteilung der Wirkung körperfremder Substanzen auf den Organismus im Vordergrund, die entweder als Naturprodukte vorkommen oder von der Industrie für verschiedene Zwecke bereitgestellt werden (Pestizide, Konservierungsmittel, Lösungsmittel, Kunststoffe, Farben u. a. m.) bzw. als Nebenprodukte in der Fertigung anfallen oder mit den Abgasen entweichen. Gerade in der letzten Zeit sind eine Fülle von toxikologischen Problemen auf diesem Gebiete entstanden (Methylisozyanat-Katastrophe in Indien, Dioxin-Unglück in Seveso, Paraquat-Vergiftungen, Diglycolzusatz zum Wein u. a. m.).

Die methodischen Probleme der biomedizinischen Forschung erfassen ein unübersehbares Spektrum auf allen Gebieten der angewandten Forschung in der Biologie und Medizin. Im Vordergrund steht der Nachweis sowie die Charakterisierung und Quantifizierung von Wirkungen. Zwei grundsätzlich verschiedene Verfahrensrichtungen sind dabei zu unterscheiden: Zum ersten ein reduktionistisches analytisches Vorgehen, bei dem der Wirkungsmechanismus bis in molekulare Bereiche verfolgt wird. Funktionelle Grenzbereiche sind hierbei das Studium elektrischer Membranveränderungen sowie Permeabilitätsstudien an isolierten Zellen und Bindungsstudien an Zellmembranen, an intrazellulären Strukturen sowie stoffwechselchemische und immunbiologische Studien an isolierten Zell- und Gewebskulturen. Der morphologische Grenzbereich umfaßt die elektronenmikroskopische Ultrastrukturanalyse. Die zweite Verfahrensart betrifft eine integrative, zu immer komplexeren biologischen Systemen fortschreitende methodische Vorgehensweise mit dem Ziel, die Auswirkungen des Zusammenspieles nachgewiesener Teilwirkungen auf Organ- und Systemfunktionen und schließlich auf den intakten Organismus festzustellen und zu beschreiben. Grenzbereiche sind die toxikologische Analyse im Versuch am Ganztier, wobei neben Nagetieren unter gewissen Umständen auch Hunde, Katzen und Affen herangezogen werden müssen. Hauptgrund für die gleichzeitige Anwendung mehrerer Tierarten in der toxikologischen Forschung ist dabei der häufig festgestellte Unterschied in den pharmakokinetischen Eigenschaften, vor allem des Stoffwechsels, den die Substanzen bei einzelnen Tieren und beim Menschen aufweisen. Eine toxikodynamische sowie auch pharmakodynamische Bedeutung kommt dabei sehr oft nicht nur der unveränderten Ausgangssubstanz, sondern auch Produkten des Abbaus im Organismus zu. Als Folge sind pharmako- und toxikokinetische Untersuchungen an verschiedenen Tieren im Vergleich zu analogen Versuchen am Menschen notwendig, um jene Tierart zu finden, die hinsichtlich der metabolisierenden Eigenschaften bei der jeweiligen Substanz dem Menschen am ähnlichsten ist. Grenzbereiche des integrierenden Verfahrens in der Arzneimittelforschung sind neben dem Versuch am Ganztier der klinische Versuch in seinen verschiedenen Phasen am Menschen. Hier werden oft Methoden der Registrierung von dynamischen und kinetischen Verfahren gleichzeitig angewendet, wie etwa bei der Koordinierung von Intensitäten oder zeitlichen Verlaufsformen der Wirkungen mit dem entsprechenden Verlauf der Blutspiegel. Die Notwendigkeit der Anwendung integrativer Untersuchungsverfahren (Versuche am Ganztier oder am Menschen) ist deswegen unabdingbar, da die Beurteilung der pharmakotherapeutischen Wirksamkeit bzw. der Schädlichkeit der Nebenwirkungen nur am intakten Organismus mit intakten Regelsystemen (wie z. B. bei allen Herz- und Kreislaufwirkungen) geprüft werden kann.

In letzter Zeit mehren sich die Stimmen und Proteste von in der Regel wenig naturwissenschaftlich eingestellten Menschen (auch von Ärzten), die Bedenken ethischer Art gegen Tierversuche vorbringen, wobei darauf hinzuweisen ist, daß in unserem Lande seit 1975 ein sehr strenges Tierversuchsgesetz in Kraft ist, das den Tierversuch unter ethische Kontrolle stellt. Die Auseinandersetzung zwischen reduktionistisch analytischem und holistischem Denken ist allerdings kein Novum unserer heutigen Zeit und auch nicht allein auf die Medizin und angewandte Biologie beschränkt, sondern sie spiegelt sich in den Grundauseinandersetzungen philosophischen Denkens, vor allem seit Beginn des Zeitalters der Aufklärung, wider. Der Tierversuch ist so alt wie die westliche Medizin. Schon im Corpus hippokraticum finden sich vereinzelte Berichte über Tierversuche zur Bestätigung von Annahmen auf der Basis philosophischer Spekulationen. Ein Höhepunkt im Altertum wurde unter Galen erreicht, in dessen Schriften sich anhand seiner tierexperimentellen Tätigkeiten ein Konzept abzeichnet, das stellenweise Anklänge an modernes naturwissenschaftlich medizinisches Denken aufzeigt. Ein Jahrtausend lang war dieses Denken unter dem dominierenden Einfluß der christlichen Dogmatik zumindest aus der Medizin weitgehend verschwunden. Erst in der Renaissance, nicht zuletzt unter dem Einfluß Bacons, sind Berichte über Tierversuche wieder in medizinischen Schriften zu finden. Die Entdeckung des Blutkreislaufes durch Harvey und Colombo sowie die Beschreibung der erstmaligen Messung des Blutdruckes durch Hales erfolgte durch tierexperimentelles Vorgehen. Gegen Ende des 18. Jahrhunderts stieg mit dem Einzug der modernen Naturwissenschaften in die Medizin die Zahl der Tierversuche sprunghaft an und nahm das ganze 19. Jahrhundert hindurch bis in die Mitte des 20. Jahrhunderts exponentiell zu. Ende des 19. Jahrhunderts erreichte auch die Bewegung gegen den Tierversuch, nicht zuletzt als Folge der enormen Industrialisierungswelle und der weitgehenden Verstädterung des Menschen, vor allem in England einen ersten Höhepunkt. Philosophische Lehrmeinungen hinsichtlich der Gemeinsamkeiten zwischen Mensch und Tier sind schon in den Schriften der Pythagoräer aufzufinden und wurden mit dem Beginn der Aufklärung von Männern wie Montaigne, Hume, Schopenhauer und Stewart Mill vertreten. Einen stärkeren Einfluß und eine gewisse Massenwirkung erreichte die Antivivisektionsbewegung erst unter Francis Power Cobbe, wobei schließlich im Jahre 1876 das erste Gesetz zur Einschränkung und Kontrolle der Tierversuche in England erlassen wurde. Trotz ähnlicher gesetzlicher Vorgangsweisen in Skandinavien und Italien sowie in Bayern und Preußen nahmen jedoch in den ersten Jahrzehnten des 20. Jahrhunderts unter dem Einfluß der Erfolge der naturwissenschaftlichen Medizin die Tierversuche weiter zu, wobei die Intensität der Gegenbewegung zunächst abflaute. Im letzten Jahrzehnt steuert jedoch die Auseinandersetzung zwischen Gegnern und Befürwortern des Tierversuches einem neuen Höhepunkt zu, obwohl weltweit ein Absinken der Tierversuche festgestellt werden kann und der Prozentsatz der technologiebedingten Versuche (bei denen das Tier nur Lieferant von Zellen, Membranen, Antikörpern, Fermenten u. dgl. ist) bereits auf über 60% angestiegen ist. Die Ursachen dieser Entwicklung dürften noch annähernd dieselben sein wie um die Jahrhundertwende. Die Technisierung und die Vernichtung ursprünglicher Naturlandschaften hat beängstigende Ausmaße angenommen. Viele Tierarten sind ausgestorben oder vom Aussterben bedroht. Die Verstädterung der menschlichen Umwelt schreitet immer mehr voran und für den Großstadtmenschen bedeuten Haustiere wie Hunde und Katzen Repräsentanten und Ersatz ihres verlorengegangenen Naturerlebens. Dabei wird das Tier immer mehr vermenschlicht, was auch in der Art ihrer Darstellung in Filmen oder in Zeitungen und Kinderzeitschriften seinen Ausdruck findet. So richten sich Aversionen und Aggressionen vor allem von Bevölkerungsschichten, die wohl am Erfolg und seinen Auswirkungen, nicht jedoch an den Mühen und an der geistigen Konzipierung der modernen Technologie sowie der modernen Medizin teilnehmen, gegen Kernkraftwerke, Verkehrsbauwerke, Ausbau der Wasserkraft sowie gegen die moderne experimentelle Medizin mit ihren unvermeidlichen tierexperimentellen Studien. Die hier skizzierte Frontenstellung spiegelt letzten Endes eine seit alters her festgefahrene Polarität der Art der Erklärung und Bewältigung des Ablaufes der Welt wider: Zum einen eine Erklärung aus den Zwecken unter der Annahme klar vorgegebener Ziele und der methodischen Aufarbeitung mittels der Auslegekunst (Hermeneutik); ihr gegenüber die Welterklärung aus den Antrieben und Kräften mit Ursache und Wirkung, der sogenannten "Scientistik", mit dem methodischen Vorgehen des pragmatischen Reduktionismus. In der Biologie sowie in der Medizin stehen ganzheitliche Betrachtungen analytischen Aufschlüsselungsverfahren schärfer denn je gegenüber. So ist es auch ungeheuer schwierig, die Konzepte und Vorgangsweisen der psychosomatischen Medizin mit den Ergebnissen und Empfehlungen der scientistisch orientierten Medizin in Einklang zu bringen. Dies geht vor allem aus den von den Medien immer wieder angeregten und provozierten, meist öffentlichen Auseinandersetzungen zwischen Alternativmedizin und scientistisch orientierter Medizin (fälschlich als Schulmedizin bezeichnet) hervor.

In der Lehre von den Ursachen sowie der Erkennung, Beschreibung, Vermeidung und Behandlung schädlicher Wirkungen an Mensch und Tier, der Toxikologie, die einen wesentlichen Teil des vor uns liegenden Symposiums ausmacht, ist die Dominanz scientistischer Verfahren vom reduktionistischen Typ klar vorgegeben. Das Gesamtspektrum schädlicher Wirkungen läßt in der Welt kein holistisches Konzept, weder ein zu akzeptierendes Ziel noch überhaupt eine entelechiale Struktur erkennen. Toxische Phänomene sind in der vom Menschen konstruierten Wirklichkeit stets unerwartet, zunächst unerklärbar und bedrohend und zu einem großen Teil unerwartete Nebenprodukte bei der Bewältigung technologischer und medizinischer Probleme. Die gemeinsame Zielvorstellung, die der toxikologischen Forschung immanent ist, ist die Verhinderung und Ausmerzung schädlicher chemischer oder aktinischer Einwirkungen auf Tier und Mensch, wobei die Erkennung und Aufklärung der Wirkungsmechanismen eine wesentliche Voraussetzung ist. Toxische Wirkungen können wohl an isolierten Systemen vorstudiert werden, ihre Bedeutung und Auswirkung, sei es bei kurzfristiger oder langfristiger Einwirkung auf den Menschen, setzt jedoch Studien an einem dem menschlichen vergleichbaren tierischen Organismus voraus, da sich entsprechende Versuche am Menschen wegen der Gefährdung verbieten. In dem erst jüngst erschienenen Buch „Menschen, Tiere und Chemie" (M.T.C. Verlag Zollikon 1985) hat Gerhard Zbinden, einer der prominentesten Vertreter der europäischen Toxikologie, in einer auch für Laien verständlichen Form 121 Beispiele schwerer Vergiftungsserien am Menschen aus den letzten Jahrzehnten beschrieben. Es handelt sich dabei um die wesentlichsten Vergiftungsserien auf dem Gebiete der Arzneimittel-, Lebensmittel-, Gewerbe- und Umwelttoxikologie, die in dieser Zeitspanne in der Welt passiert sind. An diesen

Beispielen wird dokumentiert, welche fundamentale Bedeutung dem tierexperimentellen Vorgehen bei der Aufklärung, Verhinderung und Behandlung toxischer Schädigungen zukommt. Die Zukunftsaspekte der biomedizinischen Forschung jeglicher Methodik hängen von vielen Entwicklungen unserer Welt ab. Folgt man den Vorstellungen Karl Poppers, so sind Voraussagen und Abschätzungen über zwei Jahre hinaus sinnlos, da die hierfür erforderlichen Rahmenbedingungen grundlegende Änderungen erfahren können. Im Jahre 2000 werden zwölf Milliarden Menschen erwartet. Welche technologische Vorgehen werden für diese Massen Brot, Kleid, Wohnung, Energie und gesunde Lebensbedingungen bereitstellen? Welcher Preis an toxikologisch zu bekämpfenden Phänomenen wird zu bezahlen sein? Welche neuartigen Krankheitsphänomene werden diese Massenakkumulation begleiten? AIDS war noch vor wenigen Jahren unbekannt. Welche Methoden und Mittel wird die biomedizinische Forschung einsetzen müssen, um mit diesen Problemen fertig zu werden? So besehen war es höchste Zeit, daß in Österreich ein experimentell-toxikologisches Institut in Zusammenwirken der Akademie der Wissenschaften mit der chemischen Industrie errichtet wurde.

Begrüßung

Es ist mir eine besondere Freude und Ehre zugleich, Ihnen allen, die Sie zu diesem Symposium anläßlich der Gründung der „Biomedizinischen Forschungsgesellschaft" gekommen sind, den Willkommensgruß der Österreichischen Akademie der Wissenschaften zu entbieten.

Meine und der Akademie besten Wünsche gelten aber auch der Gesellschaft selbst, die sich, wie Sie aus dem reichhaltigen Programm des wissenschaftlichen Symposiums entnehmen können, die Behandlung aktueller Probleme der Biomedizin zu ihren Forschungsaufgaben gewählt hat.

Mit dieser Aufgabenstellung war es für die Gesellschaft auch naheliegend, mit der Akademie der Wissenschaften Kontakt aufzunehmen, deren satzungsgemäße Aufgabe nicht nur die Forschung im eigenen Bereich, sondern auch die Unterstützung der Forschungsaufgaben anderer Wissenschaftler und wissenschaftlicher Institutionen vorsieht, soweit diese die Grundlagenforschung auf allen Gebieten betreffen.

Nach eingehenden Diskussionen über Ziele und Aufgabenstellung der Biomedizinischen Forschungsgesellschaft faßte die Österreichische Akademie der Wissenschaften über das Ersuchen der Gesellschaft in ihrer Gesamtsitzung vom 15. März 1985 den Beschluß, einen wissenschaftlichen Beirat zu gründen, der unter dem Vorsitz eines fachkundigen Akademie-Mitgliedes und unter Beiziehung hochqualifizierter Wissenschaftler aus den für die Forschungsaufgaben ausgewählten Bereichen als wissenschaftlich zuständiges Gremium die Forschungsvorhaben unterstützend zu begleiten hat.

Im Rahmen dieser Zusammenarbeit stehen der Biomedizinischen Gesellschaft nicht nur die Kenntnisse und Ergebnisse der Forschungsvorhaben der Akademie selbst, vor allem auch auf allen Randgebieten, zur Verfügung, sondern auch die weltweiten Kontakte der Akademie zu vielen ausländischen Institutionen mit gleichen oder ähnlichen Forschungszielen.

Wir hoffen und wünschen, daß sich diese Zusammenarbeit auf dem Gebiet der Grundlagenforschung für beide Partner zufriedenstellend entwickeln möge und ich wünsche in diesem Sinne auch diesem wissenschaftlichen Symposium einen erfolgreichen und für alle Teilnehmer befriedigenden Verlauf.

Salzburg, 18. September 1985

Prof. Dr. E. Plöckinger
Präsident der Österreichischen
Akademie der Wissenschaften

Vorwort

B. Schnieders

Arzneimittelrisiken sind im Gespräch; fast täglich berichten die Massenmedien – mehr oder minder reißerisch aufgemacht – über Zwischenfälle bei der Anwendung von Arzneimitteln, über unternehmerische oder behördliche Maßnahmen, die zur Risikominimierung getroffen wurden. Positive Nachrichten über Arzneimittelwirkungen fehlen ebenfalls nicht – zu häufig handelt es sich jedoch dabei um übertriebene Heilversprechen in Berichten oder Werbungen vornehmlich der Regenbogenpresse.

Diese Tatsachen als Fehlentwicklung abtun zu wollen, wäre zu einfach; obwohl unerfreulich für Verantwortungstragende in pharmazeutischer Industrie und Behörden weist dieses Interesse doch auf eine gesteigerte Sensibilität der Öffentlichkeit auf dem Arzneimittelsektor hin. Arzneimittelsicherheit wird erwartet; müßig ist es, dabei auf die unterschiedliche Risikoakzeptanz eingehen zu wollen – zu denken wäre z. B. an die große Zahl Bronchialkarzinome bei Rauchern oder die jährliche Rate alkoholbedingter Embryopathien.

Werden Arzneimittel vor dem Marktzugang ungenügend geprüft? Finden zu wenige Untersuchungen statt oder sind die Prüfmethoden nicht anforderungsgerecht? Sind die Kenntnisse für eine sichere praktische Anwendung ausreichend? Werden die vorhandenen Informationen sachgerecht und verständlich weitervermittelt und in die Praxis umgesetzt?

Die Entwicklung neuer arzneilich wirksamer Substanzen ist unzweifelhaft notwendig; humane oder gesamtwirtschaftliche Nutzen/Kosten-Betrachtungen bei einem möglichen Fortschritt in der Arzneitherapie sollen dazu gegenwärtig nicht angestellt werden. Größere Sicherheitsanstrengungen sind unstrittig, erforderlich und wünschenswert.

Der Ausweitung vorklinischer Versuche und klinischer Erprobungen stehen jedoch die Grundsätze des Tierschutzes und des Schutzes der Menschen bei klinischen Untersuchungen entgegen; den zusätzlich über den Preis abzudeckenden Kosten die Überlegungen zur Kostendämpfung im Gesundheitswesen.

Müssen die Bemühungen um Schutz tierischen Lebens oder menschlicher Gesundheit sowie um Kostendämpfung zwangsläufig eine Verzögerung oder gar eine Stagnation der Arzneimittelforschung bedingen?

Zweifellos leben wir in einer Zeit erhöhter Aufmerksamkeit für den Schutz des Lebens sowie begrenzter Ressourcen für Forschung und Entwicklung. Dieses macht einerseits eine sinnvolle Nutzung von in vitro-Methoden – soweit möglich – unausweichlich notwendig. Falls die Durchführung tierexperimenteller Versuche unabweisbar erforderlich ist, können diese begründet, gerechtfertigt und vertreten werden.

Andererseits wird ein rationaler Mitteleinsatz notwendig; d. h., alle entscheidungsrelevanten Erkenntnismaterialien sollten durch möglichst wenige aber dafür aussagekräftige Untersuchungen erhalten werden. Die Maxime: "Qualität vor Quantität" ist leicht zu fordern, aber schwer in die Praxis umzusetzen.

Es existieren Richtliniensysteme, notes for guidance, Empfehlungen – ja sogar dringende Bitten um Vorgabe fester Prüfschemata. Dieser Wunsch nach Vorgabe von Prüfschemata ist durchaus einsichtig und verständlich; Schwierigkeiten bei der Erstellung allgemein gültiger Prüfvorschriften leiten sich allerdings aus der Tatsache ab, daß es kaum möglich ist, in einem starren Prüfschema einerseits alle jene Kriterien festzulegen, deren Erfüllen in einer Vielzahl denkbarer Fälle größtmögliche Sicherheit versprechen, und andererseits existierende individuelle Arzneimittelfaktoren mit einer großen Variationsbreite zu berücksichtigen.

Die bisherigen Erfahrungen zeigen zudem, daß ein starres Prüfschema wissenschaftlich und ökonomisch nicht vertretbar ist und auch nicht den auf die Sicherheit im Arzneimittelwesen ausgerichteten Intentionen der Arzneimittelgesetze entsprechen dürfte. Prüfvorschriften können nur als Rahmenrichtlinien gesehen werden, deren Ausfüllung im jeweiligen Fall sachverständig erfolgen muß.

Der Begriff "denkende – oder intelligente – Toxikologie" wurde geprägt; er entspricht den realen Erwartungen der Arzneimittelsicherheit. Wissenschaftliche Erkenntnisse und Zwänge werden berücksichtigt, die gesamte Versuchsplanung und Durchführung ist transparent und logisch nachvollziehbar, für die individuelle Fragestellung des zu untersuchenden Stoffes wird eine bestmögliche Aussagefähigkeit u. a. mit geringstmöglichem Einsatz von Tieren erreicht – ohne Sicherheitseinbußen.

Die Toxikologie sei nur beispielhaft für alle Gebiete der Arzneimittelforschung genannt; Pharmakologie, klinische Pharmakologie und Klinik haben gleiche Denkansätze zu realisieren. Das Thema dieses Symposiums "Aktuelle Probleme der Biomedizin" zeigt, daß wir von einem Ideal eines Anforderungsprofils im jeweiligen Einzelfall eines spezifischen Arzneistoffes noch erkennbar entfernt sind. Nicht verschwiegen werden sollte zudem, daß eine Akzeptanz der Prüfungsergebnisse nur gerechtfertigt ist, wenn die zugrundeliegenden Daten vertrauenswürdig ermittelt, d. h. unter strenger Berücksichtigung von Qualitätsstandards erhoben wurden.

Die nationalen Arzneimittelgesetze fordern die Gewährleistung größtmöglicher Arzneimittelsicherheit; d. h., eine Entscheidung wird jeweils unter gebührender Berücksichtigung der nationalen Bedingungen getroffen.

Neue Arzneimittel werden jedoch für den weltweiten – zumindest den übernationalen – Vertrieb entwickelt; nur internationale Vereinbarungen über Anforderungskriterien und Qualitätsstandards lassen Aufwendungen für das breite Inverkehrbringen besser kalkulieren, erleichtern die Anstrengungen eines internationalen Vertriebes und sichern somit eine breite Verfügbarkeit.

Für die unternehmerische wie behördliche Nutzen/Risiko-Entscheidungsfindung sind nicht nur die für das Arzneimittel im Ausland gewonnenen positiven Daten zu berücksichtigen, sondern auch die negativen – wie z. B. Meldungen über unerwünschte Arzneimittelwirkungen. Eine Überwachung in der Bewährungsphase eines Arzneimittels während seiner breiten praktischen Anwendung – hinsichtlich Wirksamkeit bei den beanspruchten Indikationen und des Auftretens unerwünschter Arzneimittelwirkungen – ist daher Unternehmern wie Behörden Verpflichtung; verantwortliche risikomindernde Maßnahmen basieren auf derartigen Erkenntnissen.

Auf allen Stufen eines Arzneimittellebens – sei es bei der Wirkstoffindung, der vorklinischen Untersuchung, der klinischen Erprobung vor der Zulassung sowie der Bewährung in der praktischen Anwendung, sind Verbesserungen nötig und möglich.

Es möge der Biomedizinischen Forschungsgemeinschaft gelingen, zukunftsorientierte Methoden und Wege zu entwickeln und internationale Standards hervorzubringen – ohne starre Denkschemata der Vergangenheit. Möge sie fruchtbares Neuland betreten, damit Hersteller und Behörden allen Menschen die bestmögliche Arzneimittelsicherheit gewährleisten können.

Inhalt

IV Besondere Toxizitätsprüfungen

V Klinische Pharmakologie

VI Unerwünschte Wirkungen

VII Relevanz

VIII Behördenanforderungen

Einleitung

O. Kraupp

Dieses Symposium ist zweifellos ein Markstein in der Geschichte der Toxikologie in Österreich insofern, als es ihren Beginn markiert. Denn nach jahrelangen Schwierigkeiten ist es nun endlich gelungen, ein toxikologisches Institut in Wien zu gründen und mit Herrn Prof. Schulte-Herrmann, einem sehr qualifizierten und in internationalem Ruf stehenden Toxikologen, als Ordinarius zu besetzen, und ich hoffe, daß in diesem noch auszubauenden Institut auf universitärem Boden qualifizierte toxikologische Forschung möglich sein wird.

Ähnlich schwierig ist die Situation auch für die Österreichische pharmazeutische Industrie und für die staatliche Gesundheitsverwaltung. Zwar existieren kleinere Institute für besondere toxikologische Fragestellungen (wie z. B. im Sandoz-Forschungs-Institut), aber ein allgemeines toxikologisches Zentrum, in dem chronische Toxizitäts- und Kanzerogenitätsstudien durchgeführt werden können, fehlt noch immer. Von staatlicher Seite und auch von seiten der Universität war man sehr um die Schaffung einer solchen Institution bemüht, es wurden Kommissionen ins Leben gerufen, ausländische Toxikologie-Institute besucht, von seiten der Chemie Linz AG wurde sogar ein solches Institut konzipiert und dem Ministerium vorgelegt. Aber wie viele Projekte in diesem Land, wurde auch dieses nicht realisiert.

Um so bedeutender ist es, daß durch die Initiative der Pharmazeutischen Industrie in Zusammenarbeit mit der Österreichischen Akademie der Wissenschaften mit diesem Biomedizinischen Institut eine erste Einrichtung geschaffen wurde, in der die brennenden Frage der angewandten Toxikologie bearbeitet werden können. Dieses Symposium, das bedeutende Toxikologen der deutschsprachigen Nachbarländer hier vereint, soll uns in Österreich die Gelegenheit bieten, Einblick in die Probleme und Methoden der modernen Toxikologie zu nehmen und ihre Stellung und Wichtigkeit innerhalb der Medizin aber auch unserer Umwelt zu erfahren.

Die Symposiums-Themen lassen deutlich erkennen, das es große Zusammenhänge zwischen pharmakodynamischen und toxikodynamischen Wirkungen gibt. Jede Substanzwirkung ruft im gesunden Organismus eine Änderung hervor, die als toxisch zu bezeichnen ist. Nur mit der Kenntnis der pathogenetischen Erscheinungen und Vorgänge können pharmakodynamische Wirkungen erklärt und gezielt zur Revision pathologischer Störungen im Organismus eingesetzt werden. Aufgrund des breiten Wirkungsspektrums der meisten Substanzen ist immer eine Verbindung zur Toxikologie gegeben, sei es durch das Auftreten meist reversibler, unerwünschter

Nebenwirkungen, sei es durch das Entstehen struktureller Veränderungen aufgrund einer chronischen Arzneitherapie.

Letztendlich soll im Sinne der Helsinki-Deklaration darüber entschieden werden, ob der zu erwartende medizinische Wert eines neuen Arzneimittels in einer vernünftigen Relation zum erwartenden Risiko steht. Dies ist die Aufgabe der Gesundheitsbehörde, die sie jedoch ohne qualifizierte pharmakologische und toxikologische Vorarbeit nicht leisten kann.

I Versuchstierkunde – Tierschutz

Kritische Anmerkungen zur LD_{50}

T. Lehnert, R. Baß

Abstract

Some critical remarks on LD_{50}-tests

Since the late sixties scientists from industry, universities and regulatory agencies have argued for the reduction of the importance of classical LD_{50}-testing.

One argument favoring such a change in position is that doses specified to kill 50% of animals exposed need a denominator for their precision. Since systematic errors of the single experiment cannot be assessed [4] by increasing the number of animals used, validity is not increased by this procedure. Relevant information on acute toxicity can only be gained from valid results: Assessment of morbidity will bring about more valid information than the sole use of mortality data.

This has led to requirements that knowledge on dose-response relationships from acute toxicity studies be based on the type and extent of damage and observation of the animals tested. Precise LD_{50}-values are not required. Information on maximal non-lethal doses, or minimal lethal doses, or approximative (e.g. median) lethal doses is preferred.

Many parameters can be assessed by experienced personnel, e.g. veterinarians under standardized conditions. In addition to information on lethality, damage profiles should include information on the reversibility/irreversibility of effects observed, time course of damage, and a definition of organs and organ system concerned. Single dose toxicity experiments should generally be performed in two rodent species. Deviations from this policy are to be argued on a single case basis. Non-rodent species are usually not appropriate for the type of study described here. In addition to these basic tests many other pharmaceutical/toxicological routine tests may be employed to further describe and characterize acute poisoning. Often useful are the dose-response analyses from first signs of toxicity to severe intoxication, assessment of organ specifity and frequency of effects, detailed observation of the animals, analysis of special functions, sex-dependency, and, sometimes, not only macroscopical but also microscopical pathological investigations.

As a rule, performance of well-designed acute toxicity studies will lead to a drastic reduction of test animals and sole use of rodents. This is certainly in the interest of animal welfare. Nevertheless, experiments using animals will still be needed. So-called in-vitro experiments and clinical studies cannot serve as alternatives. As long as we get the most information from the minimal number of animals, the better arguments will remain on the side of patient protection.

Dieser Beitrag soll sich mit dem veränderten Stand der wissenschaftlichen Erkenntnis zum klassischen LD_{50}-Test beschäftigen, wobei ich mich auf den Arzneimittelsektor beschränken möchte.

Die inzwischen von der Wissenschaft und der behördlichen Praxis akzeptierte Tatsache, daß der klassische LD_{50}-Test durch die *akute Toxizität* ersetzt werden muß, sollte nun auch langsam Eingang in die Forschung finden. Dabei zeigt ein kurzer historischer Rückblick, welch schwieriger Weg zwischen der Änderung eines wissenschaftlichen Erkenntnisstandes einerseits und seiner internationalen Umsetzung andererseits zu bewältigen war und zum Teil heute noch zu bewältigen ist.

1968:	Erste Gedanken zur Relativierung des LD_{50}-Tests – z. B. durch Schütz [6],
1981:	Publikation des Standes wissenschaftlicher Kenntnis durch Zbinden und Flury-Roversi [8],
1982:	Einigkeit von Wissenschaft, Behörde und Industrie im Bestreben, dies umzusetzen [1],
1982:	Erklärung des Bundesgesundheitsamtes, nach dieser neuen Philosophie durchgeführte Studien zu akzeptieren [7],
1982–1984:	Durchsetzung dieses Standpunktes in der Europäischen Gemeinschaft [3] und öffentliche Darlegung durch das Bundesgesundheitsministerium, daß dadurch 50–75% weniger Tiere als beim LD_{50}-Test erforderlich sind,
1983–1985:	Bemühungen zur weltweiten Anerkennung [1], (Diese Bemühungen können noch nicht als abgeschlossen gelten, da insbesondere Japan noch konträre Auffassungen vertritt.)
1985:	Einreichen der ersten Studien ohne klassische "LD_{50}".

Wie sollen nun diese neuen, vom Bundesgesundheitsamt (BGA) akzeptierten Studien aussehen?

An die Bestimmung der *akuten Toxizität* für Arzneimittel werden folgende geltende Anforderungen gestellt: Unter Prüfung der *akuten Toxizität* versteht man die qualitative und quantitative Prüfung eines oder mehrerer Stoffe auf schädliche Wirkungen nach einmaliger Gabe, um das Auffinden verträglicher Dosierungen zu erleichtern (Tab. 1).

Tabelle 1 Prüfung auf akute Toxizität (Notes for Guidance der EG)

schädliche Wirkung nach einmaliger Gabe
qualitative und quantitative Prüfung zur Beurteilung von Organ/Organsystemschäden
Reversibilität, Irreversibilität
zeitlicher Verlauf der Schädigung
Wechselwirkung mit anderen Stoffen
maximal nicht letale Dosis oder
minimal letale Dosis oder
approximative mittlere letale Dosis
2 Nagetierarten (Ausnahme 1 Nagetierart oder zusätzlich andere Säugetierart)

Art und Umfang der Prüfungen sollen ermöglichen, eine Aussage über schädliche Wirkungen bei der Anwendung des Arzneimittels beim Menschen zu treffen. Dabei sollen die Erkenntnisse insbesondere eine Bewertung zulassen über

- die Schädigungen am Applikationsort, an den Organen und an den Organsystemen, einschließlich ihrer Reversibilität und Irreversibilität,
- den zeitlichen Verlauf der Schädigungen,
- die Wechselwirkung mit anderen im Arzneimittel enthaltenen Stoffen.

Aus den Erkenntnissen zur Schädigung und der Beobachtung des Verhaltens der Tiere sollen Abschätzungen von Dosis/Wirkungs-Beziehungen abgeleitet werden. Eine präzise Bestimmung der Dosis/Wirkungs-Beziehung zur Letalität (sog. LD_{50}) ist nicht erforderlich, sofern Angaben über die maximale nicht letale Dosis oder minimal letale Dosis oder eine approximative mittlere letale Dosis der Substanz vorliegen.

Es gibt wenige Substanzen, die nach wie vor eine Bestimmung der LD_{50} erfordern, z. B. Zytostatika und Arzneimittel mit einer geringen therapeutischen Breite. Die Prüfung der *akuten Toxizität* soll an zwei Arten von Nagetieren durchgeführt werden. In begründeten Fällen reicht die Prüfung an einer Nagetierart aus; in besonders begründeten Fällen können an deren Stelle, oder zusätzlich, Prüfungen an einer anderen Säugetierspezies gefordert werden.

Die Stoffe müssen am Tier in der Anwendungsart geprüft werden, die auch für den Menschen vorgesehen ist. Soweit an eine enterale Anwendung gedacht ist, kann zusätzlich eine Prüfung unter parenteraler Anwendung am Tier gefordert werden.

Inzwischen erhalten wir die ersten Studien nach neuem Muster – aber auch noch viele alte Studien mit z. T. exzessivem Tierverbrauch bis zu mehreren tausend Nagetieren. Die heilige Kuh der Toxikologie – die "klassische LD_{50}" zu schlachten, fällt offensichtlich vielen schwer!

Was ist diese LD_{50} – was beinhaltet diese magische Zahl?

LD_{50} im herkömmlichen Sinne ist die *errechnete* Dosis, nach deren Anwendung der Tod von 50% der behandelten Tiere zu erwarten ist. Neben dieser funktionellen Angabe der LD_{50} werden Bereichsangaben für diesen Wert gefordert, die Ausdruck der Präzision (Genauigkeit) der LD_{50}-Angabe sind. Innerhalb dieses Bereichs wird mit einer Wahrscheinlichkeit von 95% der "wahre" LD_{50}-Wert des einzelnen Tierexperiments vermutet. Dabei können systematische Fehlerquellen des Einzelversuchs nicht erfaßt und berücksichtigt werden. Zwei in Zusammenarbeit mit dem BGA durchgeführte international angelegte Ringversuche haben das klar gezeigt und die massive Beeinflussung der Versuchsergebnisse z. B. durch Tages- und Jahreszeit der Behandlung sowie durch Auswahl der verwendeten Tierstämme bewiesen. Die Vergleichsuntersuchungen ergaben, daß die LD_{50}-Werte Schwankungen im Bereich von Faktor 4-14 unterliegen können. Wer will hier noch von "statistisch signifikanten" Ergebnissen sprechen, die aufgrund von sogenannten "sicheren" Tierzahlen erreicht würden.

Anhand eines Vergleichs aus der täglichen ärztlichen Praxis möchte ich deutlich machen, daß man durch Erhöhung der Tierzahl zwar Einfluß nehmen kann auf die Genauigkeit – nicht aber auf die Richtigkeit eines Ergebnisses (Abb. 1).

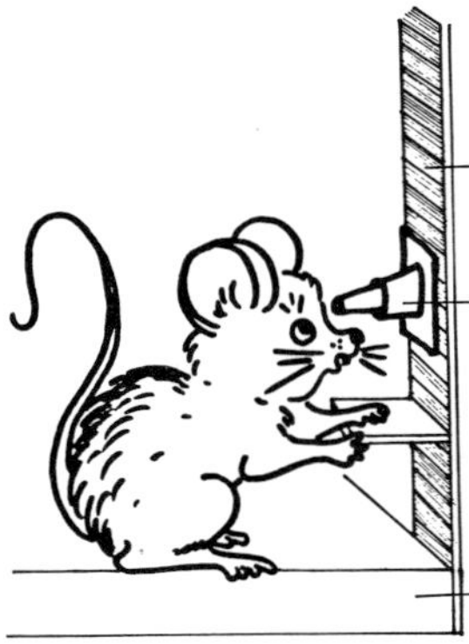

Abb. 1

So wird z. B. ein Untersuchungsraum in einer ärztlichen Praxis renoviert; dabei werden zwei wesentliche Vorbereitungen getroffen:

1. Der Fußboden wird durch einen 2 cm dicken Belag erneuert und das Fußbodenniveau entsprechend gehoben. Die im Raum befindliche Körpermeßlatte bleibt dabei unberücksichtigt, d. h., sie wird dem erhöhten Fußboden nicht angepaßt.
2. An die Meßlatte wird, um die Körpergröße mit mm-Genauigkeit ablesen zu können, eine Lupe montiert.

Mit dieser Lupe werden nun die Ergebnisse zwar genauer, jedoch nicht richtiger – im Gegenteil unrichtiger, da man vergessen hatte, die Meßlatte entsprechend der Fußbodenhöhe um 2 cm anzuheben. Überträgt man die Problematik der Genauigkeit und Richtigkeit auf das Tierexperiment zur Ermittlung der *akuten Toxizität,* ergibt sich folgendes: Durch die Erhöhung der Tierzahl kann Einfluß auf die Genauigkeit nicht aber auf die Richtigkeit der Ergebnisse genommen werden. In bezug auf die Aussage ist es effektiver, sich bei diesen Prüfungen mehr um die Richtigkeit als um die Genauigkeit zu bemühen. Wie sieht das in der Praxis aus?

Die zahlenmäßige Beschreibung des tödlichen Effekts – aber eben nur dieses einen Effekts – führt zwangsläufig zu einer Vernachlässigung der Beobachtung und Beschreibung des eigentlichen Vergiftungsbildes. Die Morbidität jedoch gibt bessere und richtigere Aussagen über das Vergiftungsbild als die Mortalität. Das bedeutet zwangsläufig, daß nicht einfach die Tierzahl um 50–75% reduziert wird, daß nicht einfach zwei anstatt fünf Tiere pro Dosis und Geschlecht verwendet werden, sondern es bedeutet, daß jedes geopferte Versuchstier ein Maximum an relevanten Informationen erbringen muß. Ein aussagefähiges Bild über die akuten toxischen Schädigungen mit eingeschränkter Tierzahl kann nur durch Erfassung umfangreicher Parameter unter standardisierten Versuchsbedingungen gewonnen werden. Dazu gehören u. a. folgende Informationen:

- Futter- und Wasseraufnahme,
- Gewichtsentwicklung,
- Bewegungsabläufe, Sinnesfunktionen,
- in welchem Dosisbereich traten die ersten Wirkungen auf,
- Dosisbereich zwischen dem ersten Auftreten von Symptomen und tödlicher Dosis,
- wie häufig und an welchen Organen/Organsystemen traten die Wirkungen auf, Organspezifität,
- Wirkungscharakter,
- spezielle Funktionsanalysen: Augendiagnostik, EKG, Körpertemperatur, Blutdruck, Atmung, Biochemie, Hämatologie, Urinanalyse, Reflexe,
- lokale Verträglichkeit,
- Geschlechts- und Speziesabhängigkeit,
- Reversibilität, Irreversibilität,
- Todesursache,
- pathologisch-anatomische Untersuchungen,
- gegebenenfalls histopathologische Untersuchungen.

Um alle diese Parameter erfassen und richtig bewerten zu können, müssen die Versuchstiere Tag *und* Nacht durch eine entsprechend geschulte Fachkraft – ein Tierarzt ist aufgrund seiner Ausbildung prädisponiert dazu – beobachtet und bei zu starkem Leidensdruck schmerzlos getötet werden. Eine frühzeitige Tötung der Tiere ist unter der Voraussetzung möglich, daß eine vermehrte Beobachtung anderer toxischer Zeichen als der Tod des Versuchstieres stattgefunden hat.

Es ist wünschenswert, die Untersuchungen zur akuten Toxizität mit sicherheitspharmakologischen Prüfungen zu kombinieren. Viele Parameter der Sicherheitspharmakologie wiederholen sich in der notwendigerweise erweiterten Palette der Prüfung zur akuten Toxizität. Hierbei können nochmals Versuchstiere eingespart werden. Die Ausführung der "neuen" akuten Toxizität macht es allerdings erforderlich, daß in den Tierlaboratorien zur maximalen Informationsausbeute arbeitstechnische Umstrukturierungen vorgenommen und Arbeitsabläufe neu organisiert werden und Personalumstellungen erfolgen müssen, die Zeit und Geld kosten. Das darf jedoch kein Hindernis sein, die akute Toxizitätsprüfung, entsprechend dem Stand der Kenntnis, durchzuführen, zumal die Methode der "approximativen LD_{50}" bereits häufig in der Vergangenheit bei Nichtnagern wie Hund, Katze, Schwein und Affe angewendet wurde. Für diese Tierarten ist im Grunde genommen die "neue akute Toxizität" nichts Neues – außer vielleicht ein Kostenfaktor? Der billigere Preis der Nagetiere darf kein Grund sein, sinnlos Leben zu opfern – jedoch müssen für die *akute Toxizität* auch in Zukunft Versuchstiere ihr Leben lassen, denn zur Zeit gibt es zum Ganztierversuch noch keine wissenschaftlich aussagekräftige Alternativmethode (denken wir nur einmal an die Frage der Überdosierung und der Behandlung eines Suizidversuches). Nur der Ganztierversuch kann uns entsprechende Daten liefern.

Literatur

[1] Baß, R., et al.: LD_{50} versus acute toxicity: Critical assessment of the methology currently in use. Arch. Toxicol. **51** (1982) 183–186; Arzneim. Forsch. **33** (1983) 81–83.

[2] Baß, R.: Current regulatory view of acute toxicity testing: EEC. Springer Verlag, Heidelberg (im Druck).

[3] EG-Richtlinien und Ausführungsbestimmungen zu Testung auf akute Toxizität bei Arzneimitteln: Änderung der Richtlinien 75/3/8/EWG und 83/570 veröffentlicht im Amtsblatt der EG vom 5. 11. 84 (D 293, S. 6 u. S. 9–11).

[4] Hunter, W. J., W. Link, R. Recht: Intercomparison study on the determination of single administration toxicity in rats. Anal. Off. Anal. Chem. **62** (1979) 864–873.

[5] Link, W.: European Community cooperative study to determine acute oral toxicity in rats – Preliminary results, commission of the European Communities, ECSC-EEC. S. 103–114, EAEC Brüssel, Luxemburg, 1982.

[6] Schütz, E.: Über die akute orale Toxizitätsprüfung. Arzneim. Forsch. **18** (1968) 466–469.

[7] Überla, K., B. Schnieders: In reference to the paper by Baß et al. (Schreiben an den Herausgeber zur Arbeit von Baß et al.). Arch. Toxicol. **51** (1982) 187; Arzneim. Forsch. **33** (1983) 83.

[8] Zbinden, G., M. Flury-Roversi: Significance of the LD_{50} test for the toxicological evaluation of chemical substances. Arch. Toxicol. **47** (1981) 77–99.

Optimierte Versuchstierhaltung als Voraussetzung für pharmakologische und toxikologische Untersuchungen

W. Wendtlandt

Abstract

Optimal laboratory animal housing as precondition for pharmacologic and toxicological examinations

In the medical research the laboratory animals are mainly used as physiologic or pathologic model.

For determination of structures, examination of bodily functions or compound effects in a determined test arrangement conclusions can be made from the reactions of animals for the behavior of human organism.

A single laboratory animal or a collective of animals is the most important "measuring instrument" in those experiments. To get comparable, provable and reproducible results, it is quite necessary, to take laboratory animals of the very highest standard.

The most important quality requirements are:
1. Genetic definition,
2. Standardized housing environmental conditions,
3. Optimal status of health.

To meet the very highest standards optimal species-specific facilities were designed at Biomedizinische Forschungsgesellschaft (Biomedical research institute). All the animal rooms have full automatically air-conditioning units.

Air conditions:
- Temperature
  for rodents 22 ± 2 °C
  for dogs 21 ± 2 °C
- Relative humidity 55% ± 10%,
- Temperature and humidity are recorded by thermohygrographs in each animal room,
- Air changes
  15–20 times/hour for rodents
  20–25 times/hour for dogs
- Positive air flow,
- Multiple air intake filtration; the last filter removes 99% of suspended air particles greater than 0,3–0,5 µm in size for rodent rooms and in the dog rooms at least 95% of air particles greater than 05, µm in size,
- Air flow in the animal rooms maximum 2 m/s.

There is optimum monitoring of the air-conditioning units. An optical and acoustic alarm is triggered automatically if there is a breakdown. An emergency generator covers any loss of electrical power. The room light is controlled automatically on a 12 h light/12 h dark cycle. Background music ensures that environmental noise is kept as uniform as possible.

The dogs are housed indoors under optimum-hygienic conditions. The double kennels, in which the animals can be housed as required, single or (to ensure social interaction) in groups, are equipped with underfloor heating. The coat of epoxy resin on the floors and internal walls and the clinker-faced walls allow the use of a high-pressure cleaner (considered to be the best type of cleaning).

For chronic studies the rodents are housed in a barrier system under strict hygienic conditions. Animal rooms and adjacent rooms are microbiologically shielded against the outside environment. All routes through the barrier are protected by suitable equipment and precautionary measures: double-door autoclave, disinfection lock, personnel locks with showers, complete change of clothes, positive air pressure, micron air filters, etc. During acute studies the rodents are housed under optimum-hygienic conditions.

Transparent Makrolon cages ensure better observation of the animals. Drinking water can be supplied via an automatic system or from drinking bottles.

Optimum-hygienic conditions are regarded as of the utmost importance. The cages are therefore placed on racks with hardly any corners, edges or niches. The racks are designed as hanging fixtures, leaving the floor free for maintenance of hygienic procedures. The cages are cleaned by triple-zone washing machines. There is a washing and filling station for the drinking bottles.

The high technical expenditive is a very important contribution for an animal protecting limitation of animals in studies, because standardized test conditions

1. ensure a reliable reproduction of test results,
2. limit the essential animal collectives to a number, which is necessary for a statistical assurance,
3. exclude distinctly repetitions of tests.

Die optimale Versuchstierhaltung ist bereits in zahlreichen Vorträgen und Veröffentlichungen behandelt worden, so daß zu diesem Thema eigentlich nichts grundlegend Neues gebracht werden kann.

In diesem Beitrag sollen daher diese Erkenntnisse zusammengefaßt und gleichzeitig einige Details aus den Tierhaltungsanlagen der Biomedizinischen Forschungsgesellschaft demonstriert werden.

In der medizinischen Forschung dient das Versuchstier meist als physiologisches oder pathologisches Modell. Zur Aufklärung von Strukturen, zur Prüfung von Körperfunktionen oder zur Wirkung von Stoffen sollen in einer bestimmten Versuchsanordnung aus den Reaktionen von Tieren Rückschlüsse auf das Verhalten des menschlichen Organismus gezogen werden.

Das Versuchstier oder das Versuchstierkollektiv dient also als Meßinstrument. Ihnen kommt unter sämtlichen Meßinstrumenten in einem Experiment die größte

Bedeutung zu. Ein technisch hochwertiges, vollelektronisches und deshalb auch äußerst kostenaufwendiges Meßgerät hat in einer Versuchsanordnung wenig Wert, wenn das Meßinstrument Versuchstier nicht höchsten Anforderungen entspricht.

Im Vergleich zu technischen Geräten ist nämlich das Versuchstier ein kompliziertes, hochorganisiertes und vor allem ein lebendes Instrument, bei dem eine „Nullpunkteinstellung" niemals 100%ig erzielt werden kann. Versuchsergebnisse sind aber nur dann wertvoll, wenn sie sich zuverlässig reproduzieren lassen.

Um nun auch in Tierversuchen vergleichbare und beweiskräftige, d. h. reproduzierbare Ergebnisse zu erhalten, ist es daher notwendig, weitgehend standardisierte Versuchstiere einzusetzen, die unter standardisierten Bedingungen gezüchtet und gehalten werden. Da das Verhalten von Versuchstieren und damit auch deren Reaktionen einerseits von der erblichen Beschaffenheit und andrerseits von den Umweltbedingungen abhängen, unter denen sie gehalten werden, hat ein gewissenhaft experimentell tätiger Forscher 3 wesentliche Qualitätsanforderungen zu beachten:

1. Genetische Definition,
2. Umweltbedingungen,
3. Gesundheitsstatus.

Genetische Definition

Versuchstiere sollen genetisch definiert sein, um ein von der Erbanlage her gleichmäßig reagierendes Meßinstrument zu erhalten. Über die eingesetzten Stämme sollen besonders bei Toxizitätsstudien genügend „background"-Daten vorliegen, damit Versuchswiederholungen vermieden und die aus statistischen Gründen erforderlichen Kollektive möglichst klein gehalten werden können.

Umweltbedingungen

Die Umwelt, in welcher Versuchstiere leben, muß standardisierbar, d. h. steuerbar und kontrollierbar, sein. Zu den Umweltfaktoren gehören hier im wesentlichen Temperatur, Luftfeuchtigkeit, Luftwechsel, Beleuchtungsdauer, Beleuchtungsintensität, Größe des Lebensraumes und Ernährung.

Natürlich sind Versuchstiere als lebende Organismen in der Lage, sich auch an nicht optimale Umweltbedingungen anzupassen. Durch diesen komplexen Anpassungsvorgang ist jedoch der Organismus der Tiere derart voll beansprucht, daß bei wechselnden Umweltbedingungen während eines Tierexperiments der Wert von Versuchsergebnissen in Frage gestellt werden muß.

Standardwerte für Umweltbedingungen können diversen Fachunterlagen entnommen werden. Sie finden sich z. B. in der von der Gesellschaft für Versuchstierkunde herausgebrachten Broschüre: „Planung, Struktur und Einrichtung von Versuchstierbereichen tierexperimentell tätiger Institutionen". Sie sind auch in den „Richtlinien für die Unterbringung und Pflege (Artikel 5) des Europäischen Übereinkommens zum Schutz von Wirbeltieren, die für Versuchs- und andere wissenschaftliche Zwecke verwendet werden" enthalten.

Ebenso finden sich auch in den „OECD-Guidelines for Testing of Chemicals" bei den jeweiligen Studienrichtlinien im Abschnitt „housing and feeding-conditions" entsprechende Angaben.

Gesundheitsstatus

An die gesundheitliche Qualität der Versuchstiere müssen höchste Anforderungen gestellt werden. Kranke Tiere sind für Versuche ungeeignet, es sei denn, die Krankheit soll in das Experiment miteinbezogen werden. Jedoch kann auch bei klinisch gesunden, konventionellen Tieren durch Belastung während eines Experiments oder durch Dauerstreßeinwirkung bei Langzeitversuchen die Resistenz der Tiere herabgesetzt werden. Dadurch kommt es zu einem übermäßigen Anstieg von pathogenen Keimen und damit zur Auslösung eines Krankheitsgeschehens, welches die erhobenen Versuchsergebnisse verfälschen kann.

Durch die Gnotobiotechnik und das Verwenden von spezifisch-pathogen-freien (SPF) Tieren, die im Langzeitexperiment hinter kontaminationsverhindernden Barrieren gehalten werden, wurde dieses Problem bei Experimenten mit Nagern weitgehend gelöst.

Bei der in relativ kleinen Kolonien gehaltenen Tierspezies Hund wird mit der Vakzination der Tiere gegen die häufigsten Infektionskrankheiten und dem Unterbringen der Tiere in einwandfrei hygienischen Systemen ein Optimum erreicht.

Bei der Adaptierung der *Biomedizinischen Forschungsgesellschaft* wurde, von diesen Erkenntnissen ausgehend, neben einer optimalen Ausstattung der Laboratorien größter Wert auf eine bestmögliche Unterbringung der Versuchstiere gelegt.

Die Haltung der Nager im Langzeitversuch erfolgt hinter einer Barriere, d. h., die Versuchstierräume und -nebenräume sind gegen die Umgebung mikrobiologisch abgeschirmt. Alle durch die Barriere führenden Wege sind durch entsprechende Einrichtungen wie doppeltüriger Sterilisator, Personenschleuse, Durchreichedesinfektionsschleuse, Überdruck, Mikronluftfilter etc. abgesichert.

Alle Räume werden über vollautomatische Klimaanlagen versorgt. Sämtliche Energie zu- und abführenden Leitungen, Leuchtstoffröhren etc. sind durch ein Zwischengeschoß außerhalb des reinen Bereiches zugänglich, so daß bei eventuell notwendigen Reparatur- oder Wartungsarbeiten der reine Bereich nicht betreten werden muß.

Ebenso sind die abwasserableitenden Einrichtungen so bemessen, daß sie nur auf kurzen Strecken unter dem reinen Bereich laufen und nach Benützung durch Schieber verschlossen werden können. In den Tierräumen selbst wurde auf Bodenabflüsse verzichtet, um ein mögliches Eindringen von pathogenen Keimen zu verhindern.

Die Unterbringung der Tiere erfolgt in transparenten Makrolonbehältern, wodurch ein optimales Beobachten der Tiere gewährleistet ist. Die Tiere können dabei sowohl auf sterilisiertem Holzgranulat als auch auf Drahtböden gehalten werden. Die Fütterung erfolgt ad libitum entweder mit pelletierter Alleindiät über Raufen, bzw. bei Verabreichung von Wirkstoffuttermischungen über Pulverfutterspender. Eine automatische Tränkung der Tiere mit entmineralisiertem Wasser wäre möglich, die technische Ausrüstung dazu ist vorhanden und wird auch in der Vorratshaltung angewendet. Bei Langzeitversuchen wird jedoch die Fläschchentränkung bevorzugt, weil dabei Tierverluste bei Versagen der Ventile vermieden werden können und auch der Trinkwasserverbrauch permanent kontrolliert werden kann.

Die Tierbehälter sind auf eigens dafür gefertigten Hängeregalen untergebracht, welche an Deckenschienen montiert, ein leichtes Hantieren gewährleisten. Die Rahmen der aus Profileisen gefertigten Gestelle wurden verzinkt und anschließend mit einem schlag- und kratzfesten, säure- und laugenbeständigen Kunststofflack versehen. Die auf diesen Gestellen eingefügten Etagen bestehen aus glattem Aluminiumblech; durch weitgehendes Vermeiden von Ecken, Kanten oder Nischen kann eine gründliche Reinigung und Desinfektion leicht durchgeführt werden. Durch diese Blechetagen wird eine gegenseitige Kontamination der Tiere mit Einstreu oder Kot aus den übereinander angeordneten Käfigen verhindert, außerdem sind dadurch die Tiere, um Retinaschäden zu vermeiden, nur indirekt dem Licht ausgesetzt (Abb. 1).

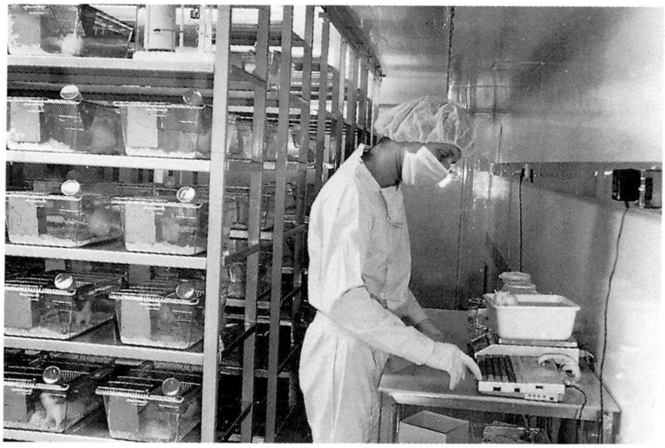

Abb. 1

Durch die Bodenfreiheit unter den Hängevorrichtungen können hygienische Maßnahmen leicht ausgeführt werden. Wände und Decken sind so beschaffen, daß sie mit Desinfektionslösungen behandelt werden können.

Die Unterbringung der Nager während Akutstudien sowie die kurzfristige Vorratshaltung der Mäuse, Ratten, Meerschweinchen und Kaninchen für pharmakologische Experimente erfolgt unter optimal hygienischen Bedingungen. Die Tierräume entsprechen in baulicher und technischer Konzeption sowie Vollklimatisierung der beschriebenen Anlage. Auf das Barrieresystem wurde hier jedoch verzichtet, um ein zeitaufwendiges Einschleusen des Laborpersonals bei der Manipulation mit Versuchstieren zu vermeiden.

Dennoch wurde durch Sicherheitseinrichtungen, wie Versorgung der Tierräume mit entkeimter Luft, Überdruckverhältnisse, Wechsel der Überkleidung etc. Vorsorge gegen eine Einschleppung von pathogenen Mikroorganismen getroffen.

Die Haltung der Hunde erfolgt "in door" unter optimal hygienischen Bedingungen. Ein Betreten der Anlage ist erst nach Wechsel der Überkleidung und des Schuhwerks sowie Waschen und Desinfizieren der Hände in einer Personenschleuse gestattet.

Die Hunde werden in Doppelboxen gehalten, wobei die Einzelboxen während der Reinigungsarbeiten durch Falltüren isoliert werden können. Die Boxenfronten bestehen aus senkrecht verlaufenden, rostfreien Rundstäben, Böden und Zwischenwände sind mit Epoxyharz beschichtet, die Rückwände geklinkert, so daß eine optimale Säuberung mittels Hochdruckreiniger durchgeführt werden kann. Die aus Nirosta-Material gefertigten Ablaufrinnen befinden sich jeweils außerhalb der Boxen, um eine Kontamination der Nachbartiere mit Kot und Harn zu vermeiden (Abb. 2).

Die Hunde werden je nach Bedarf einzeln oder in Gruppen untergebracht. Bei toxikologischen Langzeitexperimenten werden die Tiere in der Regel nach Geschlechtern getrennt paarweise gehalten. Durch Einsetzen einer mobilen Zwischenwand werden die Tiere während der zeitlimitierten Futteraufnahme sowie unmittelbar nach der Wirkstoffbehandlung separiert. In der Folge werden sie zur Aufrechterhaltung der bei dieser Tierspezies wesentlichen sozialen Interaktion in den Nachmittagsstunden sowie über Nacht wieder paarweise gehalten.

Futter in Form von pelletierter Alleindiät steht den Tieren 2 Stunden pro Tag über kippbare Futterspender zur Verfügung, die Tränkung erfolgt ad libitum über Tränkventile.

Alle Tierräume, Gänge und angrenzenden Laboratorien werden mit mikrongefilterter und klimatechnisch geregelter Frischluft versorgt. Zusätzlich sind Boxen und Gänge im Hundehaus mit einer Bodenheizung ausgestattet.

In jeder optimalen Versuchstieranlage ist die Einrichtung von vollautomatisch funktionierenden Klimasystemen die kostenaufwendigste Investition. Ohne großen

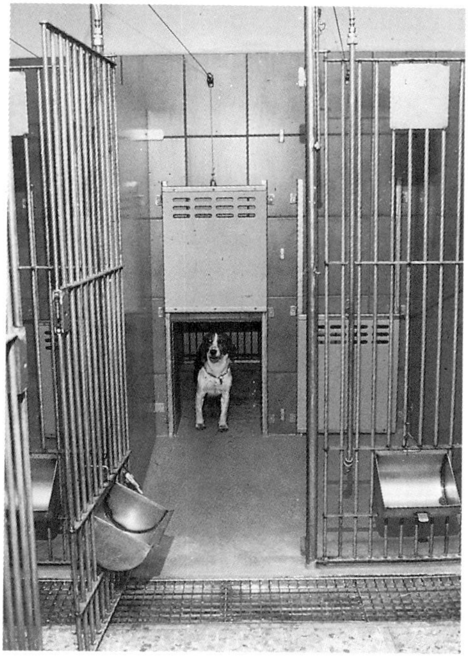

Abb. 2

technischen Aufwand kann jedoch eine störungsfreie Aufrechterhaltung der für die jeweiligen Tierarten notwendigen Standardumweltbedingungen nicht gewährleistet werden.

Die Umwelt-Konditionen in den Tierbereichen betragen für:

Temperatur:	Nager 22 ± 2° C
	Hunde 21 ± 2° C
Relative Luftfeuchtigkeit:	55% ± 10%
Luftwechsel/h:	Nager 15–20fach
	Hunde 20–25fach

Temperatur und Luftfeuchtigkeit werden in jedem Tierraum rund um die Uhr mittels Thermohygrographen registriert.

Der Überdruck gegenüber der Außenatmosphäre beträgt mindestens 15 mm Wassersäule.

Die Zuluft wird mehrmals gefiltert, wobei die letzten Schwebstoff-Filter Partikel über 0,3–0,5 Mikrometer abscheiden.

Die Strömungsgeschwindigkeit der Luft in den Tierräumen beträgt max. 2 m/sec.

Die Beleuchtung ist in einem 12 h hell/12 h dunkel Rhythmus gesteuert.

Zur Geräuschdämpfung erfolgt in allen Tierräumen eine Musikberieselung mit gedämpfter Musik.

Eine mögliche Störung im Klimasystem wird automatisch akustisch und optisch angezeigt.

Sollte die elektrische Energie ausfallen, übernimmt ein Notstromaggregat automatisch die Energieerzeugung.

Zusammenfassung

Versuchsergebnisse sind nur dann wertvoll, wenn sie sich zuverlässig reproduzieren lassen. Neben dem Einsatz von genetisch definierten und gesunden Tieren ist eine optimale Versuchstierunterbringung die wesentlichste Voraussetzung für pharmakologische und toxikologische Experimente.

Bei der Schaffung der Einrichtungen für die Biomedizinische Forschungsgesellschaft wurde deshalb neben der optimalen Ausstattung der Laboratorien größter Wert auf eine bestmögliche Gestaltung der Versuchstiereinheiten gelegt. In diesen Einheiten sind die Tiere artgerecht und unter standardisierten Umweltbedingungen sowie abgeschirmt gegenüber mikrobiologischen Einflüssen von außen untergebracht.

Der hohe technische Aufwand ist ein wesentlicher Beitrag zur tierschutzgerechten Einschränkung von Tierversuchen, da bei Experimenten, die den Einsatz von Versuchstieren unbedingt erfordern, durch standardisierte Versuchsbedingungen

1. eine zuverlässige Reproduzierbarkeit der Versuchsergebnisse weitgehend gewährleistet ist,
2. die Tierkollektive auf das für die statistische Sicherung der Daten notwendige Maß beschränkt werden können und
3. Versuchswiederholungen weitgehend ausgeschaltet werden können.

II Pharmakologie

Methoden zur Erkennung von Herz-Kreislauf-Wirkungen

G. Raberger

Abstract

Methods for the analysis of cardio-vascular effects

The circulation is a very complex system which consists of functional units like the heart and the blood vessels and internal and external control systems. Control mechanisms within the system, like for instance, the Bayliss effect, can be preserved in isolated organs. The mayor control mechanisms which consist of sensors within the circulation, but reflex activation of the sympathetic and parasympathetic system are lost if investigations are carried out in isolated organs. Other regulatory systems like the renin-angiotensin-aldosteron-system are also ineffective in isolated organs. Thus a relevant analysis of the integrated activity of a drug on the circulatory system can only be performed in intact animals.

It further must be stressed that investigations should be performed in the conscious state, since anesthesia markedly influences the circulation. All reflex systems, like chemoreceptor- and baroreceptor-mediated alteration of the autonomic nervous system are markedly depressed by all forms of anesthesia. Furthermore artificial respiration alters the physiological pressure – time relationship in the thorax, and the unphysiological supine position alters the pressure distribution within the low pressure regions.

Parameters which are used for the analysis of cardiovascular effects should be easily accessible, show good reproducability and give the possibility to be followed up for long periods of time. Thus, in the conscious dog, simple parameters like systolic and diastolic blood pressure and heart rate give many informations like the site of action of vasodilating drugs, or the presence or absence of tolerance development in long time experiments. A parameter, which allows long time assessment of myocardial function, is the ultrasonic measurement of myocardial wall shortening or the transmural systolic wall thickening. These parameters give a good measure of regional myocardial contractility and are thus more valid than blood flow –, metabolic or ECG-measurements.

Die Wirkung von herz- und kreislaufaktiven Pharmaka kann durch sehr unterschiedliche methodische Ansätze erfaßt werden. So kann z. B. in Gewebekulturen von Myozyten oder Endothelzellen die Wirksamkeit oder auch der lokale Metabolismus überprüft werden. Man muß sich jedoch stets vergegenwärtigen, daß isolierte Zellen oder auch Gewebekulturen gegenüber intakten Organen deutliche Unterschiede im räumlichen Aufbau und somit hinsichtlich aller kinetischen Parameter aufweisen. Außerdem ist weder Innervation noch Durchblutung oder endokrine

Kontrolle vorhanden. Auch isolierte Gefäße unterliegen im Gegensatz zur physiologischen Situation keiner nervalen oder endokrinen Kontrolle. Metabolische Rückmeldungen vom umgebenden Gewebe gehen in dieser Anordnung ebenfalls verloren. Ähnliche Einschränkungen gelten auch für die Aussagekraft von Versuchen, die an isoliert perfundierten Herzen durchgeführt werden.

In den bisher aufgezählten Versuchsanordnungen kann man sicherlich sehr elegant den Wirkmechanismus auf zellulärer Ebene erfassen, muß dabei aber stets berücksichtigen, daß eine Aussage hinsichtlich der integrierten Gesamtwirkung im Organismus nicht möglich ist.

Somit bieten sich Untersuchungen am Ganztier an, wenn eine umfassende Wirkanalyse gewünscht wird. Bei Ganztieruntersuchungen stellt sich die Frage, ob die Untersuchungen in Narkose oder im Wachzustand durchgeführt werden sollen. Generell kann man sagen, daß in Narkose Kreislaufreflexe deutlich abgeschwächt werden. Dies gilt nicht nur für Injektionsnarkotika wie Barbiturate oder auch Chloralose, sondern auch für Inhalationsnarkotika und epidurale Blocks [4, 5, 26, 28, 29, 30]. Außerdem wird durch die Narkose das Renin-Angiotensin-Aldosteron-System aktiviert, was wiederum die Wirksamkeit von kreislaufaktiven Substanzen deutlich beeinflussen kann [23]. Gegenüber Untersuchungen im Wachzustand kommen noch weitere unerwünschte Faktoren, wie z. B. die meist unphysiologische Rückenlage der Tiere, die die Druckverhältnisse im venösen System deutlich verändert. Weiterhin wird durch die meist in Kombination mit der Narkose durchgeführte künstliche Beatmung der physiologische Druckverlauf im Thorax insofern verändert, als gleichzeitig mit der Inspiration ein positiver Druck in den Alveolen und im Thorax aufgebaut wird. Wird die Beatmung bei thorakotomierten Tieren noch mit positiv endexpiratorischem Druck (PEEP) durchgeführt, um Atelektasen in der Lunge zu verhindern, so steigt der pulmonale Widerstand, und das Herzminutenvolumen sinkt in der Regel ab. Bei Experimenten, die über mehrere Stunden durchgeführt werden, ist zu berücksichtigen, daß eine konstante Narkosetiefe oft nur sehr schwierig zu erzielen ist, wenn z. B. Injektionsnarkotika nicht mittels Dauerinfusion verabreicht werden. Neben diesen allgemein gültigen Überlegungen müssen auch noch substanzspezifische Nebenwirkungen wie Katecholaminsensibilisierung bei halogenierten Narkotika oder auch kardiodepressive Wirkungen vor allem bei Barbituraten berücksichtigt werden. Somit bieten sich für die Erfassung der Kreislaufwirkungen von Pharmaka vor allem Untersuchungen an wachen trainierten Tieren an.

Als wesentliche Parameter zur Erfassung von Herz- und/oder Kreislaufwirkungen sind Meßgrößen anzusehen, die die Herzfrequenz, die Kontraktilität bzw. generell die Durchblutung und den Stoffwechsel charakterisieren. Die Herzfrequenz ist über mehrere Größen ableitbar. Sie kann entweder aus dem EKG oder aber auch aus allen anderen Größen, die der Rhythmik des Herzens unterliegen, wie z. B. Blutdruck, dp/dt, phasische Durchblutungssignale etc., ermittelt werden. Kenntnis der Beeinflussung der Herzfrequenz durch Pharmaka ist insofern wichtig, als Frequenzanstiege immer mit einer Verkürzung der Diastolenzeit einhergehen und somit bei gesteigertem Energiebedarf eine für die Koronardurchblutung kritische Situation entstehen kann. Außerdem geben Veränderungen der Herzfrequenz auch Auskunft über reflektorische Veränderungen, wie zum Beispiel reflektorische Sympathikusaktivierung. Speziell am Herzen sind Veränderungen des Stoffwechsels und der Durchblutung von großem Interesse. Mit den zur Zeit verfügbaren Methoden sind Stoffwechselanalysen vor allem als myokardiale Bilanzstudien aufzufassen. Dazu müssen aber sowohl arterielle als auch koronarvenöse (Sinus coronarius) Substratkonzentrationen bestimmt und darüber hinaus auch Koronardurchblutungsmessungen durchgeführt werden. Größen wie z. B. eine belastungsinduzierte Laktatumkehr geben zwar hypoxische Veränderungen wieder, es ist jedoch nicht möglich, genaue Aufschlüsse hinsichtlich Lokalisation und Ausmaß zu erhalten, da im Koronarsinus Mischblut aus normalen und hypoxischen Myokardarealen entnommen wird. Messungen der Koronardurchblutung, entweder als arterielle Einstrommessungen oder auch als Koronarsinusausstrommessungen, unterliegen denselben Limitationen. Mittels Radionuklidmethoden können zwar regionale Durchblutungsunterschiede erfaßt werden, eine Differenzierung hinsichtlich Endokard und Epikard ist jedoch auch nicht möglich. Genaue Aufschlüsse über Durchblutungsveränderungen sind sicherlich mit Hilfe von Mikrosphären zu erhalten. Der Vorteil dieser Methode besteht in der Möglichkeit der Aufarbeitung der Daten nach verschiedenen Lokalisationen im Herzen sowie auch hinsichtlich der Unterschiede der Durchblutung in Endokard und Epikard. Die wesentlichen Nachteile bestehen in der Tatsache, daß diese Meßmethode Momentaufnahmen bietet, in der die Zahl der Messungen limitiert ist, und auch darin, daß zur Auswertung das Herz entnommen werden muß.

Zur Analyse der Kontraktilität des Herzens bieten sich vor allem intrakardiale Druckmessungen oder aber regionale Funktionsmessungen an. Durch Implantation von Drucksensoren in den linken Ventrikel kann die Druckanstiegsgeschwindigkeit (dp/dt) ermittelt werden, die ein grobes Maß für die Kontraktilität darstellt [21]. Abgeleitete Größen wie dp/dt dividiert durch den Druck im linken Ventrikel oder aber Berechnungen der maximalen Verkürzungsgeschwindigkeit [17] sind zwar aussagekräftigere Parameter, geben aber ebenfalls nur über die Gesamtfunktion des Ventrikels Auskunft.

Die Erfassung der regionalen Myokardfunktion mittels Ultraschall-Laufzeitmessung als systolische Faserverkürzung erlaubt eine getrennte Analyse der Funktion in verschiedenen Myokardarealen und darüber hinaus je nach Implantation auch eine Differenzierung hinsichtlich Funktion im Endokard und Epikard [8, 11]. Die ebenfalls mittels Ultraschallkristallen meßbaren Veränderungen der Wanddicke des Ventrikels erlaubt zwar keine Differenzierung hinsichtlich endokardialer und epikardialer Funktion, stellt aber ebenfalls eine sehr empfindliche Größe für die

Erfassung von Funktionsstörungen dar [25]. Mit diesen Methoden kann man an wachen Tieren über lange Zeit die regionale Funktion im Herzen studieren.

Abschließend möchte ich noch zwei bei uns durchgeführte Methoden zur Erfassung von Kreislaufwirkungen beschreiben. Die erste besteht in der sehr simplen Blutdruckmessung am wachen Tier. Alle Untersuchungen wurden an Hunden durchgeführt, die trainiert wurden, über mehrere Stunden in einem Gestell zu stehen. Durch Erfassung des systolischen und diastolischen Blutdruckes sowie der Herzfrequenz und Blutabnahmen konnte so eine Vielzahl von Befunden erhoben werden. Aus dem Blut wurden je nach Fragestellung Plasmareninaktivität, Angiotensin, Aldosteron, Vasopressin und auch Plasmaspiegel von Pharmaka bestimmt. Dadurch war es möglich, Vasodilatatoren hinsichtlich ihres Angriffspunktes im Gefäßsystem zu klassifizieren und darüber hinaus auch die Gegenregulation anhand von Herzfrequenz und Veränderungen der Plasmareninaktivität zu erfassen [3]. Weiterhin kann in dieser sehr einfachen Anordnung durch Berechnung des Produktes aus Herzfrequenz und systolischem Blutdruck eine Aussage hinsichtlich des Sauerstoffbedarfes des Herzens gemacht werden. Mit dieser Anordnung konnten auch Fragen der Langzeitwirkung von Pharmaka bei oraler Gabe über eine oder mehrere Wochen untersucht und das Auftreten bzw. Fehlen von Toleranz belegt werden [1, 2, 6]. Teilweise wurden diese Untersuchungen auch an Hunden mit nephrogenem Hochdruck durchgeführt. Als Hochdruckmodell wurde die Cellophanumwickelung beider Nieren, wie sie erstmals von Page [22] beschrieben wurde, angewendet. Somit war es möglich, Vasodilatatoren an hypertensiven Tieren hinsichtlich der bereits oben angeschnittenen Fragestellungen zu untersuchen. Die Untersuchungen an relevanten Krankheitsmodellen sind von großer Wichtigkeit, da bekannt ist, daß durch kardiovaskuläre Erkrankungen die Reflexaktivität beeinträchtigt wird [12, 13, 14, 20]. Auch die β-Rezeptorenzahl kann dadurch verändert werden [7].

Die zweite Methode ist wesentlich komplizierter, da sie die chronische Instrumentierung von Hunden voraussetzt. Außerdem müssen die Hunde trainiert werden, da sie ein genormtes Belastungsprogramm am Laufband erfüllen sollen [15, 24]. Es werden dabei der linksventrikuläre Druck, das linksventrikuläre dp/dt, der Linksvorhofdruck, der arterielle Druck sowie die regionale subendokardiale Myokardfunktion gemessen. Die Funktionsmessung erfolgt mittels Ultraschall-Laufzeitmessung zwischen jeweils zwei piezoelektrischen Kristallen. Ein Paar wird im Versorgungsgebiet des Ramus circumflexus, das andere im Versorgungsgebiet des Ramus descendens implantiert. Außerdem wird ein aufblasbarer Okkluder am Ramus circumflexus angebracht und ein venöser Katheter zu Blutentnahmen oder Substanzinfusion chronisch implantiert. Frühestens eine Woche nach der Operation wird mit den Untersuchungen begonnen. Man kann in dieser Anordnung einerseits den Einfluß von Pharmaka auf belastungsinduzierte Kreislaufveränderungen untersuchen und anderseits durch Laufbandbelastung nach teilweiser Einengung des Ramus circumflexus der linken Koronararterie eine belastungsinduzierte myokardialen

Dysfunktion (Angina pectoris) induzieren und so antianginöse Pharmaka untersuchen. Wichtig erscheint in diesem Zusammenhang, daß die Myokardfunktion bei akuten Flußreduktionen absolut parallel zu der Minderdurchblutung verändert wird [27], und wesentlich empfindlicher als das EKG reagiert [19]. Nach länger dauernden Minderperfusionen besteht jedoch eine deutliche Dissoziation zwischen Durchblutung, die sich sehr rasch erholt, und Funktion, die sich nur langsam normalisiert [9, 10, 16, 18]. Das zeigt, daß man durch Durchblutungs- oder auch EKG-messungen ein falsches Bild hinsichtlich der Erholung der Funktion nach ischämischen oder hypoxischen Episoden erhalten kann. Auch der Einfluß von Pharmaka kann anhand dieser Parameter möglicherweise überschätzt werden.

Literatur

[1] Bacher, S., O. Kraupp, A. Beck, et al.: Blood pressure response and renin release following 4 days of treatment with dihydralazine and urapidil in conscous dogs. Cardiovasc. Res. **18** (1984a) 67–74.

[2] Bacher, S., O. Kraupp, A. Beck, et al.: Altered blood pressure response to propyldazine after repeated administration in conscious dogs: role of the renin-angiotensin system. Basic. Res. Cardiol. **79** (1984b) 588–597.

[3] Bacher, S., O. Kraupp, A. Beck, et al.: Characterization of vasodilators by comparison of their effects on blood pressure, counterregulation and myocardial oxygen demand in conscious normotensive dogs. Drug Res. **35** (1985) 288–291.

[4] Bagshaw, R. J., R. H. Cox: Baroreceptor reflexes and pulmonary hemodynamics during halothane and halothane-nitrous oxide anesthesia in the dog. Anesth. Analg. **60** (1981) 701–709.

[5] Beck, A., M. Zimpfer, G. Raberger: Inhibition of the chemoreceptor reflex by enflurane in chronically instrumented dogs. Arch. Pharmacol. **321** (1982) 145–148.

[6] Beck, O., O. Kraupp, S. Bacher, et al.: The influence of repeated administration of prazosine on its hypotensive effect and on renin release in conscious dogs. A comparison with urapidil. Basic Res. Cardiol. **79** (1984) 579–587.

[7] Bristow, M. R., Myocardial β-adrenergic receptor downregulation in heart failure. Int. J. Cardiol. **5** (1984) 648–652.

[8] Brugge-Asperheim, B., S. Leraand, F. Kiil: Local dimensional changes of the myocardium measured by ultrasonic technique. Scand. J. Clin. Lab. Invest. **24** (1969) 361–371.

[9] Bush, L. R., M. Buja, W. Samowitz, et al.: Recovery of left ventricular segmental function after long-term reperfusion following temporary coronary occlusion in conscious dogs. Circ. Res. **53** (1983) 248–263.

[10] Darsee, J. R., R. A. Kloner, E. Braunwald: Time course of regional function after coronary occlusions of 1- to 120min duration. Am. J. Physiol. **240** (1981) H 399–H 407.

[11] Franklin, D. L., W. S. Kemper, T. Patrick, et al.: Technique for continuous measurement of regional dimensions in chronic animal preparations. Fed. Proc. **32** (1973) 343.

[12] Goldstein, D. S.: Arterial baroreflex sensitivity, plasma catecholamines, and pressor responsiveness in essential hypertension. Circulation **68** (1983) 234–240.

[13] Goldstein, R. E., G. D. Beiser, M. Stampfer, et al.: Impairment of autonomically mediated heart rate control in patients with cardiac dysfunction. Circ. Res. **36** (1975) 571–578.

[14] Higgins, C. B., S. F. Vatner, D. L. Eckberg, et al.: Alterations in the baroreceptor reflex in conscious dogs with heart failure. J. Clin. Invest. **51** (1972) 715–724.

[15] Krumpl, G., N. Mayer, G. Raberger: Belastungsinduzierte karadiale Dysfunktion am wachen Hund – ein Modell der belastungsinduzierten Angina pectoris. Z. Kardiol. **74**, Suppl. 5 (1985) 32.

[16] Lavallee, M., D. Cox, T. A. Patrick, et al.: Salvage of myocardial function by coronary artery reperfusion 1, 2, and 3 hours after occlusion in conscious dogs. Circ. Res. **53** (1983) 235–247.

[17] Mason, D. T., J. F. Spann, R. Zelis: Quantification of the contractile state of the intact human heart. Am. J. Cardiol. **26** (1970) 248–257.

[18] Matsuzaki, M., K. P. Gallagher, W. S. Kemper, et al.: Sustained regional dysfunction produced by prolonged coronary stenosis: gradual recovery after reperfusion. Circulation **68** (1983) 170–182.

[19] Miller, M., J. Thorvaldson, J. Lekven, et al.: Local myocardial dimensions, intramural electrocardiogram and tissue flow during graded coronary constriction in dogs. Acta Physiol. Scand. Suppl. 440 (1976) 92.

[20] Murray, P. A., S. F. Vatner: Reflex cardiovascular responses to chemoreceptor stimulation in conscious dogs with cardiac hypertrophy. Am. J. Physiol. **245** (1983) H 871–H 879.

[21] Nejad, N. S., M. D. Klein, I. Mirsky, et al.: Assessment of myocardial contractility from ventricular pressure recordings. Cardiovasc. Res. **5** (1971) 15–23.

[22] Page, I. H.: The production of persistent arterial hypertension by cellophane perinephritis. JAMA **113** (1939) 2046–2048.

[23] Pettinger, W. A.: Anesthetics and the renin-angiotensin-aldosterone axis. Anesthesiology **48** (1978) 393–396.

[24] Raberger, G., G. Krumpl, N. Mayer: A model of transient myocardial dysfunction in conscious dogs: Regional shortening in the presence of impaired coronary flow reserve and treadmill exercise. J. Pharmacol. Methods **16** (1986) 1–15.

[25] Sasayama, S., D. Franklin, J. Ross Jr., et al.: Dynamic changes in left ventricular wall thickness and their use in analyzing cardiac function in the conscious dog. Am. J. Cardiol. **38** (1976) 870–879.

[26] Stanek, B., M. Schwarz, M. Zimpfer, et al.: Plasma concentrations of noradrenaline and adrenaline and plasma renin activity during extradural blockade in dogs. Brit. J. Anaesth. **52** (1980) 305–311.

[27] Vatner, S. F., Correlation between acute reductions in myocardial blood flow and function in conscious dogs. Circ. Res. **47** (1980) 201–207.

[28] Zimpfer, M., S. P. Sit, S. F. Vatner: Effects of anesthesia on the canine carotid chemoreceptor reflex. Circ. Res. **48** (1981) 400–406.

[29] Zimpfer, M., W. T. Manders, A. C. Barger, et al.: Pentobarbital alters compensatory neural and humoral mechanisms in response to hemorrhage. Am. J. Physiol. **243** (1982) H 713–H 721.

[30] Zimpfer, M., A. Beck, N. Mayer: Einfluß von Morphium auf die Kontrolle des kardiovaskulären Systems durch den Carotis-Sinusreflex und den Carotis-Chemoreflex. Anaesthesist **32** (1983) 60–66.

Myokardiale Durchblutung und Myokardinfarkt in Ratten, Meerschweinchen, Kaninchen und Katzen

B. Winkler, S. Sass, K. Binz, W. Schaper

Abstract

Myocardial blood flow and myocardial infarction in rats, guinea pigs, and rabbits

The development of myocardial infarction was evaluated in rats, guinea pigs, and rabbits. These animals have a comparable myocardial oxygen consumption due to their similar heart rate (285 ± 17, 260 ± 37, 250 ± 25 b/min) and a similar left ventricular pressure. Myocardial infarction was produced by occlusion of the left anterior descending artery (LAD). Necrotic tissue was demonstrated by negative pNBT staining. Myocardial blood flow was determined either by the tracer microsphere (TM) technique or by autoradiographic techniques using 141-Ce TM at the end of the occlusion period. In guinea pigs (n = 29) no myocardial infarction could be detected even after 24 h of occlusion. Myocardial infarction was related to the area of risk in rabbits and rats and resulted in:

time of occlusion (min)	11	22,5	45	90	180
rats (%)	22	71	85	–	–
rabbits (%)	–	62	68	79	86

Myocardial blood flow (MBF) was not depressed in the occluded region in guinea pigs due to natural developed collaterals. In contrast, MBF in rats and rabbits is below 0.01 ml/min g^{-1} in the area of risk. In conclusion, in spite of a similar myocardial oxygen consumption in those animals is the size of myocardial infarction nearly completely determined by their coronary collateral circulation.

Einleitung

In früheren Experimenten an mischrassigen Hunden [2] konnten wir eindeutig nachweisen, daß neben der Zeit des Verschlusses die akute Kollateraldurchblutung die wesentlichste Determinante für die Ausbreitung des Myokardinfarktes ist. Daneben war der myokardiale Sauerstoffverbrauch, im wesentlichen bestimmt aus Herzfrequenz, linksventrikulärem Druck und dessen erster zeitlicher Ableitung, ein entscheidender Parameter bei der Ausbreitung des Myokardinfarktes. In folgenden

Experimenten sollten Größe und zeitliche Ausbreitung des Myokardinfarktes in kleineren Tieren untersucht werden, von denen wir wissen, daß deren akute Kollateraldurchblutung sehr unterschiedlich ist (bei Ratten fast Null, bei Meerschweinchen maximal), während der myokardiale Sauerstoffverbrauch fast gleich ist.

Material und Methoden

Im einzelnen wurden untersucht: Ratten (Sprague Dawley 302 ± 23 g), Meerschweinchen (Pirbright White 676 ± 32 g), Kaninchen (New Zealand 3,2 ± 0,2 kg) und Hauskatzen (3,4 ± 0,3 kg). Die Anästhesie wurde individuell für jede Gruppe ausgewählt, um kardiodepressive Reaktionen zu vermeiden.

Ratten:	Urethan (2000 mg/kg) i.p.
Meerschweinchen:	Etomidate/Carfentanyl (2 ml/kg) i.m.
Kaninchen:	Nembutal (15–30 mg/kg) i.v.
Katzen:	Nembutal (30 mg/kg) i.p. als Prämedikation und dann konstante Infusion 0,1 mg/kg min.

Alle Tiere, außer den Ratten, wurden tracheotomiert und entsprechend beatmet. Danach wurden alle Tiere sorgfältig thorakotomiert, und der anteriore Teil der linken Herzkranzarterie wurde verschlossen. Um traumatische Effekte an den Koronararterien zu vermeiden, wurde ein Faden um das entsprechende Gewebsstück geschlungen und auf einen kleinen Plastikschlauch geknotet. Allen kurzen Verschlußzeiten bis zu 90 min folgte eine Reperfusionsperiode von 30 min. Während aller Experimente wurde das EKG, bei den größeren Tieren auch der Aortendruck, fortlaufend registriert.

Bei Meerschweinchen, Kaninchen und Katzen wurde die regionale Durchblutung mit der Tracer-Microsphere-Referenztechnik gemessen. Die Tracer Microspheres wurden am Ende der Verschlußzeit direkt in den linken Ventrikel injiziert. Weitere Injektionen erfolgten bei Kaninchen und Katzen während der Reperfusion. Zur Bestimmung der Größe des Perfusionsgebietes wurden die Herzen von Katzen und Kaninchen nach dem Experiment mit einer $BaSO_4$-Lösung gefüllt. Danach wurden die Herzen in etwa 1–2 mm dicke Scheibchen geschnitten und in einer pNBT-Lösung inkubiert, um histochemisch die Größe des Infarktes abzuschätzen. Anschließend wurden die Scheibchen in Formaldehyd fixiert. Nach 2 Tagen wurden die Scheibchen in kleine Stückchen (bis etwa 40 mg) zerschnitten und in unserem hochauflösenden Ge-Spektrometersystem gezählt (siehe dazu Abb. 1).

Bei Ratten und ergänzend bei Meerschweinchen wurde zur Messung der regionalen Durchblutung eine autoradiographische Technik mit 141Ce-markierten Tracer Microspheres angewendet. Die etwa 1 mm dicken Herzscheiben wurden 24 Stunden plan auf Photopapier gelegt.

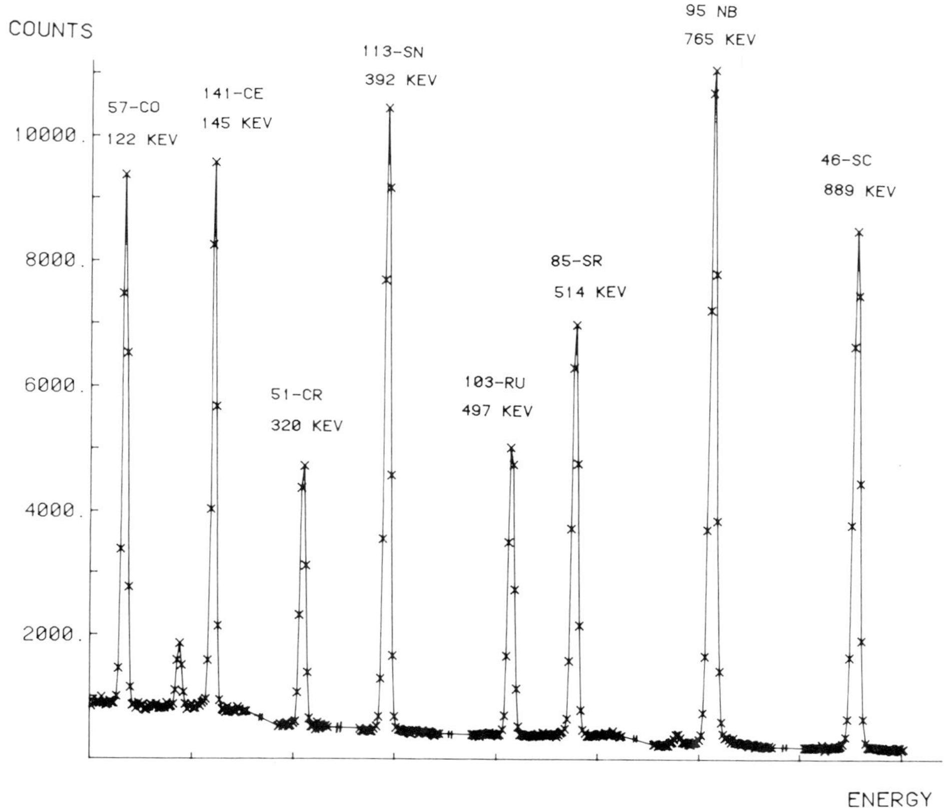

Abb. 1 Photoabsorptionspeaks von unterschiedlich markierten Tracer Microspheres, gemessen mit einem hochauflösenden Ge-Spektrometer.

Ergebnisse

Die Herzfrequenz bestimmt als wichtigster Parameter den myokardialen Sauerstoffverbrauch [1]. Sie ist für die vier Tiergruppen in Tabelle 1 angegeben. Der arterielle Blutdruck war für Katzen und Kaninchen ähnlich (109/78 gegen 113/94 mm Hg).

Da wir die Koronardurchblutung und insbesondere die akute Kollateraldurchblutung als eine Determinante der Infarktgröße ansehen, sollen im folgenden anhand einiger Beispiele diese Zusammenhänge aufgezeigt werden.

In Abbildung 2 ist die myokardiale Durchblutungsverteilung von einer Katze mit einem großen, nahezu transmuralen Infarkt dargestellt. Der obere Ausschnitt zeigt die Durchblutungsverteilung am Ende des Verschlusses von 6 Stunden. Es sind 3 tiefe „Einschnitte" zu erkennen, mit einer Durchblutung nahe Null. Diese Einschnitte entsprechen dem Perfusionsgebiet der verschlossenen Arterie in 3 Scheiben.

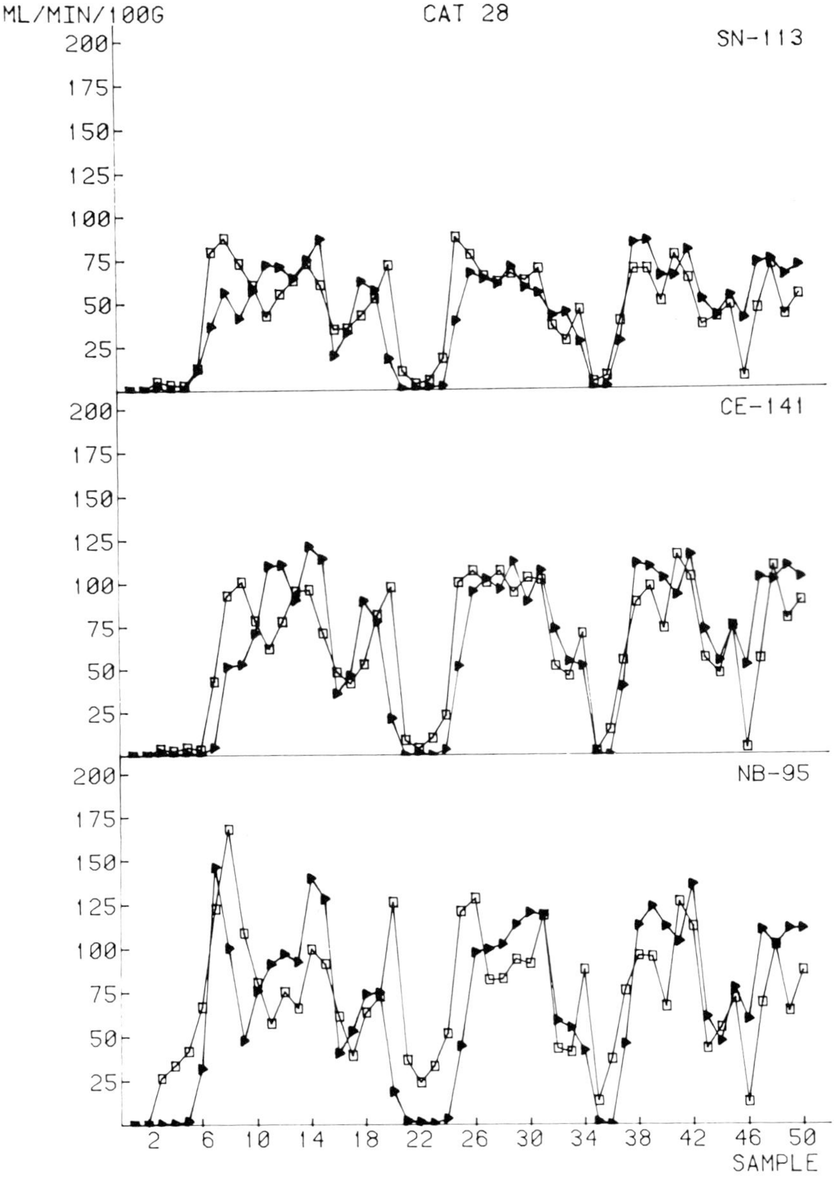

Abb. 2 Durchblutungsverteilungen in einem Katzenherzen von drei Scheiben, Abszisse ist Probennummer, Ordinate stellt Durchblutung in ml/min/100 g dar. Jedes Stückchen ist in epikardial (offenes Quadrat) und endokardial (geschlossenes Dreieck) unterteilt. Probennummern 1–5, 21–24 und 35, 36 sind die Gebiete der verschlossenen Arterie. Oberes Panel (Sn-113-markierte Microspheres) Verteilung am Ende des Verschlusses von 6 h; mittleres Panel (Ce-141) Verteilung nach 5 min Reperfusion, unteres Panel (Nb-95) Verteilung nach 30 min Reperfusion.

Tabelle 1 Herzfrequenz der einzelnen Tiergruppen

	Herzfrequenz (Schläge/Minute)
Ratten	273 ± 38
Meerschweinchen	260 ± 37
Kaninchen	250 ± 25
Katzen	129 ± 17

Nach 5 min Reperfusion (mittleres Panel) bleiben die Einschnitte an den entsprechenden Stellen erhalten. Erst nach 30 min Reperfusion (unterer Ausschnitt) kann man eine teilweise Erholung der epikardialen Stücke (offene Quadrate) erkennen, die auf Durchblutungswerte zwischen 25–50 ml/min/100 g angewachsen sind. Endokardiale Stücke haben weiterhin eine Durchblutung nahe Null und sind somit nicht reperfundierbar („Infarzierung").

Ein anderes Beispiel einer Durchblutungsverteilung ist in Abbildung 3 gegeben. Im oberen Panel (Nb-95-markierte Tracer Microspheres) ist die Durchblutungsverteilung gezeichnet, die man am Ende eines Verschlusses von 90 min erhält. Es sind zwei Scheiben hintereinander gezeichnet und entsprechend wieder zwei Einschnitte (niedrige Durchblutung) zu sehen, die dem Perfusionsgebiet des verschlossenen Gefäßes in den beiden Scheiben entsprechen. Man beachte jedoch die durchaus endlichen Durchblutungswerte der akuten Kollateraldurchblutung. Fünf Minuten Reperfusion (mittleres Panel) zeigt eine ausgeprägte reaktive Hyperämie in diesen Gebieten, insbesondere in den endokardialen Stückchen. Am Ende der Reperfusionsperiode hat sich die Durchblutung in allen Stückchen wieder normalisiert, d. h. eine Infarzierung ist nicht zu erwarten. In Abbildung 4 ist die Durchblutungsverteilung eines Meerschweinchenherzens am Ende des 6stündigen Verschlusses aufgezeichnet. Dargestellt ist die in-vitro-Verteilung der Tracer-Microsphere-Methode. In Abbildung 5 sind 2 Scheiben des Autoradiogramms des Herzens aus Abbildung 4 dargestellt. Beide Abbildungen lassen keine „Inhomogenität", also eine Minderdurchblutung, erkennen. Es muß deshalb eine akute Kollateralisierung angenommen werden, die jeden Verschluß sofort kompensiert.

Die Autoradiographie von entsprechenden Scheiben der Rattenherzen ergab einen totalen Perfusionsdefekt während Koronarverschluß.

In Abbildung 6 sind die Infarktgrößen für die vier unterschiedlichen Tiergruppen in Abhängigkeit von der Verschlußzeit zusammengefaßt. Die Infarktgrößen sind auf das jeweilige Perfusionsgebiet (area-at-risk) bezogen und deshalb in Prozent angegeben. Es ist die rasche Infarzierung der Gruppe der Ratten zu erkennen, die schon nach 45 min Verschlußzeit fast 90% erreicht. Im Gegensatz dazu wurde bei keinem Meerschweinchen (n = 30) eine Infarzierung beobachtet. Kaninchen und Katzen erreichen ebenfalls eine fast 90%ige Infarzierung, wenn auch nach unterschiedlichen Verschlußzeiten.

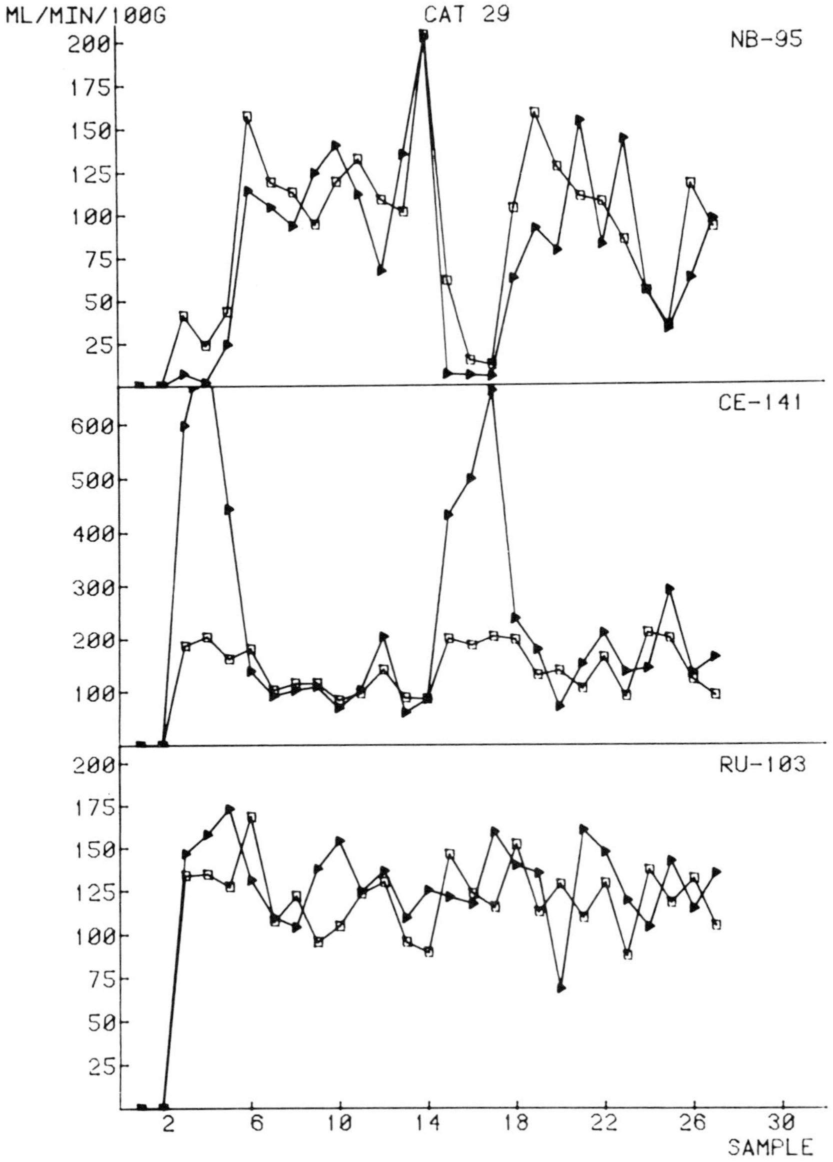

Abb. 3 Durchblutungsverteilungen in einem Katzenherzen von zwei Scheiben. Abszisse ist Probennummer, Ordinate stellt Durchblutung in ml/min/100 g dar. Jedes Stückchen ist in epikardial (offenes Quadrat) und endokardial (geschlossenes Dreieck) unterteilt. Probennummern 1–4 und 15–17 sind die Gebiete der verschlossenen Arterie. Oberes Panel (Nb-95-markierte Microspheres) Verteilung am Ende des Verschlusses von 90 min; mittleres Panel (Ce-141) Verteilung nach 5 min Reperfusion, unteres Panel (Ru-103) Verteilung nach 30 min Reperfusion.

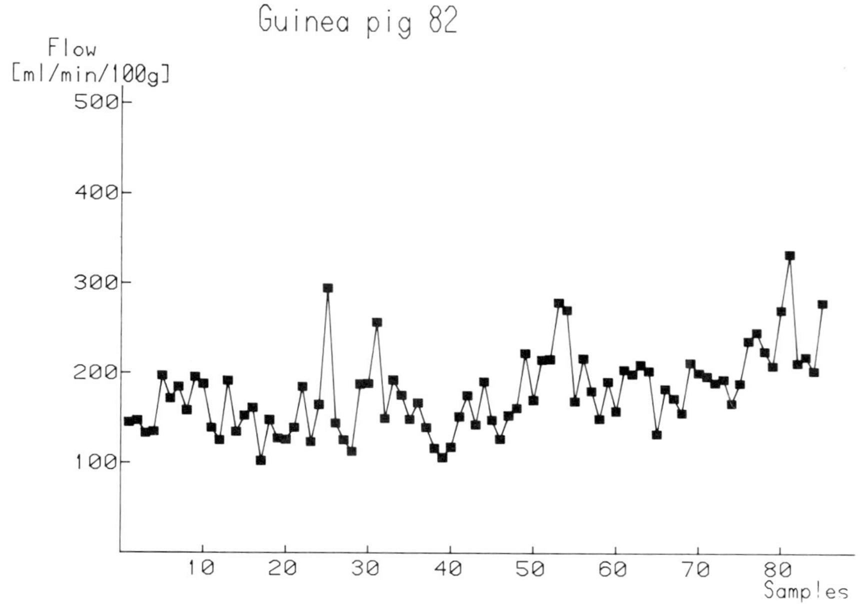

Abb. 4 Durchblutungsverteilung eines Meerschweinchenherzens am Ende eines Koronarverschlusses von 6 h. Abszisse ist die Probennummer, Ordinate die Durchblutung. Eine Mangelperfusion kann nicht beobachtet werden.

Nach der regionalen Durchblutung müssen wir auch bei diesen Tiergruppen der akuten Kollateraldurchblutung eine entscheidende Bedeutung bei der Infarzierung zuordnen. Dies wurde besonders bei der Tiergruppe der Meerschweinchen deutlich, keine Infarzierung – hohe Kollateralisierung; im Gegensatz zur Ratte – keine Kollateralen – großer Infarkt schon in kurzer Zeit.

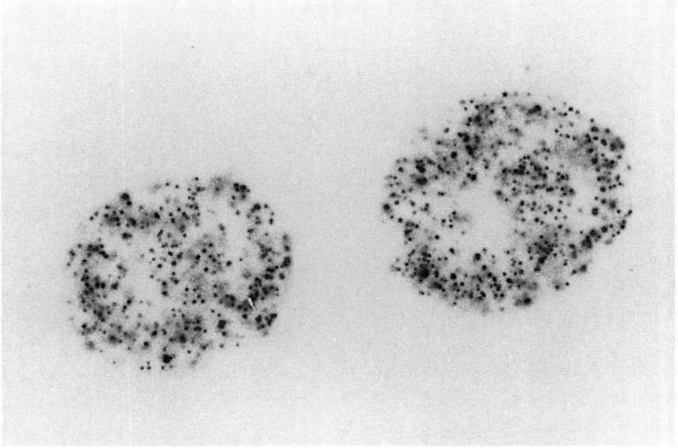

Abb. 5 Autoradiographische Aufnahme von zwei Herzscheiben des Meerschweinchenherzens von Abb. 4. Die Körnung ist homogen und läßt ebenfalls auf keine Minderdurchblutung schließen.

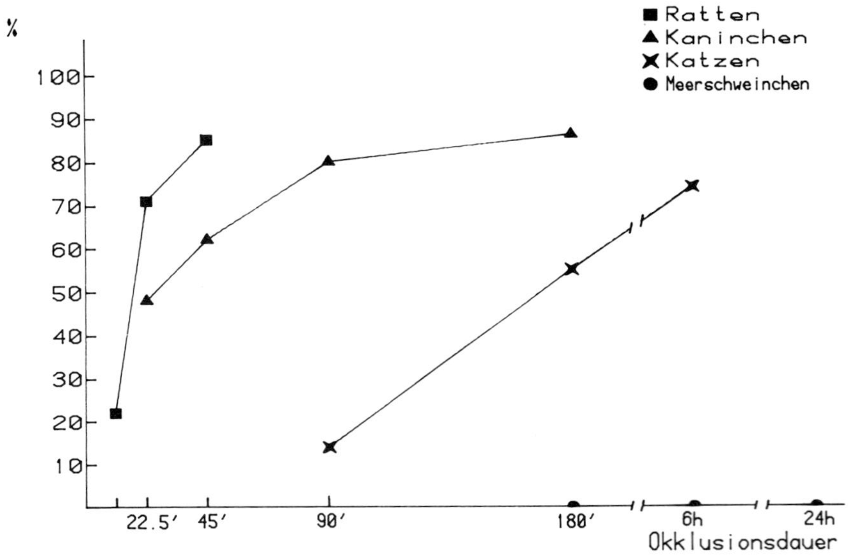

Abb. 6 Infarktgröße als Prozent des Perfusionsgebietes in Abhängigkeit von der Verschlußzeit. Man beachte die Gruppe der Meerschweinchen bei 3, 6 und 24 Stunden.

Literatur

[1] Schaper, W. (Hg.): The Pathophysiology of Myocardial Perfusion. Elsevier, Amsterdam–New York–Oxford 1979.

[2] Schaper, W., J. Schaper, H. M. Hoffmeister: Pathophysiology of coronary circulation and of acute coronary insufficiency. In: 'Handbook of Experimental Pharmacology (U. Abshagen, Hg.), S. 47–96. Springer, Berlin–Heidelberg–New York–Tokyo 1985.

Methoden zur Durchblutungsmessung im Gehirn

H. Osswald, D. Muster

Abstract

Methods for measurement of cerebral blood flow

This review gives a brief introduction into the special feature of cerebral vasculature. There are anatomical and functional differences when compared to the vasculature of other organs. The larger vessels (carotid and vertebral artery) form at the base of the skull a vascular ring, circulus arteriosus cerebri, from which the brain is supplied with blood even if one or two larger vessels are occluded. This anatomical pecularity does not allow to measure cerebral blood flow simply by an electromagnetical flow meter fitted around one artery. Another anatomical and functional feature of the cerebral vasculature is the blood brain barrier separating specifically the interstitium of the brain from the solutes of the intravascular space. Cerebral blood flow exhibits a very efficient autoregulation which is the constancy of flow over a wide range of arterial blood pressure. Since the brain is incapsulated in the skull impairment of autoregulation at higher arterial blood pressures can result in a deleterious increase in intracranial pressure.

Methods for measurement of cerebral blood flow in experimental animals are reviewed in more detail. The different methods to evaluate global, regional and local tissue perfusion are discussed. The general principle of the indicator-dilution technique is described. The hydrogen clearance technique seems to be most valuable for local tissue perfusion measurement. In addition, techniques using microspheres, using Laser doppler signals or autoradiography with specific tracers are reviewed. Based on the findings in experimental animals the possible application of measurements of cerebral blood flow to man are described. In man, mainly angiography, ultrasonic doppler technique, X-133-washout clearance and positron emission tomography are in clinical use. The review concludes that at present time the knowledge of regulation of cerebral blood flow and the possibilities to measure changes in local blood flow are limited. However, the development of combined measurements of local tissue perfusion and metabolic activity of the same brain area employing positron emission tomography is the most promising technique to elucidate pathomechanisms of impaired cerebral microcirculation.

Anatomische und physiologische Vorbemerkungen

Bei der Betrachtung der Methoden zur Durchblutungsmessung im Gehirn muß man sich zuerst die Besonderheiten der arteriellen Blutversorgung vor Augen halten. Eine Besonderheit liegt darin, daß die Hauptarterien (im Gegensatz zu anderen Organen), nicht in das Gehirn eindringen und sich dann baumartig verzweigen, sondern extrazerebral liegen und wie ein Geflecht von leptomeningealen Arterien die Hirnoberfläche bedecken. Die in das Hirnparenchym eindringenden Äste sind nur noch kleine Arteriolen von einem Durchmesser von 50–200 μm.

Eine weitere Besonderheit stellt der Circulus arteriosus cerebri (Willis) dar. Diese Gefäßverbindung an der Schädelbasis wird von den vier Hauptarterienstämmen des Gehirnes gebildet, den beiden Aa. vertebrales und den beiden Aa. carotides internae. Die A. communicans anterior verbindet die Aa. cerebrales anteriores der beiden inneren Karotiden. Die aus den gleichen Stämmen entspringenden Aa. communicantes posteriores vereinigen sich hinten mit den beiden Aa. cerebrales posteriores, die ihrerseits Endäste der A. basilaris sind. Da dieser Anastomosenring von vier großen Arterien gespeist wird, müßte man den Blutfluß in allen vier Arterien gleichzeitig messen, um die Hirndurchblutung zu erfassen. Hinzu kommt, daß die Aa. vertebralis schwer zugänglich sind, so daß auch experimentell große Schwierigkeiten bestehen, die Hirndurchblutung durch einfache Flußmessung in den afferenten Arterien zu bestimmen. Die funktionelle Bedeutung dieses Arterienringes liegt darin, daß, auch bei Verschluß von z. B. beiden Karotiden, die Hirndurchblutung praktisch ungestört bleiben kann durch zusätzlichen Zufluß von Blut über die Vertebralarterien.

Eine weitere Besonderheit liegt in der knöchernen Einkapselung des Gehirns. Zum einen erschwert die Kalotte den Zugang zu den intrakraniellen Gefäßen. Zum anderen bedingt eine Vasodilatation schnell eine Zunahme des Hirndruckes, da das Gewebe wenig Platz für eine Ausdehnung hat.

Die Bluthirnschranke stellt eine histologisch-anatomische und funktionelle Besonderheit der zerebralen Mikrozirkulation dar. Morphologisch beruht die Bluthirnschranke auf der dichten Verknüpfung der Endothelzellen, die im Kapillarbereich keine Fenestrierung zeigen und für die meisten Soluta des Blutes eine Diffusionsbarriere darstellen. Funktionell zeichnet sich die Bluthirnschranke durch selektive Transportmechanismen aus, die die für das Hirngewebe wichtigen Substanzen aktiv transportieren können.

Etwa 15–17% des Herzminutenvolumens strömen durch das Gehirn, das dabei 52 ml/min Sauerstoff entsprechend etwa 20% des O_2-Bedarfs des ganzen Organismus verbraucht. Damit liegt das Gehirn nach Herz und Niere an dritter Stelle in bezug auf Durchblutung und Sauerstoffverbrauch pro g Organgewicht. Dabei zeigt die Gehirndurchblutung eine ausgezeichnete Autoregulation (Abb. 1), d. h., die Gehirndurchblutung bleibt über einen weiten Bereich des arteriellen Mitteldruckes konstant. Die Widerstandsgefäße, Arteriolen und beim Hirn auch die größeren Gefäße, reagieren demnach auf eine Zunahme des systemischen Blutdruckes mit einer Vasokonstriktion. Jenseits eines mittleren arteriellen Druckes von 150–180 mm Hg, z. B. bei einer hypertensiven Krise, geht diese reaktive Vasokonstriktion verloren und die Hirndurchblutung nimmt parallel zum Druck zu. Außer einer Zunahme des Hirndruckes (Gewebsdruck und Liquordruck) werden die Scherkräfte erhöht, die auf das Endothel wirken. Zusammen mit einer Dilatation kann dann die Bluthirnschranke gestört werden. Die Störung der Bluthirnschranke hat deutliche Störungen der Neuronenfunktion zur Folge. Der untere Bereich der Autoregulation der zerebralen Durchblutung ist bei einem mittleren arteriellen Druck von 50–60 mm Hg erreicht. Fällt der Blutdruck auf Werte unter 50 mm Hg, so fällt parallel die Hirndurchblutung.

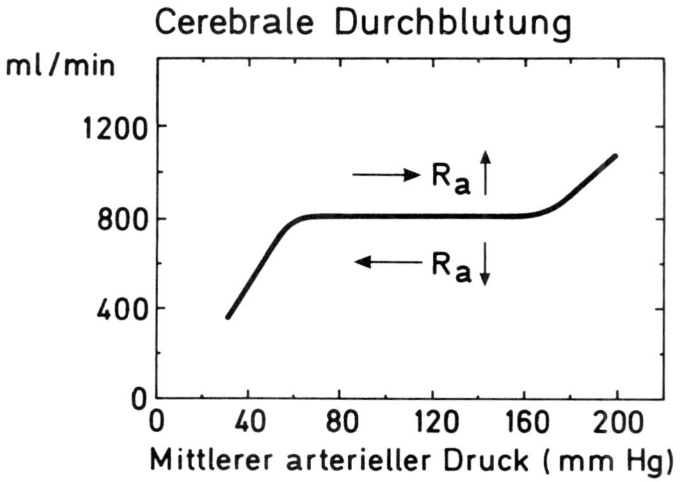

Abb. 1 Schematische Darstellung der Autoregulation der Hirndurchblutung. Die Konstanz der Durchblutung zwischen 60 und 160 mm Hg arteriellem Mitteldruck wird bewirkt durch Zunahme des arteriolären Widerstandes (R_a ↑) bei Blutdruckanstieg und durch Abnahme des arteriolären Widerstandes (R_a ↓) bei Blutdruckabfall.

Es gibt hauptsächlich drei Theorien zur Erklärung der Autoregulation: eine myogene, eine neuronale und eine metabolische. Die myogene Theorie der Autoregulation geht von der Beobachtung von Bayliss [9] aus, der schon 1902 zeigte, daß Arterien auf eine Dehnung ihrer Wandmuskulatur mit einer Kontraktion antworten. Entsprechend dem Laplaceschen Gesetz ist die Wandspannung eines Gefäßes (T) gleich dem Produkt aus Radius (r) und transmuraler Druckdifferenz (P_t).

$$T = P_t \cdot r$$

Demnach kann ein Gefäß mit kleinerem Radius bei gleicher Wandspannung einer höheren transmuralen Druckdifferenz widerstehen. Kleine Änderungen des Radius bedingen große Änderungen des Gefäßwiderstandes nach dem Hagen-Poiseuilleschen Gesetz. Ob der Bayliss-Reflex und die gesetzmäßigen Beziehungen zwischen Wandspannung, Radius und Widerstand tatsächlich in vivo das Phänomen der Autoregulation erklären können, läßt sich experimentell schwer prüfen. Daher ist bisher die myogene Theorie der Autoregulation hypothetisch geblieben.

Die neuronale Theorie setzt die Innervation der Widerstandsgefäße voraus, so daß Änderungen, z. B. des sympathischen Tonus, zu einer aktiven Vasokonstriktion führen können. Tatsächlich haben die leptomeningealen Arterien des Gehirns eine reiche Innervation. Kuschinski und Wahl [55] und Goméz et al. [32] haben klare Hinweise geliefert, daß eine pharmakologische Beeinflussung der adrenergen Innervation oder eine Denervierung des oberen Zervikalganglion zu Änderungen der Hirndurchblutung führen. Um die Autoregulation er erklären, müßte man annehmen, daß das Vasomotorenzentrum auf eine Blutdruckerhöhung über eine Zunahme der efferenten Symptomatikusaktivität zu einer Vasokonstriktion der zerebralen Widerstandsgefäße führt. Eine Blockade der α-adrenergen Rezeptoren ändert jedoch höchstens die absolute Durchblutung oder verschiebt den unteren bzw. oberen Endpunkt der Autoregulation. Eine Blockade der Autoregulation selbst, d. h., die Konstanz der Durchblutung über einen weiten Bereich des arteriellen Blutdruckes, konnte durch Änderung der adrenergen Innervation jedoch nicht beobachtet werden [13, 26, 54].

Diese Unvollständigkeiten der neuronalen und myogenen Theorien lenken die Aufmerksamkeit auf die metabolische Kontrolle der zerebralen Durchblutung. Nach diesem Konzept würde die metabolische Aktivität der Nervenzellen die Durchblutung steuern. Fällt der Blutdruck ab, so würde kurzfristig bis zum Einstellen des neuen Gleichgewichtes, die Durchblutung und damit das Angebot von Sauerstoff und Substrat abfallen. Eine schnelle Zunahme der Konzentration von Stoffwechselprodukten, z. B. Adenosin, Kalium, H^+-Ionen, würde zu einer Dilatation führen und die Durchblutung wieder auf das Ausgangsniveau bringen. Für diese Theorie gibt es viele bestätigende Experimente [10]. Die Frage taucht dann auf, wie lokale metabolische Regulation der Durchblutung und globale Autoregulation zusammenhängen.

Zusammenfassend läßt sich sagen, daß das Phänomen der Homöostase der Durchblutung über einen weiten Bereich des arteriellen Blutdruckes für das Gehirn charakteristisch ist und wichtige physiologische und pathophysiologische Implikationen hat. Keine der kurz erwähnten Theorien zur Erklärung der Autoregulation kann als abgeschlossen angesehen werden.

Methoden zur Durchblutungsmessung beim Tier

Theoretische Grundlagen für die Messung der Hirndurchblutung

Die theoretischen Grundlagen für die Messung der Gehirndurchblutung mit diffusiblen Indikatoren schuf Kety bereits 1951 [51], indem er von den Gesetzen für den Austausch indifferenter Gase ausgehend im wesentlichen das Ficksche Prinzip [23] anwandte. Danach gilt für biologisch inerte, frei diffusible Indikatorsubstanzen folgende Gesetzmäßigkeit:
Die Mengenänderung eines Indikators (Q_i) im Gewebe über die Zeit (t) ist gleich

dem Produkt aus dem Fluß (F_i) durch das Gewebe und der arteriovenösen Differenz der Indikatorkonzentration ($C_a - C_v$) [57]. Mathematisch läßt sich diese Beziehung wie folgt ausdrücken:

$$dQ_i/dt = F_i\,(C_a - C_v) \qquad (1).$$

Q_i ist das Produkt aus der Indikatorkonzentration im Gewebe (C_i) und dem Gewebevolumen W_i, also die Indikatormenge. Damit ergibt sich aus der Gleichung (1):

$$dC_i/dt = F_i\,(C_a - C_v) / W_i \qquad (2).$$

Für ein Gewebe, das hinsichtlich der Durchblutung und der Indikatorlöslichkeit homogen ist, gilt nach Kety [51]

$$C_v = (1 - m)\,C_a + mC_i/\lambda_i \qquad (3),$$

wobei λ_i der Verteilungskoeffizient des Indikators zwischen Gewebe und Blut ist. m ist eine Konstante zwischen 0 und 1, in der alle jene Faktoren zusammengefaßt sind, die eine Limitierung der Äquilibrierung des Indikators zwischen Blut und Gewebe bewirken, z. B. arteriovenöse Anastomosen und Diffusionsbarrieren. Unter optimalen Bedingungen ist $m = 1$.

Aus der Gleichung (3) wird dann:

$$C_v = C_i/\lambda_i \qquad (4).$$

Setzt man Gleichung (4) in Gleichung (2) ein, ergibt sich:

$$\begin{aligned} dC_i/dt &= F_i \cdot (C_a - C_i/\lambda_i) / W_i \\ &= [F_i/(\lambda_i \cdot W_i)] \cdot (C_a \cdot \lambda_i - C_i) \end{aligned} \qquad (5).$$

Der Ausdruck $F_i/(\lambda_i \cdot W_i)$ wird als k_i zusammengefaßt und man erhält die folgende lineare Differentialgleichung erster Ordnung:

$$dC_i/dt = k_i \cdot (\lambda_i C_a - C_i) \qquad (6).$$

Durch die Integration der Gleichung über die Zeit erhält man folgende Beziehung:

$$(C_i)_T = \lambda_i \cdot k_i \int_O^T C_a \cdot e^{-k_i(T-t)} dt \qquad (7).$$

$(C_i)_T$ entspricht der Konzentration des Indikators im Gewebe zur Zeit T nach Eintritt des Indikators in den Kreislauf.

Für die Berechnung des Blutflusses müssen also die folgenden Größen experimentell bestimmt werden:

1. Konzentration des Indikators im Gewebe $(C_i)_T$,
2. Konzentration des Indikators im arteriellen Blut (C_a),
3. Verteilungskoeffizient λ_i.

Für die Berechnung der Durchblutung wird ein iteratives Verfahren angewandt, das einen Wert für k_i ermittelt, mit dem die Gleichung (7) erfüllt ist.

Die Formel (7) wird zur Berechnung der Durchblutung eingesetzt, wenn die Indikatorkonzentration im arteriellen Blut und im Gewebe bestimmt werden kann. Dies geschieht unter Verwendung radioaktiv markierter Isotope mit Hilfe der Autoradiographie oder der Gewebsproben-Technik.

Für Methoden, die jedoch nur die Auswaschung eines inerten Indikators nach dessen Aufsättigung im Gewebe messen, muß zur Berechnung der Durchblutung die Gleichung (6) in folgender Weise umgewandelt werden:
In dem Moment, in dem die Zufuhr des Indikators (H_2, $\lambda_i = 1$), [7, 24] unterbrochen wird, gehorcht in praktischer Näherung der Konzentrationsabfall des frei diffusiblen Indikators im Gewebe $(C_i)_t$ der einfachen Funktion [103]:

$$(C_i)_t = C_{io} \cdot e^{-kt} \qquad (8).$$

C_{io} ist die Indikatorkonzentration im Gewebe zum Beginn der Auswaschung. Wird Gleichung (8) nach k aufgelöst, ergibt sich:

$$k = \frac{1}{t} \cdot \left(-\ln \frac{(C_i)_t}{C_{io}}\right) \qquad (9).$$

Der Blutfluß kann nun nach Bestimmung der Zeit $t_{1/2}$, die vergeht, bis die Indikatorkonzentration im untersuchten Gewebsareal auf die Hälfte abgesunken ist, abgeschätzt werden:

$$k = \frac{-\ln 2}{t_{1/2}} = \frac{0{,}693}{t_{1/2}} \qquad (10).$$

Diese Vereinfachung der Berechnung bei Verwendung von Wasserstoff als Indikator ist nur möglich, wenn man eine homogene Durchblutung voraussetzt. In Wirklichkeit ist die Durchblutung im Gehirn heterogen: höherer Blutfluß in der grauen als in der weißen Substanz, stark verminderte Durchblutung in Erweichungsherden. Daraus folgt, daß die Steilheit des Konzentrationsabfalls in den verschiedenen Gewebskompartinenten ($C_{i1} \ldots C_{in}$) unterschiedlich ist. Die Gleichung (8) müßte demnach wie folgt ergänzt werden:

$$(C_i)_t = C_{i1} \cdot e^{-k1t} + C_{i2} \cdot e^{-k2t} + \ldots C_{in} \cdot e^{knt} \qquad (11).$$

Rechnerunterstützte Anpassungsverfahren für beliebig viele Kompartimente und Eliminationskonstanten verlieren ihre Aussagekraft, da das Signal-Rauschverhältnis keine beliebige Auflösung zuläßt. Für die praktische Messung der Hirndurchblutung mit diffusiblen Indikatoren hat sich die Annahme des Zwei-Kompartiment-Modells bewährt [7, 24, 67].

Messung der globalen Hirndurchblutung

Die Gesamtdurchblutung des Gehirns wird entweder direkt mit dem venösen Ausstrom [79] oder indirekt über die Bestimmung der arterio-venösen Differenz eines biologisch inerten Indikators gemessen. Die Indikatormethode wurde von Kety und Schmidt, die das Stickoxidul verwendeten, bereits 1945 eingeführt [52]. Heute werden Wasserstoff, bzw. radioaktive Edelgase wie ^{133}Xenon und ^{85}Krypton [57] eingesetzt. Die Vorteile dieser Methoden bestehen im relativ geringen experimentellen Aufwand sowie der Möglichkeit, durch gleichzeitige Messung der arteriovenösen Sauerstoffdifferenz die O_2-Utilisation zu bestimmen. Dadurch kann ein schneller Überblick über die hämodynamische und metabolische Situation des Gehirns gewonnen werden. Jedoch können die Ergebnisse auch durch den extrazerebralen Rückstrom des Blutes verfälscht werden.

Als alleinige Methode hat die Messung der globalen Durchblutung wenig Aussagekraft, da die Hirndurchblutung unter physiologischen und pathophysiologischen Bedingungen regional sehr unterschiedlich sein kann, ohne daß die Gesamtdurchblutung verändert ist.

Messung der regionalen Durchblutung

Messung mit gasförmigen Indikatoren

Mit der Einführung der Fremdgasmethode unter Verwendung von Stockoxydul [52, 53] und nach Überprüfung der Austauschgesetze für indifferente Gase [51] war die Möglichkeit gegeben, die Gehirndurchblutung zu quantifizieren und auch bei pathologischen Veränderungen des Gehirns zu messen. Jedoch kann mit der N_2O-Methode nur die globale Durchblutung bestimmt werden. Erst die Verwendung der radioaktiven Edelgase wie ^{85}Krypton und ^{133}Xenon und die Messung deren Aufsättigung und Auswaschung im Gewebe mit außen am Schädel angebrachten kleinen Geiger-Müller-Detektoren [36, 37, 47, 60, 61, 98, 99] erlaubte eine regionale Differenzierung der Durchblutung im zerebralen Cortex. Die Isotope können auf zwei Wegen appliziert werden, durch Inhalation des Gases oder durch intraarterielle Injektion einer Indikator-gesättigten Lösung [72]. Die Inhalationsmethode ist nicht invasiv, birgt jedoch Fehlermöglichkeiten infolge Indikatorverlust durch Diffusion. Außerdem sind höhere Konzentrationen notwendig, da Krypton und Xenon relativ schlecht im Körpergewebe löslich sind.

Die intraarterielle Injektion ermöglicht eine genauere Messung der Hirndurchblutung, da das Isotop durch Vorschieben des Injektionskatheters in die A. carotis interna direkt und ohne Verlust dem Hirnkreislauf zugeführt werden kann.

^{85}Krypton ist ein schwacher β-Strahler und erlaubt daher nur Messungen nach einer Trepanation am freiliegenden Cortex. Aufgrund der geringen Reichweite der β-Partikel kann zwar nur die äußere Cortexschicht erfaßt werden, jedoch mit einer guten regionalen Auflösung [49]. ^{133}Xenon hingegen emittiert auch γ-Strahlen, die den Schädelknochen durchdringen, so daß die transkranielle Messung ohne Trepanation und somit auch am wachen Tier möglich ist [20]. Der Nachteil des ^{133}Xenon gegenüber dem ^{85}Krypton besteht im geringeren Auflösungsvermögen infolge der größeren Reichweite der γ-Strahlen. Bei transkranieller Messung wird die extrazerebrale Zirkulation miterfaßt, dies verfälscht die Messungen in Richtung höherer Durchblutungswerte.

Während ^{85}Krypton heute nur noch in Tierexperimenten eingesetzt wird, ist die ^{133}Xenon-Technik weiterentwickelt worden, so daß heute in Verbindung mit einem Tomographen insbesondere die Hirndurchblutung des Menschen mit einer Auflösung von 1,7 cm exakt gemessen werden kann [59].

Die verwendeteten Detektoren zur Messung der Radioaktivität lassen sich nicht beliebig verkleinern, da dann der Rausch-Signalabstand zu klein und eine Messung unmöglich wird. Daher kann mit dieser Technik nur eine räumliche Auflösung von einigen cm^3 erreicht werden. Aus diesem Grund kann die Clearance-Methode mit radioaktiven Indikatoren nur die regionale Durchblutung des zerebralen Cortex größerer Tiere (Affe, Hund, Schwein) erfassen. Bei kleineren Tieren (z. B. Ratte) ist nur die Messung der globalen Hirndurchblutung möglich.

Eine weitere Möglichkeit, die regionale Hirndurchblutung mit Hilfe der Clearance-Technik zu bestimmen, besteht in der Messung der Wärmeleitfähigkeit im Gewebe (Thermo-Clearance), [16, 17]. Das Prinzip besteht darin, daß eine dem Hirncortex aufliegende oder in das Gewebe eingeführte geheizte Sonde je schneller abgekühlt wird, desto höher die Durchblutung und damit der Wärmeabtransport ist [31, 41]. Aus der gemessenen Temperaturabnahme über die Zeit läßt sich die Flußrate berechnen entsprechend der Funktion in Gleichung (8). Darüber hinaus eignet sich diese Technik für die kontinuierliche Registrierung des Blutflusses in kleinen (ca. 0,5–1 cm^3) Gewebearealen [12], wenn die Wärmeleitsonden mit einem konstanten Strom geheizt werden.

Messung mit nicht gasförmigen Indikatoren

Grundlage dieser Methode ist die Anreicherung eines radioaktiv markierten Indikators (z. B. ^{3}H-Wasser, ^{14}C-Äthanol, ^{14}C-Antipyrin, ^{14}C-Jodantipyrin) im Hirngewebe in Abhängigkeit von der Durchblutungsgröße. Dabei wird der Tracer über eine kurze Zeitspanne (1 Minute) intravenös infundiert und gleichzeitig in Sekundenabständen dessen arterielle Konzentration bestimmt. Im Anschluß an die Infusion wird das Tier sofort getötet und dem Gehirn Gewebeproben entnommen, deren Tracerkonzentration im Szintillationszähler gemessen wird („Tissue Sampling Technique") [22, 56, 57, 71]. Mit Hilfe der mathematischen Beziehung, die in Gleichung (7) formuliert ist, kann die Durchblutungsrate berechnet werden.

Mit dieser Technik ist es möglich, die regionale Durchblutung simultan im ganzen Gehirn zu erfassen und ein Verteilungsmuster der Flußraten zu erstellen, die bestimmten Funktionsarealen zugeordnet werden können. Der Nachteil der Methode besteht darin, daß an einem Tier nur eine einzelne Messung durchgeführt werden kann, so daß für statistische Zwecke größere Tierkollektive notwendig sind.

Eine schwer zu quantifizierende Fehlerquelle ist die Verschiebung der Kompartimente in der Zeit zwischen der Tötung des Tieres und der Fixierung der Gewebsproben.

Messung mit Mikrosphären

Für diese Methode wird eine bekannte Menge radioaktiv markierter Mikrosphären intraarteriell injiziert. Der Durchmesser dieser Kugeln ist so gewählt (ca. 15 μm), daß sie in den Arteriolen und Präkapillaren der terminalen Strombahn steckenbleiben.

Zur Markierung der Mikrosphären werden unterschiedliche Isotope verwendet: ^{85}Sr, ^{141}Ce, ^{46}Sc, ^{125}J, ^{51}Cr, etc. [43, 45, 73, 89].

Nach dem Prinzip der „indicator fractionation technique" von Sapirstein [88] gilt folgende Beziehung: „Ausgehend von einer intraarteriell applizierten bekannten Menge Mikrosphären, ist die im untersuchten Areal festgehaltene Anzahl dieser Partikel abhängig von der regionalen Flußrate." Nach der Messung der Radioaktivität (A_B) in einem bestimmten Blutvolumen (BV) sowie im Gewebe (A_G) kann der Blutfluß durch das untersuchte Gewebe (F_G) berechnet werden [57]:

$$F_G = A_G \cdot \frac{BV}{A_B}$$

Der besondere Vorteil dieser Mikrosphären-Technik liegt einerseits in der multiregionalen, quantitativen Bestimmung der Hirndurchblutung und andererseits in der Möglichkeit, durch Verwendung verschieden markierter Mikrokugeln die Messung an demselben Tier bis zu dreimal zu wiederholen.

Ein wesentlicher Nachteil jedoch besteht darin, daß die Meßergebnisse durch rheologische Phänomene wie das „plasma skimming" [29] in nicht korrigierbarer Weise verfälscht werden [15]. Ein weiterer Nachteil dieser Methode liegt darin, daß nur eine kleine Menge der Mikrosphären pro Gewebegebiet vorliegen darf; denn der embolisierte Anteil im Gewebe muß so klein sein, daß er keine signifikanten Veränderungen der Durchblutung bewirkt.

Messung der zerebralen Mikrozirkulation

Wasserstoffauswaschtechnik („Hydrogen-Clearance")

Für die Erfassung der lokalen Durchblutung auch in subkortikalen Arealen eignet sich die Wasserstoffauswaschtechnik [6, 38, 80, 94, 103]. Bei dieser von Aukland und Bower [7] eingeführten und von Fieschi et al. [24, 25] und Bozzao et al. [14] weiterentwickelten Methode wird dem Versuchstier mit dem Atemgas molekularer Wasserstoff zugeführt und dessen Auswaschgeschwindigkeit, die von der Größe des

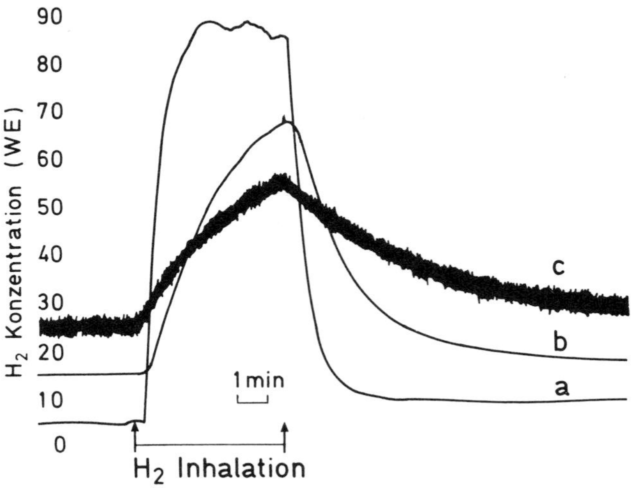

Abb. 2 Konzentrationsverlauf von Wasserstoffgas im Aortenbogenblut (a), im Cortex (b) und in der weißen Substanz (c) des Gehirns nach Inhalation über 5 min von H_2 (7%) beim Affen (Papio nubius) nach [80]).

Blutstromes abhängig ist, nach der Aufsättigung mit feinen in das Gewebe eingeführten Elektroden polarographisch gemessen (Abb. 2). So können sehr kleine Areale erfaßt werden. Der Nachteil der Methode liegt in der Verletzung des Gewebes durch die Elektrode. Ein Vergleich mit anderen Methoden ergab dennoch eine gute Übereinstimmung der gemessenen Flußraten [18, 40, 67, 78].

Mit der Mehrdrahtoberflächenelektrode (MDO) nach Kessler und Grunewald [50], die ursprünglich für die Messung des Sauerstoffpartialdrucks in Organoberflächen entwickelt wurde, kann mit geringfügigen Änderungen (elektrochemische Palladinierung der Platindrahtoberfläche, positive Polarisationsspannung [70]) auch der Wasserstoffpartialdruck gemessen werden. So erhält man ohne Verletzung des Gewebes Durchblutungswerte der zerebralen Cortexoberfläche [66].

Mit Hilfe von implantierten Elektroden bietet diese Methode auch die Möglichkeit, an wachen Tieren die lokale Hirndurchblutung zu messen [34, 74]. Da der Einzugsbereich einer einzelnen Mikroelektrode kleiner als 1 mm^3 ist, repräsentieren die Meßwerte die lokale Versorgung des Gehirns, d. h., sie sind ein Maß für die Effektivität der nutritiven Durchblutung. Mit Hilfe der Gleichung (10) kann die lokale Durchblutung berechnet werden. Da die Messungen beliebig oft wiederholbar sind, kann die Änderung der Durchblutung unter verschiedenen Bedingungen an demselben Tier erfaßt werden.

Anlaß zur Kritik ist die Traumatisierung des Hirngewebes durch Stichelektroden, bzw. die Gefahr der Ödembildung nach dem Aufsetzen der Oberflächenelektroden, die mit dem Gewebe direkten Kontakt haben müssen.

Um die Nachteile der Wasserstoffinhalationstechnik, die mit dem Aufsättigungs-Auswaschzyklus (einige Minuten) verbunden sind, zu überwinden, entwickelten Lübbers und Stosseck 1970 [69] eine neue Technik, die es ermöglicht, den Wasserstoff kontinuierlich in geringer Entfernung (300 μm) vom Ort der Messung auf elektrochemischem Wege zu erzeugen. Bei dieser Methode werden Änderungen der Durchblutung innerhalb von Sekunden durch Schwankungen des Wasserstofftransports von der erzeugenden zur messenden Elektrode erfaßt. Auf diese Weise werden Fehler vermieden, die bei der Inhalationsmethode durch Diffusionsverluste und „shunt"-Diffusion entstehen können [96, 97]. Jedoch kann diese Technik bislang nur zur qualitativen Beurteilung von Blutflußänderungen herangezogen werden, da eine Quantifizierung noch nicht möglich ist. Mit diesen beiden Methoden, der Wasserstoffinhalation und lokalen H_2-Erzeugung, gelang es zu zeigen, daß die Hirndurchblutung im Bereich der terminalen Strombahn großen Schwankungen unterworfen ist, während die regionale Durchblutung unverändert bleibt.

Lübbers [66] konnte mit einer H_2-Oberflächenelektrode auf dem zerebralen Cortex der Katze Durchblutungsraten zwischen 41 und 200 ml/(100 g · min) messen. Diese Schwankungen traten sowohl an verschiedenen Stellen des Cortex als auch bei wiederholter Messung an derselben Stelle auf. Hieraus wird geschlossen, daß der lokale Fluß eng an die sich ständig ändernde neuronale Aktivität gekoppelt ist. Eine weitere Untersuchung des Blutflusses bei arterieller Hypoxie [68] ergab eine gleichmäßige Zunahme der regionalen Durchblutung. Der Mikrofluß dagegen verhielt sich sehr unterschiedlich: Die Hälfte aller Meßstellen folgte passiv dem Blutdruck, ein Viertel zeigte eine Zunahme und das letzte Viertel eine Abnahme des Blutflusses.

Diese heterogene Antwort der Durchblutung entspricht den Befunden, die später auch beim Menschen mit der Methode der Positronen-Emissions-Tomographie erhoben wurden.

Messung des zerebralen Mikroflusses mit der „Laser-Doppler" Methode

Diese erst seit wenigen Jahren für die Flußmessung auf der Hirnoberfläche eingesetzte Technik beruht auf dem Prinzip der Frequenzverschiebung durch bewegte Partikel (Doppler-Effekt), [33, 100]. Ein Laserlichtstrahl (Laser steht für *L*ight *A*mplification by *S*timulated *E*mission of *R*adiation) geringer Leistung (Helium/Neon-Laser, 2 mW, λ = 632,8 nm) wird über einen Lichtleiter auf die zu untersuchende Gewebeoberfläche gelenkt. Das Licht dringt ins Gewebe ein, wird mehrfach reflektiert, gebrochen und zunehmend absorbiert. Dadurch ergibt sich ein nahezu isotropisch ausgeleuchtetes Areal. Alle Erythrozyten, die dieses Areal durchlaufen, reflektieren einen Teil des Lichtes und bewirken eine Verschiebung der Wellenlänge. Zwei parallel zum zuführenden Lichtleiter verlaufende Glasfasern nehmen das reflektierte Licht auf und leiten es in zwei Photodetektoren. Die hier entstandenen elektrischen Signale der beiden Kanäle werden einer weiteren Signalverarbeitung unterworfen, aus der dann das eigentliche Dopplersignal hervorgeht, das der

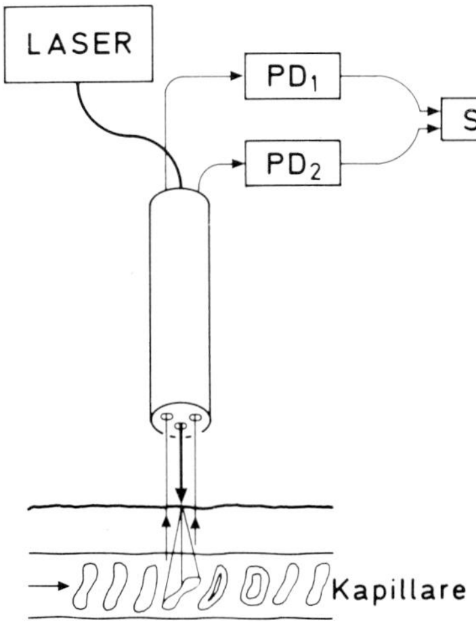

Abb. 3 Schematische Darstellung eines Laser-Doppler-Gerätes zur Messung des kapillären Blutflusses. PD = Photodetektoren, SV = Signalverarbeitung. Erläuterungen siehe Text.

Strömungsgeschwindigkeit der Erythrozyten entspricht (Abb. 3). Das Einzugsgebiet des Meßkopfes ist eine Halbkugel mit einem Radius von ca. 1 mm.

Die Methode erfaßt ausschließlich den kapillären (nutritiven) Blutfluß, allerdings nicht als Absolutwert, sondern nur als Änderung in Prozent relativ zum Ausgangssignal (Abb. 4). Der wesentliche Vorteil besteht in der problemlosen Anwendung dieser Technik ohne großen experimentellen Aufwand. Da der Meßkopf nicht direkt auf die Organoberfläche aufgesetzt werden muß und das Licht ca. 1 mm tief ins Gewebe eindringt, ist eine atraumatische transdurale Messung ohne Gefahr der Ödembildung möglich. Die Messung erfolgt kontinuierlich und selbst plötzliche Schwankungen des Blutstroms werden problemlos registriert.

Erfassung kapillarer Durchblutungsmuster im Gehirn mit der autoradiographischen Methode

Die für zahlreiche Untersuchungen zur Regulation der lokalen Hirndurchblutung angewandte H_2-Auswaschtechnik [3, 7, 63, 64, 86, 101] hat den Vorteil, daß an einem Tier mehrere Messungen vorgenommen werden können. Es ist jedoch nicht möglich, die lokale Durchblutungsverteilung im gesamten Cortex oder gar im ganzen Gehirn bei bestimmten physiologischen oder pathophysiologischen Zuständen simultan zu erfassen.

Da ein vom Tier aufgenommener Reiz zahlreiche Hirnareale und Schaltstationen durchläuft, wird an verschiedenen Stellen die neuronale Aktivität gesteigert, an die die lokale Durchblutungsregelung eng gekoppelt ist. Daher ist es notwendig, die

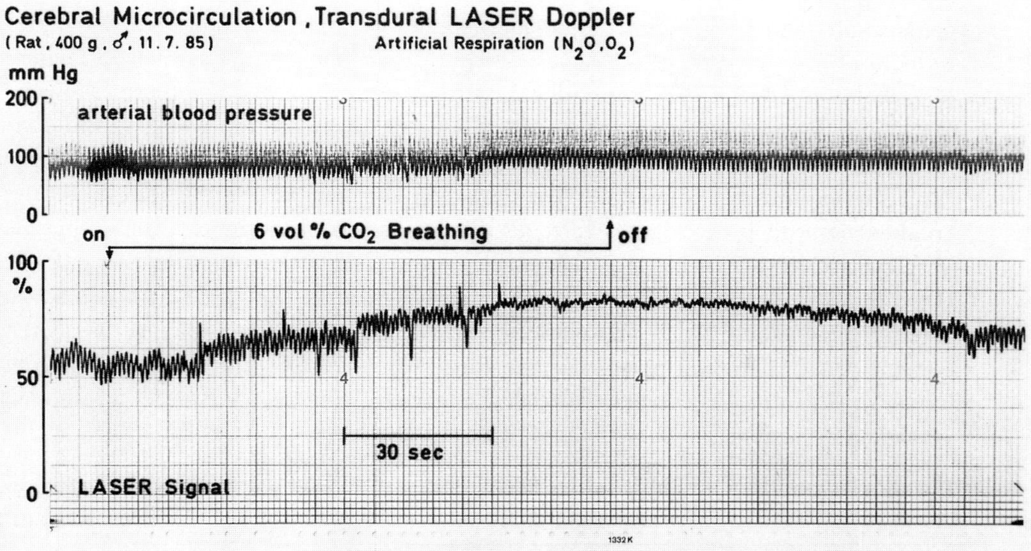

Abb. 4 Originalregistrierung von arteriellem Blutdruck (obere Hälfte) und dem transduralen Laser-Doppler-Signal (untere Hälfte) bei der künstlich beatmeten Ratte. Beachte die atemsynchronen Schwankungen des Laser-Doppler-Signals, die Zunahme dieses Signals um 50% nach Beatmung mit 6% CO_2 und den Verlust der atemabhängigen Schwankungen bei maximaler Dilatation. Nach Abschalten der CO_2-Beatmung kehrt der Fluß wieder zum Ausgangswert zurück.

Durchblutung des ganzen Gehirns im kapillären Bereich simultan zu erfassen, wenn man den Einfluß eines spezifischen Reizes auf die Durchblutung und die damit verbundene Flußumverteilung beurteilen will. Für die Beantwortung dieser Fragestellung ist eine Meßmethode notwendig, mit der die lokale nutritive Durchblutung simultan im ganzen Gehirn gemessen werden kann.

Landau und Mitarbeiter [58] führten die autoradiographische Methode zur quantitativen Bestimmung der Gehirndurchblutung bei Tieren ein. Sie benutzten als Indikator das mit ^{131}Jod markierte Gas Trifluorjodmethan, das zwar die theoretischen Bedingungen in idealer Weise erfüllt, aber zwei Nachteile hat, die die praktische Durchführung sehr erschweren: einmal entweicht dieses Gas bei einer Temperatur von über −70 °C aus dem Gewebe, so daß alle Präparationen nach der Fixierung des Gehirns unterhalb dieser Temperatur durchgeführt werden müssen, zum anderen ist das Auflösungsvermögen relativ schlecht, da ^{131}Jod β- und γ-Strahlen mit hoher Reichweite entsendet.

Reivich und Mitarbeiter [83] verwendeten daher ^{14}C-markiertes Antipyrin – ein fester, wasserlöslicher Indikator – von dem man zunächst glaubte, daß er sich genausogut eignet, wie das Trifluorjodmethan. Der entscheidende Vorteil dieses Indikators liegt in der physikalischen Beschaffenheit, die eine wesentlich einfachere Handhabung erlaubt. So kann das kryofixierte Gehirn bei für dieses Gewebe optimalen Temperaturen zwischen −18 bis −20 °C geschnitten werden, und erstmals war es möglich, die Schnitte zu trocknen und mit dem Film bei Zimmertemperatur zu exponieren. Aber die Berechnungen der regionalen Hirndurchblutung ergaben signifikant niedrigere Werte als die von Landau bestimmten, die seither als Vergleichswerte herangezogen werden. Eckman et al. [21] fanden heraus, daß die Diffusion des Antipyrins durch die Blut-Hirn-Schranke begrenzt ist und es so zu einer Unterschätzung der Flußwerte kommt. Sakurada et al. [87] verwendeten erstmals das ^{14}C-Jodantipyrin, das die Blut-Hirn-Schranke ungehindert passieren kann, so daß die gemessenen Durchblutungswerte mit denen anderer Methoden vergleichbar waren.

Für die Anwendung der autoradiographischen Durchblutungsmessung zur Untersuchung der Mikrozirkulation ist ein Auflösungsvermögen von ca. (100 × 100) μm^2 erforderlich (Abstand zwischen zwei Hirnkapillaren ca. 60 µm, Kapillarlänge ca. 100 µm).

Durch Verfeinerung der bestehenden Methoden gelang es Muster [77], das Auflösungsvermögen der autoradiographischen Durchblutungsmessung soweit zu steigern, daß Änderungen der Mikrozirkulation erfaßt werden können. Der experimentelle Ablauf entspricht im wesentlichen der „tissue-sampling“-Methode. Die Bestimmung der Tracerkonzentration (^{14}C-Jodantipyrin) im Gewebe erfolgt aber nicht im Szintillationszähler sondern mit Hilfe der Autoradiographie [82]. Hierzu werden von dem kryofixierten Gehirn 20 µm dicke Schnitte mit einem Kryomikrotom abgenommen und auf einen für Strahlen geringer Energie empfindlichen Film gelegt. Durch die Wahl der Expositionsdauer, des geeigneten Filmmaterials sowie der Entwicklungs- und Fixierprozedur kann ein hohes Auflösungsvermögen erreicht werden.

Mit dieser weiterentwickelten Technik der autoradiographischen Bestimmung der Hirndurchblutung wird die kapilläre (nutritive) Flußrate simultan im ganzen Gehirn erfaßt. Mit den so erstellten Verteilungsmustern der Kapillardurchblutung können Umverteilungsphänomene unter den verschiedensten Bedingungen untersucht werden. Bei gleichzeitiger Bestimmung der Stoffwechselrate, z. B. mittels ^{3}H-Desoxyglucose [28, 46, 91] ist außerdem eine Aussage über die Koppelung von Durchblutung und Metabolismus möglich. Jedoch kann mit dieser Methode immer nur eine Messung pro Tier durchgeführt werden, so daß Einflüsse von physiologischen oder pathophysiologischen Veränderungen nur mit Hilfe von Tierkollektiven untersucht werden können. Darüber hinaus ist der experimentelle, zeitliche und apparative Aufwand sehr groß. Infolge der vielen unterschiedlichen Präparationsmethoden, die sich an das eigentliche Experiment anschließen (Kryofixierung des Gehirns, Kryomikrotomie, Präparation der Gewebeschnitte, Exposition mit dem Film, Entwicklung und Fixierung, Densitometrie der Autoradiogramme) ergeben sich eine Reihe von Fehlermöglichkeiten, die das Ergebnis unbrauchbar machen können.

Diese Weiterentwicklung der autoradiographischen Bestimmung der Hirndurchblutung bleibt speziellen Fragestellungen an Tieren vorbehalten. Die Entwicklung der weiterführenden Methoden zur Erfassung der Hirndurchblutung in Verbindung zum Metabolismus des Menschen wird mit völlig anderen neuen Techniken vorangetrieben. Dabei dienen die in Tierexperimenten gefundenen Gesetzmäßigkeiten als Grundlage.

Methoden zur Durchblutungsmessung beim Menschen

Zur Abklärung der Ursache für neurologische Defizite beim Menschen werden eine Reihe von Verfahren angewandt, die die Untersuchung der hirnversorgenden Arterien (Angiographie, Ultraschalldoppler) sowie die Messung der globalen und regionalen Durchblutung (^{133}Xenon-Auswaschtechnik, Positronen-Emissions-Tomographie, Kernspinresonanz-Spektroskopie) ermöglichen.

Angiographie und Ultraschall-Doppler-Technik

Die Angiographie der Hirnarterien ist ein diagnostisches Hilfsmittel zur Klärung zerebraler Mangeldurchblutung und zur Lokalisation von Stenosen in den oberflächlichen Zerebralarterien. Als Ergänzung der angiographischen Befunde wird meist die Ultraschall-Doppler-Methode hinzugezogen [75, 85]. Mit dieser Technik wird nicht-invasiv die Durchströmungsgeschwindigkeit des Blutes in den oberflächlichen aber auch tiefer liegenden Hirnarterien gemessen. Mit der transcraniellen Messung können Arteriensegmente überprüft und Verengungen (z. B. Vasospasmen, Plaques) lokalisiert werden [1, 2, 35].

Seit kurzer Zeit gibt es ein Ultraschall-Doppler-Gerät mit Mikrosonden zur Messung der Strömungsgeschwindigkeit in Gefäßen bis zu einem Durchmesser von ca. 100 μm, jedoch nicht transkraniell, sondern nur direkt am freigelegten Gefäß [30], z. B. während eines neurochirurgischen Eingriffs zur Beseitigung von Aneurysmen.

^{133}Xenon Clearance

Die bereits beschriebene ^{133}Xenon-Auswasch-Technik ist die augenblicklich verbreitetste Methode zur Messung der regionalen Durchblutung beim Menschen [37].

Abhängig von der Applikationsart des Isotops liegt die Fehlerquote zwischen 4–5% (bei intraarterieller Applikation), [42, 48] und 15–20% bei Inhalation oder intravenöser Applikation [8]. Die Auswaschung des Isotops aus dem Hirngewebe wird transkraniell gemessen mit Multidetektoren oder der Gamma-Kamera [39, 93]. Mit der Inhalation des ^{133}Xenon hat man zwar eine atraumatische Meßmethode entwikkelt, jedoch infolge der geringeren Radioaktivität im Gewebe ist das Auflösungsvermögen schlechter als bei intraarterieller Applikation. Lassen et al. [59] beschreiben eine Apparatur, den „Single-Photon Emission Tomograph (SPET)“ zur Messung der ^{133}Xenon-Konzentration, die in Verbindung mit der Inhalation ein räumliches Auflösungsvermögen von ca. 1,7 cm erreicht.

Dieses Gerät besteht im wesentlichen aus einem Photonen-Meßkopf mit 64 Detektoren, der computergesteuert um den Kopf des Patienten herumbewegt wird (180 °/5 sec) und so ein dreidimensionales Bild der Konzentrationsverteilung des Isotops im Hirngewebe erzeugt. Damit ist es möglich, die Hirndurchblutung nahezu simultan, multiregional und dreidimensional zu erfassen und pathophysiologische Veränderungen exakt zu lokalisieren.

Positronen-Emissions-Tomographie

Diese in den letzten Jahren entwickelte Technik verwendet radioaktive Isotope als Indikatoren und die Rechner-gestützte Tomographie-Technik [27]. Die Radionuklide sind Positronen-emittierende Isotope wie z. B. Sauerstoff (^{15}O) oder Fluor (^{18}F). Das Positron ist ein positiv geladenes Teilchen von der Masse eines Elektrons. Beide Teilchen, Positron und Elektron, vereinigen sich zum Positronium, das jedoch nur eine sehr kurze Lebensdauer von etwa 10^{-7} sec. hat. Beim Zerfall des Positroniums entstehen zwei Photonen, die in einem Winkel von fast 180° und einer Energie von etwa 500 keV gleichzeitig auseinanderfliegen. Durch Koinzidenzdetektoren kann dann diese Strahlung mit einem günstigen Signal/Rausch-Verhältnis gegenüber anderer Strahlung außerhalb des Kopfes gemessen werden. Die Halbwertszeit von ^{15}O beträgt 123 sec. Nimmt man z. B. $H_2{}^{15}O$ als Indikator und injiziert dieses Wasser intravenös, so ist schon ein deutlicher Anteil des Indikators zerfallen, ehe er in den Hirnkreislauf eintritt. Das bedeutet, daß die beschriebenen mathematischen Modelle eine viel kompliziertere Gestalt annehmen müssen.

Das Isotop ^{15}O kann aber auch als $C^{15}O_2$, also Kohlenstoffdioxyd, oder als $^{15}O_2$ eingeatmet werden. Nimmt man $^{15}O_2$, so gibt es mindestens zwei Hauptphasen des Abfalles der Indikatorstrahlung im Hirn. Die erste schnelle Phase entspricht im wesentlichen der Aufnahme des Sauerstoffs in das Gewebe. Bei normaler Kapillardurchströmung erreicht der Sauerstoff nahezu vollständig ein Diffusionsgleichgewicht mit dem Gewebe und wird dort zu $H_2{}^{15}O$ bzw. $C^{15}O_2$ metabolisiert. Aus dieser Phase ließe sich die fraktionelle Sauerstoffextraktion des Gewebeareals berechnen. Die zweite langsamere Phase entspricht dem Auswaschen des gebildeten $H_2{}^{15}O$. Unter der Annahme, daß $H_2{}^{15}O$ ein freidiffusibler Indikator ist, könnte man die Gewebsperfusion mit den mathematischen Formeln der Indikatorauswaschkinetik berechnen. Bei aktiver Dilatation oder Luxusperfusion im periischämischen Gewebe kann das Diffusionsgewicht aber unvollständig sein, so daß bei Hyperämie die wahre Durchblutung unterschätzt würde [5]. Man kann diese Schwierigkeit umgehen, indem man $C^{15}O$, also Kohlenstoffmonoxyd, nimmt. Es bildet mit Hämoglobin einen Komplex, der nicht aus dem Gefäßsystem herausgelangt. So läßt sich das intravasale Volumen aus der $HbC^{15}O$-Aktivität berechnen.

Die exzellenten Meßmöglichkeiten mit der Positronen-Emissions-Tomographie haben dazu geführt, daß die Desoxyglukose-Technik, die verbunden mit Autoradiographie von Sokoloff für Ratten entwickelt wurde, auch beim Menschen anwendbar wurde. Dazu kann die mit ^{18}Fluor markierte Desoxyglukose verwendet werden. ^{18}Fluor hat eine Halbwertszeit von 110 min. Mit diesem Isotop läßt sich die metabolische Aktivität der verschiedenen Hirnareale messen [92].

Die Positron-Emissions-Tomographie ist damit eine sehr wirksame Methode, um die physiologischen und pathophysiologischen Verhältnisse zwischen Hirndurchblutung und Metabolismus beim Menschen zu untersuchen. Ein Nachteil der Methode besteht darin, daß doch ein großer experimenteller Aufwand betrieben werden muß und daß so kurzlebige Isotope wie ^{15}O direkt am Ort der Untersuchung mit einem Cyklotron hergestellt werden müssen. Zur Zeit gibt es noch nicht viele Untersuchungsserien an mehreren Zentren. Ein abschließender Vergleich mit einfacheren Methoden kann daher noch nicht gezogen werden.

Kernspin-Resonanz-Tomographie

Die Kernspin-Resonanz-Spektroskopie (nuclear magnetic resonance, NMR) ist eine etablierte Methode zur Identifizierung von chemischen Strukturen. In der jüngsten Zeit wurde diese Methode zusammen mit bildgebenden Rechner-gestützten Verfahren in der klinischen Diagnostik verwendet.

Das physikalische Prinzip der Kernspin-Resonanz [81, 95] beruht auf der Eigenschaft von Atomkernen mit ungerader Protonenzahl, aufgrund eines Drehimpulses (Spin) um eine virtuelle Längsachse zu rotieren. Die durch rotierende Ladung entstandenen Dipole richten sich in einem statischen Magnetfeld parallel bzw. antiparallel zu den Feldlinien aus. Durch einen elektromagnetischen Impuls mit geeigneter Megahertz-Frequenz können die Achsen der rotierenden Dipole zu einer Präzession ausgelenkt werden. Die Wiederabgabe der aufgenommenen Energie induziert ein meßbares Signal (Resonanz). Die Zeit, die das Proton braucht, um vom angeregten Zustand wieder in den Ruhezustand zurückzukommen, nennt man Relaxationszeit. Diese Zeit ist abhängig von der Stärke des anliegenden Magnetfeldes, von der Temperatur und von der chemischen Protonenbindung. Es hat sich gezeigt, daß die verschiedenen Strukturen des Gewebes eine unterschiedliche Resonanz, d. h. ein unterschiedliches Signal abgeben. Daher ist es möglich, die Kernspin-

Resonanz in Verbindung mit der weiterentwickelten Technik von bildgebenden Verfahren im Rahmen einer Tomographie anzuwenden. Die Möglichkeiten dieser neuen Technik sind noch längst nicht ausgeschöpft.

Die Anwendung von Kernspin-Resonanz-Tomographie auf die Messung der zerebralen Durchblutung beruht auf dem Prinzip, daß ein Puls zur Anregung der Präzession des Kernspins gezielt auf Strukturen, wie z. B. eine Vena jugularis interna gerichtet werden kann. Die Flußrate durch solch ein Gefäß wird bestimmt durch Messung der Zeit, die vergeht, bis der Gefäßabschnitt wieder mit nichtgepulstem Blut gefüllt ist [90].

Auch diese Technik ist noch längst nicht ausgereift und die bisherige Anwendung konnte nur an wenigen Instituten betrieben werden. Die Kernspin-Resonanz-Spektroskopie in Verbindung mit modernen Tomographie-Verfahren erlaubt es auch, Stoffwechsel-Analysen der verschiedenen Hirngebiete vorzunehmen. Wählt man geeignete Tracer, wie z. B. das Isotop ^{31}Phosphor oder ^{11}Kohlenstoff, so läßt sich das Schicksal dieser Isotope im Hirngewebe mit Kernspin-Resonanz verfolgen.

Nach Stolle und Kühnert [95] liegt das Untersuchungsrisiko der Kernspin-Resonanz-Tomographie in der Größenordnung der Ultraschall-Diagnostik. Es gibt nur wenige Kontraindikationen wie Herzschrittmacher oder ferromagnetische Metallimplantate bzw. Fremdkörper.

Zusammenfassend läßt sich sagen, daß die breite Anwendung der Kernspin-Resonanz-Tomographie erfolgversprechend ist, da keine Belastung der Patienten mit Röntgenstrahlen oder radioaktiven Isotopen nötig ist und diese Technik ein hohes Auflösungsvermögen des Stoffwechsels und der Durchblutung umschriebener Gewebsareale ermöglicht.

Anwendungen bei pathologischen Veränderungen der Hirndurchblutung

Der weitaus größte Anteil der neurologischen Krankheiten ist vaskulärer Natur. Der Ausdruck „zerebrovaskuläre Krankheiten" beinhaltet jede Abweichung von der normalen Durchblutung, verursacht durch Veränderungen an der Gefäßwand (Aneurysmen, Arteriosklerose), Okklusion durch Thrombose oder Embolie, Abfall des zerebralen Perfusionsdruckes unter einen kritischen Wert, Permeabilitätsstörungen oder Zunahme der Blutviskosität. Im wesentlichen resultieren daraus zwei Typen von Hirnparenchymschädigungen, Ischämie mit oder ohne Infarzierung und Hämorrhagie [76].

Die Angiographie eignet sich zur Darstellung eines Verschlusses größerer Arterienäste. Ischämische Gewebsgebiete lassen sich besser mit den Indikatorauswaschtechniken erfassen. Die Verbesserungen liegen vor allem auf dem Gebiet der Meßtechnik und den bildgebenden Verfahren. So kann z. B. mit einer um den Kopf rotierenden Kamera die ^{133}Xenon-Auswaschkinetik in kleinen Hirnarealen eine räumliche Auflösung von 1 bis 2 cm erreicht werden [59]. Damit läßt sich der Zeitverlauf von neurologischen Ausfällen und die Reorganisation der ischämischen Hirnareale nach einem Schlaganfall verfolgen. Solche klinisch-diagnostischen Ergebnisse sind sehr wichtig für die Entwicklung einer Vorstellung über die pathophysiologischen Prozesse. Die bisherige Therapie des Schlaganfalles ist völlig unbefriedigend. Die zahlreichen Tiermodelle haben kaum weitergeholfen. Nur die bessere Kenntnis der Pathophysiologie verspricht einen Fortschritt in der gezielten internistischen Therapie des Schlaganfalles. Die neuen Tomographie-Verfahren, die zur lokalen Durchblutung auch die Stoffwechselaktivität im Hirn messen können, haben viele neue Erkenntnisse geliefert. Es führt über den Rahmen dieser kurzen Übersicht hinaus, den jetzigen Stand der wissenschaftlichen Diskussion auszubreiten. Man kann jedoch von der Erwartung ausgehen, daß in nächster Zukunft die Vorstellungen von der Pathophysiologie der Hirndurchblutung beträchtlich erweitert werden.

Schlußfolgerungen

Die Regulation der globalen und regionalen Hirndurchblutung gibt noch viele Rätsel auf. Die gegenwärtig anwendbaren Methoden zur Messung der Hirndurchblutung müssen weiterentwickelt werden, da sie in ihrer jetzigen Form noch zu viele Limitierungen und Unsicherheiten haben.

Die Möglichkeiten, die regionale Durchblutung gleichzeitig mit der dazugehörigen Stoffwechselaktivität zu messen, erlauben grundlegend neue Einblicke in die physiologischen und pathophysiologischen Mechanismen der Funktionssteuerung im Zentralnervensystem. Angesichts der ungenügenden internistischen Möglichkeiten zur Therapie des Schlaganfalls und der ungenügenden Kenntnis der Pathophysiologie der vaskulär bedingten neurologischen Defizite ist es nötig, die diagnostischen Verfahren und ihre Anwendung am Menschen zu fördern.

Literatur

[1] Aaslid, R., P. Huber, H. Nornes: Evaluation of cerebrovascular spasm with transcranial Doppler ultrasound. J. Neurosurg. **60** (1984) 37–41.

[2] Aaslid, R., T.-M. Markwalder, H. Normes: Noninvasive transcranial Doppler ultrasound recording of flow velocity in basal cerebral arteries. J. Neurosurg. **57** (1982) 769–774.

[3] Abdul-Rahman, A., N. Dahlgren, M. Ingvar et al.: Local versus regional cerebral blood flow in the rat at high (hypoxia) and low (phenobarbital anesthesia) flow rates. Acta Physiol. Scand. **106** (1979) 53–60.

[4] Ackerman, R. H., N. M. Alpert, S. M. Davis, et al.: Positron emission tomography of stroke patients. In: Positron Emission Tomography of the Brain (W.-D. Heiss, M. E. Phelps, Hg.), S. 113–119. Springer Verlag, Berlin, Heidelberg, New York 1983.

[5] Ackerman, R. H., R. Subramanyam, J. A. Correia, et al.: Positron imaging of cerebral blood flow during continous inhalation of $C^{15}O_2$. Stroke **11** (1980) 45–49.

[6] Auckland, D. K.: Hydrogen polarography in measurement of local blood flow; theoretical and empirical basis. Acta Neurol. Scand. **41** [Suppl. 14] (1965) 41.

[7] Auckland, D. K., B. F. Bower, W. Berliner: Measurement of local blood flow with hydrogen gas. Circulat. Res. **14** (1964) 164.

[8] Austin, G., D. Laffin, S. Rouhe, et al.: Intravenous isotope injection method of cerebral blood flow measurement: accuracy and reproducibility. In: Cerebral Circulation and Metabolism, 6. International CBF-Symposium, 1973, (T. W. Langfitt, L. C. McHenry, Jr., M. Reivich, H. Wollman, Hg.), S. 391–393, Springer Verlag, Berlin, Heidelberg, New York 1975.

[9] Bayliss, W. M.: On the local reaction of the arterial wall to changes of internal pressure. J. Physiol. **28** (1902) 220–231.

[10] Berne, R. M., H. R. Winn, R. M. Knabb, et al.: Blood flow Regulation by Adenosine in heart, brain, and skeletal muscle. In: Regulatory Function of Adenosine, (Berne, R. M., T. W. Rall, R. Rubio, Hg.), S. 293–317. Martinus Nijhoff Publishers, The Hague, Boston, London. 1983.

[11] Bernsmeier, A.: Klinische Übersicht: Probleme der Hirndurchblutung. Z. Kreislaufforsch. **48** (1959) 278–323.

[12] Betz, E., H. Hensel: Fortlaufende Registrierung der lokalen Durchblutung im Innern des Gehirns bei wachen, frei beweglichen Tieren. Pflügers Arch. Ges. Physiol. **247** (1962) 608–614.

[13] Bill, A., J. Linder: Sympathetic control of cerebral blood flow in acute arterial hypertension. Acta Physiol. Scand. **96** (1976) 114–121.

[14] Bozzao, L., A. Agnoli, A. Bartolini: Local cerebral blood flow measured by clearance curves of hydrogen gas. In: Research on the Cerebral Circulation. Third International Salzburg Conference, (J. S. Meyer, H. Lechner, O. Eichorn, Hg.), S. 86–96. Ch. C. Thomas, Springfield, Illinois 1969.

[15] Buckberg, G. D., J. C. Luck, D. B. Payne, et al.: Some sources of error in measuring regional blood flow with radioactive microsphers. J. Appl. Physiol. **31** (1971) 598–604.

[16] Carter, L. P., J. R. Atkinson: Cortical blood flow in controlled hypotension as measured by thermal diffusion. J. Neurology Neurosurg. Psychiatry **36** (1973) 906–913.

[17] Carter, L. P., R. Ersparmer, W. J. Bro: Cortical blood flow: thermal diffusion vs isotope clearance. Stroke **12** (1981) 513–518.

[18] Cawthon, D. F., H. J. Senter, W. B. Stewart: Comparison of hydrogen clearance and ^{14}C-antipyrine autoradiography in the measurement of spinal cord blood flow after severe impact injury. J. Neurosurg. **52** (1980) 801–807.

[19] Celsis, P., T. Goldman, L. Henriksen, et al.: A method for calculating regional cerebral blood flow from emission computed tomography of inert gas concentrations. J. Comp. Ass. Tomogr. **5** (1981) 641–645.

[20] Dionigi, A. R., A. Favino, E. Lanza, et al.: Method for the determination of cerebral blood flow in conscious rabbits. J. Pharmacol. Meth. **4** (1980) 79–98.

[21] Eckman, M. W., R. D. Phair, J. D. Fenstermacher, et al.: Permeability limitation in estimation of local brain blood flow with ^{14}C-antipyrine. Am. J. Physiol. **229** (1975) 215–221.

[22] Eklöf, B., N. A. Lassen, L. Nilsson, et al.: Regional cerebral blood flow in the rat measured by tissue sampling technique: A critical evaluation using four indicators: ^{14}C-antipyrine, ^{14}C-ethanol, ^{3}H-water and ^{133}Xenon. Acta Physiol. Scand. **91** (1974) 1–10.

[23] Fick, A.: Über die Messung des Blutquantums in den Herzventrikeln. Sitzungsverhdlg. d. phys. med. Ges. Würzburg 1870, S. 16.

[24] Fieschi, C., L. Bozzao, A. Agnoli: Regional clearance of hydrogen as a measure of cerebral blood flow. Acta Neurol. Scand. **41** [Suppl. 14], (1965) 46–52.

[25] Fieschi, C., L. Bozzao, A. Agnoli, et al.: The hydrogen method of measuring local blood flow in subcortical structures of the brain: Including a comparative study with the ^{14}C antipyrine method. Exp. Brain Res. 7 (1969) 111–119.

[26] Fitch, W., E. T. MacKenzie, A. M. Harper: Effects of decreasing arterial blood pressure on cerebral blood flow in the baboon. Influence of the sympathic nervous system. Circ. Res. **37** (1975) 550–557.

[27] Frackowiak, R. S. J., G.-L. Lenzi, T. Jones, et al.: Quantitative measurement of regional cerebral blood flow and oxygen metabolism in man using ^{15}O and positron emission tomography: Theory, procedure and normal values. J. Comp. Ass. Tomogr. **4** (1980) 727–736.

[28] Furlow, T. W., Jr., R. M. Martin, L. E. Harrison: Simultaneous measurement of local glucose utilisation and blood flow in rat brain: An autoradiogaphic method using tracers labelled with carbon-14. J. Cereb. Blood Flow Metab. **3** (1983) 62–66.

[29] Gauer, O. H.: Kreislauf des Blutes. In: Physiologie des Menschen, Band 3, Herz und Kreislauf (O. H. Gauer, H. Kramer, R. Jung, Hg.) S. 193. Urban & Schwarzenberg, München, Berlin, Wien 1972.

[30] Gilsbach, J. M.: Intraoperative Doppler Sonography in Neurosurgery. Springer-Verlag, Wien, New York 1983.

[31] Golenhofen, K., H. Hensel, G. Hildebrandt: Durchblutungsmessung mit Wärmeleitelementen. Georg-Thieme-Verlag, Stuttgart 1963.

[32] Goméz, B., E. Alborch, G. Dieguez, et al.: Presence of alpha- und beta-adrenergic tone in the walls of cerebral blood essels. In: The Cerebral Vessel Wall (Cervós-Navarro, J. et al., Hg.) S. 139–142. Raven Press, New York 1976.

[33] Gygax, P., N. Wiernsperger: Hypotension induced changes in cerebral microflow and EEG and their pharmacological alterations. Acta Med. Scand. (1983) [Suppl. 678] 29–36.

[34] Haining, J. C., M. D. Turner, R. M. Pantall: Measurement of local cerebral blood flow in unanesthetized rat using a hydrogen clearance method. Circulat. Res. **23** (1968) 313–324.

[35] Harders, A., J. M. Gilsbach: Transkranielle Doppler Sonographie der Neurochirurgie. Ultraschall **5** (1984) 231–240.

[36] Harper, A. M.: Autoregulation of cerebral blood flow: influence of the arterial blood pressure on the blood flow through the cerebral cortex. J. Neurol. Neurosurg. Psychiatry **29** (1966) 398–403.

[37] Harper, A. M., H. I. Glass, J. L. Steven, et al.: The measurement of local blood flow in the cerebral cortex from the clearance of $xenon^{133}$. J. Neurol. Neurosurg. Psychiatry **27** (1964) 255–258.

[38] Heidenreich, J., W. Erdmann, H. Metzger, et al.: Local hydrogen-clearance and PO_2-measurement in micro-areas of the rat brain. Experientia **26** (1970) 257–259.

[39] Heiss, U. D., P. Prosenz, A. Roszuczky, et al.: Die Verwendung von Gamma-Kamera und Vielkanalspeicher zur Messung der gesamten und regionalen Hirndurchblutung. Nuclearmedizin 7 (1968) 297–318.

[40] Heiss, W.-D., H. Traupe: Comparison between hydrogen clearance and microsphere technique for rCBF measurement. Stroke **12** (1981) 161–167.

[41] Hensel, H.: Fortlaufende Messung der lokalen Durchblutung mit Wärmeleitsonden. In: Pharmakologie der lokalen Gehirndurchblutung (E. Betz, R. Wüllenweber, Hg.) S. 11–19. Werk-Verlag Dr. Edmund Banaschewski, München, Gräfelfing 1969.

[42] Høedt-Rasmussen, K., E. Sveinsdottir, N. A. Lassen: Regional cerebral blood flow in man determined by intra-arterial injection of radioactive inert gas. Circulat. Res. **18** (1966) 237–247.

[43] Hoffmann, W. E., D. J. Miletich, R. F. Albrecht, et al.: Regional cerebral blood flow measurement in rats with radioactive microspheres. Life Sciences **33** (1983) 1075–1080.

[44] Holden, J. E., S. J. Gatley, R. J. Nickles, et al.: Regional cerebral blood flow measurement with fluoromethane and positron tomography. In: Positron Emission Tomography of the Brain (W.-D. Heiss, Phelps, Hg.) S. 91–94. Springer Verlag, Berlin, Heidelberg, New York 1983.

[45] Horton, R. W., T. A. Pedley, B. S. Meldrum: Regional cerebral blood flow in the rat as determined by particle distribution and by diffusible tracer. Stroke **11** (1980) 39–44.

[46] Hossmann, K.-A., G. Mies, W. Paschen, et al.: Multiparametric imaging of blood flow and metabolism after middle cerebral artery occlusion in cats. J. Cereb. Blood Flow Metab. **5** (1985) 97–107.

[48] Ingvar, D. H., N. A. Lassen: Quantitative determination of regional cerebral blood flow in man. Lancet II (1961) 806–807.

[49] Ingvar, D. H., N. A. Lassen: Regional blood flow of the cerebral cotex determined by krypton^{85}. Acta Physiol. Scand. **54** (1962) 325–338.

[50] Kessler, M., W. Grunewald: Possibilities of measuring oxygen pressure fields in tissue by multiwire platinum electrodes. Progr. Resp. Res. **3** (1966) 147–152.

[51] Kety, S. S.: The theory and applications of the exchange of inert gas at the lungs and tissues. Pharmacol. Rev. **3** (1951) 1–41.

[52] Kety, S. S., C. F. Schmidt: The determination of cerebral blood flow in man by use of nitrous oxide in low concentrations. Am. J. Physiol. **143** (1945) 53–66.

[53] Kety, S. S., D. F. Schmidt: The nitrous oxide method for the quantitative determination of cerebral blood flow in man: theory, procedure and normal values, J. Clin. Invest. **27** (1948) 476–483.

[54] Kovách, A. G. B., P. Sandor: Cerebral blood flow and brain function during hypotension and shock. Ann. Rev. Physiol. **38** (1976) 571–596.

[55] Kuschinsky, W., M. Wahl: The ability to influence the pial arterial tone by the sympathetic nervous system. In: The Cerebral Vessel Wall (J. Cervós-Navarro, et al., Hg.) S. 129–134. Raven Press, New York 1976.

[56] Lacombe, P., Ph. Meric, A. M. Reynier-Rebuffel, et al.: Critical evaluation of cerebral blood flow measurements made with ^{14}C-ethanol. Med. Biol. Eng. Comput. **17** (1979) 602–618.

[57] Lacombe, P., P. Meric, J. Seylaz: Validity of cerebral blood flow measurements obtained with quantitative tracer technique. Brain Res. Rev. **2** (1980) 105–169.

[58] Landau, W. M., W. H. Freygang, L. P. Roland, et al.: The local circulation of the living brain: Values in the unanesthetized and anesthetized cat. Trans. Am. Neurol. Assoc. **80** (1955) 125–129.

[59] Lassen, N. A., L. Henriksen, O. Paulson: Regional cerebral blood flow in stroke by ^{133}Xenon inhalation and emission tomography. Stroke **12** (1981) 284–288.

[60] Lassen, N. A., K. Høedt-Rasmussen, S. C. Sørensen, et al.: Regional cerebral blood flow in man determined by krypton^{85}. Neurology **13** (1963) 719–727.

[61] Lassen, N. A., D. H. Ingvar: The blood flow in the cerebral cortex determined by radioactive krypton^{85}. Experientia **17** (1960) 42–43.

[62] Leniger-Follert, E.: Die Messung der Mikrozirkulation im Kapillarbereich mit Hilfe von Wasserstoffauswaschkurven. Mikrozirkulation Workshop April 1974 (F. W. Ahnefeld, C. Burri, W. Dick, M. Halmàgy, Hg.) S. 53–64. Springer Verlag, Berlin, Heidelberg, New York 1974.

[63] Leniger-Follert, E., K.-A. Hossman: Simultaneous measurements of microflow and evoked potentials in the somatomotor cortex of the cat brain during specific sensory activation. Pflügers Arch. **380** (1979) 85–89.

[64] Leniger-Follert, E., D. W. Lübbers: Significance of local tissue pO_2 and of extracellular cations for functional and reactive hyperemia of microcirculation in the brain. In: Brain and Heart Infarct III (K. J. Zülch, W. Kaufmann, K.-A. Hossmann, V. Hossmann, Hg.) S. 193–201. Springer Verlag, Berlin, Heidelberg, New York 1979.

[65] Lockwood, A. H., M. M. Ginsberg, B. W. Howard, et al.: The measurement of regional cerebral blood flow in man using an in vivo autoradiographic technique and positron emission tomography. In: Positron Emission Tomography of the Brain (W.-D. Heiss, M. E. Phelps, Hg.) S. 85–89. Springer Verlag, Berlin, Heidelberg, New York 1983.

[66] Lübbers, D. W.: Regional cerebral blood flow and microcirculation. In: Blood Flow through Organs and Tissue (W. H. Brain, A. M. Harper, Hg.) S. 162–168. Churchill-Livingstone, Edinburgh, London, New York 1968.

[67] Lübbers, D. W.: Physiologie der Gehirndurchblutung. In: Der Hirnkreislauf: „Physiologie, Pathologie, Klinik" (H. Gänshirt, Hg.) S. 214–260. Thieme, Stuttgart 1972.

[68] Lübbers, D. W., E. Leniger-Follert: Capillary flow in the brain cortex during changes in oxygen supply and state of activation. In: Cerebral Vascular Smooth Muscle and its Control, Ciba Found. Symp. 56, S. 21–47. Elsevier/Excerpta Medica, North Holland, Amsterdam 1978.

[69] Lübbers, D. W., K. Stosseck: Quantitative Bestimmung der lokalen Durchblutung durch elektrochemisch im Gewebe erzeugten Wasserstoff. Naturwissenschaften **57** (1970) 311.

[70] Lübbers, D. W., R. Wodick, K. Stosseck, et al.: Problems concerning the H_2-inhalation technique to determine the cerebral blood flow by means of palladinized Pt-electrodes. In: Cerebral Blood Flow. Clinical and Experimental Results (M. Brock, C. Fieschi, D. H. Ingvar, N. A. Lassen, K. Schürmann, Hg.) S. 39–41. Springer Verlag, Berlin, Heidelberg, New York 1969.

[71] Madsen, M. T., R. D. Hichwa, R. J. Nickle: An investigation of ^{11}C-methan, ^{13}N-nitrous oxide and ^{11}C-acetylene as regional cerebral blood flow agents. Phys. Med. Biol. **26** (1981) 875–885.

[72] Marc-Vergnes, J.-P., P. Celsis, J.-P. Charlet, et al.: Accuracy of methods for calculating cerebral blood blow from intracarotid xenon-133 injection. Am. J. Physiol. **238** (1980) H750–H758.

[73] Marcus, M. L., C. J. Bischof, D. D. Heistad: Comparison of microsphere and Xenon-133 clearance method in measuring skeletal muscle and cerebral blood flow. Circulat. Res. **48** (1981) 748–761.

[74] McFarland, W. J., S. G. Condos, A. S. Geha: Telemetry of regional tissue blood flow using hydrogen clearance. 8th Annual Northeast Bioengeneering Conference, S. 35–37. Cambridge, Mass., USA 1980.

[75] Miyazaki, M.: Measurement of cerebral blood flow by ultrasonic doppler technique: effects of several vasodilators on cerebral circulation, with special reference to aminophylline, nicotinic-acid and papaverine. Jap. Circ. J. **30** (1966) 1203–1209.

[76] Mohr, J. P., C. S. Kase, R. D. Adams: Cerebrovascular Diseases. In: Principles of Internal Medicine (R. G. Petersdorf, R. D. Adams, E. Braunwald, et al., Hg.) S. 2028–2060. McGraw-Hill Book Company, New York 1983.

[77] Muster, D.: Die Erfassung kapillarer Durchblutungsmuster im Warmblütlergehirn durch Erhöhung des Auflösungsvermögens der autoradiographischen Methode am Beispiel der Durchblutungsänderung bei Narkose und Hypoglykämie. Dissertation aus dem Max-Planck-Institut für Systemphysiologie Dortmund. Ruhr-Universität Bochum 1982.

[78] Myklebust, J. B., J. F. Cusick, A. Sances, Jr., et al.: A combination isothermal-hydrogen clearance system for the measurement of local tissue flow. IFEE Transactions on Biomedical Engineering BME-28, **3** (1981) 265–271.

[79] Nilsson, B., B. K. Siesjö: A method for determining blood flow and oxygen consumption in the rat brain. Acta Physiol. Scand. **96** (1976) 72–82.

[80] Pasztor, E., L. Symon, N. W. C. Dorsch, et al.: The hydrogen clearance method in assessment of blood flow in cortex, white matter and deep nuclei of baboons. Stroke **4** (1973) 556–567.

[81] Pykett, I. L., J. H. Newhouse, F. S. Buonanno, et al.: Principles of NMR imaging. Radiology **143** (1982) 157.

[82] Reivich, M.: Zerebrale Autoradiographie. In: Der Hirnkreislauf, Physiologie – Pathologie – Klinik (H. Gänshirt, Hg.) S. 331–341. 1972.

[83] Reivich, M., J. Jehle, L. Skokoloff, et al.: Measurement of regional cerebral blood flow with antipyrine-^{14}C in awake cats. J. Appl. Physiol. **27** (1969) 296–330.

[84] Rhodes, C. G., G. L. Lenzi, R. S. J. Frackowiak, et al.: Measurement of CBF and $CMRO_2$ using the continuous inhalation of $C^{15}O_2$ and $^{15}O_2$. J. Neurol. Sciences **50** (1981) 381–389.

[85] Richter-v. Arnould, H. P.: Doppler Sonographie der hirnversorgenden Arterien. Herz/Kreislauf. **4** (1984) 199–208.

[86] Rosner, M. J., A. O. Wist: Hydrogen clearance technique for the measurement of cerebral blood flow: Short interval analysis. Proceedings of the 13th Hawai Intern. Conf. on System Sciences. Selected Paper in Medical Information. S. 708–718. 1980.

[87] Sakurada, O., C. Kennedy, J. Jehle, et al.: Measurement of local cerebral blood flow with iodo-(^{14}C)antipyrine. Am. J. Physiol. **243** (1978) H59–H66.

[88] Sapirstein, L. A.: Regional blood flow by fractional distribution of indicators. Am. J. Physiol. **193** (1958) 161–168.

[89] Shulman, K., M. Furman, R. Rosende: Regional cerebral blood flow. Evaluation of the micro-

sphere technique. In: "Cerebral Circulation & Metabolism". 6. International CBF Symposium 1973, (T. W. Langfitt, L. C. McHenry, Jr., M. Reivich, H. Wollman, Hg.) Springer Verlag, Berlin, Heidelberg, New York 1975.

[90] Singer, J. R., L. E. Crooks: Nuclear magnetic resonance blood flow measurements in the human brain. Science **221** (1983) 654–656.

[91] Sokoloff, L., M. Reivich, C. Kennedy, et al.: The (^{14}C)deoxyglucose method for the measurement of local cerebral glucose utilization: theory, procedure, and normal values in the conscious and anesthetized albino rat. J. Neurochem. **28** (1977) 897–916.

[92] Sokoloff, L., C. Smith: Biochemical principles for the measurement of metabolic rates in vivo. In: Positron Emission Tomography of the Brain (W.-D. Heiss, M. E. Phelps, Hg.) S. 82–84. Springer Verlag, Berlin, Heidelberg, New York 1983.

[93] Sveinsdottir, E., B. Larsen, P. Rommer, et al.: A multidetector scintillation camera with 254 channels. J. Nucl. Med. **18** (1977) 168–174.

[94] Symon, L., E. Pasztor, N. W. C. Dorsch, et al.: Physiological response of local areas of the cerebral circulation in experimental primates determined by the method of hydrogen clearance. Stroke **4** (1973) 632–642.

[95] Stolle, E., A. Kühnert: Kernspintomographie (MRI) in der Herz- und Gefäßdiagnostik. Herz/Kreislauf. **2** (1985) 67–75.

[96] Stosseck, K.: Bestimmung der Mikrodurchblutung im Gehirn durch lokale Gabe von gasförmigem Wasserstoff. Pflügers Arch. **316** (1970) R20.

[97] Stosseck, K., D. W. Lübbers, N. Cottin: Determination of local blood flow (microflow) by electrochemical generated hydrogen. Pflügers Arch. **348** (1974) 225–238.

[98] de Valois, J. C., P. de Groot: Discrepancies in the results of flow measurements using different isotopes: ^{85}Kr, ^{133}Xe, and ^{14}C-Antipyrine. Cerebral Circulation and Metabolism, 6. International CBF Symposium 1973 (T. W. Langfitt, L. C. McHenry, Jr., M. Reivich, H. Wollman, Hg.) S. 125–128. Springer Verlag, Berlin, Heidelberg, New York 1975.

[99] Volkers, A. C. W., W. A. van Duyl: Measurement of cerebral blood flow in the pig by the ^{133}Xenon clearance technique. Eur. J. Nucl. Med. **6** (1981) 461–468.

[100] Williams, P. C., M. D. Stern, P. D. Bowen, et al.: Mapping of cerebral cortical strokes in rhesus monkeys by laser doppler spectroscopy. Med. Res. Engl. **13** (1980) 2.

[101] Wist, A. O., M. J. Rosner: Advanced hydrogen clearance cerebral blood flow system. Proceedings of the 30th Annual Conference on Engineering in Medicine and Biology. S. 248. Los Angeles, USA 1977.

[102] Yamamoto, Y. L., E. Meyer, D. Menon, et al.: Regional cerebral blood flow measurement and dynamic positron emission tomography. In: Positron Emission Tomography of the Brain (W.-D. Heiss, M. E. Phelps, Hg.) S. 78–84. Springer Verlag, Berlin, Heidelberg, New York 1983.

[103] Young, W.: H_2-clearance measurement of blood flow: A review of technique and polarographic principles. Stroke **11** (1980) 552–564.

Objektivierung pharmakologischer Wirkungen am Respirationstrakt

H. Matthys

Abstract

Functional evaluation of the respiratory system

The respiratory system serves to assure O_2-transport from the environment to the metabolizing tissues. Medicaments may influence different respiratory functions in this cascade of O_2-transport e.g. central respiratory drive, respiratory muscle energy, airway patency and ventilation perfusion ratios in the lung. Different monitoring methods are available to evaluate single and combined respiratory functions:

1. Regulation of breathing (respitrace to assess breathing patterns, P 0,1 O_2- and CO_2-response curves to test respiratory drive). Long term monitoring during sleep includes transcutaneous O_2, eye and chest movement measurements.
2. Muscular energy (transdiaphragmatic pressure measurements, EMG and maximal static pressure volume curves).
3. Airway patency is best assessed with whole body plethysmography and long time monitoring with peak expiratory flow protocols.

The filter function of the lung is best measured with radioactive particles which are inhaled and monitored with a scintillation camera. The spontaneous elimination allow to measure mucociliary transport; coughing and forced expiratory maneouvers to assess tussive clearance, solubel particles to evaluate airway leakage (resorptive clearance). Antitussive drugs are evaluated with long term cough monitoring during sleep. Changes of pulmonary ventilation perfusion ratios can be assessed by measuring in- and expiratory, mixed venous and arterial respiratory gases or also with radioactive tracers. Pulmonary hemodynamics can be monitored easily over hours using Swan Ganz or Grandjean catheters, to evaluate drug actions on the lesser circulation. To assess cellular and fluid composition of the alveolar space bronchoalveolar lavage is especially useful.

Der Respirationstrakt ist ein Luftfilter mit der gleichzeitigen Aufgabe, die Inspirationsluft auf Körperbedingungen zu klimatisieren und optimal der Blutperfusionsverteilung anzupassen. Im folgenden sollen die heute gängigen Meßmethoden am Menschen zur Überprüfung pharmakologischer Wirkungen am Respirationstrakt kurz skizziert werden. Der Respirationstrakt umfaßt definitionsgemäß die extra- und intrathorakalen Atemwege inklusive Alveolarraum. Als Pneumologe will ich mich auf die unteren Atemwege allein beschränken. Die Grenzlinie wird auf Höhe der Rima glottidis im Larynx gezogen (Abb. 1).

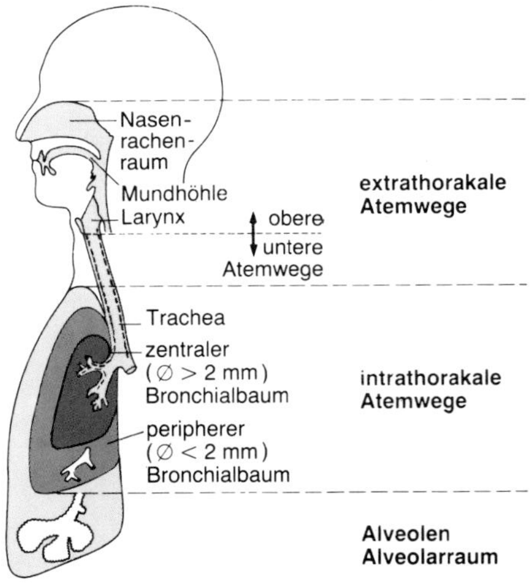

Abb. 1 Der Respirationstrakt umfaßt die oberen (extrathorakalen) und unteren (intrathorakalen) Atemwege sowie die Alveolen. Der Bronchialbaum wird funktionell in zentrale (∅ > 2 mm) und periphere (∅ < 2 mm, sogenannte "small airways") Atemwege eingeteilt.

Die folgenden Funktionen des Respirationstrakts lassen sich methodisch in vivo am Menschen gut objektivieren:

1. Bronchospasmolyse
2. bronchiale Clearance
   a) mukoziliäre
   b) tussive
   c) resorptive
3. alveoläre Clearance
   a) zelluläre
   b) sekretorische.

Bronchospasmolyse

Zur Objektivierung der Bronchospasmolyse steht uns eine Fülle von Meßparametern und Methoden zur Verfügung. Da die oberen und unteren Atemwege dabei meistens gemeinsam gemessen werden, ist es wichtig, sich stets daran zu erinnern, daß eine Änderung der Strömungsverhältnisse sowohl durch Variationen im oberen als auch im unteren Respirationstrakt bedingt sein kann.

Abbildung 2 zeigt die Meßgrößen des Respirationstraktes, die durch nichtinvasive Methoden (Ganzkörperplethysmographie) einfach zu bestimmen sind. An 12 Patienten mit Asthma bronchiale ist die Reversibilität der statischen und dynamischen Lungenvolumina mit den dazugehörigen maximalen exspiratorischen Flüssen sowie den in- und exspiratorischen Strömungswiderständen während Spontanatmung dargestellt. Die gleichen Meßgrößen können z. B. auch zur Objektivierung der Atemwegsobstruktion bei Asthmaprovokationstesten zum Nachweis von protektiv wirkenden Substanzen Verwendung finden. Für viele Fragestellungen genügt es, z. B. nur den exspiratorischen Spitzenfluß, den sog. peak expiratory flow (PEF) zu messen, z. B. vor oder nach Gabe eines Bronchodilatators oder Bronchokonstriktors. Die PEF-Meßgeräte kosten ca. 50 DM und können an den Patienten zur Selbstkontrolle abgegeben werden.

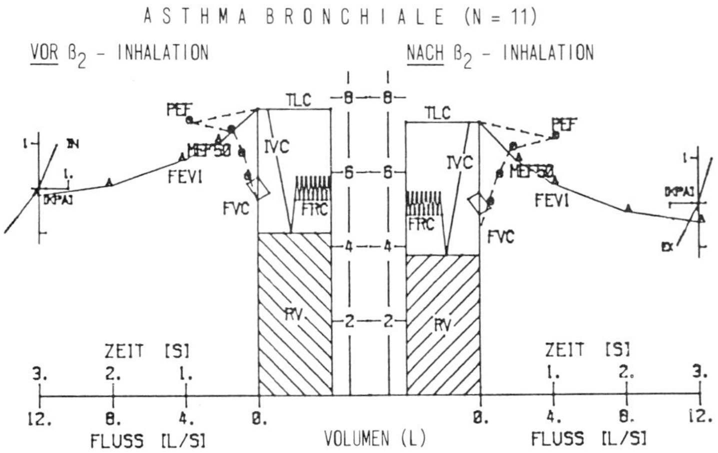

Abb. 2 Statische und dynamische Lungenvolumina auf der Ordinate, Zeitachse und Atemstromstärke auf der Abszisse, Druck-Fluß-Diagramm in- und exspiratorisch getrennt, statistisches Mittel von 12 Patienten mit Asthma bronchiale vor und nach β_2-Sympathikomimetika-Inhalation.

Für die einfache Klassifikation von obstruktiven und restriktiven Ventilationsstörungen genügt die Messung der exspiratorischen Sekundenkapazität (FEV_1) und der inspiratorischen Vitalkapazität (IVC). Ist dieser Index im Normbereich oder darüber bei größen-, alters- und geschlechtsentsprechenden Meßwerten, liegt keine wesentliche Ventilationsstörung vor. Ist die Vitalkapazität oder die exspiratorische Sekundenkapazität gegenüber dem Sollwert erniedrigt bei im Normbereich liegendem Tiffeneau-Index (FEV_1/IVC), liegt eine restriktive Ventilationsstörung vor. Ist der FEV_1 stärker eingeschränkt als die IVC gegenüber dem Sollwert, d. h. der Tiffeneau-Index liegt unter 70%, spricht man von einer obstruktiven Ventilationsstörung (Asthma bronchiale, obstruktive Bronchitis, obstruktives Lungenemphysem). Solche einfachen Spirometer mit Volumenzeit-Schreibgerät kosten ca. 3000 DM. Nur numerische Daten liefernde Geräte sind ungeeignet, da die Kooperation des Probanden und Güte der Meßkurve nicht sicher zu prüfen sind.

Durch Hinzuziehen weiterer Meßgrößen, insbesondere der maximalen exspiratorischen Flußvolumenkurve, wobei der maximale exspiratorische Fluß (MEF) nach

Ausatmung von 25, 50 und 75% der forcierten exspiratorischen Vitalkapazität (FVC) gemessen werden kann, gelingt es, auch periphere Atemwegsobstruktionen besser zu erfassen. Je mehr Meßwerte der in Abb. 2 dargestellten ganzkörperplethysmographischen Synopsis erfaßt werden, je höher wird die Sensitivität und Spezifität zur Erfassung obstruktiver und restriktiver Ventilationsstörungen respektive zum Ausschluß entsprechender Lungenveränderungen [5].

CO-Einatemzugdiffusionskapazität

Die CO-Einatemzugdiffusionskapazitätsmessung verlangt für eine vernünftige Interpretation die gleichzeitige Messung des ventilierten Lungenvolumens mit Helium sowie die Messung des Hämatokrits und bei Rauchern des HbCO im Blut. Bei Abwesenheit von wesentlichen Ventilationsverteilungsströmungen (Obstruktionen im zentralen Bronchialbaum) ist sie besonders für die Erfassung einer verminderten Diffusionsfläche geeignet (z. B. Lungenemphysem, Lungenfibrosen und evtl. mögliche Veränderungen der alveolokapillären Oberfläche durch Medikamentengabe) [2].

Bronchiale Clearance

Die bronchiale Obstruktion ist nicht nur durch einen Spasmus der glatten Bronchialmuskulatur bedingt, sondern auch durch Schleimhautschwellungen, die allergischer, toxischer oder infektiöser Genese sein können. Weiter spielt die Hyper- und Dyskrinie mit sogenannter Sekretanschoppung eine wesentliche Rolle.

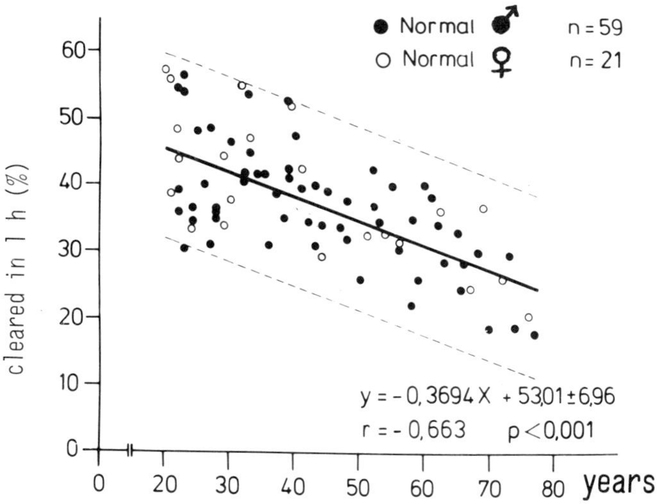

Abb. 3 Elimination inhalativ deponierter, radioaktiv markierter Erythrozyten in der ersten Stunde in % der initialen Gesamtdeposition (Ordinate) in Abhängigkeit vom Alter (Abszisse), gemessen an 80 nichtrauchenden Normalpersonen (59 Männern und 21 Frauen).

Die bronchialen Klärmechanismen können durch Messung der mukoziliären, tussiven und resorptiven Clearance objektiviert werden.

Alle drei Reinigungsmechanismen können heute mit nuklearmedizinischen Methoden erfaßt werden.

Mukoziliäre Clearance

Durch standardisierte radioaktive Partikeldeposition kann deren Eliminationsgeschwindigkeit durch den mukoziliären Apparat global einfach erfaßt werden. Wir verwenden hierfür vorzugsweise radioaktiv markierte Erythrozyten als „Tracer“. Diese Methode wird vorzugsweise im intraindividuellen cross-over-Versuch angewandt, da die interindividuellen Sollwerte sehr stark auseinander liegen (Abb. 3) [6].

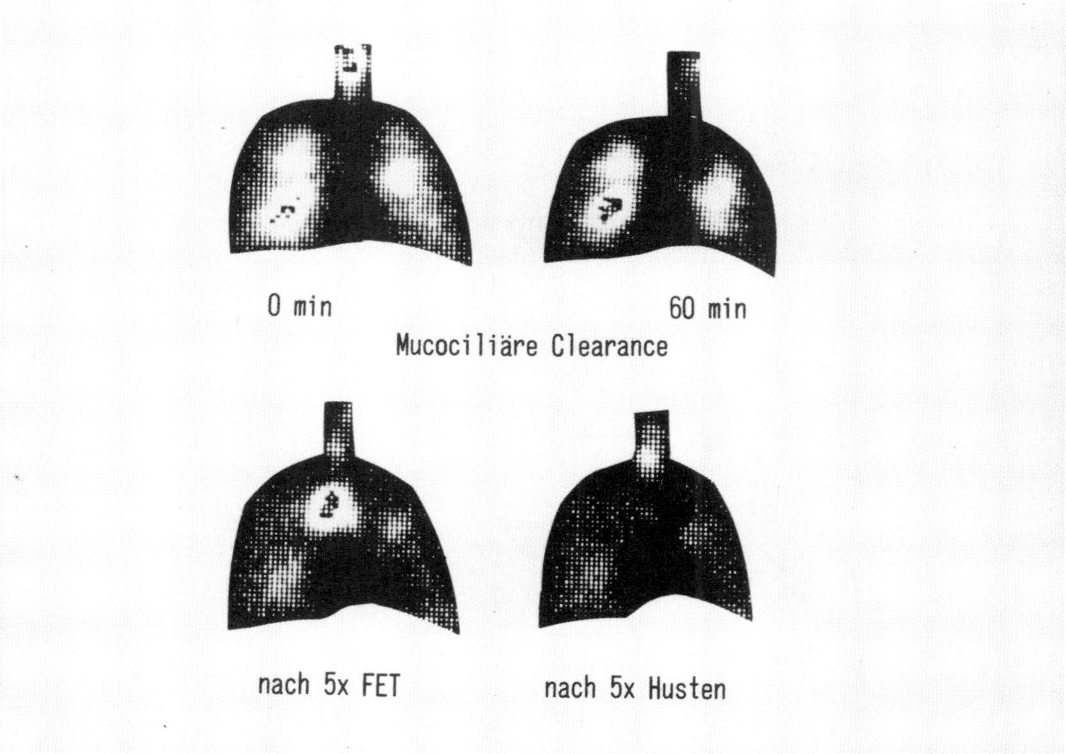

Abb. 4 Tussive Clearance: Im Anschluß an die Messung der mukoziliären Clearance über eine Stunde wird der Patient aufgefordert, forciert 5mal maximal auszuatmen (FET) und nochmals 5mal aktiv zu husten. Dadurch wird praktisch der gesamte zentrale Bronchialbaum von exzessiver Mukusanreicherung gereinigt. Ein Teil des Mukus wird expektoriert, ein anderer Teil wird verschluckt. Die Messung des expektorierten Anteils korreliert nicht mit der Messung der radioaktiven Elimination von Sputum aus der Lunge. Aus diesem Grunde sind Sputummessungen am Mund für die tussive Clearance nicht repräsentativ.

Tussive Clearance

Läßt man im Anschluß an eine 60minütige Meßphase zur Erfassung der mukoziliären Clearance den Patienten aktiv husten oder ein forciertes Exspirationsmanöver aus maximaler Inspirationslage durchführen, läßt sich die tussive Clearance aufgrund der akuten Verminderung der Radioaktivität über der Lunge messen. Die Messung von Sputummengen ist hierfür ungeeignet, da variable Anteile in den oberen Atemwegen liegenbleiben respektive verschluckt werden (Abb. 4) [3, 4].

Resorptive Clearance

Durch Inhalation kleindisperser 99mTcDTPA-Teilchen kann man die bronchiale Permeabilität respektive Resorption ebenfalls mit einer Szintillationskamera einfach erfassen. Diese ist z. B. bei Rauchern und bei aktiver Sarkoidose erhöht. Medikamente, welche die bronchiale Epithelpermeabilität und damit die 99mTcDTPA-Resorption beeinflussen, können damit studiert werden [7].

Alveoläre Clearance

Sowohl die zelluläre als auch sekretorische Clearance des Alveolarraums wird heute vorwiegend durch Anwendung der bronchoalveolären Lavage quantifiziert. Durch standardisierte Instillation körperwarmer physiologischer Kochsalzlösung lassen

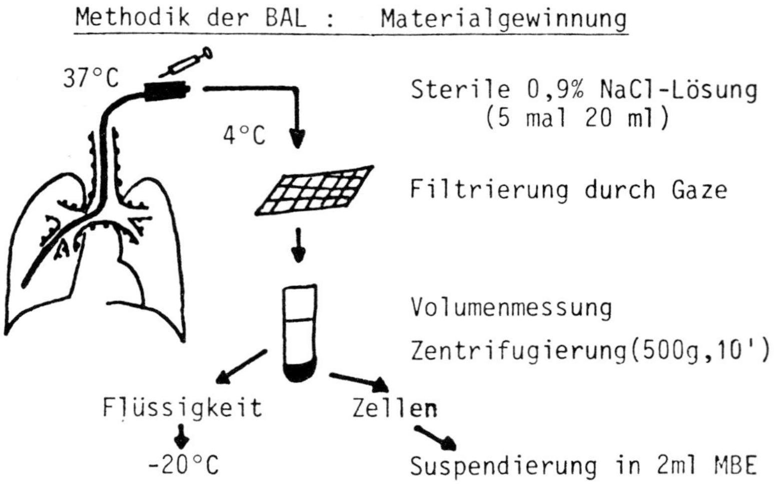

Abb. 5 Schema zur Gewinnung von Alveolarflüssigkeit zur mikrobiellen, zellulären und biochemischen Analyse. Damit sind Surfactantanalysen, medikamentöse Clearancemessungen und mit verschiedenen immunologischen Markern die Zellbestandteile bezüglich ihrer Anzahl und Zusammensetzung zu erfassen. BAL = Bronchoalveoläre Lavage.

sich Zellen und flüssige Bestandteile (Eiweiße, Lipoproteine etc.) aus dem Alveolarraum herauswaschen. Da der Alveolarraum bezüglich Oberfläche viel größer ist als die bronchiale Oberfläche, kann bereits nach Aspiration einer ersten Probe davon ausgegangen werden, daß die weiteren Sammelproben vorwiegend zelluläre und sekretorische Anteile des Alveolarraums widerspiegeln (Abb. 5) [1, 8].

Literatur

[1] Costabel, U., K. J. Bross, H. Matthys: The immunperoxidase slide assay: a new method for the demonstration of surface antigens on bronchoalveolar cells. Bull Eur. Physiopath. Resp. **21** (1985) 381–387.

[2] Cotes, J. E.: Lung function: Assessment and application in medicine. 4th Ed. Blackwell, Oxford 1979.

[3] Köhler, D., E. App, M. Schmitz-Schumann, et al.: Inhalation of amiloride improves the mucociliary and the cough clearance in patients with cystic fibrosis. 4th Congress: Bronchitis and Emphysema, A 85. 1985.

[4] Köhler, D., C. Schümichen, M. Schmitz-Schumann, et al.: A new device (PROVOTEST®) for defined aerosol application. 4th Congress: Bronchitis and Emphysema, A 85. 1985.

[5] Matthys, H.: Pneumologie. Springer-Verlag, Berlin, Heidelberg, New York 1982.

[6] Matthys, H.: Klinische Evaluation von bronchialreinigenden Substanzen. In: Inhalative Noxe, inhalative Therapie (F. Muhar, R. Schindl, Hg.) S. 57–64. Arbeitsgemeinschaft für Lunge – Umwelt – Arbeitsmedizin, Linz/Donau 1985.

[7] Minti, B. D., C. Jordan, J. G. Jones: Rapid improvement in abnormal pulmonary epithelial permeability after stopping cigarettes. Br. Med. J. **282** (1981) 1183–1186.

[8] Reynolds, H. Y., H. H. Newball: Analysis of proteins and respiratory cells obtained from human lungs by bronchial lavage. J. Lab. Clin. Med. **84** (1974) 559–573.

Methoden zur experimentellen Erfassung analgetischer Wirkungen

K. Brune, N. Müller, G. Kobal

Abstract

Methods in experimental pain research

All prototypes of the so called peripherally acting analgesics as pyrazolones, para-aminophenol derivatives, salicylates, and related substances were introduced into clinical practice for their antipyretic effects. In the clinic they also showed analgesic properties which led to their present clinical use. Only after these analgesic effects had been discovered, animal models were developed, in which an anti-nociceptive (analgesic?) effect was measureable. These models are dissatisfying in our opinion, because e.g. much too high doses (in comparison to clinical conditions) are required for anti-nociceptive effects. Moreover, these models have not led to the discovery of new classes of peripheral analgesics, possibly due to their inadequacy.

It appears hence necessary to define the mechanisms of the peripherally acting analgesics by studying experimentally induced pain in man. Based on results in man new specific animal models should be established then, which promise to signify the analgesic properties of new peripheral analgesics objectively and quantitatively at meaningful doses.

Einleitung

Analgetika und Antirheumatika sind die in den westlichen Industrienationen am meisten gebrauchten Pharmaka. Es handelt sich im wesentlichen um vier verschiedene Gruppen: Die vom Morphin abstammenden Opiate und Opioide sind zwar gut untersucht, aber in der täglichen Praxis spielen sie nur eine sehr geringe Rolle. Die anderen drei Gruppen entfalten ihre analgetische Wirkung vermutlich über periphere Angriffspunkte [12]. Sie entstammen nicht der systematischen pharmakologischen Suche nach Analgetika, sondern verdanken ihre Klassifizierung und Verwendung als Analgetika ihrem primären Gebrauch als Antipyretika. Auf der Suche nach chininartigen Antipyretika wurden die Salicylate und Pyrazole (häufig auch als Pyrazolone bezeichnet) gefunden [6]. Das Paracetamol verdankt seine Entdeckung dem versehentlichen Gebrauch von Acetanilid als Wurmmittel. Dabei zeigte sich eine antipyretische Wirkung [6]. Derivate des Acetanilids (Phenazetin, Paracetamol) sind noch heute als Antipyretika und Analgetika im Gebrauch. Alle diese Pharmaka entstammen der Forschung des vergangenen Jahrhunderts, das noch nicht über

Tiermodelle zur Testung analgetischer Wirkungen verfügte. Mit Hilfe dieser Medikamente war es allerdings möglich, Tiermodelle zu entwickeln, in denen nozizeptive Reflexe mit Hilfe allerdings „heroischer" Dosen von Salicylaten, Pyrazolonen und Anilinderivaten gehemmt werden konnten. Diese Versuchsmodelle werden seit mehreren Jahrzehnten verwendet. Sie haben allerdings nicht zu einer durchschlagenden Erweiterung unseres analgetischen Armamentariums geführt. Es erscheint daher an der Zeit, diese Modelle kritisch zu beleuchten und zu überlegen, warum ihre innovative Bedeutung so gering ist, und nach Auswegen aus dieser unbefriedigenden Situation zu suchen.

Tiermodelle

Die bekannten Tiermodelle beruhen im wesentlichen auf der Definition von Pharmakonwirkungen als Blocker nozizeptiver Reflexe. Diese nozizeptiven Reflexe beruhen auf der akuten Schädigung der äußeren Haut (Brennreiz), auf der Reizung von schmerzempfindlichen Körperhöhlen (Peritonealhöhle) oder auf der erhöhten Empfindlichkeit entzündlich veränderter Gewebe.

Es handelt sich im einzelnen um:

„Hot-plate"-Test. Dabei werden unbehandelte oder behandelte Mäuse auf eine etwa 56 °C heiße Wärmeplatte gestellt und beobachtet. Nach wenigen Sekunden fangen unbehandelte Versuchstiere an, durch Lecken der Pfoten auf die erhöhte Temperatur zu reagieren. Mit z. B. Opiaten behandelte Versuchstiere weisen eine erheblich erhöhte Toleranzzeit auf [17]. Die Erhöhung der zeitlichen Hitzetoleranz kann also als Maß für eine analgetische Wirkung zugrunde gelegt werden. Der Nachteil dieses Tests, von dem verschiedene Modifikationen existieren (Näheres bei [19]), besteht darin, daß bei sinnvollen, d. h. therapeutischen Dosen nur Opiate und Opioide wirksam sind.

Der peritoneale Streckkrampf (Writhing-Assay, [17]). Behandelten oder unbehandelten Versuchstieren wird eine irritierende Substanz intraperitoneal appliziert, z. B. Essigsäure oder Phenylchinin [17]. Die Versuchstiere fangen wenige Minuten nach der i. p.-Injektion der irritierenden Substanz an, ein typisches Streckverhalten zu zeigen. Die zeitliche Latenz des Auftretens dieses Streckverhaltens kann durch Analgetika verzögert werden. Tabelle 1 zeigt, welche Dosen notwendig sind, um mit Hilfe der bekannten *peripheren* Analgetika eine eindeutige Verzögerung des Eintretens des Streckverhaltens zu erzielen. Von den peripheren Analgetika zeigt nur das Metamizol in einem sinnvollen Dosisbereich eindeutige Wirkungen.

Der „Pfotenquetsch-Test" (Randall-Selitto-Test). Dieser primär von *Randall* und *Selitto* [13] entwickelte Test macht sich zunutze, daß entzündlich verändertes Gewebe erhöht schmerzempfindlich ist. Nach der Injektion einer irritierenden

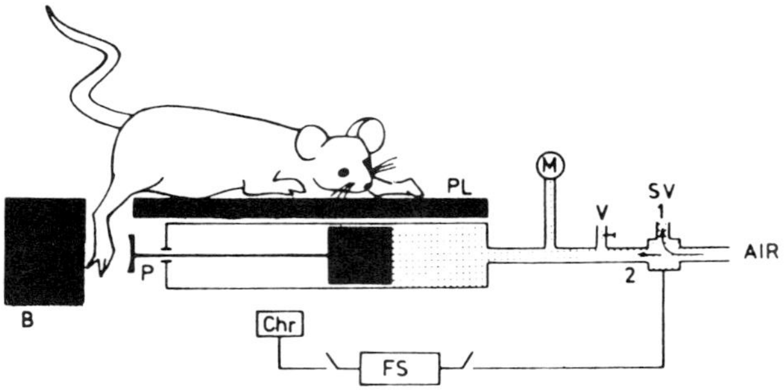

Abb. 1 Schematische Darstellung der Versuchsanordnung im „Pfotenquetsch-Test" (nach [4]). Die Rattenpfote wird zwischen den Stempel (P) und die Platte (B) gebracht. In das System strömt kontinuierlich Druckluft, diese entweicht jedoch bis zum Beginn der Reizung durch ein Ventil (SV) in Richtung „1". Ein Fußschalter (FS) aktiviert simultan eine Uhr (Chr) und das Ventil (SV), worauf die Druckluft in Richtung „2" in eine Spritze fließt. Der Druckanstieg im System schiebt den Stempel (P) gegen die Pfote. Das Grenzdruck-Ventil (V) stellt sicher, daß der Druck im System einen vorher festgelegten Maximalwert, angezeigt am Manometer (M), nicht übersteigen kann.

Substanz in eine Hinterpfote (Hefezellen, Carragenin, Krotonöl) entwickelt sich dort eine entzündliche Schwellung. Wird die so veränderte Pfote gequetscht, so reagiert das Versuchstier mit Vokalisationen und einem beschleunigten Wegziehen der Pfote (Abb. 1). Die Latenzzeit bis zum Wegziehen bei konstantem Druck, oder die Drucktoleranz bei kontinuierlich gesteigertem Druck, kann als Maß für die Empfindlichkeit der entzündlich veränderten Pfote genommen werden. Eine Verlängerung der Latenzzeit bzw. eine erhöhte Drucktoleranz durch Pharmaka wird als analgetische Wirkung interpretiert. Wie Tabelle 1 zeigt, sind in diesem Test nur die antiphlogistischen Analgetika (Salicylate, Indometacin und andere) innerhalb eines sinnvollen Dosisbereichs wirksam. Dieser Test hat durchaus seine Meriten. Er hat dazu beigetragen, über die Salicylate hinaus eine Reihe von antiphlogistisch-analgetischen Säuren zu entdecken. Er ist allerdings ungeeignet, die Wirkung nicht-antiphlogistischer Pharmaka zu definieren [17].

Tabelle 1 Analgetische Dosen (mg/kg) nicht-steroidaler anti-inflammatorischer Substanzen in Testsystemen und klinische Minimaldosierung (mg/kg) für einen analgetischen Effekt im vergleichenden Überblick

	Paracetamol	Metamizol	Azetylsalizylsäure	Indometacin
Streckkrampf	inaktiv bis 240[17]	~ 50[8]	~150[17]	inaktiv bis 2[17]
Ödemschmerz	>100[17]	>400[8]	~ 50[17]	1–2[17]
Ödemhemmung	>150[5]	>150[5]	~ 90[15]	~2.5[15]
klinisch analgetische Minimaldosis	~ 7	~ 5	~ 7	<1

Für Einzelheiten siehe: [5, 8, 15, 17]

Trotz jahrzehntelanger Forschung stehen wir also vor der Situation, daß auch heute keine befriedigenden pharmakologischen Tiermodelle zur Erfassung analgetischer Wirkungen vorliegen, die nicht entweder auf einer zentralen Wirkung (Opiate, Opioide) oder einer peripheren antiphlogistischen Wirkung (Salicylate, Antiphlogistika) beruhen – der Wirkungsmechanismus von z. B. Paracetamol und Metamizol ist noch immer nicht bekannt. Außerdem kann der immense Bedarf nach anderen, eventuell nebenwirkungsärmeren *nicht*-antiphlogistischen, *nicht* abhängig machenden Analgetika mit diesen Testsystemen offensichtlich nicht gedeckt werden.

Human-pharmakologische Schmerzmodelle

Über den Sinn und die ethischen Grenzen, experimentelle Schmerzen beim Menschen zu setzen, diese zu quantifizieren und gegebenenfalls analgetische Wirkungen innerhalb dieser Systeme zu definieren, ist viel geschrieben worden (z. B. [18]). Naturgemäß kann der experimentelle Schmerz die Schmerzkomponente Angst nicht beinhalten und unterscheidet sich daher deutlich von jeder Form eines krankheitsbegleitenden oder krankhaften Schmerzgeschehens. Außerdem sind aufgrund ethischer Bedenken der Applikation von Schmerzreizen beim Menschen Grenzen gesetzt. Es können nur experimentelle Schmerzen akzeptiert werden, die zu keiner Gewebeschädigung führen und deren Quantifizierung mit nicht-invasiven Methoden erfolgt. Unserer Ansicht nach gibt es inzwischen einige human-pharmakologische Schmerzmodelle, die diesen Anforderungen genügen. Es handelt sich dabei einerseits um die wiederholte Applikation „subtraumatischer" Haut- oder Schleimhautreize mit einer anschließenden psychophysischen Definition der Schmerzintensität durch den Probanden. Dieses Vorgehen hat den Nachteil, daß keine objektiven, d. h. von psychischen Vorgängen unbeeinflußte Parameter erhoben werden können. Dem entsprechend sind intensive Kontrollversuche notwendig [7]. Auf der anderen Seite besteht die Möglichkeit, die Intensität eines Haut- oder Schleimhautreizes über die Ableitung lokaler oder zentraler evozierter Potentiale zu definieren. Die Eichung dieser objektiven Parameter muß naturgemäß über eine gut geplante und kontrollierte psychophysische Methode erfolgen.

Ein Beispiel für die erste Gruppe von Schmerzmodellen ist in dem von Anton et al. [1] verwendeten Hautfaltenquetsch-Test gegeben. Dieses Modell zeigt eine Eigenart, die es für die weitere Forschung im Bereich der Pharmakologie recht interessant macht. Wird nämlich eine interdigitale Hautfalte wiederholt gequetscht, so erhöht sich die Empfindlichkeit im Laufe der Zeit. Es zeigt sich auch, daß die auf jede Quetschung folgende erhöhte Durchblutung im Verlauf des Versuches zunimmt. Bei diesem Modell gibt es also zusätzlich zum psychophysischen Erfassen eine zweite, objektive Meßantwort, die mit der psychophysischen korreliert. Durch peripher wirkende Analgetika kann zwar die primäre Schwelle der Schmerzempfindlichkeit in diesem System nicht erhöht werden, es zeigte sich aber, daß sich die im Versuch der wiederholten Quetschung steigende Empfindlichkeit durch Acetylsalicylsäure unterdrücken läßt [1].

Eine zweite, am Pharmakologischen Institut in Erlangen entwickelte Methode besteht darin, daß den Probanden mit einem angefeuchteten, angewärmten Trägerluftstrom konstanter Geschwindigkeit Riechstoffe (aber auch geruchloses Kohlendioxid) in unterschiedlichen Konzentrationen auf die Nasenschleimhaut appliziert werden [9]. Übersteigt die Konzentration der Geruchsstoffe oder des Kohlendioxids einen Schwellenwert, entsteht ein unangenehm stechender Schmerz. Es besteht also die Möglichkeit, einen hinsichtlich Intensität und Dauer quantifizierbaren Schmerzreiz für die Probanden blind zu applizieren, der vom Probanden im Vergleich zu einem Kontrollreiz abgeschätzt wird, so daß eine gute psychophysische Erfassung der Schmerzintensität möglich ist. Gleichzeitig besteht die Möglichkeit, nozizeptiv evozierte Potentiale über EEG-Registrierungen abzuleiten (Abb. 2). Die Schmerzintensität läßt sich mit Hilfe dieses evozierten Potentials quantifizieren. [Details s. 10].

Bisher ist es uns gelungen, nicht nur analgetische Wirkungen von Opiaten und Opioiden quantitativ zu erfassen, sondern auch z. B. einen Effekt von Acetylsalicylsäure. Dieses Schmerzmodell zeigt enge Beziehungen zu den Methoden von Chapman et al. [3], Bromm et al. [2], Rohdewald et al. [14] u. a. m. Wir sehen den Vorteil unseres Modells darin, daß die Vigilanz des Probanden kontrolliert wird, daß der Schmerzreiz nicht-invasiv und langanhaltend (über eine Stunde) appliziert werden kann, daß keine Schleimhautveränderungen ausgelöst werden und daß außerdem ein lokales peripheres schmerzkorreliertes Potential [9] abgeleitet werden kann.

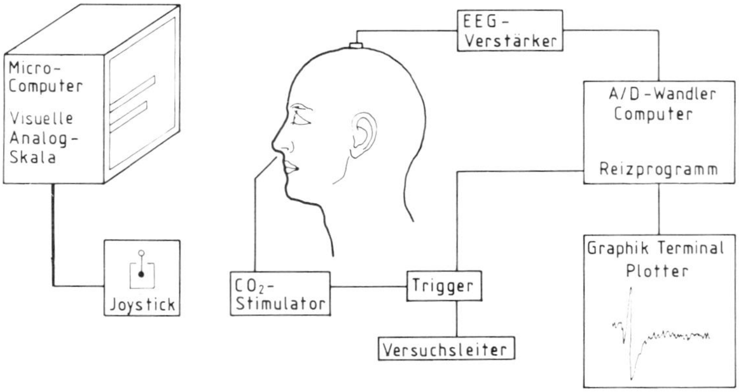

Abb. 2 Schematische Darstellung der algesimetrischen Versuchsanordnung: Dem Probanden werden über einen Teflonschlauch kurze (200 ms) schmerzhafte Reize an der Riechschleimhaut angeboten. Er schätzt die empfundene Schmerzintensität mit Hilfe einer computer-gesteuerten „visuellen Analogskala", die er mittels eines „joy sticks" bedient. Simultan werden reizsynchrone EEG-Abschnitte von etwa 2 s Dauer abgeleitet, vom Computer digitalisiert und weiterverarbeitet (Mittelungsverfahren). Das gemittelte evozierte Potential wird auf einem Bildschirm oder einem Zeichengerät (Plotter) ausgegeben und auf Veränderungen in Abhängigkeit von Versuchsbedingungen untersucht. Das Reizprogramm kann vom Computer unter Kontrolle des Versuchsleiters gesteuert werden.

Zusammenfassung

Die wesentlichen Gruppen der peripher wirkenden Analgetika sind als Antipyretika in die Therapie eingeführt worden, und erst während des therapeutischen Gebrauchs zeigte sich ihre analgetische Wirkung. Zur Optimierung der Pharmaka dieser Gruppen (Anilinderivate, Pyrazole, Salicylate und verwandte antiphlogistische Analgetika) wurden später Tiermodelle entwickelt, in denen die genannten Prototypen, wenn auch nur bei hoher Dosierung, antinozeptive (analgetische) Wirkungen zeigten. Diese Tests überzeugen nicht, da im Vergleich zur Humantherapie unvergleichbar hohe Dosen notwendig sind. So verwundert es nicht, daß mit Hilfe dieser Modelle innerhalb der vergangenen Jahrzehnte praktisch keine neuen Analgetika entwickelt wurden. Aufgrund dieses Mißerfolgs erscheint es notwendig, mit Hilfe experimenteller Schmerzen beim Menschen die Mechanismen der analgetischen Wirkung der bekannten peripheren Analgetika zu definieren und aufgrund der beim Menschen gewonnenen Erkenntnisse neuartige spezifische Tiermodelle zu entwerfen, die es erlauben, die analgetischen Wirkungen neuartiger peripherer Analgetika objektiv und quantitativ zu erfassen.

Literatur

[1] Anton, F., H. O. Handwerker, A. Kreh, et al.: Influence of acetylsalicylic and salicylic plasma levels on psychophysical measures of long standing natural pain stimuli. In: Advances in pain research and therapy (R. Dubner, H. L. Fields, F. Cervero, Hg.) Vol. 9 Raven Press, New York (in press).

[2] Bromm, B., E. Scharein: Principal component analysis of pain-related cerebral potential to mechanical and electrical stimulation in man. Electroenceph. Clin. Neurophysiol. **53** (1982) 94–103.

[3] Chapman, C. R., A. C. Chen, S. W. Haskins: Brain evoked potentials as correlates of laboratory pain: a review and perspective. In: Advances in pain research and therapy (J. J. Bonica, J. C. Liebeskind, D. G. Albi-Fessard, Hg.) Vol. 3, Raven Press, New York (1979) 791–803.

[4] Ferreira, S. H., B. B. Lorenzetti, F. M. A. Correa: Central and peripheral antialgesic action of aspirin-like drugs. Eur. J. Pharmacol. **53** (1978) 39–48.

[5] Ferreira, S. H., J. R. Vane: Mode of action of antiinflammatory agents. In: Antiinflammatory drugs (J. R. Vane, S. H. Ferreira, Hg.) S. 348–398. Springer-Verlag, Berlin, Heidelberg, New York 1979.

[6] Haas, H.: History of antipyretic analgesic therapy. Am. J. Med. Nov. **14** (1983) 1–3.

[7] Handwerker, H. O.: Some aspects of pain measurement in man, Arzneim. Forsch./Drug Res. 34 (II), Nr. 9a (1984) 1093–1095.

[8] Hoffmeister, F., G. Kroneberg, U. Schlichting, et al.: Zur Pharmakologie des Analgetikums Propiramfumarat (N-(1-methyl-2-piperidino-ethyl)-N-(2-pyridyl)-propionamid-fumarat), Arzneim. Forsch./Drug Res. 24 (1974) 600.

[9] Kobal, G.: Pain-related electrical potentials of the human respiratory nasal mucosa elicited by chemical stimulation, Pain **22** (1985) 151–163.

[10] Kobal, G., G. Müller: Cortical evoked potentials in man elicited by chemical stimulation of the nasal mucosa. Pain, Suppl. II (1984) 167.

[11] Kuhar, M. J., G. W. Pasternak, (Hg.): Analgesics: Neurochemical, behavioral and clinical perspectives. Raven Press, New York 1984.

[12] Lim, R. K. S.: Pain. Annu. Rev. Physiol. **32** (1970) 269–288.

[13] Randall, L. O., J. J. Selitto: A method for measurement of analgesic activity on inflamed tissue. Arch. Int. Pharmacodyn. Ther. **111** (1957) 409–419.

[14] Rohdewald, P., H. Derendorf, G. Drehsen, et al.: Changes in cortical evoked potentials as correlates of the efficacy of weak analgesics. Pain **12** (1982) 329–341.

[15] Van Arman, C. G.: Oedema and increased vascular permeability. In: Antiinflammatory drugs (J. R. Vane, S. H. Ferreira, Hg.) S. 75–91. Springer-Verlag, Berlin, Heidelberg, New York 1979.

[16] Vane, J. R., S. H. Ferreira, (Hg.): Antiinflammatory Drugs. Springer-Verlag, Berlin, Heidelberg, New York 1979.

[17] Vinegar, R., J. F. Truax, J. L. Selph, et al.: Antagonism of pain and hyperalgesia. In: Antiinflammatory drugs (J. R. Vane, S. H. Ferreira, Hg.) S. 209–222. Springer Verlag, Berlin, Heidelberg, New York 1979.

[18] Wallenstein, S. L.: The evaluation of analgesics in man. In: Analgesics: Neurochemical, behavioral and clinical perspektives. (M. J. Kuhar, G. W. Pasternak, Hg.) S. 235–255. Raven Press, New York 1984.

[19] Wood, P. L., 1984, Animal models in analgesic testing. In: Analgesics: Neurochemical, behavioral and clinical perspectives. (M. J. Kuhar, G. W. Pasternak, Hg.) S. 175–194. Raven Press, New York 1984.

Über Brauchbarkeit von pharmakologischen Methoden am ZNS

H. Pittner

Abstract

The relevance of pharmacological methods on the central nervous system

The central nervous system (CNS) consists of many anatomical and physiological subunits; therefore the great variety of pharmacological methods on the CNS may well be expected. The choice of the pharmacological test methods depends on the kind of question:

1. Has the test substance any relevant CNS effects?
2. How may the mechanism of action of a CNS-active substance be explained?

The first question can be answered, at least in part, by the simple observation of test animals (behaviour, neurological and vegetative profile). Further informations may be obtained by using instruments for measuring motility, motoric function (e.g. rotarod performance) or reflexes (e.g. shuttle box).

In studying the mechanism of action of a CNS-active substance, radioligand studies have become of outstanding importance: Radioligand studies enable the measurement of the affinity of neurotransmitters in the CNS, the detection of binding sites for various substances (e.g. benzodiazepines, opiates, phenytoin) or the determination of pharmacological substances in the biological material at concentrations as small as picomoles (10^{-12} mol). Moreover radioligand studies offer many possibilities in the pharmacological screening, and there is a good relationship for neuroleptics between radioligand assays (displacement of ^{3}H-haloperidol from calf striatal membranes) and in vivo studies (inhibition of apomorphine-induced stereotypy in rats).

Some pharmacological questions on the CNS may only be answered by using different methods, e.g. the detection of the function of the sodium channels in the nervous cells: The electrophysiological processes of activation and inactivation were studied by the "Voltage Clamp" method [5]. The number and distribution of the sodium channels was investigated by means of radioligand studies, using various neurotoxins. In recent years it has become possible to identify and separate the protein components of sodium channels; so it has become possible to isolate an intact membrane receptor for many CNS substances.

Some further developments in the CNS methodology should be mentioned:

The quantitative autoradiography [8] allows the simultaneous investigation of energy metabolism and functional activity. The histopathology enables the anatomical localisation of chemically induced CNS lesions, e.g. by heavy metals. By means of biotechnological methods subunits of the nicotinergic cholinergic receptor can be produced.

Das zentrale Nervensystem unterscheidet sich von den anderen Körperorganen dadurch, daß es aus vielen anatomischen Untereinheiten besteht, die funktionell in zahllosen Regelkreisen miteinander verbunden sind – und fast ebenso zahlreich wie die Funktionen des Gehirns sind auch die pharmakologischen Testmethoden am ZNS. Die Auswahl der pharmakologischen Prüfmodelle hängt von folgenden Fragestellungen ab:

1. Hat die zu untersuchende Substanz relevante zentralnervöse Wirkungen?
2. Wie ist der *Wirkmechanismus* einer ZNS-aktiven Substanz zu erklären?

Zur Beantwortung der ersten Frage erlaubt schon die *systematische Beobachtung* von Versuchstieren ohne apparativen Aufwand eine Fülle von Aussagen über mögliche pharmakologisch-toxikologische Effekte einer Substanz [9]: Durch die einfache Beobachtung von Versuchstieren lassen sich das Verhaltensprofil, das neurologische Profil und das autonome Profil bestimmen.

Das *Verhaltensprofil* umfaßt den Wachheitsgrad (Wachsamkeit, Orientierung, Stereotypie, Passivität), die Emotion (Putzverhalten, Lautgebung, Ruhelosigkeit, Angriffslust, Ängstlichkeit) und die motorische Aktivität (Spontanaktivität, Berührungs- und Schmerzreaktion).

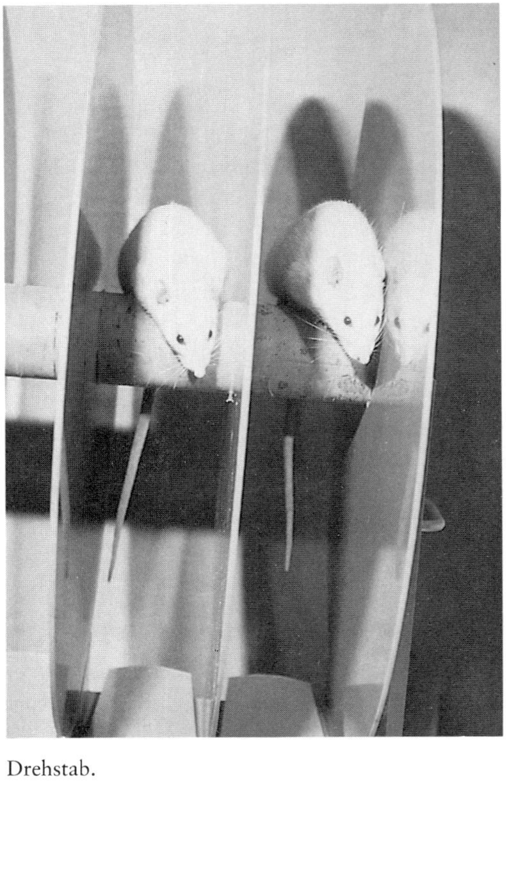

Abb. 1 Drehstab.

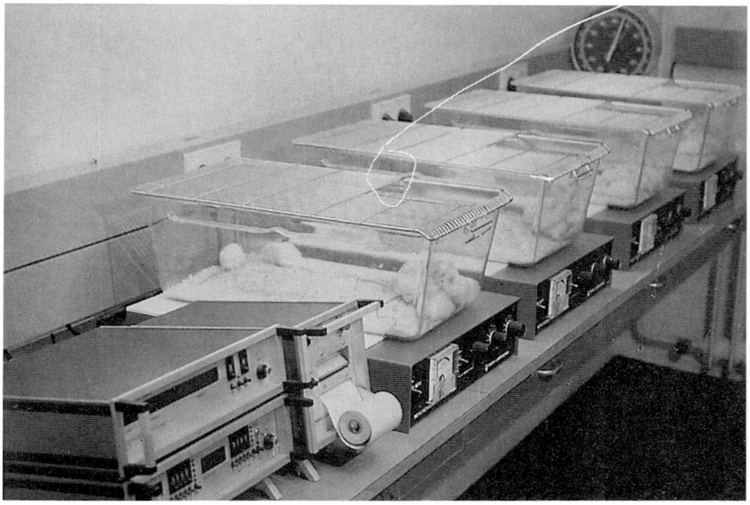

Abb. 2 Motilitätsmessung.

Das *neurologische Profil* erfaßt Zeichen zentraler Erregung (Schreckreaktion, Straubsches Schwänzchenphänomen, Zittern, Krämpfe), Störung der motorischen Koordination (Körperhaltung, Gliederstellung, Gang), die Beeinflussung des Muskeltonus (Spannkraft der Gliedmaßen, Greifkraft, Muskelspannung) und der Reflexe (Pinna-, Cornea-, Fußsohlenreflex).

Das *autonome Profil* umfaßt die Beobachtung des Auges (Pupillengröße, Lidöffnung, Exophthalmus), die Sekretion (Harnlassen, Speichel- und Tränenfluß) und allgemeine Zeichen ("Whrithing", Piloerektion, Hautfarbe, Atmung, Freßlust).

Weitere Aussagen über ZNS-Wirkungen am wachen Tier lassen sich mit Hilfe zusätzlicher Geräte gewinnen:

Mit einem *Drehstab* läßt sich die Beeinflussung der motorischen Funktion prüfen (Abb. 1).

Die *Motilität* läßt sich in verschiedenen Empfindlichkeitsstufen auf der in Abbildung 2 gezeigten Anlage prüfen.

Die Prüfung der Explorationsmotilität erfolgt mit Hilfe der *Neugierdeplatte* (Abb. 3).

Die *Shuttlebox* dient zum Erlernen von Fluchtreflexen (Abb. 4).

Mit Hilfe der bisher gezeigten Beobachtungen und Untersuchungen läßt sich am Ganztier die Frage, ob eine Substanz überhaupt ZNS-Wirkungen besitzt, hinreichend beantworten. Um aber den *Wirkmechanismus* einer ZNS-aktiven Substanz zu studieren und nach Möglichkeit quantitativ zu erfassen, müssen zusätzliche Metho-

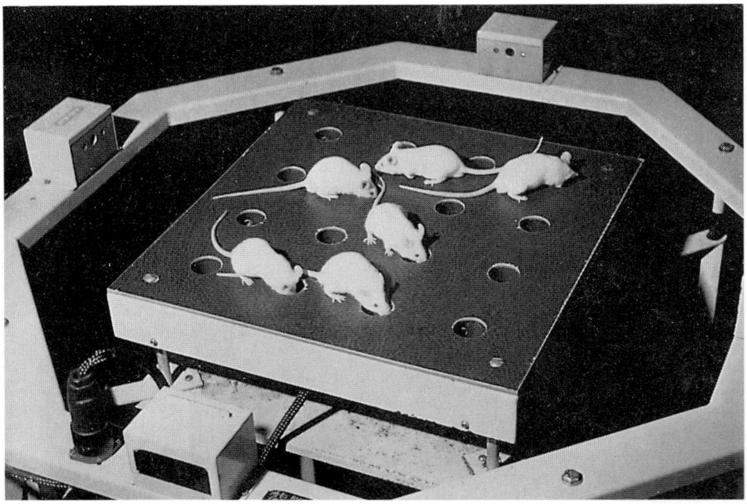

Abb. 3 Neugierdeplatte.

den angewandt werden, unter denen in den vergangenen Jahren die Rezeptorbindungsstudien (oder "Radioligandenstudien") besondere Bedeutung erlangt haben.

Das Prinzip der Rezeptorbindungsstudien besteht darin, daß Membranpräparationen (z. B. aus dem Gehirn oder einem bestimmten Gehirnabschnitt) mit der zu untersuchenden Testsubstanz, die in mehreren Konzentrationen zugesetzt wird, und einem möglichst reinen Radioliganden inkubiert und anschließend getrennt werden, wobei die Trennung üblicherweise durch Filtration oder Zentrifugation erfolgt. Aus der anschließend auf den Filtern gemessenen Radioaktivität läßt sich die Affinität der Testsubstanz zum untersuchten Rezeptor berechnen (Details s. [10]).

Die Entwicklung der Rezeptorbindungsstudien hat den Pharmakologen zahlreiche neue Möglichkeiten erschlossen:

- Die Affinität von Neurotransmittern im ZNS kann rasch und mit relativ geringem Aufwand untersucht werden.
- Während sich die klassische Pharmakologie des autonomen Nervensystems überwiegend mit nur zwei Neurotransmittern (Acetylcholin und Noradrenalin) beschäftigen muß, agieren im ZNS auch Dopamin, Serotonin, Histamin, GABA (Gamma-Amino-Buttersäure) und andere Substanzen als Neurotransmitter.
- Auch Peptide agieren als Überträgersubstanzen im ZNS. Für eine Reihe von Neuropeptiden, wie z. B. Angiotensin II, Substanz P oder Somatostatin, wurden Radioliganden entwickelt.
- Substanzbindungsstellen wurden für verschiedene Substanzen, z. B. Benzodiazepine, Opiate, Phenytoin, entdeckt.
- Rezeptorbindungsstudien in vivo, also am Ganztier, ermöglichen zusätzliche Aussagen über die Passage der Blut/Hirn-Schranke, den Zeitlauf der Rezeptorbe-

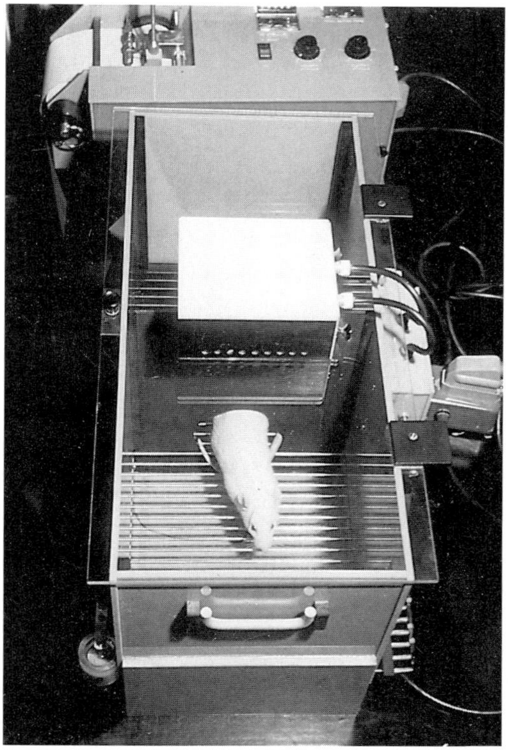

Abb. 4 Shuttlebox.

setzung, die Bindung einer Substanz und ihrer Metaboliten an einen Rezeptor und die Korrelation zwischen Rezeptorbesetzung und pharmakologischem Effekt.

- Die Rezeptorautoradiographie ermöglicht die anatomische Lokalisation bestimmter Rezeptoren im Gehirn.
- Mittels Radioreceptor-Assay können Substanzen wie Neuroleptika, Benzodiazepine oder Antidepressiva im Pikomolbereich im biologischen Material bestimmt werden.
- Für das pharmakologische Screening eröffnet die Durchführung von Rezeptorbindungsstudien viele Möglichkeiten:

Untersuchungen mit einer großen Zahl neuroleptischer Substanzen haben eine ausgezeichnete Korrelation zwischen der molaren pharmakologischen Wirksamkeit bei Tier und Mensch und der Affinität für ^{3}H-Haloperidol-Bindungsstellen gezeigt: Die Hemmung der durch Apomorphin induzierten Stereotypien an der Ratte ist eine klassische Screeningmethode für Neuroleptika; Abbildung 5 zeigt eine hochsignifikante Korrelation zwischen den Ergebnissen der in vivo-Versuche (Hemmung der Apomorphin-Stereotypie) und den in vitro-Rezeptorbindungsstudien (^{3}H-Haloperidol-Bindung an Membranen aus dem Corpus striatum des Kalbes). Eine nahezu

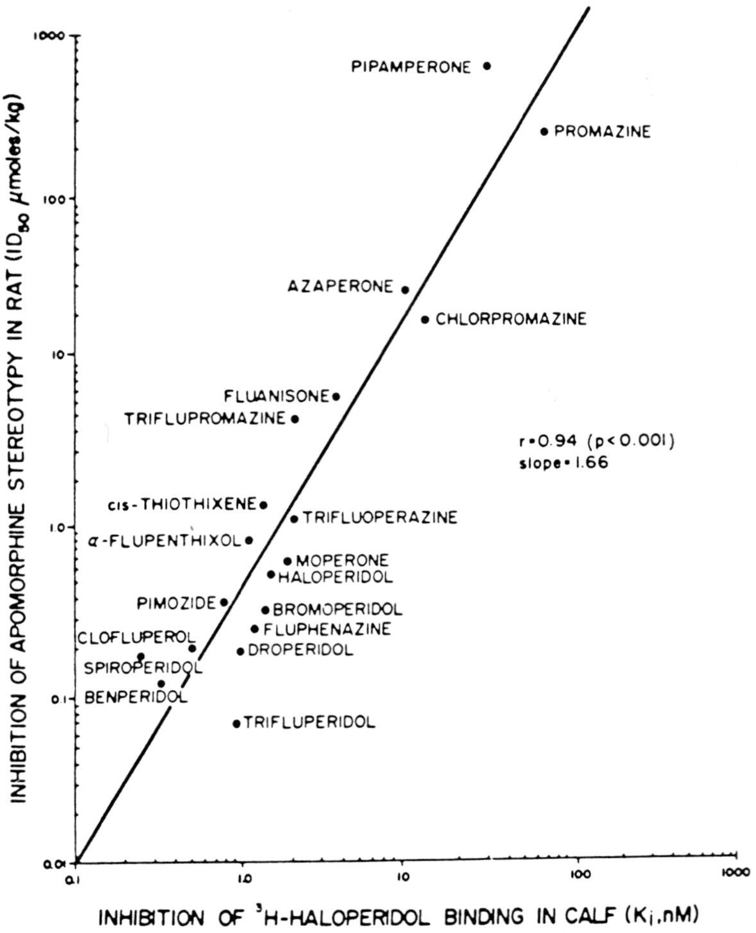

Abb. 5 Korrelation zwischen der Affinität neuroleptischer Substanzen zu den [^{3}H] Haloperidol-Bindungsstellen in Corpus striatum-Membranen des Kalbes (Abszisse) und dem Antagonismus der Apomorphin-Stereotypie bei der Ratte (Ordinate) [2].

ebenso gute Korrelation ergibt sich zwischen den Ergebnissen der Rezeptorbindungsstudien und der durchschnittlichen klinischen Tagesdosis (Abb. 6); die screeningmäßige Durchführung von Rezeptorbindungsstudien erlaubt somit relevante Aussagen über die wahrscheinliche neuroleptische Aktivität von Testsubstanzen.

Eine andere Möglichkeit, Rezeptorbindungsstudien einzusetzen, besteht in der Optimierung des Verhältnisses zwischen erwünschten und unerwünschten Wirkungen. Sedation und orthostatische Hypotonie sind durch Neuroleptika induzierte Nebenwirkungen, die auf eine Blockierung sympathischer Alpha-Rezeptoren zurückzuführen sind; die erwünschten antipsychotischen Wirkungen der Neuroleptika werden dagegen auf den Dopamin-Antagonismus dieser Substanzen zurückgeführt.

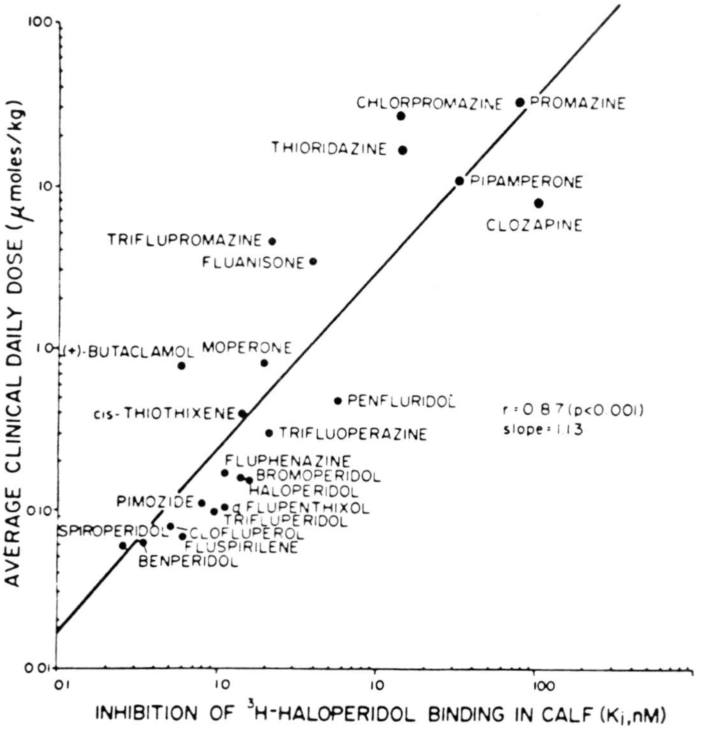

Abb. 6 Korrelation der Affinität neuroleptischer Substanzen zu den [^{3}H] Haloperidol-Bindungsstellen in Corpus striatum-Membranen des Kalbes (Abszisse) und der antipsychotischen Aktivität beim Menschen [3].

Bindungsstudien mit Liganden für dopaminerge und alpha-adrenerge Rezeptoren zeigen eine gute Korrelation zwischen dem Auftreten von Sedation und Hypotension einerseits und dem Verhältnis der Affinitäten zu dopaminergen und alpha-adrenergen Rezeptoren (Tab. 1): Das Dibenzodiazepin Clozapin oder das Phenothiazin Chlorpromazin zeigen häufig autonome Nebenwirkungen und zeichnen sich durch eine relativ hohe Affinität zu den alpha-adrenergen Rezeptoren aus; das Piperazin-Derivat Fluphenazin und das Butyrophenon Spiroperidol führen dagegen relativ selten zu Sedation und Hypotension; die Bindungsstudien zeigen eine relativ höhere Affinität dieser Substanzen zu den dopaminergen Rezeptoren.

Von großer Bedeutung für die Bearbeitung pharmakologischer Fragestellungen am ZNS ist das Zusammenwirken verschiedener methodischer Vorgehensweisen; als Beispiel soll die Erforschung der Natriumkanäle als Grundlage der elektrischen Erregbarkeit in Nervenzellen dargestellt werden, zumal die Erregbarkeit eine der wichtigsten Eigenschaften der Nervenzellen (Neurone) überhaupt ist. Nervenzellen sind elektrisch erregbar, da sie in ihren Oberflächenmembranen spannungsempfindliche Ionenkanäle für Natrium, Kalium oder Kalzium besitzen. Die elektrophysiolo-

Tabelle 1 Häufigkeit der durch Neuroleptika induzierten Nebenwirkungen und relative Affinität zu den alpha-adrenergen und dopaminergen Rezeptoren [7]

Substanz	Sedation	Hypotension	Affinität DA – Rezeptor / Affinität $\propto$ Rezeptor
Clozapin	+++	+++	0,14
Chlorpromazin	+++	++	0,5
Fluphenazin	+	+	11
Spiroperidol	+	+	73

gischen Prozesse der spannungsabhängigen Aktivierung und Inaktivierung und des selektiven Ionentransports wurden mit der "Voltage Clamp" (Spannungsklemmen)-Methode nach Hodgkin [5] ausführlich studiert.

Die Zahl und Verteilung der Kanäle in erregbaren Geweben wurde aber erst mit Hilfe von Rezeptorbindungsstudien erforscht. Unter den Neurotoxinen, aus denen Radioliganden entwickelt wurden, seien stellvertretend das Tetrodotoxin, das Skorpiontoxin oder das Seeanemonentoxin erwähnt. Einen weiteren großen Fortschritt bei der Erforschung der Natriumkanäle stellt die Möglichkeit dar, die Proteinkomponenten der Natriumkanäle zu identifizieren, zu reinigen und durch die Inkorporation in Phospholipidvesikeln die Funktionsfähigkeit der gereinigten Natriumkanäle zu erhalten; damit wurde es möglich, erstmals einen funktionierenden Membranrezeptor für viele ZNS-aktive Substanzen zu isolieren. Die angeführten Methoden haben eine Klassifizierung der molekularen Basis antikonvulsiver Substanzen ermöglicht: Diphenylhydantoin und Carbamazepin haben sich als wirksame Blocker der Natriumkanäle erwiesen; Benzodiazepine und Barbiturate entfalten dagegen ihre Wirkung durch Verstärkung des Neurotransmitters GABA (Gamma-Amino-Buttersäure) [1].

Auf dem Gebiet der pharmakologischen Methoden am ZNS wäre noch über eine Reihe interessanter Entwicklungen zu berichten; kursorisch seien einige wenige Beispiele angeführt:
- Die *quantitative Autoradiographie* nach Sokoloff [8] ermöglicht mit Hilfe der 2-Deoxy-D-[^{14}C]-Glukose die gleichzeitige Untersuchung des Energiestoffwechsels und der funktionellen Aktivität.
- Die *Histopathologie* ermöglicht die anatomische Lokalisation chemisch induzierter ZNS-Schädigungen, zum Beispiel bei Schwermetallvergiftungen, sowie das Studium des zellulären und zeitlichen Verlaufes derartiger Prozesse [4].
- Mit Hilfe der *Gentechnologie* können heute bereits Untereinheiten des nikotinartigen cholinergen Rezeptors hergestellt werden [6].

Es wurde versucht, sowohl bewährte pharmakologische Methoden darzustellen als auch Weiterentwicklungen der ZNS-Pharmakologie aufzuzeigen. Jede der genannten ZNS-pharmakologischen Methoden ist brauchbar, jede Methode hat ihre Möglichkeiten und Grenzen. Bei der Fülle der pharmakologischen Möglichkeiten ist es aber unerläßlich, zunächst die genaue Fragestellung zu definieren: Soll eine Substanz nur auf das *Auftreten* von ZNS-Effekten untersucht werden, oder steht der *Wirkmechanismus* einer Substanz im Mittelpunkt des Interesses? Erst nach Beantwortung dieser Frage können die geeigneten Versuchsmodelle ausgewählt und die Versuche durchgeführt werden.

Literatur

[1] Catterall, W. A., D. J. Messner, R. P. Hartshorne et al.: Molecular pharmacology of the sodium channel of mammalian brain. In: Iuphar 9th international congress of pharmacology London 1984, (W. Paton, J. Mitchell, P. Turner Hg.), S. 219–229. Vol. 1. Macmillan Press, London. 1984.

[2] Creese, J., D. R. Burt, S. H. Snyder: Dopamine receptor binding predicts clinical and pharmacological potencies of antischizophrenic drugs. Science **192** (1976a) 481–483.

[3] Creese, J., D. R. Burt, S. H. Snyder: Dopamine receptors and average clinical doses. Science **194** (1976b) 546.

[4] Cremer, J. E.: Biochemical selectivity in neurotoxicity. In: Iuphar 9th international congress of pharmacology London 1984, (W. Paton, J. Mitchell, P. Turner, Hg.), S. 209–215. Vol. 1. Macmillan Press, London. 1984.

[5] Hodgkin, A. L.: The conduction of the nervous impulse, Liverpool University Press, Liverpool. 1964.

[6] Numa, S.: Neuropeptide precursors and acetylcholine receptor: molecular structures and gene expression. In: Iuphar 9th international congress of pharmacology London 1984, (W. Paton, J. Mitchell, P. Turner Hg.), S. 273–288. Vol. 2. Macmillan Press, London. 1984.

[7] Peroutka, S. J., D. C. U'Prichard, D. A. Greenberg et al.: Neuroleptic drug interactions with norepinephrine alpha-receptor binding sites in rat brain. Neuropharmacology **16** (1977) 549–556.

[8] Sokoloff, L.: Relation between physiological function and energy metabolism in the central nervous system. J. Neurochem. **29** (1977) 13–26.

[9] Turner, R. A.: Screening methods in Pharmacology. S. 27–34, Academic Press, New York/London. 1965.

[10] Yamamura, H. J., S. J. Enna, M. J. Kuhar: Neurotransmitter receptor binding. 2nd edition, Raven Press, New York. 1985.

Über pharmakologische Methoden zur Erkennung hormoneller Wirkungen

H. M. Bolt

Abstract

Development of pharmacological methods for detection of hormonal effects

The development of methods for the quantitation of effects of female sex hormones started in 1923 when Allen and Doisy published their histological test which utilized the cornification of the vaginal epithelium. The further development in this field led to the discovery of hormonal activities of synthetic steroids. In 1938, the effectiveness of ethinylestradiol and ethisterone was published.

Major impacts for research into pharmacological properties of contraceptive agents came from the field of clinical pharmacology. The quantitation of metabolic effects of such compounds has gained much importance.

Biochemical methods to test the endocrine effectiveness of synthetic substances became available after the discovery of hormone receptors. This allowed new insights into the mode of action.

Recently, research on physiology and biochemistry of the hypothalamic releasing factors has led to new methodological tools which proved to be a major stimulus for development of new drugs.

Einleitung

Da die Methoden der Endokrinpharmakologie, die seit dem Beginn dieses Jahrhunderts ständig weiterentwickelt und verfeinert worden sind, seit langem bereits Themen etablierter Handbücher sind, kann es kaum der Zweck eines Kurzbeitrages sein, auch nur annähernd einen Überblick erreichen zu wollen. Vielmehr möchte ich aus der persönlichen Sicht eines Pharmakologen und Toxikologen, der in den letzten Jahren im Rahmen des Paragraphen 24 unseres Arzneimittelgesetzes bei der Zulassung etlicher hormoneller Pharmaka mitgewirkt hat, einige Entwicklungslinien dieses weiten Gebietes aufzeigen. Hinter dieser Darstellung soll die Frage stehen, welche Forschungsansätze zum heutigen Zeitpunkt möglicherweise besonders wichtig sind. Ich möchte mich hierbei ausschließlich auf Untersuchungen weiblicher Sexualhormone beschränken. Wegen der Entwicklung der medikamentösen Kontrazeption ist dieses Gebiet von allgemeinem Interesse.

Historischer Rückblick – Physiologische Grundlagen

Die ersten wissenschaftlichen Untersuchungen über weibliche Geschlechtshormone, die als Vorläufer der Entwicklung einer endokrinologischen Pharmakologie angesehen werden können, wurden im Jahre 1900 publiziert. Knauer [1] und Halban [2] transplantierten erstmals Ovarien und studierten deren Einfluß auf das Uteruswachstum. Die Versuche wurden später [3] erweitert, so daß zu Beginn dieses Jahrhunderts das Konzept entwickelt wurde, daß die Geschlechtsdrüsen auf dem Wege der inneren Sekretion bestimmte Substanzen in das Blut absondern, die an den Erfolgsorganen spezifische Wirkungen ausüben. Zur Quantifizierung der damals entdeckten östrogenen Wirkungen entwickelten Allen und Doisy [4] im Jahre 1923 einen histologischen Test, der die Verhornung des Vaginalepithels als Endpunkt ausnützte.

Danach begannen die sehr bekannten Untersuchungen mit dem Ziel, einerseits das weibliche Sexualhormon zu isolieren und zu identifizieren, andererseits die einzelnen Wirkungen der Stoffe deutlicher als bisher zu charakterisieren. Die Isolierung der weiblichen Sexualhormone nahm ihren Ausgangspunkt in den Beobachtungen von Aschheim und Zondek [5], daß im Urin schwangerer Frauen größere Mengen der fraglichen Substanzen vorhanden waren. Danach begann die Erforschung der Chemie der Östrogene, die ihren Namen von ihrer östrusauslösenden Wirkung erhielten. Im Jahre 1929 isolierten unabhängig voneinander Butenandt [6] und die Arbeitsgruppe von Doisy [7] Östron aus Urin in kristallinischer Form. Im Jahre 1935 folgte die Isolierung von Östradiol, ebenfalls durch die Arbeitsgruppe von Doisy [8]. Erst sehr viel später wurde klar, daß Östradiol das im Organismus an den Östrogenrezeptoren wirksame endogene Östrogen ist. Entscheidende Arbeiten über den Stoffwechsel der Östrogene wurden erst sehr viel später, in den 50iger Jahren, publiziert, wobei gefunden wurde, daß bei der Umwandlung die Leber eine zentrale Rolle spielt.

Pharmakologische Grundlagen

Die hier umrissenen physiologisch orientierten Arbeiten über weibliche Sexualhormone brachten die Entwicklung der klassischen biologischen Bestimmungsmethoden im Tierversuch mit sich, die ihrerseits Grundlage waren für die eigentliche Pharmakologie, welche die Bestimmung der hormonellen Wirkung synthetisch abgewandelter Stoffe zur Aufgabe hatte. Dies war eine wichtige Voraussetzung für die Entwicklung der hormonalen Kontrazeptiva. Aus heutiger Sicht war eine erste Voraussetzung zu dieser Entwicklung, daß man die natürlichen weiblichen Sexualhormone (Östradiol und auch Progesteron) chemisch so abwandelte, daß diese zwar ihre hormonelle Wirksamkeit behielten, aber im Organismus langsamer als die mehr oder weniger kontinuierlich sezernierten Hormone abgebaut und eliminiert wurden. Dies ist Vorbedingung für eine ausreichende orale Wirksamkeit.

Für uns ist es heute immer noch sehr erstaunlich, daß die entsprechenden pharmakologischen Arbeiten innerhalb kürzester Zeit in den Jahren 1937 und 1938 publiziert wurden. Bereits im Jahre 1938 waren das noch heute in der Kontrazeption meist verwendete Östrogen, das Ethinylöstradiol, sowie das Gestagen Ethisteron von Inhoffen und Hohlweg [9] und von Kathol und Mitarbeitern [10] dargestellt und in ihrer Wirkung erkannt worden. Die Grundlagen der klassischen tierexperimentellen Pharmakologie waren demzufolge bereits damals weitgehend erarbeitet.

Ich möchte jedoch mit meiner Schilderung der Entwicklung der Kontrazeptiva fortfahren, um deutlich zu machen, aus welchen Richtungen jeweils wichtige weitere innovatorische Impulse kamen.

Naturgemäß verlagerte sich nach dem Kriege die weitere Entwicklung zunächst ganz in die Vereinigten Staaten. Noch während des Krieges wurde durch die bahnbrechenden Arbeiten des Chemikers Russel Marker [11] der Grundstein für eine Synthese von Steroidhormonen im großindustriellen Maßstab gelegt. In den 50er Jahren begann dann Gregory Pincus mit seinen Mitarbeitern an der klinischen Entwicklung der oralen Kontrazeptiva, die er später in seinem klassischen Buch "The Control of Fertility" [12] in allen Einzelheiten beschrieben hat.

Orale Kontrazeptiva

Pincus konnte auf Beobachtungen an Affen zurückgreifen, daß mit weiblichen Sexualhormonen eine Verhinderung der Konzeption möglich war. Der erste klinische Erfolg bestand nun darin, daß er mit für uns heute als sehr hoch erscheinenden Dosen des Gestagens Norethynodrel bei der Frau einen kontrazeptiven Effekt erreichte.

Einen merkwürdigen Umweg, an dem die experimentelle Pharmakologie zunächst nicht beteiligt war, nahm die Entwicklung der uns heute im Prinzip so geläufigen Östrogen-Gestagen-Kombinationen. Mit dem Gestagen allein traten häufig Unregelmäßigkeiten des weiblichen Zyklus auf, die Pincus bereits in seinen ersten Untersuchungen feststellte. Durch zusätzliche Verabreichung eines Östrogens (Mestranol) traten diese Zyklusunregelmäßigkeiten zurück.

Interessant ist, wie Pincus den günstigen Effekt der zusätzlichen Östrogengabe gefunden hat: Die früheren, zunächst von ihm verwendeten Chargen des Gestagens Norethynodrel erwiesen sich späteren gereinigten Chargen weitaus überlegen. Es wurde dann gefunden, daß die ersten Chargen ca. 0,1% des Östrogens Mestranol als Verunreinigung enthielten. Daraufhin setzte man in den späteren Phasen der klinischen Untersuchungen diese Verunreinigung künstlich zu, um den klinischen Effekt

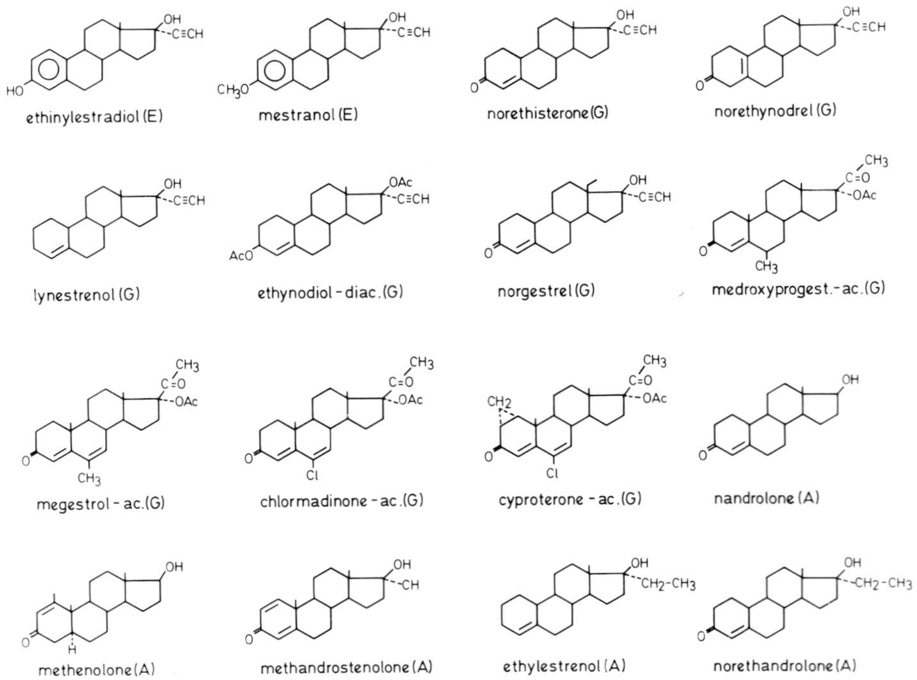

Abb. 1

zu optimieren. Die erste Phase der Entwicklung unserer heutigen Kontrazeptiva war damit abgeschlossen. Später wurde in weiteren Entwicklungsstufen in erster Linie die Art der Dosierung fortschreitend modifiziert. Es wurden Zweistufenpräparate und in neuester Zeit Dreistufenpräparate geschaffen, und als alleinige Gestagenpräparate gingen die Minipille und die Zwei- bzw. Drei-Monatsspritze in den therapeutischen Schatz ein.

Orale Kontrazeption: Neuere Entwicklungstendenzen

Die letzten 20 Jahre der auch jetzt noch anhaltenden Entwicklung oraler Kontrazeptiva war durch das Bemühen geprägt, bei einer optimalen pharmakologischen Wirksamkeit der Präparate eine Minimierung der Nebenwirkungen zu erreichen. Man fand, daß auch sehr viel geringere als die ursprünglich von Pincus angewandten Steroiddosen noch einen ausreichenden empfängnisverhütenden Effekt gewährleisteten. Es wurde aber auch immer klarer, daß hormonelle Kontrazeption auch mit einer Reihe von Nebenwirkungen, oder wie wir heute sagen, unerwünschten Wirkungen verbunden sein kann. Den entscheidenden Anstoß zum Umdenken lieferten im Jahre 1968 die Befunde von Inman und Vessey, sowie Vessey und Doll [13, 14] aus Großbritannien, in denen gezeigt wurde, daß die in oralen Kontrazeptiva enthaltene Östrogenkomponente maßgeblich für das Auftreten von Nebenwirkungen am Gefäßsystem verantwortlich zu machen ist. Die Inzidenz von Fällen mit tödlichem Ausgang koronarer und zerebrovaskulärer Thrombosen wurde dokumentiert. Verschiedene Arzneimittelbehörden und maßgebliche Gremien des In- und Auslandes erließen daraufhin Verordnungen bzw. Empfehlungen, nicht mehr als täglich 50 Mikrogramm der Östrogenkomponente zu verordnen. Später wurde in vielen Präparaten die Östrogendosis noch weiter auf ca. 30 Mikrogramm täglich gesenkt. Dies hatte in der Tat zur Folge, daß die östrogenabhängigen unerwünschten Wirkungen deutlich reduziert wurden.

Ein (unbeabsichtigter) Nebeneffekt der neuen Dosisempfehlungen war der, daß das noch von Pincus verwendete Östrogen Mestranol allmählich völlig vom Markt verschwand. Mestranol ist der 3-Methyläther von Ethinylöstradiol, des synthetischen Östrogens, das bereits seit dem Jahre 1938 bekannt war. Mestranol ist selbst am Östrogenrezeptor nicht wirksam, sondern wird in der Leber zu ca. 54% in das östrogenwirksame Ethinylöstradiol umgewandelt [15]. Es muß daher generell höher dosiert werden als Ethinylöstradiol, wodurch es in *optische* Schwierigkeit mit den obigen Dosisempfehlungen kam.

Ein Schwerpunkt der weiteren Forschungsarbeiten zur hormonalen Kontrazeption lag in den letzten Jahren zweifellos in der Quantifizierung metabolischer Wirkungen, wobei die Wirkungen der Östrogene, aber auch der Gestagene, auf Kohlenhydratstoffwechsel, Lipidstoffwechsel, endogene Regulationsmechanismen und Syntheseleistungen und auf die Funktion der Leber untersucht und kritisch bewertet wurden. Es zeigte sich dabei, daß die über lange Zeit in der Forschung vernachlässigten Gestagene nicht etwa metabolisch inert sind, sondern Effekte zeigen, die der Diskussion bedürfen [16].

Ein weiterer Aspekt, der gerade für den Pharmakologen von größter Bedeutung ist, war die Entdeckung von Goldzieher und Mitarbeitern [17], daß der Stoffwechsel synthetischer Östrogene und auch der von Gestagen eine unerwartet große Variationsbreite zeigt, wenn unterschiedliche ethnische und geographische Populationen untersucht wurden. Demnach kann die Eliminationsgeschwindigkeit synthetischer Sexualhormone z. B. zwischen Asiaten, Afrikanern und der weißen Bevölkerung von Europa und Nordamerika erhebliche Unterschiede aufweisen, ja sogar das Metabolitenspektrum differiert. Dies wird Auswirkungen auf die Dosisfindung haben, und andererseits müssen solche Befunde bei der Interpretation von Nebenwirkungen und Stoffwechseleffekten von Kontrazeptiva mit berücksichtigt werden.

Experimentelle Pharmakologie

Nach diesem Exkurs möchte ich zu den Methoden der experimentellen Pharmakologie zurückkehren. Zu den klassischen pharmakologischen Methoden, die die physiologischen Effekte von Sexualhormonen zum Endpunkt haben, traten seit den 50er Jahren biochemische Methoden hinzu, die die Wirksamkeit von Stoffen an den zellulären Rezeptoren zu untersuchen gestatteten [18]. Im Gefolge der Untersuchungen von Jensen und Mitarbeitern [18] wurde erkannt, daß die Wirkung von Steroidhormonen in den Erfolgsorganen durch zelluläre Rezeptoren vermittelt wird. Der Unterschied zwischen Zielorgan und Nicht-Zielorgan besteht nach diesem Konzept darin, daß nur das steroidhormonabhängige Organ den spezifischen Rezeptor besitzt. Große Bedeutung hat die Bestimmung von Östrogenrezeptoren im letzten Jahrzehnt im Hinblick auf die Hormontherapie des Mammakarzinoms erlangt.

Andererseits ist es heute auch üblich, neuentwickelte Sexualhormone bezüglich ihrer Rezeptoraffinität zu untersuchen. Dies erlaubt durchaus interessante Einblicke in die Art und Weise der Wirkung der synthetischen Substanzen. Ich hatte bereits erwähnt, daß das Östrogen Mestranol, der 3-Methyläther von Ethinylöstradiol, selbst nicht am Östrogen-Rezeptor wirksam ist, sondern der Metabolisierung in Ethinylöstradiol bedarf. Demgegenüber erwiesen sich die meisten zu Zwecken der Kontrazeption eingesetzten Gestagene als die direkt rezeptorwirksamen. Dies trifft sogar für eine Substanz wie das Norgestimat zu, das sich strukturell von dem bereits länger angewandten Gestagen Norgestrel ableitet. Das Norgestrelmolekül ist an der dort vorliegenden Ketogruppe in Stellung 3 in das Oximderivat und an der in Stellung 17-alpha vorliegenden Hydroxylgruppe in das Acetylderivat abgewandelt. Die pharmakologische Untersuchung wies die synthetische Substanz Norgestimat als Gestagen mit etwa einem Viertel der Wirksamkeit von Levonorgestrel aus. Es verhindert die Ovulation bei Ratten in Dosen von 1,0 mg pro kg und erhält die Schwangerschaft bei kastrierten Ratten. Bei höheren Dosen (10 mg/kg) wird die Implantation verhindert. Bei anderen Spezies (Meerschweinchen, Kaninchen) wurden diese Effekte ebenfalls beobachtet. Ein uterotropher Östrogeneffekt ist sehr schwach ausgeprägt. Ferner wurden ein mäßig stark ausgeprägter Antiöstrogeneffekt und ein schwacher Androgeneffekt gefunden. Vergleichende biochemische Untersuchungen zur Rezeptoraffinität von Norgestimat am Gestagen- und Östrogenrezeptor des Kaninchenuterus zeigten, daß alle Testsubstanzen mit hoher Affinität an den Gestagenrezeptor, jedoch nur schwer an den Östrogenrezeptor banden. Aus Inkubationsmischungen mit Norgestimat konnten sowohl die Ausgangssubstanz als auch Levonorgestrel-Oxim isoliert werden, jedoch kein Levonorgestrel. Dies zeigt, daß metabolisch die Acetylgruppe an C-17 leicht abgespalten werden kann, jedoch die Oximstruktur an C-3 unter diesen Bedingungen in vitro nicht in die Keto-Struktur überführt wird. Norgestimat wäre somit nicht lediglich ein metabolischer Vorläufer von Levonorgestrel. Unter Bedingungen in vivo wird jedoch auch Levonorgestrel als Metabolit von Norgestimat gefunden. Dies mag als Beispiel dafür dienen, wie biochemische Rezeptoruntersuchungen die eigentlichen physiologisch-pharmakologischen Untersuchungen sinnvoll erweitern.

Wie ich bereits angedeutet habe, ist auch heute die Entwicklung der oralen Kontrazeptiva noch nicht völlig abgeschlossen, sondern die Bestrebungen gehen dahin, Formulierungen zu finden, die, wie die Kliniker sagen, möglichst "stoffwechselneutral" sind, d. h. Parameter des Kohlenhydratstoffwechsels, des Lipidstoffwechsels und der Blutdruckregulation möglichst nicht tangieren.

Neue Gebiete der Hormonpharmakologie

Grundsätzlich neue Gebiete auf dem Felde der weiblichen Sexualhormone haben sich in den letzten Jahren bezüglich der Pharmakologie des hypothalamischen Releasing-Faktors GnRH (früher LH-RH) ergeben. GnRH ist ein Dekapeptid, das die hypophysäre Synthese und Ausschüttung von LH und FSH stimuliert. Die Kenntnisse der Physiologie des Hypophysenvorderlappen-Gonadensystems beruhen zum großen Teil auf den von Knobil [19] erhobenen Befunden an Rhesusaffen; Knobil konnte zeigen, daß die Ausschaltung des Hypothalamus zur sekundären Amenorrhoe bei Rhesusaffen führt und daß durch eine intravenöse GnRH-Applikation bei diesen Tieren ein völlig normaler Zyklus wieder hergestellt werden kann.

Die pulsatile Sekretion des Releasingfaktors führt zu einer pulsatilen Freisetzung von LH, weniger ausgeprägt von FSH, aus der Hypophyse, was für die normale Gonadenfunktion essentiell ist. In der Spätpubertät findet sich keine Pulsatilität der LH-Sekretion, und bei Patienten mit hypothalamischem Hypogonadismus bzw. hypothalamischer Amenorrhoe ist ebenfalls keine pulsatorische LH-Freisetzung zu sehen. Bevor die Relevanz der pulsatilen GnRH-Sekretion für die Aufrechterhaltung einer normalen Eierstock- und Hodenfunktion bekannt war, hatte sich die Arzneimittelentwicklung darum bemüht, sogenannte superaktive GnRH-Analoga zu entwickeln, die bei entsprechenden Sterilitätssyndromen hätten eingesetzt werden können. Diese Wirkungssteigerung gelang durch eine chemische Modifikation der Aminosäuren in Position 6 und 10 des Moleküls bzw. durch die Herstellung substituierter Nonapeptide. Entgegen der ursprünglichen Erwartung wurde durch diese GnRH-Analoga jedoch die gonadale Aktivität nicht längerfristig stimuliert, sondern eher supprimiert. Eine Stimulierung der gonadalen Aktivität ist jedoch, wie sich zeigte, durch eine pulsatile Applikation des physiologischen GnRH mittels eines batteriegesteuerten Infusionsgerätes zu bewerkstelligen. Eine solche Therapie hat sich mittlerweile in der Behandlung anovulatorischer Frauen bewährt.

Hier wurde also ein grundsätzlich neuer Durchbruch in therapeutischer Hinsicht nicht durch die Anwendung der klassischen pharmakologischen Methoden, sondern durch die Fortschritte der endokrinologischen Grundlagenforschung erzielt. Dies gilt auch für die Anwendung der bereits zitierten GnRH-Analoga, bei welchen die differenzierte Analyse der endokrinologischen Effekte zeigte, daß sie eine zweifache Wirkung besitzen. Sie stimulieren initial die Sekretion von LH und FSH, wobei sie bei wiederholter Gabe zu einer zunehmend geringeren und später völlig versiegenden LH- und FSH-Sekretion führen. Dies erklärt man durch eine Desensibilisierung der GnRH-Rezeptoren („down-regulation") an den gonadotropen Zellen des Hypophysen-Vorderlappens. Dies wird dadurch bewirkt, daß sie superaktiven Analoga durch ihre künstlich verlängerte biologische Halbwertszeit sehr viel länger als das physiologische GnRH an den Rezeptor gebunden werden.

In neuerer Zeit werden daher diese Analoga in klinischen Situationen eingesetzt, in denen die gonadale Aktivität nicht stimuliert, sondern supprimiert werden soll. versuchsweise wurden sie sogar als Kontrazeptiva bei Männern und auch bei Frauen eingesetzt. Das wichtigste Indikationsgebiet scheint jedoch sowohl für D-Trp-6-GnRH als für die Nonapeptide wie Leuprorelin und Busorelin die Behandlung des metastasierenden Prostatakarzinoms zu sein. Neueste Ergebnisse zeigen darüber hinaus die Möglichkeit auf, die GnRH-Analoga mit Erfolg mit einem reinen Antiandrogen zu kombinieren [20]. Auch im tierexperimentellen Bereich wurde mit verschiedenen transplantablen Prostatatumoren der Nachweis der pharmakologischen Wirksamkeit von GnRH-Analoga erbracht [21].

Auch in diesem Bereich zeigt sich somit, daß eine konsequente, über Jahre hinaus verfolgte Grundlagenforschung zu neuen Therapieprinzipien führt.

Literatur

[1] Knauer, E.: Arch. Gynäk. **60** (1900) 322.
[2] Halban, J.: Mschr. Geburtsk. Gynäk. **12** (1900) 496.
[3] Halban, J.: Arch. Gynäk. **75** (1905) 353.
[4] Allen, E., E. A. Doisy: J. Am. Med. Ass. **81** (1923) 819.
[5] Aschheim, S., B. Zondek: Klin. Wochenschr. **7/1** (1928) 8.
[6] Butenandt, A.: Naturwissenschaften **17** (1929) 879.
[7] Doisy, E. A., C. D. Veler, S. A. Thayer: Am. J. Physiol. **90** (1929) 329.
[8] McCorquodale, D. W., S. A. Thayer, E. A. Doisy: Proc. Soc. Exp. Biol. **32** (1935) 1182.
[9] Inhoffen, H. H., W. Hohlweg: Naturwissenschaften **26** (1938) 96.
[10] Kathol, J., W. Logemann, A. Serini: Naturwissenschaften **24** (1937) 682.
[11] Goldzieher, J. W., H. W. Rudel: J. Am. Med. Ass. **230** (1974) 421.
[12] Pincus, G.: The Control of Fertility. Academic Press, London, 1965.
[13] Imman, W. H. W., M. P. Vessey: Br. Med. J. **II** (1968) 193.
[14] Vessey, M. P., R. Doll: Br. Med. J. **II** (1968) 199.
[15] Bolt, H. M., W. H. Bolt: Eur. J. Clin. Pharmacol. **7** (1974) 295.
[16] Bolt, H. M. (Hg.): Gestagene in oralen Kontrazeptiva. Springer-Verlag. Berlin, Heidelberg 1984.
[17] Williams, M. C., J. W. Goldzieher: Steroids **36** (1980) 255.
[18] Pincus, G. (Hg.): Steroid Dynamics. Academic Press. 1966.
[19] Knobil, E.: Rec. Progr. Horm. Res. **36** (1980) 53.
[20] Labrie, F., A. Belanger, A. Dupont et al.: Lancet **II** (1984) 1090.
[21] Redding, T. W., A. V. Schally: Proc. Natl. Acad. Sci. **78** (1981) 6509.

Zur toxikologischen Prüfung von Steroidhormonen

P. Günzel, S. H. Hasan, B. Düsterberg, M. Hümpel, B. Putz, M. Lehmann

Abstract

Towards the toxicological testing of steroid hormones

The generally accepted principle is that experimental models used for toxicological testing should, as far as possible, be identical or similar to humans if the results yielded by these models are to be pointers to conditions existing in humans. Starting from this assumption, this presentation gave a comparative consideration of the endocrinology, pharmacodynamics and pharmacokinetics of the species mice, rats, dogs, monkeys and human beings, *making use of a few examples.*

These few examples already exhibit fundamental differences in the absolute and relative secretion rates of endogenous hormones, in the feedback and control mechanisms of endocrine target organs, in the sensitivity and responsiveness of target organs, and in the pharmacokinetics of individual progestagens (norethisterone, levonorgestrel, gestodene, cyproterone acetate) and of the estrogen ethinylestradiol. Of necessity, these differences result in corresponding interspecies differences in the pharmacodynamics and toxicodynamics of individual substances.

As a consequence of this situation the following schedule should be adhered to for the development of new substances:
After pharmacodynamic characterization with reference to standard substances acute toxicodynamic characterization should be carried out, taking pharmacokinetic conditions into account when designing the investigation, but not later than when interpreting the results. Testing in human beings should be conducted as early as possible. In addition, a practical approach for implementing the trial programme was suggested.

Einleitung

Ausführungen zur toxikologischen Prüfung von Steroidhormonen müßten, von der Seite der zu untersuchenden Substanzen her betrachtet, die Wirkklassen steroidaler Estrogene, Gestagene, Androgene, Anabolika, Gluko- und Mineralokortikoide und deren Antihormone umfassen. Eine Abhandlung aller genannten Wirkklassen wäre im Rahmen dieser Präsentation zu umfangreich. Sie soll deshalb auf die Darstellung der prinzipiellen Probleme am Beispiel der Estrogene und Gestagene beschränkt werden. Für die Beschränkung auf diese beiden Wirkklassen spricht auch der Umfang der z. Zt. vorliegenden vorklinischen und klinischen Untersuchungsergebnisse und die Breite der Anwendung in gynäkologischen Indikationen und als Kontrazeptiva.

Im Prinzip unterscheidet sich das generell praktizierte Prüfprogramm für Estrogene und Gestagene nicht von demjenigen für andere Arzneimittel zum langfristigen Gebrauch (Abb. 1). Hier wie auch für andere Arzneimittel gilt die Maxime, daß die für die pharmako- und toxikodynamische Charakterisierung der Stoffe im Experi-

Currently applied toxicity testing program for steroidal hormones

Estrogens and progestagens

- Acute toxicity
- Systemic toxicity by repeated administration – subacute, chronic
- Genotoxicity
- Tumorigenicity
- Reproduction toxicology
- Local tolerance – for compounds administered parenterally

Abb. 1 Gegenwärtig praktiziertes Prüfprogramm für Steroidhormone. Estrogene und Gestagene.

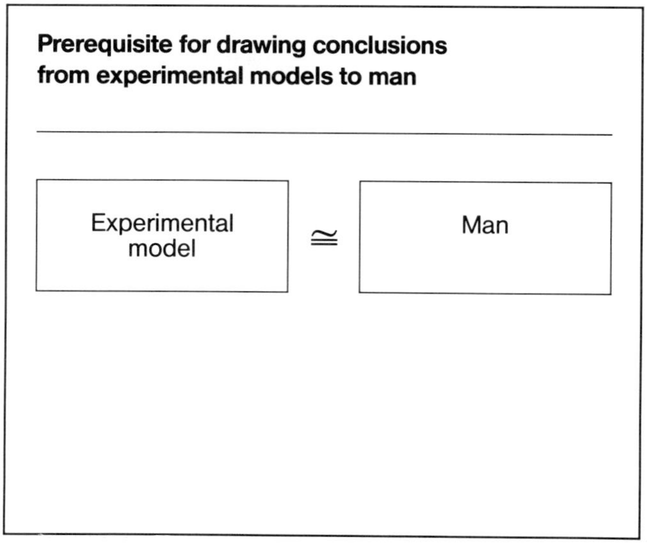

Abb. 2 Voraussetzung für das Schließen vom Experiment auf den Menschen.

ment eingesetzten Modelle zum Zwecke des Schließens auf den Menschen den biologischen Verhältnissen beim Menschen gleich oder zumindest so ähnlich wie möglich sein sollen (Abb. 2).

Die Höhe des Ähnlichkeitsgrades zwischen Versuchsmodell und Mensch entscheidet über die Eignung eines Versuchsmodells und über die Bedeutung der mit diesem Modell gewonnenen Ergebnisse für das Schließen auf die zu erwartenden Effekte beim Menschen. Die Analyse des Ähnlichkeitsgrades muß eine Reihe von komplizierenden „Faktoren" umfassen, die in den Abbildungen 3a und b dargestellt sind. Von diesen „Faktoren" sind uns aufgrund des gegenwärtigen Kenntnisstandes diejenigen in den Feldern 2, 3 und 5 der Abbildungen 3a und b für vergleichende Betrachtungen am ehesten zugänglich. Im einzelnen handelt es sich dabei um vergleichende Betrachtungen zur Physiologie der endokrinen Regulation, insbesondere der Sensitivität und Reaktivität von Erfolgsorganen (Feld 3 und 5) und der Pharmakokinetik (Feld 2).

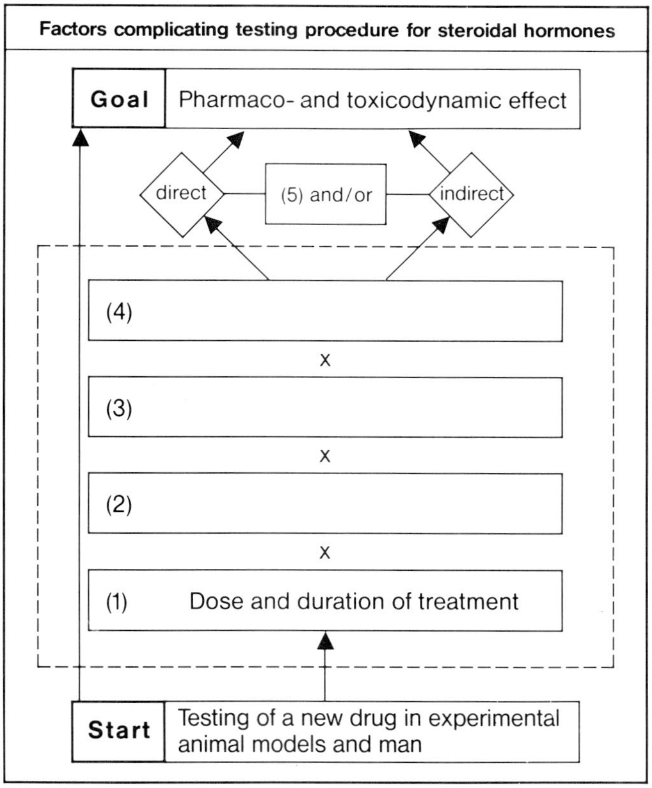

Abb. 3a, b Faktoren, die das Prüfverfahren für Steroidhormone komplizieren.
(Abb. 3b, siehe S. 96)

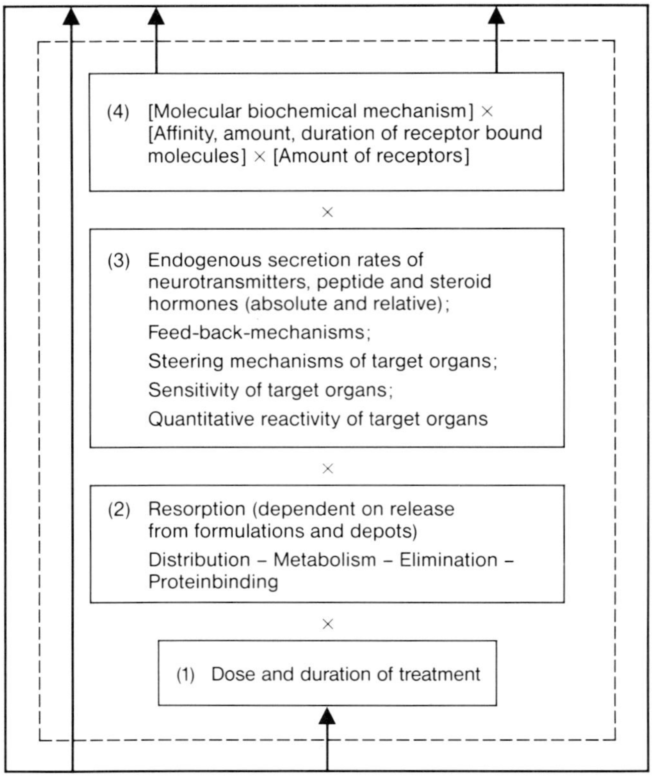

Abb. 3b

Vergleichende endokrinpharmakologische Aspekte

Das besondere an der Prüfung von exogen zugeführten steroidalen Estrogenen und Gestagenen ist, daß sie in jedem Säugetierorganismus auf Erfolgsorgane, Feedback-Mechanismen und komplizierte multifaktorielle Steuerungssysteme treffen, die schon physiologischerweise durch *endogen* produzierte Steroidhormone gesteuert werden. Exogen zugeführte Steroidhormone treffen also auf ein durch physiologische endogene Sekretion bereits präformiertes und konditioniertes Testsystem, das durch die exogene Zufuhr mehr oder weniger moduliert oder ersetzt wird. Diese Präformation und Konditionierung des Testsystems zeigt bei den für Experimente gebräuchlichen Tierarten und dem Menschen erhebliche Spezies-Unterschiede, wie nachfolgend an einigen Beispielen gezeigt werden soll. Die Abbildungen 4–6 geben einen Überblick über physiologische Plasmakonzentrationen von 17β-Estradiol (oder Gesamtestrogenen) und Progesteron sowie das Verhältnis beider zueinander während unterschiedlicher Graviditätsphasen.

Comparative endocrinology

Estradiol concentration in plasma (ng/ml) throughout pregnancy

	Mouse	Rat	Dog*	Monkey (Rhesus)	Human
Early	16×10^{-3}	60×10^{-2}	20×10^{-3}	17×10^{-2}	1–7
Middle	20×10^{-3}	50×10^{-2}	14×10^{-3}	55×10^{-2}	6–12
Late	30×10^{-3}		8×10^{-3}	55×10^{-2}	12–29

*total estrogens

Data from literature collected by Dr. Hasan, Schering

Abb. 4 Vergleichende Endokrinologie. Estradiolkonzentration im Plasma (ng/ml) während der Schwangerschaft.

Comparative endocrinology

Progesterone concentration in plasma (ng/ml) throughout pregnancy

	Mouse	Rat	Dog	Monkey (Rhesus)	Human
Early	20–40	60– 87	20	1–3	25
Middle	15–60	100–118	50	2–5	30
Late	80	5– 20	10	2–5	120–250

Data from literature collected by Dr. Hasan, Schering

Abb. 5 Vergleichende Endokrinologie. Progesteronkonzentration im Plasma (ng/ml) während der Schwangerschaft.

Comparative endocrinology

Estradiol/progesterone ratio throughout pregnancy (estradiol=1)

	Mouse	Rat	Dog*	Monkey (Rhesus)	Human
Early	1:1900	1:122	1:1000	1:24	1:6
Middle	1:2000	1:218	1:3600	1: 7	1:3
Late	1:2700		1:1300	1: 7	1:9

*total estrogens

Abb. 6 Vergleichende Endokrinologie. Estradiol-Progesteron-Verhältnis während der Schwangerschaft (Estradiol=1).

Selbst wenn man davon ausgeht, daß wegen z. T. unterschiedlicher Bestimmungsmethoden die absoluten Zahlen nur mit Vorsicht miteinander verglichen werden können, besteht doch kein Zweifel an folgenden fundamentalen Unterschieden:

- Die 17β-Estradiol-Konzentrationen (Abb. 4) liegen bei Maus, Ratte, Hund und Affe um 2 bis 3 Größenordnungen unter denen des Menschen. Daraus folgt, daß diese Testorganismen von Natur aus an ein relativ niedriges „Estrogen-Niveau" gewöhnt sind und eine exogene Estrogen-Zufuhr der Humandosis auf mg/kg-Körpergewicht-Basis bereits eine exzessive Überladung des Systems darstellt.
- Die Progesteron-Konzentrationen (Abb. 5) liegen für Maus, Ratte und Mensch zumindest in einer ähnlichen Größenordnung. Der Affe steuert sein endokrines System dagegen auf einem deutlich niedrigeren „Progesteron-Niveau" als der Mensch. In Relation zu den endogen aufrechterhaltenen Plasmakonzentrationen stellt bei dieser Spezies die exogene Zufuhr der Humandosis von Gestagenen auf mg/kg-Basis bereits eine mit dem Menschen nicht mehr gleichzusetzende Belastung dar.
- Das Verhältnis von 17β-Estradiol: Progesteron (Abb. 6), das für eine Vielzahl endokriner Effekte *neben den absoluten Konzentrationen* von entscheidender Bedeutung ist, liegt nur bei Affe und Mensch in einer vergleichbaren Größenordnung. Um Kombinationen aus Estrogenen und Gestagenen bei exogener Zufuhr den endogenen aufrechterhaltenen Plasmakonzentrationen der entsprechenden Steroide anzupassen, müßte also neben der absoluten Dosierung auch das Verhältnis der beiden Komponenten zueinander von Spezies zu Spezies z. T. um etwa 2 Größenordnungen variiert werden.

Die vergleichende Betrachtung der Plasmakonzentrationen stellt jedoch nur einen der zu berücksichtigenden Punkte dar.

Ein weiterer, die Situation komplizierender Faktor ist die speziesspezifische Sensitivität der Erfolgsorgane gegenüber Estrogenen und Gestagenen. Dabei gehen Sensitivität der Erfolgsorgane und Plasmakonzentrationen bei ein und derselben Spezies nicht immer zwangsläufig parallel.

Zunächst sei hier die deziduale Umwandlung des Endometriums erwähnt. Die Abbildung 7 zeigt die erforderlichen 17 β-Estradiol- und Progesterondosierungen und deren Verhältnis zueinander mit folgenden deutlichen Speziesunterschieden:

- Niedrigere Progesterondosierungen beim Affen als bei Ratte und Hund,
- deutlich weiteres Estrogen/Progesteron-Verhältnis bei Ratte und Hund im Vergleich zu Affe und Mensch.

Zumindest in der Tendenz reflektieren diese Dosierungen ähnliche Beziehungen wie die Plasmakonzentrationen von endogen produziertem 17β-Estradiol und Progesteron (s. Abb. 4–6).

Als Beispiel für die Speziesunterschiede in der Reaktion von Erfolgsorganen bzw. in der Reaktion von Steuerungsmechanismen und deren Beziehung zu Dosierungen und Plasmakonzentrationen sei die Ovulationshemmung bei Ratte und Mensch angeführt. In der Abbildung 8 sind die ovulationshemmenden Dosierungen von Norethisteron, Levonorgestrel, Gestoden und Cyproteronacetat für die Ratte (ED_{50})

Comparative endocrinology/pharmacodynamics

Optimal estrogen/progesterone ratio and doses inducing decidual reactions or transformation of the endometrium

	Rat[1]	Dog[4]	Monkey[2] (Rhesus)	Human[3]
Estradiol-17β (E)	0.1	3	20 - 40	-
Progesterone (P)	2000	3000 - 10000	1000 - 2000	-
E/P ratio	1:20000	1:1000 - 3000	1:50	1:50 -100

(1) = Yochim and de Feo (1962) μg/animal/day, s. c.
(2) = Good and Moyer (1968) μg/animal/day, s. c.
(3) = Neumann and Gräf (1979)
(4) = Beier et al. (1979) μg/animal/day, s. c.

Abb. 7 Vergleichende Endokrinologie/Pharmakodynamik. Optimales Estrogen-Progesteron-Verhältnis und Dosierungen zur Auslösung von Decidua-Reaktionen oder Transformation des Endometriums.

und den Menschen (ED_{100}) und die dazugehörigen Flächen unter der Plasmakonzentrationskurve angegeben. Sie zeigen, daß die absoluten Dosierungen bei der Ratte um mehr als 2 Größenordnungen höher liegen können als beim Menschen. Diese Vermutung scheint jedoch nur partiell zuzutreffen, wie aus dem Vergleich der Flächen unter den Kurven (AUC; Abb. 8) ersichtlich ist. Sie können bei Ratte und Mensch annähernd in der gleichen Größenordnung liegen (Levonorgestrel und Gestoden), sie können aber auch für einzelne Substanzen bei beiden Spezies erheblich unterschiedlich sein (Norethisteron und Cyproteronacetat). Aus diesen Verhältnissen kann auf eine substanz- und speziesspezifisch unterschiedliche Sensitivität des Mechanismus der Ovulationshemmung geschlossen werden.

Als Beispiel für qualitative Speziesunterschiede von Steuerungsmechanismen soll die Stimulierung des tubuloalveolären Milchdrüsenwachstums angeführt werden. Generell können an der Stimulierung des Milchdrüsenwachstums eine Vielzahl von Hormonen beteiligt sein (Abb. 9).

Comparative pharmacodynamics/kinetics
Inhibition of ovulation

Compound	Rat[a]			Man[b]	
	mg/kg	mg/kg	AUC[c]	mg/kg	AUC[c]
Norethisterone	1–20 p.o.[d, 1] ≂ 1.5 s.c.[d, 1]	1.5 s.c.	6.8[2]	0.01 p.o.[1]	0.6[3]
Levonorgestrel	50 p.o.[d, 1] 0.05–0.15 s.c.[d, 1]	0.1 s.c.	0.5[2]	0.001 p.o.[1]	0.4[4]
Gestodene	15 p.o.[d, 6] 0.05 s.c.[e, 6]	0.05 s.c.	0.2[2]	0.0006 p.o.[7]	0.6[8]
Cyproterone acetate	15 p.o.[d, 1] 5 s.c.[d, 1]	5 s.c.	280[2]	≲ 0.2 p.o.[1]	3[5]

[a] = body weight 200 g
[b] = body weight 50 kg
[c] = ng/ml × d
[d] = ED_{50}
[e] = ED_{100}

[1] = Neumann, F. et al. (1977)
[2] = calculated from Düsterberg, B. (1984)
[3] = calculated from Back et al. (1978)
[4] = calculated from Hümpel et al. (1978)
[5] = Schering (Ph-Report No. 3247; 1978)
[6] = Schering (Ph-Report No. 2989; 1977)
[7] = Schering (Summary of pharmacodyn.; 1984)
[8] = Schering (Ph-Report No. 5018; 1982)

Abb. 8 Vergleichende Pharmakodynamik/Pharmakokinetik. Hemmung der Ovulation.

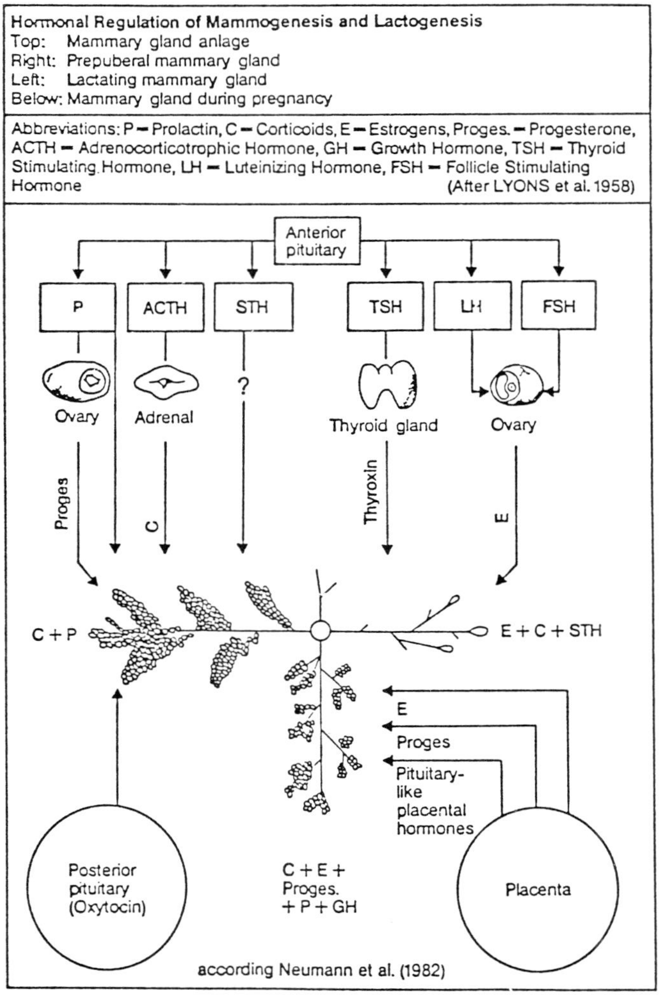

Abb. 9 Hormonale Regulation der Mammogenese und Laktogenese.

Als wesentliche Einflußgrößen werden jedoch bei den einzelnen Spezies die in Abbildung 10 dargestellten Kombinationen angesehen [11].

Zusätzlich ist bei Maus und Ratte von einem positiven „feed back“ zwischen Estrogenen und Prolaktin, beim Hund dagegen von einem solchen zwischen Progesteron und GH auszugehen. Damit unterscheiden sich diese drei Spezies hinsichtlich der Steuerung der Mammogenese qualitativ deutlich von Affe und Mensch.

Insgesamt weisen die gezeigten Beispiele auf deutliche Unterschiede in der endokrinen Steuerung und in der Sensitivität von Erfolgsorganen und Steuerungsmechanismen zwischen Maus, Ratte, Hund, Affe und Mensch hin.

Comparative endocrinology

Hormones mainly involved in mammary gland stimulation

Species	Hormone complex
Mouse, rat	Estrogens + progesterone + prolactin
Dog	Progesterone + growth hormone
Monkey, man	Estrogens + progesterone + chorionic gonadotrophin + placental lactogen[1]

[1] Josimovich and Archer (1978)

from Neumann et al. (1982)

Abb. 10 Vergleichende Endokrinologie. Hauptsächlich an der Milchdrüsenstimulierung beteiligte Hormone.

Keine der genannten Tierspezies weist eine genügend hohe Ähnlichkeit mit dem Menschen auf, um als repräsentatives Modell zu dienen.

Diese mangelhafte Ähnlichkeit der zur Verfügung stehenden Versuchsmodelle wird durch entsprechende Unterschiede in der Pharmakokinetik zusätzlich kompliziert.

Pharmakokinetische Aspekte

Für die Erklärung pharmakodynamischer Effekte an den Zellen des Erfolgsorgans ist essentielle Voraussetzung, daß das Pharmakon die Zellen erreicht und mit ihnen Kontakt aufnimmt. Die „Kontaktaufnahme" mit der Zelle erfolgt nach dem gegenwärtig allgemein akzeptierten Konzept auch bei Estrogenen und Gestagenen über unterschiedliche Rezeptoren. Dementsprechend dürfte für die Dauer und Stärke eines Effektes die Dauer und Menge des an die Rezeptoren einer Zelle gebundenen Pharmakons von entscheidender Bedeutung sein. Beide Größen sind u. a. abhängig von der Dauer und Menge des an die Zelle herantransportierten Pharmakons (s. Feld 4, Abb. 3a und b).

Da uns ausreichende vergleichende Daten zur Dauer und Menge rezeptorgebundener Estrogene und Gestagene bei den verschiedenen Versuchstierarten und beim Menschen an unterschiedlichen Erfolgsorganen nicht vorliegen, muß ein Vergleich auf die „nächstbeste" Ebene, d. h. auf den Vergleich pharmakokinetischer Kenndaten (s. Abb. 3a und b, Feld 2) beschränkt bleiben. Nachfolgend wird deshalb auf

Comparative pharmacokinetics

Areas under the progestogen level curves in plasma corrected for a dose of 1 mg/kg s.c. (AUC; ng/ml × d; $\bar{x}$)

	Levonorgestrel	Gestodene	Norethisterone	Cyproterone acetate
Rat	5.3	4.2	5.7	56
Beagle	94	130	78	1146
Rhesus monkey	444	500	78	153

from Düsterberg (1984)

Abb. 11 Vergleichende Pharmakokinetik. Gestagene im Plasma; Flächen unter der Kurve.

einige dieser Kenndaten, die aus den unter „Pharmakokinetik" zusammenzufassenden unterschiedlichen Vorgängen resultieren (s. Abb. 3b, Feld 2), vergleichend für mehrere Spezies, eingegangen.

In den Abbildungen 11–14 ist das pharmakokinetische Verhalten von Levonorgestrel, Gestoden, Norethisteron und Cyproteronacetat nach subkutaner Verabrei-

Comparative pharmacokinetics

Maximum concentration in plasma corrected for a dose of 1 mg/kg s.c. (c_{max}; ng/ml; $\bar{x}$/SD)

	Levonorgestrel	Gestodene	Norethisterone	Cyproterone acetate
Rat	6.3/2	4.9/3	6.0/2	11/2
Beagle	58/20	89/13	90/25	90/23
Rhesus monkey	246/73	347/107	120/33	33/8

from Düsterberg (1984)

Abb. 12 Vergleichende Pharmakokinetik. Gestagene im Plasma; maximale Plasmakonzentrationen.

Comparative pharmacokinetics

Time to reach maximum concentration in plasma (t_{max}; hours) following s. c. administration

	Levonorgestrel	Gestodene	Norethisterone	Cyproterone acetate
Rat	1	0.5	1	24
Beagle	4 - 24	7 - 24	2 - 4	168
Rhesus monkey	4 - 12	4 - 12	7 - 12	30 - 98

from Düsterberg (1984)

Abb. 13 Vergleichende Pharmakokinetik. Gestagene im Plasma; Zeit bis zum Erreichen des Maximums.

chung als ölige Lösung bei Ratte, Hund (Beagle) und Rhesusaffe beschrieben [4]. Ein Vergleich der Daten zeigt auch bei s.c. Verabreichung in der gleichen Formulierung

- erhebliche Unterschiede für eine Substanz bei den verschiedenen Tierarten für c_{max}, t_{max}, $t_{1/2}$ und AUC,
- erhebliche Unterschiede der gleichen Meßgrößen für verschiedene Substanzen bei einer Tierart

Comparative pharmacokinetics

Half-lives in plasma following s. c. administration ($t\,½$; hours; $\bar{x}$/SD)

	Levonorgestrel	Gestodene	Norethisterone	Cyproterone acetate	
Rat	24	23	15	25	126
range of calculation*	1 - 120	1 - 120	1 - 96	24 - 96	60 - 840
Beagle	16/3	30/3	13/4	180/6	
range of calculation*	24 - 96	4 - 96	3 - 72	168 - 504	
Rhesus monkey	22/2	14/7	7/1	48/8	
range of calculation*	8 - 96	12 - 96	8 - 48	48 - 264	

*hours post administration

from Düsterberg (1984)

Abb. 14 Vergleichende Pharmakokinetik. Gestagene im Plasma; Halbwertzeiten.

Comparative pharmacokinetics

Ranking of levonorgestrel (L), gestodene (G), norethisterone (N) and cyproterone acetate (C) with regard to different pharmacokinetic parameters in different animal species, adjusted to equal dose levels

Parameter	Rat	Dog (Beagle)	Monkey (Rhesus)
c_{max} (ng/ml)	G < N < L < C	L < G ~ N ~ C	C < N < L < G
t_{max} (hours)	G < N ~ L < C	N < L ~ G < C	L ~ G ~ N < C
$t_{1/2}$ (hours)	N < G ~ L < C	N < L < G < C	N < G < L < C
AUC (ng/ml × d)	G ~ L ~ N < C	N < L < G < C	N < C < L < G

according Düsterberg (1984)

Abb. 15 Vergleichende Pharmakokinetik. Gestagene im Plasma; Rangfolge.

und

- bei keiner Meßgröße eine über alle Tierarten gleiche Rangfolge der verschiedenen Substanzen (Abb. 15).

Das bedeutet, daß selbst bei adjustierter gleicher absoluter Dosierung (1.0 mg/kg Körpergewicht), bei gleicher Formulierung (ölige Lösung) und bei gleicher, die systemische Verfügbarkeit sichernder Verabreichungsart (s.c.), die wesentlichen pharmakokinetischen Kenngrößen substanz- und tierartspezifisch variieren können.

Von besonderem Interesse ist nun der Vergleich pharmakokinetischer Kenngrößen verschiedener Substanzen unter Einschaltung des Menschen, um zu untersuchen, ob sich einheitliche Tendenzen erkennen lassen, die auf die Ähnlichkeit einer bestimmten Tierart mit dem Menschen hinweisen. Für einen solchen Vergleich wurden die Daten zur oralen Bioverfügbarkeit, metabolischen Clearance und terminalen Halbwertszeit von Cyproteronacetat (CPA), Levonorgestrel (LN), Norethisteron (NET), Gestoden (GEST) und Ethinylestradiol in den Abbildungen 16–18 zusammengestellt [6].

Von diesen Daten sollen hier nur diejenigen für Ratte, Hund (Beagle), Affe (Rhesus) und Mensch interessieren. In der Abbildung 19 sind analog zur Abbildung 15 wiederum die Rangfolgen der Wirkstoffe für die einzelnen pharmakokinetischen Kenngrößen und Spezies gezeigt.

Aus den in den Abbildungen 16–19 enthaltenen Informationen können folgende Schlüsse abgeleitet werden:

- die Bioverfügbarkeit ist für alle Substanzen beim Menschen am höchsten,
- CPA (C_{21}-Steroid) ist bei allen Spezies am besten bioverfügbar,

Comparative pharmacokinetics

Oral bioavailability of different sex steroids in animals and humans (%)

Compound / Species	Cyproterone-acetate	Norethisterone	Levonorgestrel	Gestodene	Ethinylestradiol
Rat	100 (6.7)	31 (6.7)	9 (6.7)	13 (6.7)	3 (1)
Rabbit	n. d.	50 (0.085)	n. d.	28 (0.25)	<1 (1)
Dog (Beagle)	75 (0.8)	44 (0.8)	22 (0.8)	36 (0.8)	9 (1)
Monkey (Rhesus)	91 (1.5)	17 (1.5)	9 (1.5)	9 (1.5)	<1 (1)
Man	100 (0.04)	64 (0.018)	87 (0.0006)	100 (0.002)	40 (0.0016)

n. d. = not determined
The dose (mg/kg) for which the parameter was calculated is given in brackets

from Hümpel et al. (1983)

Abb. 16 Vergleichende Pharmakokinetik. Bioverfügbarkeit verschiedener Steroide nach p.o. Verabreichung.

- Ethinylestradiol ist bei allen Spezies am schlechtesten bioverfügbar,
- die Bioverfügbarkeit der Nortestosteronderivate ist bei den einzelnen Tierarten sehr unterschiedlich,
- die höchsten Bioverfügbarkeitsraten werden nach dem Menschen vom Hund erreicht,

Comparative pharmacokinetics

Terminal half-lives of different sex steroids in animals and humans following oral administration (hours)

Compound / Species	Cyproterone-acetate	Norethisterone	Levonorgestrel	Gestodene	Ethinylestradiol
Rat	26 (24-72)	3.7 (2-12)	0.5 (0.17-7)	0.4 (0.1-4)	1.1 (1-8)
Rabbit	n. d.	7.4 (6-24)	n. d.	2.2 (2-8)	1.2 (1-10)
Dog (Beagle)	109 (5-96)	6.3 (5-12)	1.2 (3-9)	4.6 (7-24)	2.9 (3-10)
Monkey (Rhesus)	25 (12-72)	1.9 (2-12)	4.4 (2-30)	4.0 (2-30)	0.7 (1-8)
Man	48 (24-120)	7-10 (6-24)	26 (24-120)	10 (4-48)	25 (10-48)

n. d. = not determined
The time period during which the parameter was calculated is given in brackets (hours)

from Hümpel et al. (1983)

Abb. 17 Vergleichende Pharmakokinetik. Terminale Halbwertzeiten verschiedener Steroide nach p.o. Verabreichung.

Comparative pharmacokinetics

Metabolic clearance rate of different sex steroids in animals and humans (ml/min/kg)

Compound / Species	Cyproterone-acetate	Norethisterone	Levonorgestrel	Gestodene	Ethinylestradiol
Rat	6.8 (6.7)	212 (6.7)	124 (6.7)	168 (6.7)	61* (0.1)
Rabbit	n. d.	35* (0.085)	n. d.	27* (0.25)	32 (0.1)
Dog (Beagle)	0.59 (0.08)	9.0 (0.08)	7.5 (0.08)	5.2 (0.08)	20* (0.015)
Monkey (Rhesus)	4.7 (0.15)	9.3 (0.15)	1.6 (0.15)	1.4 (0.15)	17* (0.01)
Man	1.8 (1.3)	6.2* (0.018)	2.2* (0.0006)	0.63* (0.0013)	4.5* (0.0016)

n. d. = not determined
*i. v. dose, all others s. c. or i. m. administration

from Hümpel et al. (1983)

Abb. 18 Vergleichende Pharmakokinetik. Metabolische Clearance verschiedener Steroide.

- die Metabolisierungsraten (metabolic clearances) variieren je nach Spezies und Substanz stark, liegen im Durchschnitt aber beim Menschen niedriger als bei den Versuchstierspezies,
- die terminalen Halbwertszeiten variieren je nach Spezies und Substanz stark, sind im Durchschnitt für den Menschen aber länger als bei den Versuchstierspezies,

Comparative pharmacokinetics

Ranking of levonorgestrel (L), gestodene (G), norethisterone (N), cyproterone acetate (C) and ethinylestradiol (E) with regard to different pharmacokinetic parameters

Parameter	Rat	Dog (Beagle)	Monkey (Rhesus)	Man
Biovailability p. o.; [%]	E < L < G < N < C (3 – 100)	E < L < G < N < C (9 – 75)	E ~ L ~ G < N < C (< 1 – 91)	E < N < L < G ~ C (40 – 100)
Metabolic clearance [ml/min/kg]	C < E < L < G < N (6.8 – 212)	C < G < L < N < E (0.6 – 20)	G ~ L < C < N < E (1.4 – 17)	G < C < L < E < N (0.6 – 6.2)
Terminal half-lives [hours]	G ~ L < E < N < C (0.4 – 26)	L < E < G < N < C (1.2 – 109)	E < N < G ~ L < C (0.7 – 25)	N ~ G < E ~ L < C (7 – 48)

( ) – range

according Hümpel et al. (1983)

Abb. 19 Vergleichende Pharmakokinetik. Verschiedene Steroide im Plasma; Rangfolge.

- insgesamt ist aufgrund von Bioverfügbarkeit (allgemein niedriger), Metabolisierungsgeschwindigkeit (allgemein höher) und terminaler Halbwertszeit (allgemein kürzer) keine der Versuchstierspezies als repräsentativ für den Menschen anzusehen.

Schlußfolgerungen aus den vergleichenden Betrachtungen

Ein Vergleich der physiologischen endokrinen Situation und der Sensitivität von Erfolgsorganen und Steuerungsmechanismen, soweit möglich bei Maus, Ratte, Hund, Affe und Mensch, zeigt, daß

- die 17β-Estradiol-Konzentrationen im Plasma während der Gravidität bei allen Versuchstierspezies um 2 bis 3 Größenordnungen unter denen des Menschen liegen, d. h. eine exogene Estrogen-Zufuhr der Humandosis auf mg/kg-Basis bereits eine Überladung des Systems darstellt,
- die Progesteron-Konzentrationen im Plasma während der Gravidität beim Affen um 2 Größenordnungen unter denen des Menschen liegen, d. h. eine exogene Gestagen-Zufuhr der Humandosis auf mg/kg-Basis bereits eine Überladung des Systems darstellt,
- das Estrogen/Progesteron (E/P)-Verhältnis bei Maus, Ratte und Hund um 1 bis 3 Größenordnungen weiter ist als beim Menschen, d. h. eigentlich eine speziesspezifische Anpassung von Kombinationen bei experimenteller Prüfung erforderlich macht,
- für die gleiche Reaktion endokriner Erfolgsorgane und Steuerungsmechanismen die bei Versuchstieren erforderlichen Dosierungen um Größenordnungen größer (z. B. Ovulationshemmung, Ratte) *oder* kleiner (z. B. E/P-Verhältnis zur Transformation des Endometriums, Ratte und Hund) als beim Menschen sein können,
- die Steuerungsmechanismen für die Proliferation und Funktion endokriner Erfolgsorgane zwischen den einzelnen Spezies qualitativ prinzipiell unterschiedlich sein können (z. B. für die Milchdrüse, Maus, Ratte, Hund, Affe und Mensch).

Damit weist keine der genannten Tierarten hinsichtlich endokriner Steuerung und Sensitivität von Erfolgsorganen und Steuerungsmechanismen eine genügend hohe Ähnlichkeit mit dem Menschen auf, um als repräsentatives Modell zu dienen.

Der Vergleich pharmakokinetischer Kenngrößen (c_{max}, t_{max}, $t_{1/2}$, AUC, Bioverfügbarkeit, metabolische Clearance) soweit möglich bei Ratte, Hund (Beagle), Affe (Rhesus) und Mensch, für Cyproteronacetat, Norethisteron, Levonorgestrel, Gestoden und Ethinylestradiol zeigt, daß diese Kenngrößen von Spezies zu Spezies und Substanz zu Substanz z. T. erheblich variieren. Es sind nicht einmal durchgehend einheitliche Tendenzen erkennbar. Daraus folgt, daß hinsichtlich der Pharmakokinetik keine der Versuchstierspezies als generell repräsentativ für den Menschen angesehen werden kann.

Die erheblichen Speziesdifferenzen, die oben dargelegt und in der Abbildung 20 zusammengefaßt wurden, sollten Anlaß zur kritischen Überprüfung der gegenwärtig

Background for the proposed new preclinical and early clinical testing program for steroidal hormones

Estrogens and progestogens

- No indication of genotoxicity
- Fundamental species differences in
  - absolute and relative secretion rates of endogenous hormones
  - feed back and steering mechanisms of target organs
  - sensitivity and reactivity of target organs
  - pharmacokinetics

  resulting in fundamental species differences in
  - pharmaco- and toxicodynamics
- Potential of dose dependent promotion (direct and/or indirect) of hormone sensitive normal, preneoplastic and neoplastic tissues in experimental animals

Abb. 20 Hintergrundinformationen für den Vorschlag eines neuen Prüfprogrammes für Steroidhormone.

praktizierten Vorgehensweise bei der vorklinischen und frühen klinischen Untersuchung sein.

Die präklinische pharmakodynamische Charakterisierung von neuen Estrogenen und Gestagenen kann sich, wenn sie sinnvoll sein soll, nur auf die vergleichende Prüfung mit Standardsubstanzen bei Sorge für möglichst gleiche pharmakokinetische Verhältnisse in pharmakologischen Modellen beschränken.

Auch die toxikodynamische Charakterisierung kann sich auf kurzfristige in vitro- und in vivo-($\leq$ 6 Monate)-Untersuchungen zur generellen Risikoabschätzung beschränken, bei denen die pharmakokinetischen Verhältnisse bei der Gestaltung des Versuchsdesigns, spätestens jedoch bei der Interpretation der Ergebnisse besonders zu berücksichtigen sind. Für die sinnvolle Ausrichtung der Dosierungen in diesen toxikologischen Untersuchungen an endokrinpharmakodynamisch wirksamen Dosierungen im Tierexperiment gibt es zur Zeit keine tragfähige wissenschaftliche Basis.

Eine für den Menschen relevante pharmakodynamische und in Grenzen auch toxikodynamische Charakterisierung kann bei steroidalen Wirkstoffen mit endokriner Wirkung nur am Menschen erfolgen. Entsprechend sorgfältig geplante und kontrollierte Studien am Menschen zu einem möglichst frühen Zeitpunkt stellen nach dem gegenwärtigen Stand des Wissens den einzig sinnvollen Weg in der Entwicklung derartiger Wirkstoffe dar.

In den Abbildungen 21a und b ist versucht worden, den Weg in der vorklinischen und frühen klinischen Untersuchung zu diesem Ziel darzulegen.

Proposed preclinical and early clinical testing program for steroidal hormones – most important new aspects

Estrogens and progestogens (1)

- Experimental endocrine-pharmacodynamic characterization
  - interpretation of results with regard to comparative endocrinology and pharmacokinetics
  - 2 – 4 Week systemic toxicity and dose range finding studies in rats, dogs and/or monkeys in parallel to
  - Pharmacokinetics in rats, dogs and/or monkeys
- Human tolerance, pharmacokinetics, dose titration and endocrine system monitoring
- General pharmacodynamic characterization ("safety pharmacology")

Abb. 21a Vorschlag für ein neues Prüfprogramm für Steroidhormone. Estrogene und Gestagene (1).

Proposed preclinical and early clinical testing program for steroidal hormones – most important new aspects

Estrogens and progestogens (2)

- $\leqq$ 6 months chronic toxicity in at least one animal species
  - to be selected with regard to comparative pharmacokinetics
  - interpretation of results with regard to comparative endocrinology and pharmacokinetics
- Tumorigenicity in at least one animal species (preferably rodent; in case a second species should deemed to be necessary, this could also be a rodent)
  - to be selected with regard to comparative pharmacokinetics
  - interpretation of results with regard to comparative endocrinology and pharmacokinetics
- Reproduction toxicology with particular attention to target organs

Abb. 21b Vorschlag für ein neues Prüfprogramm für Steroidhormone. Estrogene und Gestagene (2).

Zusammenfassung

Ausgehend von dem allgemein akzeptierten Prinzip, daß Versuchsmodelle, aus deren Ergebnissen auf die Verhältnisse beim Menschen geschlossen werden soll, dem Menschen möglichst gleich oder ähnlich sein sollen, wurden die Spezies Maus, Ratte, Hund, Affe und Mensch anhand weniger Beispiele einer vergleichenden Betrachtung der Endokrinologie, Pharmakodynamik und -kinetik unterzogen.

Diese wenigen Beispiele zeigen bereits fundamentale Unterschiede in den absoluten und relativen Sekretionsraten endogener Hormone, in den „feed back"- und Steuerungsmechanismen von endokrinen Erfolgsorganen, in der Sensitivität und Reaktivität von Erfolgsorganen und in der Pharmakokinetik einzelner Gestagene (Norethisteron, Levonorgestrel, Gestoden, Cyproteronacetat) und des Estrogens Ethinylestradiol. Diese Unterschiede führen zwangsläufig zu entsprechenden Speziesunterschieden in der Pharmako- und Toxikodynamik einzelner Substanzen. Als Konsequenz ergibt sich aus dieser Situation für die Entwicklung neuer Stoffe: Nach pharmakodynamischer Charakterisierung im Vergleich zu Standardsubstanzen, kurzfristiger toxikodynamischer Charakterisierung und Berücksichtigung der pharmakokinetischen Verhältnisse bei der Versuchsgestaltung, spätestens jedoch bei der Ergebnisinterpretation, möglichst frühe Prüfung am Menschen. Ein Vorschlag zum praktischen Vorgehen wird unterbreitet.

Literatur

[1] Back, D. J., A. M. Breckenridge, F. E. Crawford et al.: Kinetics of norethindrone in women. II. Single-dose kinetics. Clin. Pharmacol. Ther. **24** (1978) 448–453.

[2] Beier, S., F. Haase, B. Kosub: The progestational activity of different gestagens used for human contraception in the Beagle bitch. Contraception **20** (1979) 533–548.

[3] Beier, S., B. Düsterberg, M. F. El Etreby et al.: Toxicology of hormonal fertility regulating agents. In: Endocrine mechanisms in fertility regulation (G. Benagiano, E. Diczfalusy, Hg.), S. 261–346. Raven Press, New York 1983.

[4] Düsterberg, B.: Plasma levels of levonorgestrel, gestodene, norethisterone and cyproterone acetate on single-dose subcutaneous administration in oily solution in the rat, beagle and rhesus monkey. Steroids **43** (1984) 43–56.

[5] Good, R. G., D. L. Moyer: Estrogen-progesterone relationship in the development of secretory endometrium. Fertil. Steril. **19** (1968) 37–49.

[6] Hümpel, M., B. Düsterberg, S. Beier et al.: The role of pharmacokinetics in preclinical safety studies of synthetic sex steroids. Paper presented on the FDA/NICHD-Workshop, Bethesda, M.D., pp. 27–29, April, 1983.

[7] Hümpel, M., H. Wendt, G. Pommerenke et al.: Investigation of pharmacokinetics of levonorgestrel to specific consideration of a possible first-pass effect in women. Contraception **17** (1978) 207–220.

[8] Josimovich, J. B., D. F. Archer: Primate lactogenic hormones and functions. In: Lactation; A comprehensive treatise. Bd. IV, (B. L. Larson, Hg.) S. 281–312, Academic Press, New York, London 1978.

[9] Neumann, F., W. Elger, Y. Nishino et al.: Probleme der Dosisfindung: Sexualhormone. Arzneim. Forsch. **27** (1977) 296–318.

[10] Neumann, F., K. J. Gräf: Some comparative endocrinpharmacological aspects and their relevance in the interpretation of adverse drug effects. Pharmacol. Ther. 5 (1979) 271–286.

[11] Neumann, F., W. Elger, M. F. El Etreby: Tierexperimentelle Untersuchungen zur Physiologie und Pathologie der Mamma. In: Die Erkrankungen der weiblichen Brustdrüse (H. J. Frischbier, Hg.) S. 12–29. G. Thieme Verlag, Stuttgart, New York 1982.

[12] Yochim, J. M., V. J. de Feo: Control of decidual growth in the rat by steroid hormones of the ovary. Endocrinology **71** (1962) 134–142.

III Aktuelle toxikologische Probleme

Möglichkeiten und Optimierung von Untersuchungen auf chronische Toxizität

G. Hebold, G. Bode

Die Entwicklung neuer Arzneimittel als Basis des therapeutischen Fortschrittes ist eine unbestrittene Tatsache, ebenso wie die Herstellung neuer chemischer Substanzen. Zur Gefahrenbeurteilung hat der Gesetzgeber eine Anzahl von Forderungen gestellt, die zu erfüllen sind, bevor nach dem Wirksamkeitsnachweis am Tier eine Erprobung bzw. Nachprüfung am Menschen vorgenommen werden darf. Daß diese Forderungen je nach Anwendungsdauer am Menschen unterschiedlich sind, ist einleuchtend und selbstverständlich.

In den letzten 25 Jahren haben sich sowohl bei der forschenden Industrie als auch bei den zulassenden Behörden Erfahrungen angesammelt, die sich z. B. in Richtlinien der EG und OECD niedergeschlagen haben. Die Risikoabschätzung ist eine Aufgabe der Toxikologie und geleitet von medizinischen Erkenntnissen und Ergebnissen mit möglichen Integrationen anderer Disziplinen.

Die chronische Toxizitätsprüfung am Tier ist das Kernstück aller toxikologischen Prüfungen und soll eventuell auftretende Schäden aufdecken. Die aktuelle Toxizitätsprüfung hat nichts gemein mit Versuchen zur Aufklärung von Vergiftungen und deren Behandlung. Die Prüfung auf chronische Toxizität heute ist auf der ständigen Suche nach Möglichkeiten der Früherfassung von eventuell auftretenden Organalterationen und funktionellen Störungen, die durch Laboratoriumsparameter, klinische Untersuchungen, EKG usw. zu erfassen sind und in den letzten Jahren zu erheblichen Fortschritten geführt haben.

Die Möglichkeit der subtileren Erfassung und frühzeitigen Erkennung und Klassifizierung von Arzneimittelwirkungen und Arzneimittelschädigungen soll in drei Hauptabschnitte eingeteilt werden, die sich auf verschiedene Stufen verteilen:

Zeitpunkte der Optimierungsmöglichkeit

1. Problemstellung *vor* Beginn der chronischen Toxizität,
2. Problemstellung *während* der chronischen Toxizität,
3. Problemstellung *nach* Abschluß der chronischen Toxizität.

Vor Beginn einer jeden chronischen Toxizitätsprüfung sollte bekannt sein, aus welcher chemischen Klasse die Substanz stammt und was über die Wirksamkeit und den Wirkungsmechanismus bekannt ist. Es ist wichtig, die Schwellendosis, die approximative akute Toxizität, die Beeinträchtigung anderer als das Zielorgan betreffende Organe oder Organsysteme zu kennen, damit alle diese bekannten Wirkungen in das Untersuchungsprogramm mit aufgenommen werden können. Je nach Fragestellung, der Ansprechbarkeit und der Möglichkeit von der Erfassung auch klinischer Parameter müssen Untersuchungsmethoden oder Tierspezies ausgewählt werden, damit nicht eine ungeeignete Methode oder Tierspezies für die chronische Toxizitätsprüfung verwendet wird. Die unterschiedliche Wirksamkeit und Empfindlichkeit der Tierspezies ist nicht ohne Bedeutung. Eine Tierspezies, die gegen eine chemische Substanz unempfindlich ist, wird auch keine toxikologischen Befunde ergeben und somit eine relative Sicherheit vortäuschen. Es sei hier an die bekannten Beispiele der Überempfindlichkeit des Hundes gegenüber Digitalis, Raubasin, Fibrate, Betablocker u. a. und Unempfindlichkeit der Ratte gegenüber diesen Substanzen erinnert. Berücksichtigung im Rahmen chronischer Toxizitätsuntersuchungen muß außerdem die Reaktion des Zielorganes auf die Substanz finden, vor allem dessen eventuell zu erfassendes morphologisches Substrat, das nicht als toxisch zu werten ist, sondern als physiologisch zu erwartender Befund, der sich besonders bei Überdosierungen zu Alterationen führen kann, die sich von toxischen Veränderungen nicht unterscheiden. Als ausgewählte Beispiele sind hier erwähnt die Degranulation der B-Zellen der Pankreasinseln bis zur Nekrose bei Antidiabetika (Abb. 1), die Nephrohydrose und retrograde Invagination der Nierentubuli bei Diuretika (Abb. 2, 3), die Herzmuskelnekrosen und zelligen Infiltrate bei auf den Herzmuskel einwirkenden Substanzen (Abb. 4). Befunde, die auch auf andere Systeme eine Wirkung sekundär ausüben, die nicht im eigentlichen Sinne als toxisch zu erklären sind, sondern durch Überdosierung hervorgerufen werden.

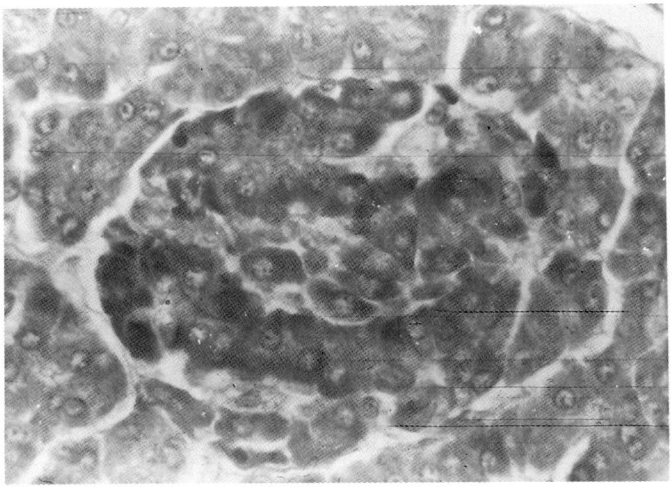

Abb. 1 Pankreas-Insel mit partieller Degranulation der B-Zellen (Anti-Diabetikum).

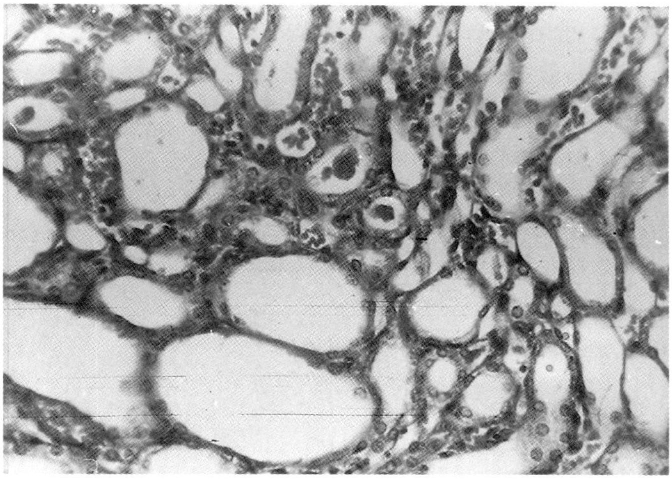

Abb. 2 Niere: Nephrohydrose bei Diuretikum.

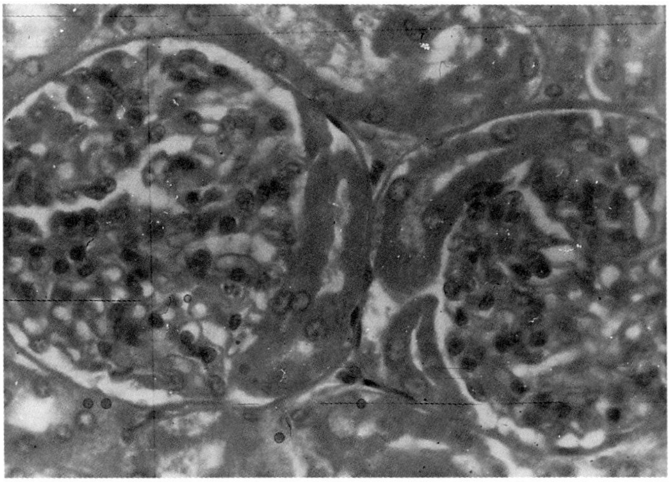

Abb. 3 Niere: retrograde Invagination als praeagonaler Vorgang.

Es ist weiter wichtig, Veränderungen, die durch die Wachstumsperiode und die Haltungsbedingungen der Tiere bedingt sind – sowohl bei der Ratte als auch beim Hund – zu kennen (Tab. 1). Dieses z. T. geschlechtsbedingte Verhalten des Gewichtes beginnt bei der Geburt und hält bis zum Abschluß der Adoleszens bzw. bis zum Lebensende an (Abb. 5). Weitere Beispiele sind der physiologische Abfall der alkalischen Phosphatase, die Veränderungen im „roten" Blutstatus und die Veränderungen der Zahl der Erythrozyten (Abb. 6, 7, 8). Neben der Pharmakodynamik ist den pharmakokinetischen und metabolischen Befunden Bedeutung beizumessen, da diese Parameter sich im Laufe einer chronischen Toxizitätsprüfung durch z. B.

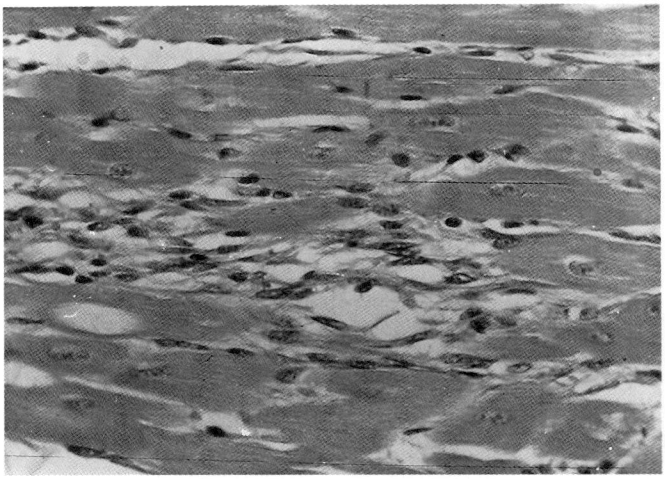

Abb. 4 Herzmuskelnekrosen und Infiltrate bei bestimmten Cardiaca.

Enzymaktivierung usw. ändern oder anpassen können. Diese Erkenntnisse sind wichtig für die Dosisfestlegung, die Applikationsform und die vorzunehmenden Untersuchungen.

Tabelle 1 Abhängigkeit des Blutbildes vom Alter und der Tierhaltung bei Ratten

Lebens-alter Monate	Segmentk. N. %				Lymphozyten %			
	Einzelhaltung		Kollektivhaltung		Einzelhaltung		Kollektivhaltung	
	♀	♂	♀	♂	♀	♂	♀	♂
1	6	8	9	7	93	91	89	92
3	7	7	9	8	92	92	89	91
7	16	14	10	14	79	81	85	79
11	14	20	12	18	84	77	86	79
16	23	30	15	33	74	67	83	64
24	35	45	25	30	59	51	71	65
28	48	–	51	55	51	–	46	39

Um alle diese Untersuchungen durchführen zu können, sind die Kenntnisse der Möglichkeiten und Methoden der Medizintechnik wichtig, die es ermöglichen, mit minimalen Substratmengen auszukommen. Zur Vermeidung von iatrogenen Veränderungen ist der Abnahme des Blutes, besonders bei kleinen Nagetieren, Bedeutung beizumessen. Die Technik der Blutentnahme ist deshalb ein wichtiger Faktor, weil er die gemessenen Werte beeinflussen kann. Die gebräuchlichsten Entnahmemethoden sind die Herzpunktion, die Kupierung des Schwanzes, das Anschneiden des Zungenbändchens, die Punktion des retroorbitalen Venenplexus und die Entnahme aus der

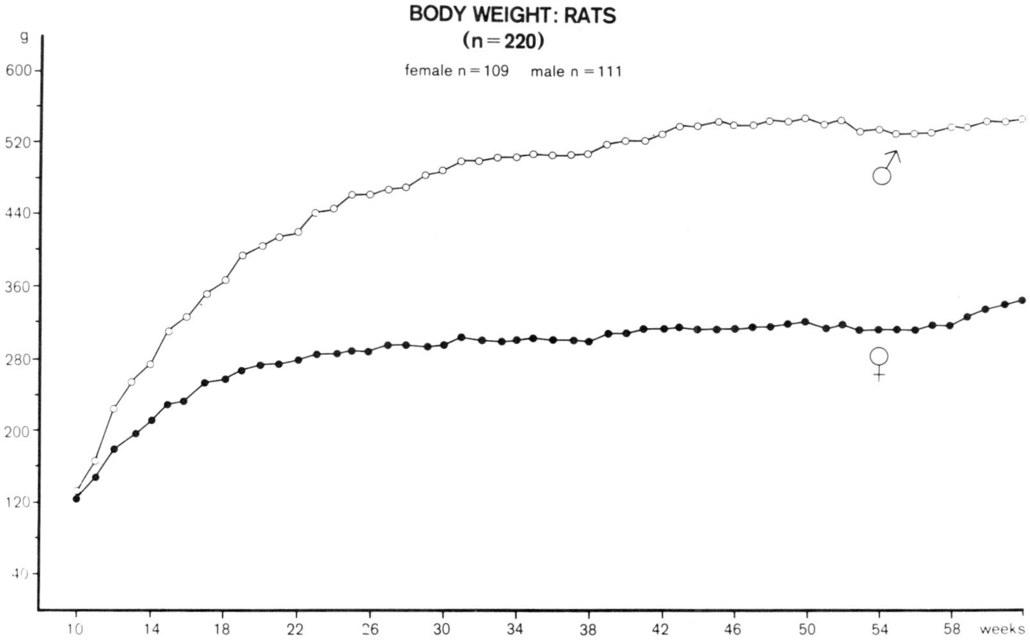

Abb. 5 Körpergewichtsentwicklung von männlichen und weiblichen Ratten.

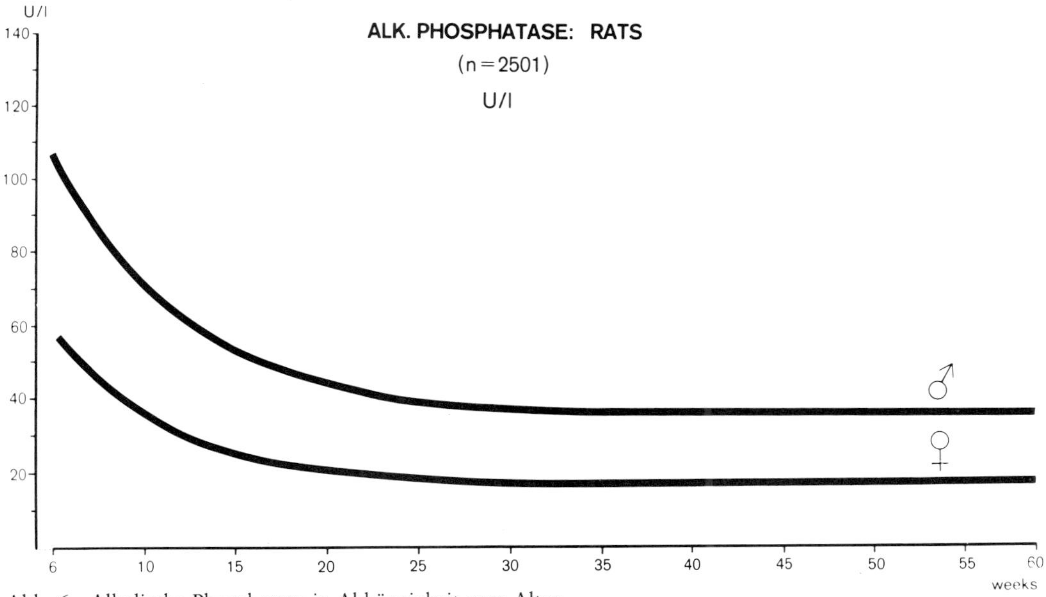

Abb. 6 Alkalische Phosphatase in Abhängigkeit vom Alter.

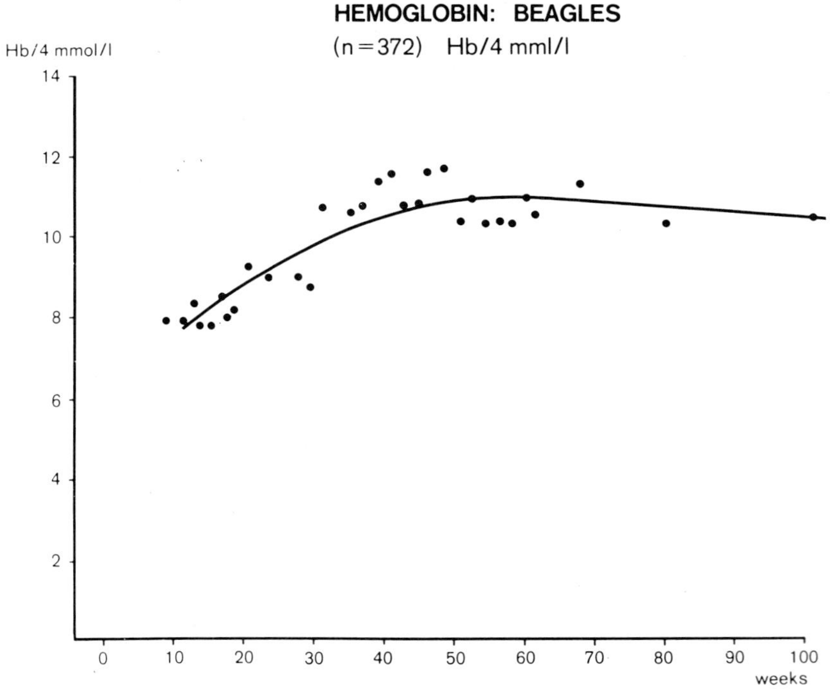

Abb. 7 Altersabhängiges Verhalten des Haemoglobins.

Vena subclavia. Die Herzpunktion ist bei Langzeitversuchen undurchführbar, führt zu morphologisch erkennbaren Schäden und ist mit einer hohen Komplikationsrate belastet. Beim Kupieren des Schwanzes ist die erzielte Blutmenge gering und das mechanische Bearbeiten des Schwanzes führt zur Verfälschung der Werte durch Austritt von Gewebsflüssigkeit und fördert u. U. die Infektionsgefahr. Das Anschneiden der Zungenvene führt zu unkontrollierbarem Nachbluten, deren Größe nicht abgeschätzt werden kann, da die Tiere das Blut verschlucken. Ein Vergleich zwischen der Blutentnahme aus dem retroorbitalen Venenplexus und der Zungenvene zeigt die deutlichen Unterschiede, vor allem in bezug auf die Abnahme des Haemoglobins. Es wurden an vier aufeinanderfolgenden Tagen mit diesen beiden Methoden *ohne Narkose* je 0,5 ml Blut entnommen. Durch die unkontrollierten Nachblutungen bei der Entnahme aus der Zungenvene kam es zu einem laufenden Abfall des Haemoglobingehaltes und des Körpergewichtes. Die Sektion der Tiere nach Abschluß des Versuches ergab ein prall mit geronnenem Blut gefüllten Magen. Durch diesen Blutverlust kann es zur Ausbildung einer Blutungsanämie und einer Haemosiderose der Organe kommen. Bei der Entnahme aus der retroorbitalen Vene kommt es infolge der natürlichen Tamponade der Punktionsstelle durch den Bulbus zu keiner Nachblutung und deshalb wird die Entnahme ohne nennenswerte Schwankungen im Haemoglobingehalt toleriert.

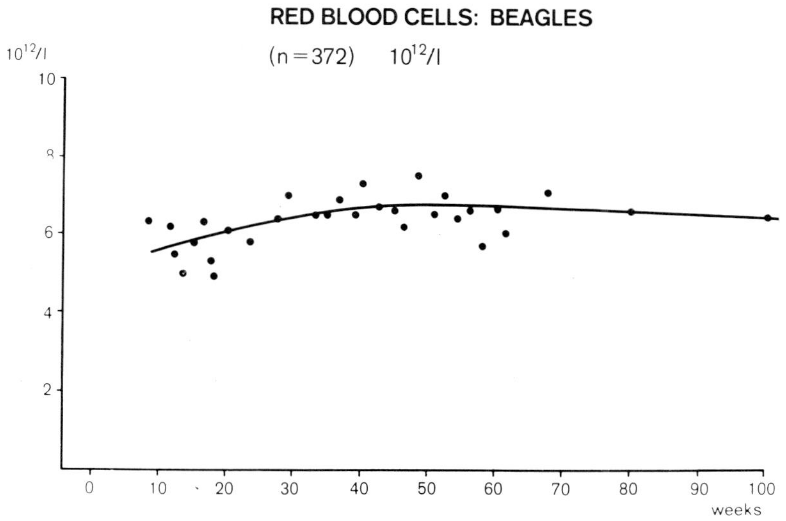

Abb. 8 Altersabhängiges Verhalten der Erythrozyten

Die Weiterverarbeitung der Probe nach der Blutentnahme kann einen zusätzlichen Einfluß auf das Untersuchungsergebnis haben. Durch die anschließende Gerinnung können vor allem Enzyme, die in höheren Konzentrationen in den Thrombozyten enthalten sind, in das Serum übertreten und dadurch in diesem zu hohe Werte vortäuschen. Ähnliche Verhältnisse liegen bei Eintreten der Haemolyse vor, da die Erythrozyten einen gegenüber dem Serum unterschiedlichen Enzym- und Elektrolytgehalt haben können. Es muß insbesondere beachtet werden, daß bereits eine Haemolyse vorliegen kann, ohne daß das Serum sichtbar rötlich gefärbt ist, besonders beim Hund. Zu beachten sind weiterhin die Veränderungen im Enzym- und Substratgehalt, die bei einer Aufbewahrung der Probem für längere Zeit bei Zimmertemperatur, im Kühlschrank oder im Tiefkühlschrank eintreten.

Es ist heute möglich, mit wenig Blut eine Vielzahl von Untersuchungen durchzuführen. Bei Abnahme von nur 850 ! Mikroliter Vollblut können insgesamt 18 haematologische und 23 biochemische Parameter bestimmt werden, d. h. nicht einmal 1 Milliliter wird benötigt. Voraussetzung dafür ist der Einsatz moderner Analysen- und Auswertungsgeräte. Die Anzahl und der Durchsatz von Proben, der früher nicht vorstellbar war, ist heute möglich. Es können außerdem bei den geringen Blutmengen in kürzeren Zeitabschnitten Probeentnahmen vorgenommen und damit der Verlauf besser bestimmt werden.

Aufgrund der Anwendbarkeit von Mikromethoden und der Erfassung durch eine komplette Laborautomation mit anschließender sofortiger biostatistischer Auswertung ist weiterhin gewährleistet, effektive toxikologische Auswirkungen in kürzester Zeit zu erfassen oder evtl. aufgetretene Störfaktoren zu beseitigen. Voraussetzung hierfür ist, daß das Blut tatsächlich in kürzeren Zeitabständen entnommen wird, was bei den geschilderten biologischen und technischen Möglichkeiten durchaus möglich ist. Besonders wichtig erscheint bei dieser Form der Optimierung der Versuche, daß es gelingt, den Zeitpunkt des Auftretens toxischer Veränderungen frühzeitig zu erkennen und festzustellen. Mit den Laboruntersuchungen bekommen wir einen schnelleren und deutbaren Überblick. Ebenso wie es gelingt, mit Urinuntersuchungen mögliche Schäden (Steinbildungen, Nephrohydrosen, glomeruläre Erkrankungen) während der Laufzeit festzustellen. Die Möglichkeit der Durchführung otologischer, ophthalmologischer, neurologischer und kardiologischer Untersuchungen während des Versuches am Nagetier kann u. U. Versuche an größeren Spezies als Routine-Untersuchungen in naher Zukunft ersparen.

Nach Abschluß der Laufzeit sollte von der Möglichkeit Gebrauch gemacht werden, einen Teil der Tiere weiterleben zu lassen, um die Reversibilität der eventuell aufgetretenen Befunde zu prüfen, wobei die Zeitdauer von den jeweils erhobenen Befunden abhängig gemacht werden muß, um eventuell pharmakologische, pharmakokinetische Untersuchungen usw. durchzuführen. Wichtig ist, daß alle Tiere einer makroskopischen Betrachtung aller Organe unterzogen werden und daß die Organe, zumindest die großen, wie Leber, Niere, Milz, Lunge, Gehirn, Herz eventuell unterschiedlichen Fixationsmethoden unterworfen werden, um Spezialuntersuchungen (Enzymdarstellungen, immunologische Fragen, elektronenmikroskopische Untersuchungen usw.) durchführen zu können. Speziell in der histologischen Beurteilung von Organveränderungen, z. B. bei Veränderungen in der Leber, harmlose Hyperplasien oder eine beginnende Kanzerogenisierung, sind die Erfahrungen und Kenntnisse des Beurteilers wichtig, damit aus den Ergebnissen keine falschen Schlüsse gezogen werden. Neben den morphologischen Veränderungen am Zielorgan sind auch die dadurch bedingten morphologischen Veränderungen, z. B. abhängige Organe (bei Hormonen, Hoden, Leber, Brustdrüse, Hypophyse, Ovar, Uterus, Nebennieren u. a.) zu berücksichtigen. Ein hohes Maß an Kenntnissen muß der Beurteiler haben, um altersbedingte oder stammspezifische Besonderheiten als solche zu erkennen. Bei der Prüfung des Immunstatus ist zur Zeit noch eine gewisse Zurückhaltung in der Interpretation notwendig, da die Methoden noch nicht ausgereift und genügend abgesichert sind und vielfach eine Spezies-Spezifität (kleine Nager) aufweisen.

Die biometrische Beurteilung aller chronischen Toxizitätsversuche ist schon zur Selbstverständlichkeit geworden, bedarf aber in vielen Fällen einer sorgfältigen Interpretation, insbesondere dann, wenn es sich um Häufigkeiten handelt, die biologisch implausibel erscheinen und nur im speziellen Versuch aufgetreten sind und zu den historischen Fällen im Gegensatz stehen oder mit diesen nicht in Einklang zu bringen sind. Da der Biometriker mit „toten“ Zahlen primär konfrontiert ist, sollte besonders bei so wichtigen Entscheidungen ein enger Kontakt mit diesem bestehen und die eigene oder literaturbekannte Datenbank herangezogen werden (z. B. Stammesunterschiede).

Zusammenfassung

Daß nicht alle Probleme einer Optimierung der chronischen Toxizität angesprochen worden sind, ist dadurch bedingt, daß bestimmte Formen bewußt ausgelassen wurden, z. B. Fragen der Teratogenität, Mutagenese, Kanzerogenität und der ewig junge Streit, ob es einen Schwellenwert gibt, von dem aus extrapoliert werden kann. Diese Probleme sind Gegenstand gesonderter Darstellung. Es wurde der Versuch unternommen, aufzuzeigen, welche Möglichkeiten zur Zeit bestehen, um aus den Versuchen und Ergebnissen den höchst möglichen Erkenntnisstand zum frühest möglichen Zeitpunkt zu gewinnen. Aus den Ausführungen ist außerdem ersichtlich, daß „Alternativ"-Methoden momentan und in übersehbarer Zukunft den Tierversuch nicht ersetzen können, da noch viel Zeit vergehen wird, bis auf diesem Gebiet die Wiederholbarkeit gesichert und die Validität gegeben ist, um auf den Gesamtorganismus schließen zu können.

Kritische Anmerkungen zur histopathologischen Diagnostik

W. Kovac, G. Weisse

Abstract

Critical comments on histopathological diagnosis

Since, according to experience, in gross pathology and in histology toxic effects induced by toxic substances are mostly confined to 15 organ alterations only, the proposal is often made that non-academic slide readers might perform the histological investigation.

In practice, however, there may arise some difficulties with such a procedure due to the fact, that the animals investigated show alterations and reactions, or side effects of treatment with the test material which are species specific or inherent to the strain used.

Thus it is sometimes difficult to answer the question, if the alteration observed has to be looked upon as toxic effect of the test material investigated, or not. Three such examples shall be represented. They are focal heart muscle necrosis in rats, pulmonary phospholipidosis in rats and the occurrence of acidophilic inclusion bodies in hepatocytes of Beagle dogs.

The finding of *focal heart muscle necrosis in rats* seemed at first to be attributable to a cardiovascular drug tested, according to one experiment, and then was recognized to be as frequent in the control as in the treated animals in another study with the same drug. To clarify the situation the cardiac findings of more than 9000 untreated and treated Wistar rats were summarized giving the following results:

The findings represented show that a spontaneous alteration, confined to males mainly, was involved which is inherent to the rat strain used, and which is also known from literature to appear "spontaneously" – i. e. independently from treatment – as a result of bacterial or viral infections.

Pulmonary phospholipidosis (distinct from general phospholipidosis) observed in rats after treatment with various cationic amphiphilic drugs of different type which can intervene with phospholipid metabolism (probably by inhibition of lysosomal phospholipases) is an example of a species specific extremely intense reaction due to peculiarities of metabolism in the species concerned, i. e. the intense phospholipid metabolism in the lungs of rats.

As concerns such amphiphilic compounds they are thought to bind to special phospholipid fractions and thus to prevent their breakdown by phospholipases. Since phospholipid metabolism and excretion is quite intense in rat lung cells, intraalveolar accumulation of foam cells in the lung is seen. These foam cell accumulations are reversible after discontinuation of treatment. Foam cell granulomas are seen spontaneously in rats and may be residues of focal inflammations, or the morphological correlate of altered phopholipid metabolism in the lung.

In humans foam cells in the lung were described in lipid pneumonia after treatment with the coronary dilator 4,4-diethylaminoethoxyhexestrol which induces foam cells in rats also. Nevertheless it looks as if pulmonary lipidosis observed after treatment with specific amphiphilic substances in rats is quite typical for this species and for guinea pigs also, while mice and rabbits are far less sensitive.

Acidophilic inclusion bodies in hepatocytes of Beagle dogs are an example of spontaneous alterations, observed in special animal strains which can be augmented by treatment with special substances. Extensive histological and histochemical investigations in untreated and treated dogs, however, showed that these inclusion bodies in hepatocytes are strain inherent. They were observed in man, dog and rat, in otherwise normal hepatocytes, as a consequence of altered physiological conditions, for instance after liver perfusion, hepatectomy, diseases and drug treatment. In sheep and horses they were only reported after poisoning with vegetable alkaloids, till now.

The examples given show that there are histopathological findings which are specific for special species or strains where they are outstanding findings and quite typical, while in other species they are rare or extraordinaryly rare, thus imposing the need of thorough investigations and experience to judge their relevance.

Die pathologische Anatomie und die Histopathologie haben im Rahmen der Toxikologie ein streng umrissenes Tätigkeitsfeld, besonders wenn es sich um die Klärung einer fraglichen toxischen Wirkung von Heilmitteln im Tierversuch handelt. Die Erfahrung zeigt, daß sich die toxische Wirkung sämtlicher giftiger Substanzen in nur ungefähr 15 verschiedenen Organveränderungen manifestiert. Unter denen seien als wichtigste die Degeneration von Herzmuskel-, Leber-, Nierenepithel- und Keimzellen erwähnt. Wenn die eben erstellte Behauptung zutrifft, wäre es möglich, die morphologischen Untersuchungen in der Toxikologie durch eingeschulte, nichtakademische Fachkräfte, wie die oft erwähnten „slide-readers", durchführen zu lassen. Die Praxis zeigt jedoch, daß die verwendeten Tiere, und seien sie genetisch noch so ähnlich, pathologische Reaktionen und Alterationen zeigen, die ein Spezifikum der entsprechenden Spezies darstellen oder einem side-effect der geprüften, toxischen oder nicht-toxischen Substanz mit besonderer, speziesspezifischer Reaktion zuzuschreiben sind. Drei solche Veränderungen, die anfänglich der Wirkung eines zu prüfenden Pharmakons zugeschrieben, in genaueren Untersuchungen aber als mehr oder weniger substanzunabhängig erkannt wurden, seien aufgeführt.

Vor einigen Jahren wurden bei der pathologischen Auswertung von Rattenversuchen, vornehmlich bei männlichen Tieren, fokale Herzmuskelnekrosen festgestellt. Diese Veränderungen traten bei Versuchen auf, in denen nach der Unschädlichkeit eines Kreislaufmittels gefragt wurde. In dem ersten Versuch war die Zahl der an Herzläsionen erkrankten Tiere nach Gabe der Substanz bedeutend höher als bei den entsprechenden Kontrolltieren, so daß mit einer herzschädigenden Wirkung des Heilmittels gerechnet werden mußte. In einem weiteren Versuch zeigte sich, daß hinsichtlich der Häufigkeit von Herzmuskelnekrosen bei unbehandelten und behandelten Ratten kein Unterschied bestand.

Zur endgültigen Abkärung wurden die Herzbefunde von über 9000 unbehandelten und behandelten Wistar-Ratten zusammengestellt (Tab. 1). Dabei ergab sich, daß es sich um eine Spontanalteration handelte, die bei Tieren des verwendeten Rattenstammes auftrat. Auch eine Geschlechtsspezifität konnte eindeutig nachgewiesen werden. In der Literatur sind Herzmuskelnekrosen infolge bakterieller (Staphylococcus aureus, Pseudomonas aeruginosa, Diplococcus pneumoniae, Corynebacterium kutscheri, koliforme Keime) oder viraler Infektion (Encephalo-Myocarditis-Virus) als Spontanalteration beschrieben [2].

Tabelle 1 Häufigkeit von Herzmuskelnekrosen in Wistar-AF/HAN-EMD-SPF-Ratten*

	Anzahl der untersuchten Tiere			Tiere mit Nekrosen		
	♂	♀	S	♂	♀	S
unbehandelt	1 335	1 335	2 670	56 (4,20%)	12 (0,90%)	68 (2,55%)
behandelt	3 447	3 447	6 894	142 (4,12%)	28 (0,81%)	170 (2,47%)
insgesamt	4 782	4 782	9 564	198 (4,14%)	40 (0,84%)	238 (2,45%)

* Ergebnisse aus Studien von 1971–1982

Das zweite Beispiel zeigt, daß Versuchstiere durch einen ganz spezifischen Stoffwechsel Veränderungen entwickeln können, die gar nicht oder nur sehr bedingt mit Alterationen des Menschen zu vergleichen sind. Eine solche Veränderung stellt die Schaumzellbildung in der Nagerlunge dar.

Aus der Literatur ist bekannt, daß Pharmaka der verschiedensten Wirkungsprofile – sogenannte „amphiphilic cationic drugs“ – wie beispielsweise Anorectika (Chlorphentermin, Fenfluramin), das Antimalariamittel Chloroquin, trizyklische Antidepressiva (Imipramin, Iprindol), das Antihistaminicum Chlorcyclizin, der Cholesterinsenker Triparanol und der Coronardilatator 4,4'-Diethylaminoethoxyhexestrol den Lipidstoffwechsel der Rattenlunge beeinflussen können. Abhängig vom Grade ihrer Amphiphilie binden sich derartige Substanzen mehr oder minder stark an zelluläre Phospholipidfraktionen und verhindern deren Abbau durch Phospholipasen. Bei männlichen Sprague-Dawley-Ratten, die beispielsweise täglich hohe Dosen Chlorcyclizin (0,18% im Futter) erhalten hatten, wurde schon nach vierwöchiger Versuchsdauer Lungen-Phospholipidose beobachtet, die sich im Rahmen einer zwei- bis dreiwöchigen "recovery-period" wieder zurückgebildet hatte [9, 11].

Solche Schaumzellgranulome kommen bei der Ratte als Spontanalteration vor [5, 10, 19]. Ätiologisch können diese intraalveolären Ansammlungen von Schaumzellen Residuen einer fokalen Entzündung oder aber das morphologische Korrelat zu einem veränderten Lipidstoffwechsel in der Lunge darstellen. Bekanntlich führt bei der Ratte einer der Wege der Lipidexkretion über die Lunge.

In den Schaumzellen sowohl spontaner als auch experimenteller Genese wurden gleiche Fettfraktionen wie Phospholipide, Triglyceride, Cholesterin, Cerebrosid etc. biochemisch oder histochemisch nachgewiesen [5, 6, 7, 11].

Abschließend bleibt festzustellen, daß es sich bei der Lungen-Phospholipidose um eine für die Ratte spezifische, aber reversible Alteration handelt. Die Schaumzellen werden über das Bronchial-Trachealsystem ausgeschieden. Ursächlich für diese Affektion ist der der Ratte eigene rege Lipid-Metabolismus in der Lunge, der durch die „amphiphilic cationic drugs" gestört wird. Diese hier angesprochene Lungenphospholipidose ist nicht mit der echten Phospholipidose, bei der es zu Phospholipideinlagerungen in mehreren Organen kommt, vergleichbar [20].

Obwohl am Lipidstoffwechsel des Menschen die Lunge offenbar unbeteiligt ist, können trotzdem Schaumzellen – von Akeda [1] als Lipid-Pneumonie bezeichnet – nach Gabe eines Coronardilatators (4,4'-Diethylaminoethoxyhexestrol-Dihydrochloride) auftreten.

Als drittes Beispiel soll eine Veränderung genannt werden, die sich in der Leber von Beagle-Hunden fand. Bei Auswertung von mehrmonatigen Toxizitätsversuchen wurden in Hepatocyten acidophile Einschlußkörper gefunden, die, da sie zunächst bei behandelten Tieren auftraten, mit der Wirkung des applizierten Pharmakons in ursächlichen Zusammenhang gebracht werden mußten.
Ausgedehnte histologische und teils auch histochemische eigene und fremde Basisuntersuchungen von unbehandelten und mit zahlreichen chemisch unterschiedlichen Substanzen behandelten Hunden zeigten, daß es sich bei den intracytoplasmatischen Inklusionen um eine für den Beagle spezifische Spontanveränderung der Leberzelle handelt. Unter Substanzbelastung können die intracytoplasmatischen Leberzelleinschlüsse quantitativ zunehmen.
Wie aus der Literatur bekannt ist, wurden diese Einschlußkörper beim Menschen, beim Hund, bei der Ratte, beim Schaf und Pferd beobachtet. Während Mensch, Hund und Ratte diese Inklusionen in normalen Leberzellen, in Hepatozyten bei veränderten physiologischen Verhältnissen (Perfusion, Hepatektomie etc.) sowie bei Erkrankungen oder nach Pharmakagaben zeigten, wurden diese Einschlüsse bei Schaf und Pferd bisher nur nach Vergiftung mit pflanzlichen Alkaloiden beobachtet [3, 4, 8, 12–18].

In den vorliegenden Ausführungen sollte gezeigt werden, daß auch die recht einfach und banal anmutende Begutachtung von toxischen Zuständen durch den Morphologen Erfahrung und beträchtliches Fachwissen erfordert, um hinter die oft eigenartigen Wege zu kommen, die die Biologie uns vorgibt.

Literatur

[1] Akeda, S.: A study on the lipidosis by a coronary vasodilator, 4,4'-Diethylaminoethoxyhexestrol dihydrochloride. Mie Med. J. **22** (1973) 65–87.

1 [2]Ayers, K. M., S. R. Jones: The cardiovascular system. In: Pathology of laboratory animals, Bd. 1 (K. Benirschke, F. M. Garner, T. C. Jones, Hg.), S. 2–69. Springer Verlag, New York, Heidelberg, Berlin. 1978.

[3] Doniach, I., K. Weinbren: The development of inclusion bodies in the cells of the rat's liver after partial hepatectomy. Brit. J. Exp. Pathol. **33** (1952), 499–505.

[4] Fisher, E. R., B. Fisher: Cytoplasmatic liver cell inclusions following arterialization in the dogs. Am. J. Path. **30** (1954) 987–999.

[5] Flodh, H., G. Magnusson, O. Magnusson: Pulmonary foam cells in rats of different age. Z. Versuchstierkd. **16** (1974), 299–312.

[6] Gaton, E., M. Wolman: Histochemical study on the pathogenesis of chlorocyclizine-induced pulmonary lipidosis. Histochemistry **63** (1979) 203–207.

[7] Gräbner, R., W. Meerbach: Imipramine and chloroquine induced alterations in phospholipid concent of rat lung. Exp. Path. **24** (1983) 253–259.

[8] Holmes, D. D., P. D. Smith: Inclusion bodies in hepatic cytoplasm of dogs and rats after administering endotoxin. Am. J. Vet. Res. **30** (1969) 811–815.

[9] Hruban, Z., A. Slesers, I. Aschenbrenner: Pulmonary intra-alveolar histiocytosis induced by drugs. Toxicol. Appl. Pharmacol. **26** (1973) 72–85.

[10] Innes, J. R. M., F. M. Garner, J. L. Stockey: Respiratory disease in rats. In: Pathology of laboratory rats and mice (E. Cotchin, F. J. C. Roe, Hg.) S. 229–257. Blackwell Scientific Publications, Oxford and Edinburgh. 1967.

[11] Lüllmann, H., R. Lüllmann-Rauch, O. Wassermann: Lipidosis induced by amphiphilic cationic drucs (Commentary). Biochem. Pharmacol. **27** (1978) 1103–1108.

[12] Murti, G. S., R. Borgmann: Intracytoplasmic periodic acid-schiff-positive nonglycogenic globules in canine liver: their histochemical characterization. Am. J. Vet. Res. **26** (1965) 63–67.

[13] Nakanuma, Y., G. Ohta, F. Matsubara, et al.: Cytoplasmic blood plasma inclusions in human hepatocytes. Liver II (1982) 212–221.

[14] Newberne, J. W., J. P. Gibson, P. M. Newberne: Variation in toxicologic response of species to an analgesic. Toxicol. Appl. Pharmacol. **10** (1967) Nr. 2.

[15] Pfeifer, U., P. Bannasch: Zum Problem der hyalinen Eiweißtropfen im Cytoplasma der Leberparenchymzellen. Licht- und elektronenmikroskopische Untersuchungen nach 3/4-Hepatektomie. Virchows Arch. [Cell. Pathol.] **1** (1968) 365–388.

[16] Pfeifer, U., W. Ormanns, O. Klinge: Hepatocellular fibrinogen storage in familial hypofibrinogenemia. Virchows Arch. [Cell. Pathol.] **36** (1981) 247–255.

[17] Popper, H., F. Parenetto, T. Barka: PAS-positive structures of nonglycogenic character in normal and abnormal liver. Arch. Pathol. **70** (1960) 300–312.

[18] Storch, W.: Immunohistological investigations of PAS-negative globular intracisternal hyalin in human liver biopsy specimens. Virchows Arch. [Cell. Pathol.] **48** (1985) 155–165.

[19] Yang, Y. H., C. Y. Yang, H. C. Grice: Multifocal histiocytosis in the lungs of rats. J. Path. Bact. **92** (1966) 559–561.

[20] Zbinden, G.: Drug induced lipidosis. Progress in Toxicology, Special Topics, Bd. 2, S. 34–49. Springer-Verlag, Berlin, Heidelberg, New York 1976.

Möglichkeiten und Optimierung von Untersuchungen auf Karzinogenität am Tier

R. Hess

Abstract

Values and shortcomings of carcinogenicity testing procedures

Long-term studies in laboratory animals are instrumental in determining the potential carcinogenic activity of chemicals in the absence of epidemiological data. Although the present procedures suffering from a number of incertainties and systematic errors have never been validated as predictive assay for human carcinogens, guidelines have been laid down by national and international authorities. The objective of whole-animal bioassays to qualitatively identify carcinogens has changed recently in favour of using the data for quantitative risk assessment. On the basis of induction of neoplasms as the endpoint, it is not possible to distinguish between chemicals that may act by directly altering the genetic material or by indirect mechanisms participating in the multistage process of carcinogenesis. Therefore, quantitative risk estimates, a prerequisite for preventive measures, are generally based on dose-response data alone. This requires adequate study design with carefully selected dose levels, for testing should be done under experimental conditions likely to yield maximum tumour incidence. A bias in favour of positive evidence is accepted in order to overcome the low sensitivity and the species-specificity of bioassays.

There are few accepted criteria to guide the interpretation of carcinogenicity data and the value of present classification systems remains douptful. As an alternative, numerical descriptions of carcinogenic potency or mathematical extrapolation models are proposed for dose-response assessment. However, the value of these models is weakened by the bias introduced by variations in the frequency of spontaneous tumours. Furthermore, the presently used protocol of long-term rodent studies is not appropriate to determine a safe threshold for chemical carcinogens. In addition to long-term carcinogenesis assays it is deemed necessary to include studies on the possible mechanisms of action for identifying potential human health hazards more precisely.

Noch in den sechziger Jahren waren nur wenige karzinogene Substanzen und Stoffklassen bekannt. Es bestand die Hoffnung, weitere spezifische Karzinogene im chronischen Tierversuch zu erkennen und gleichzeitig Anhaltspunkte über Wirkungspotential und Wirkungsmechanismus gewinnen zu können. Die Auffassung ließ sich aus dem damaligen Erfolg der experimentellen Karzinogenese rechtfertigen, der dazu führte, daß bereits 1959 die FDA [8] und 1961 die WHO [29] Prüfungsrichtlinien aufstellten, die in den wesentlichen Teilen auch in den heutigen Anforderungen enthalten sind. Das Verfahren am Nagermodell, das zunächst vorwiegend mechanistischen Untersuchungen gedient hatte, wurde jedoch nie ordnungsgemäß auf seine Eignung für Reihenuntersuchungen geprüft. Auch später stellte sich die Frage der Validierung als Screening-Test nicht, als um 1970 das US National Cancer Institute (NCI) ein großangelegtes „Animal Bioassay Program" einführte, mit dem Ziel, eine Auslese von gebräuchlichen Chemikalien auf karzinogene Wirkung zu prüfen [23]. Selbst als in den USA ein Standardprotokoll für die Durchführung des Langzeitversuches am Nager vorgegeben wurde, um damit eine einheitliche Datenbasis zu schaffen [26], stellte sich offenbar die grundsätzliche Frage nicht, ob die Verabreichung von höchstverträglichen Mengen der Testsubstanz im Futter, jeweils an 50 Ratten oder Mäusen während Lebenszeit, wohl die beste Methode sei, ein Humankarzinogen prädiktiv zu erfassen.

Die bisherigen Resultate derartiger Untersuchungen an staatlichen Instituten, an Hochschulen und in den Laboratorien der Industrie sind nicht in allen Teilen befriedigend. Es ist anerkennenswert, daß alle der aufgrund epidemiologischer Angaben erkannten Humankarzinogene auch im Experiment zu positiven Resultaten geführt haben. Die karzinogene Wirkung wurde jedoch nicht in jedem Fall im Standardtest bestimmt. So sind von den 26 der von der International Agency for Research on Cancer [14] bezeichneten menschlichen Karzinogenen bis 1979 nur 10 im Standardversuch nach oraler Applikation geprüft worden. Davon ergaben sechs positive Resultate an einer Tierart und nur vier erwiesen sich an Ratte und Maus positiv [16]. Auch im Vergleich von 245 an diesen beiden Spezies geprüften Substanzen [21] zeigten die Hälfte positive Resultate und nur etwa 40% waren in beiden Spezies karzinogen.

In der Anwendung als Screening-Test für Stoffe mit unbekannter Wirkung hat sich der Karzinogenitätstest am Nager als stumpfes Instrument erwiesen. Sein prädiktiver Wert ist limitiert und seine wissenschaftlichen Grundlagen sind kontrovers. Die Kriterien für den Nachweis der karzinogenen Wirkung sind teilweise umstritten. Anhaltspunkte für positive Effekte werden vorrangig beurteilt; der Beweis für karzinogene Unwirksamkeit ist als negative Evidenz letztlich nicht zu führen. Weshalb denn ist diese defiziente, aber äußerst aufwendige Versuchsanordnung in den behördlichen Richtlinien der OECD [17] und EWG [7] erneut festgeschrieben worden? Die Antwort liegt in der immer stärkeren Forderung der Öffentlichkeit nach klaren Entscheiden, selbst im Angesicht unvollständiger oder umstrittener Ergebnisse [22]. Das Verlangen nach „Sicherheit" wird vorrangig. Um diesem Anspruch zu genügen, besteht das Ziel der routinemäßigen Karzinogenitätsprüfung vor allem im Bereitstellen von Daten zur Risikoabschätzung. Damit sind Versuchsanordnung und Möglichkeiten der Interpretation der Ergebnisse vorbestimmt. Unter diesem Gesichtspunkt soll die Prüfung auf Karzinogenwirkung kritisch auf Limitationen und Optimierungsmöglichkeiten untersucht werden. Folgende Kriterien stehen im Vordergrund:

- Präzision des Experiments,
- Extrapolation aufgrund einer Dosiswirkungsbeziehung,
- Möglichkeiten der Klassifizierung von Karzinogenen.

Im Hinblick auf wesentliche systemische Ungenauigkeiten, die kürzlich vom Subcommittee on Environmental Carcinogens [24] bestätigt worden sind, kann ein gemäß den behördlichen Richtlinien durchgeführter Karzinogenitätstest die Anforderungen an ein „gutes Experiment“ [3] nicht erfüllen.

Zunächst ist die inhärente Variabilität der Versuchstiere zu berücksichtigen. Zwischen den verschiedenen Inzucht- und Auszuchtstämmen oder Hybriden der zumeist für Langzeitstudien verwendeten Ratten und Mäuse bestehen erhebliche Unterschiede bezüglich physiologischer Entwicklung, Lebensdauer und spontanem Auftreten von Tumoren. Dadurch ist der Vergleich zwischen den Resultaten verschiedener Laboratorien erschwert. Selbst innerhalb eines Laboratoriums sind Veränderungen wesentlicher Parameter über Jahre hinweg zu beobachten. Die im Rahmen des NTP Program seit 1970 weltweit wohl meist verwendete Ratte (F344) und Mäuse-Hybriden ($B6C3F_1$) weisen nicht nur eine erhebliche Spontanrate auf, sondern auch eine beachtliche Streuung der Tumorinzidenz [27]. Die Gründe für die Variabilität sind meist unklar. Seit 10 Jahren sind die Haltungsbedingungen standardisiert, jedoch lassen sich die Folgen eines möglichen „genetic drift“ ebensowenig voraussagen, wie der Einfluß z. B. unterschiedlicher Nahrungsfaktoren für die Alterspathologie der Versuchstiere [28].

Die Unschärfe des Endpunktes Tumorinzidenz kann allein aus Kosten- und Zeitgründen nicht durch Wiederholung oder Erweiterung von Versuchen korrigiert werden. Auch der Vergleich mit „historischen“ Daten ist nur unter bestimmten Voraussetzungen möglich [11]. Die Analyse historischer Datenbanken lehrt immerhin, daß zunehmend zeitlicher Abstand zwischen den Untersuchungen und Änderungen von Laborbedingungen die hauptsächlichsten Quellen für festgestellte Unterschiede sind. Als Vergleichsbasis eignen sich daher nur rezente Kontrolldaten desselben Instituts.

Trotz seiner Unschärfe bildet die Veränderung des Tumorprofils das wesentliche Entscheidungskriterium zur Annahme eines karzinogenen Effekts als Folge der Behandlung. Die Inzidenzzahlen dürfen dabei nicht allein kumulativ betrachtet werden. Um Fehlschlüsse zu vermeiden, ist es notwendig, Tumorinzidenz mit Bezug auf die Überlebenszeit zu analysieren. Nach unserer Erfahrung [31] eignet sich dazu insbesondere die Darstellung der Befunde in „Zeitblöcken“, z. B. in Form eines „stem and leaf diagram“ [1]. Mit geeigneten statistischen Methoden [19] lassen sich mögliche Einflüsse der Behandlung auf die Lebensdauer und das Auftreten von Tumoren auseinanderhalten. Einer kürzlichen Zusammenstellung von Solleveld et al. [25] ist zu entnehmen, daß die Häufigkeit mancher Spontantumoren bei der relativ langlebigen F344-Ratte zwischen der 110. und 146. Lebenswoche um 100 bis 500% ansteigen kann. Da sich das Tumorprofil dabei nicht ändert, erscheint es vorteilhaft, den Versuch nach zwei Jahren abzuschließen, um damit der zum Teil massiven Zunahme von Spontantumoren zuvorzukommen.

Tumorinduktion als Funktion von Dosis und Zeit wird seit den klassischen Arbeiten von Druckrey et al. [6] als wesentliches Indiz für karzinogenes Potential gewertet. Der Dosiswahl im Langzeitversuch kommt somit entscheidende Bedeutung zu. Da im Karzinogenitätstest ein Schwellenwert prinzipiell nicht betrachtet werden kann [13], sollten im Falle eines positiven Effektes mindestens zwei Dosisschritte verwendet werden, die sich von 0 unterscheiden, damit die Dosis-Wirkungsbeziehung bestimmt werden kann. Die höchste Dosis ist für die Extrapolation entscheidend. Sie soll als maximal tolerierte Dosis (MTD) die Lebenserwartung der Versuchstiere (mit Ausnahme tumorbedingter Mortalität) nicht beeinträchtigen. Nach neuer Auffassung in den USA wird unter „MTD" jedoch eine minimal toxische Dosis verstanden [18]. Diese Auffassung impliziert, daß im Karzinogenitätstest a priori die Langzeiteffekte einer toxischen Dosis geprüft werden, deren möglicherweise indirekte Wirkungen für das Resultat bestimmend sind [2]. Die Behauptung ist bestritten, daß eine möglichst hohe Dosis wegen der relativ kleinen Tierzahl aus statistischen Gründen erforderlich sei. Die Schaffung unphysiologischer Zustände im toxischen Dosisbereich bedingen eigenständige Situationen, die sich von den Bedingungen der niederen Dosisgruppen wesentlich unterscheiden können.

Das MTD-Konzept beruht auf dem Bestreben, negative Resultate wenn immer möglich zu vermeiden, selbst auf Kosten einer „falschen" positiven Aussage. Es ist nicht erstaunlich, daß unter diesen Voraussetzungen rund 50% aller Karzinogenitätstests positive Resultate gezeitigt haben. Das nach Verabreichung der MTD ermittelte karzinogene Potential ist möglicherweise der Ausdruck unspezifischer zytotoxischer oder promovierender Wirkungen, die als ultimal nichtkarzinogene Risikofaktoren anders zu bewerten sind als Effekte von Solitärkarzinogenen. Aufgrund der Dosis-Zeitbeziehung ist zu erwarten, daß sich solitärkarzinogene Wirkungen in Dosisbereichen manifestieren, die unterhalb der systemisch-toxischen Dosis liegen.

Das Vorliegen einer multifaktoriellen Karzinogenese läßt sich ohne großen zusätzlichen Aufwand (z. B. gestaffelte Zwischenuntersuchungen) im Rahmen eines Langzeit-Protokolls nicht nachprüfen. Dagegen lassen sich gewisse Rückschlüsse auf mögliche Aktionsmechanismen bereits aus dem Verlauf der Dosiswirkungskurve ziehen. Weiterhin ist zu bedenken, daß bei positivem Ausgang des Langzeitversuches die Dosiswirkungsrelation als wesentliches Element einer quantitativen Risikoabschätzung zu betrachten ist. Für das optimale Design kommt somit der Wahl der Dosisschritte große Bedeutung zu.

Wegen der enormen Tierzahlen, die dazu notwendig wären, ist es praktisch unmöglich, das Expositionsrisiko im niederen, humanrelevanten Dosisbereich direkt zu ermitteln. Eine Abschätzung kann jedoch durch Extrapolation der experimentell bestimmten Dosiswirkungskurve erfolgen [5]. Verschiedene mathematische Modelle sind vorgeschlagen worden, um auf diese Weise Anhaltspunkte über die Größenordnung eines karzinogenen „Restrisikos" zu gewinnen. Gebräuchliche Verfahren umfassen verschiedene stochastische und statistische Modelle [9]. Die Dosis-Wirkungs-Funktion wird bei der Wahl des Extrapolationsmodells zur Quantifizierung des im niederen Dosisbereich vermuteten Risikos herangezogen. Da weder Effekt noch Dosiswirkungsbeziehung zu Beginn eines Langzeitversuches vorausgesehen werden können, ist es angezeigt, den Versuch so anzulegen, daß sowohl unterschiedliche Spontanraten als auch verschiedenartige Verläufe von Wirkungskurven in spätere Berechnungen eingehen können. Verschiedene experimentelle Designs sind diskutiert worden, mit dem Ziel, für einen bestimmten Risikobereich eine möglichst hohe duldbare Dosis angeben zu können [10]. Unter den Voraussetzungen der üblicherweise konstanten Anzahl von 50 Tieren pro Geschlecht und Dosis, erscheint das Schema MTD, ½ MTD, ¼ MTD als Standard besonders geeignet. Es gilt jedoch zu beachten, daß bei steilem Verlauf der Wirkungskurve niedere Dosen nicht mehr informativ sind.

Die Wahl der höchsten Dosis (MTD) ist äußerst kritisch und muß mit Umsicht erfolgen. Neben hinreichender pharmakologischer und toxikologischer Information sollten vor allem vergleichende Daten zur Pharmakokinetik und zum Metabolismus herangezogen werden können. Leider stehen zum Zeitpunkt des Beginns der Langzeitstudie oft noch keine genügenden Resultate zur Verfügung, um z. B. Veränderungen der Kinetik in Abhängigkeit von der Dosierung zu ermessen. Weiterhin sind Erfahrungen über das Verhalten des Fremdstoffmetabolismus beim alternden Versuchstier nach chronischer Verabreichung einer Wirksubstanz noch äußerst limitiert und auch ohne großen Aufwand nicht zu gewinnen [30].

Der Anwendung der heute verfügbaren mathematischen Extrapolationsverfahren zur Festlegung von Expositionsgrenzwerten wird entgegengehalten, daß sie mit erheblichen statistischen und biologischen Unsicherheiten behaftet sind. Auch eignen sich die vorhandenen Datensätze in vielen Fällen nicht für derartige Berechnungsverfahren. Trotzdem bleibt die Forderung, bei qualitativer Evidenz für Karzinogenität, das Resultat des Langzeitversuches zur Quantifizierung des karzinogenen Potentials verwenden zu können.

In den letzten Jahren wurden verschiedene Vorschläge zur Klassifizierung aufgrund der Dosisabhängigkeit oder der Art der karzinogenen Wirkung publiziert, bis hin zu elaborierten Punktesystemen. Keiner dieser Ansätze kann jedoch befriedigen. Eine neue Konvention für die Berechnung einer mittleren tumorigenen Dosis (TD_{50}) aus Resultaten von Langzeitversuchen wurde kürzlich vorgeschlagen [20]. Als TD_{50} wird diejenige Dosis in mg/kg Körpergewicht/Tag angegeben, die nach kontinuierlicher Verabreichung über die „standardisierte Lebenszeit" die Wahrscheinlichkeit um die Hälfte reduziert, während dieser Zeitspanne frei von Tumorbefall zu bleiben. Diese Art der Berechnung des karzinogenen Potentials hat verschiedene Vorteile gegenüber anderen Indizes, z. B. demjenigen von Meselson und Russel [15] oder dem Vorschlag von Crouch und Wilson [4], die beide die spontane Tumorrate ungenügend berücksichtigen. Der TD_{50}-Index kann für eine bestimmte Tumorart oder für die Gesamttumorrate berechnet werden und erlaubt auch die Festlegung von Vertrauensgrenzen. Für unvollständige Datensätze sind Adaptionen und Korrekturen möglich. Die Autoren dieses Vorschlages haben bislang etwa 3000 Langzeitstudien mit 770 Chemikalien ausgewertet. Es ist zu erwarten, daß diese systematisierte Möglichkeit der Rangordnung bald Eingang in die Risikoabschätzung finden wird.

Wie bei anderen Modellen hängt auch im Rahmen der TD_{50}-Konvention die Genauigkeit der quantitativen Aussage von der Vollständigkeit qualitativ hochstehender Datensätze ab. Verläßliche Folgerungen lassen sich nur aus gut dokumentierten und mit vollständiger histopathologischer Auswertung versehenen Versuchsberichten ziehen. Die Auswertung eines Langzeitversuches kann jedoch nicht nur dem Statistiker überwiesen werden. Die Limitationen der Versuchsanordnung verlangen a priori ein multidisziplinäres Vorgehen, um zu Anhaltspunkten über die mögliche Langzeitwirkung einer Substanz zu gelangen. Nach Auffassung maßgebender Gremien [18] besteht heute noch keine Möglichkeit, auf die Karzinogenitätsprüfung zugunsten mechanistisch ausgerichteter Ansätze [12] zu verzichten. Als Entscheidungsgrundlage erscheinen die Resultate des Langzeitversuches unersetzlich, auch wenn diese Versuchsanordnung in gewisser Hinsicht als problematisch angesehen wird.

Literatur

[1] Chambers, J. M., W. S. Cleveland, B. Kleiner et al.: Graphical Methods for Data Analysis. The Wadsworth Statistics/Probability Series. Wadsworth International Group. Duxbury Press, Boston. 1983.

[2] Ciminera, J. L., J. F. Heyse, N. Mantel et al.: Design of cancer assays for pharmaceutical agents. Letter to the Editor. J. Natl. Cancer Inst. 72 (1984) 1212.

[3] Cox, D. R., Planning of Experiments. John Wiley & Sons, Inc., New York. 1958.

[4] Crouch, E., R. Wilson: Interspecies comparison of carcinogenic potency. J. Toxicol. Environ. Health 5 (1979) 1095–1118.

[5] Crump, K. S.: Dose response problems in carcinogenesis. Biometries **35** (1979) 157–167.

[6] Druckrey, H., A. Schildbach, D. Schmähl, et al.: Quantitative Analyse der karzinogenen Wirkung von Diäthylnitrosamin. Arzneim. Forsch. 13 (1963) 841–851.

[7] EWG: Richtlinie des Rates zur Änderung der Richtlinien 65/65/EWG, 75/318/EWG und 75/319/ EWG zur Angleichung der Rechts- und Verwaltungsvorschriften über Arzneispezialitäten. Anhang III. Amtsblatt der Europäischen Gemeinschaften Nr. L 332/23-28. 1983.

[8] FDA: Appraisal of the safety of chemicals in foods, drugs and cosmetics. Association of Food & Drug Officials of the United States. 1959.

[9] Food Safety Council. Quantitative risk assessment. Fd. Cosmet. Toxicol. **18** (1980) 711–734.

[10] Gaylor, D. W., J. J. Chen, R. L. Kodell, et al.: Experimental design of bioassays for screening and low dose extrapolation. Risk Analysis **5** (1985) 9–16.

[11] Haseman, J. K.: Statistical support of the proposed National Toxicology Program protocol. Tox. Pathol. **11** (1983) 77–82.

[12] Henschler, D.: Toxikologische Elemente der Risikobewertung als Grundlage neuer Prüfstrategien. In: Arzneimittelsicherheit. bga-Schriften 1/83 (P. Grosdanoff, B. Schnieders, K. Überla, Hg.), S. 23–24. MMV Medizin Verlag, München. 1983.
[13] Hess, R., F. Waechter, P. Bentley, et al.: Zur Thematik des experimentellen Schwellenwertes in der Karzinogenese. AMI-Berichte **2** (1981) 219–226.
[14] IARC Monographs on the Evaluation of the Carcinogenic Risk of Chemicals to Humans, Suppl. 1, Chemicals and Industrial Processes Associated with Cancer in Humans. IARC Monographs Volumes 1 to 20, Lyon. 1979.
[15] Meselson, M., K. Russel: Comparison of carcinogenic and mutagenic potency. In: Origins of Human Cancer, (H. H. Hiatt, J. D. Watson, J. A. Winsten Hg.), S. 1473–1481. Cold Spring Harbor Laboratory, New York. 1977.
[16] Meyers, D. B., S. S. Young, C. L. Gries, et al.: Design of cancer assays for pharmaceutical agents. Letter to the Editor, J. Natl. Cancer Inst. **74** (1985) 1151.
[17] OECD: Guidelines for testing of chemicals, Section 4: Health effect, OECD, Paris. 1981.
[18] OSTP: Office of Science and Technology Policy, Chemical carcinogens: A review of the science and its associated principles, February 1985. Fed. Reg. **50** (1985) 10372–10442.
[19] Peto, R., M. C. Pike, N. E. Day et al.: Guidelines for simple, sensitive significance tests for carcinogenic effects in long-term animal experiments. IARC Monographs, Suppl. 2 (1980) 311–426.
[20] Peto, R., M. C. Pike, L. Bernstein, et al.: The TD_{50}: A proposal general convention for the numerical description of the carcinogenic potency of chemicals in chronic-exposure animal experiments. Environ. Health Perspect. **58** (1984) 1–8.
[21] Purchase, I. F. H.: 1980, Interspecies comparisons of carcinogenicity. Br. J. Cancer **41** (1980) 454–468.
[22] Ruckelshaus, W. D.: Science, risk, and public policy. Science **221** (1983) 1026–1028.
[23] Salsburg, D.: The lifetime feeding study in mice and rats – A examination of its validity as a bioassay for human carcinogens. Fund. Appl. Toxicol. **3** (1983) 63–67.
[24] Samuels, S. W., R. H. Adamson: Quantitative risk assessment: Report of the Subcommittee on Environmental Carcinogenesis, National Cancer Advisory Board. J. Natl. Cancer Inst. **74** (1985) 945–951.
[25] Solleveld, H. A., J. K. Haseman, E. E. McConell, et al.: Natural history of body weight gain, survival and neoplasia in the F344 rat. J. Natl. Cancer Inst. **72** (1984) 929–940.
[26] Sontag, J., N. Page, U. Saffiotti, et al.: Guidelines for carcinogen bioassay in small rodents. DHEW publication no. (NIH) 76–801. Department of Health, Education and Welfare, Washington, D.C. 1976.
[27] Tarone, R. E., K. C. Chu, J. M. Ward, et al.: Variability in the rates of some common naturally occurring tumors in Fischer 344 rats and (C57BL/6N x C3H/HeN)F_1 (B6C3F_1) mice. J. Natl. Cancer Inst. **66** (1981) 1175–1181.
[28] Tucker, M. J.: Effect of diet on spontaneous disease in the inbred mouse strain C57B1/10J. Toxicol. Lett. **25** (1985) 131–135.
[29] WHO: Evaluation of the carcinogenic hazards of food additives. WHO, Genf 1961. Techn. Rep. Ser. 220.
[30] Yang, R. H., M. J. Tallant, J. A. McKelvey, et al.: Age-dependent pharmacokinetic changes of ethylene diamine in Fischer 344 rats parallel to a two-year chronic toxicity study. Fund. Appl. Toxicol. **4** (1984) 663–670.
[31] Zakova, N., F. Zak, E. Fröhlich, et al.: Evaluation of skin carcinogenicity of technical 2,2-bis (p-glycidyloxiphenyl) propane in CF 1 mice. Fd. Chem. Toxic. (*In press*).

Zelltransformations-Test: In-vitro-Modelle zur Erfassung kanzerogener Noxen

H. Marquardt

Abstract

Cell-transformation tests: In-vitro models to detect carcinogenic noxae

Assays to detect malignant transformation in cell cultures are useful
1. to study the mechanisms of action of chemical carcinogens and
2. to evaluate the oncogenic potential of chemicals.

The today-available assays are briefly discussed: their methodology, their results, their usefulness as short-term screening assays and current developments.

Einleitung und allgemeine Vorbemerkungen

Im Vergleich zu Studien an Ganztieren haben Untersuchungen an Säugetierzellen in Kultur *(in vitro)* Vorzüge: Sie sind meist sensitiver und schneller, sind leichter quantifizierbar und erlauben besser kontrollierte und durch äußere Einflüsse (Immunsystem, Hormone) weniger beeinflußte molekularbiologische Studien. *In-vitro*-Modellsysteme für chemische Kanzerogenese haben darüberhinaus den Vorzug, daß sie meist im Vergleich zu *in-vivo* Studien zu einer deutlich größeren Ausbeute an transformierten Zellen führen. So hat die Entdeckung von Berwald und Sachs [4], daß Hamster-Embryozellen *in vitro* durch Chemikalien neoplastisch transformiert werden können, ein außerordentlich aktives und produktives Forschungsgebiet eröffnet. Zelltransformations-Assays haben einerseits wichtige Aufschlüsse hinsichtlich der molekularbiologischen Wirkungsmechanismen chemischer Kanzerogene erbracht und sollten andererseits als wesentlicher Bestandteil einer Batterie von Kurzzeit-Tests zur Aufdeckung eines kanzerogenen Potentials von Chemikalien betrachtet werden:

• Zelltransformationstests (mit ihrem entscheidenden Endpunkt „Tumorigenität der transformierten Zellen") unterscheiden sich hinsichtlich dieses ihres Endpunktes von allen anderen *in-vitro* Kurzzeit-Tests, die Gentoxizität bestimmen, und sind damit vermutlich Ganztier-Kanzerogenitäts-Untersuchungen am ähnlichsten.

• In den für Zelltransformationstests verwendeten Zellen ist die metabolische Kapazität zur Aktivierung vieler Proganzerogene zumindest teilweise erhalten: sie können und sollten jedoch zusammen mit einem externen Metabolisierungssystem – wie „S9-Mix" oder „Feeder-Zellen" [28] – angewandt werden. Gerade in dieser Hinsicht jedoch sind weitere Studien und eine Erweiterung der Datenbasis vordringlich: erst relativ wenige Zelltransformations-Studien unter Anwendung externen Metabolisierungssysteme liegen gegenwärtig vor [5, 40, 42].

- Auch wenn *in-vivo/in-vitro* Vergleiche heute aus den verschiedensten Gründen oft schwierig und unvollständig sind und Zelltransformationstests vor allem eine Anzahl „falsch-negativer" Ergebnisse erbracht haben, so ergibt sich doch eine gute Korrelation zwischen den Resultaten aus solchen Assays und *in-vivo* Kanzerogenitäts-Studien [15].

Seit der Entdeckung des Phänomens der malignen Transformation *in vitro* haben sich einige quantitative Assays (ausschließlich an Fibroblasten von Nagern) etabliert, an anderen Assays (besonders mit Zellen epithelialen und menschlichen Ursprungs) wird z. Zt. Entwicklungsarbeit geleistet.

Es gilt als allgemein anerkannt, daß Transformations-Assays (insbesondere hinsichtlich der Erkenntnis transformierter Kolonien oder Foci) zwar beträchtliche technische Fähigkeiten voraussetzen (und damit zweifelsohne schwieriger anwendbar sind als andere Kurzzeit-Tests), daß diese aber bei sorgfältiger Haltung der Zellkulturen und Anwendung der Kulturbedingungen gemeistert werden können. Besonders wichtig erscheint das Freihalten der Kulturen von Mycoplasma-Verunreinigungen und das Vortesten der Seren [34] zu sein. Die Verwendung von Negativ- und Positiv-Kontrollen und das Studium von Dosis-Wirkungs-Beziehungen sollte bei der Planung auch von Zelltransformations-Experimenten eine Selbstverständlichkeit sein. Probleme bei der praktischen Durchführung von Zelltransformations-Tests sind von einer Expertengruppe der IARC (IARC Monographs on the Evaluation of the Carcinogenic Risk of Chemicals to Humans, Suppl. 2, 1980) kritisch analysiert worden.

Die maligne Transformation von Fibroplasten in vitro erscheint – wie die Ganztier-Kanzerogenese – als ein Vielschritt-Prozeß [1, 41] und verschiedenartigste phänotypische Transformations-Marker sind demzufolge zu ihrer Aufdeckung herangezogen worden: Verlust der Zelldichte-abhängigen Hemmung der Zellteilung mit dem Auftreten von unorganisierten Zellhaufen (morphologische Transformation), Angiogenese [46] und erhöhte fibrinolytische Aktivität, Wachstum in Weichagar u. ä. Medien (Wachstum in Weichagar und Tumorigenität sind oft aber nicht immer parallele Marker transformierter Zellen [3, 15, 20]). Meist werden nur morphologische Kriterien zur Bewertung herangezogen. Lediglich die *in-vivo* Tumorigenität der transformierten Zellen ist jedoch zur Zeit allgemein anerkanntes Kriterium für die endgültige Identifizierung transformierter Zellen.

Die bisherigen Ergebnisse mit Zelltransformations-Tests haben nicht zur Etablierung eines einzigen Test-Assays geführt, der zur allgemeinen Anwendung empfohlen werden kann. Die zur Zeit verwendeten Tests zeigen unterschiedliche Vor- und Nachteile. Nachdem die Ergebnisse von Transfektionsversuchen den Schluß erlauben, daß nur Zellen, die bereits ein Onkogen enthalten, durch Kanzerogene transformiert werden können [18, 33], ist mit der Entwicklung weiterer Transformationstests (insbesondere mit epithelialen und menschlichen Zellen) zu rechnen. Zum gegenwärtigen Zeitpunkt müssen Zelltransformations-Test als in der Evolution befindlich betrachtet werden (und rechtfertigen die Forderung z. B. von Brookes [7], daß Anwender sich häufiger treffen und über Methodiken und Probleme diskutieren sollten).

Im folgenden sollen einige der heute üblichen Testverfahren kurz beschrieben werden (ein ausführlicher Review der hier beschriebenen und weiterer Assays findet sich bei Heidelberger [15]).

Transformation von Embryozellen des Syrischen Goldhamsters

Die Verwendung von diploiden Embryozellen (mit begrenzter Lebensdauer) des syrischen Goldhamsters (SHE) in frühen Passagen (Primär- bzw. Sekundär-Kulturen) zur Bestimmung der transformierenden Wirksamkeit von Chemikalien war erstmalig von Berwald und Sachs [4] beschrieben worden. Di Paolo et al. [12] konnten nachweisen, daß morphologische Transformation in diesem Assay als Endpunkt für die Bestimmung der transformierenden Wirksamkeit von Chemikalien verwandt werden kann. Zwei unterschiedliche morphologische Parameter sind mit diesen Zellen zur Charakterisierung von Transformation herangezogen worden: das Auftreten morphologisch veränderter individueller Kolonien („Kolonie-Assay“) bzw. das Auftreten von Foci morphologisch veränderter Zellen auf einem Monolayer normaler Zellen („Focus-Assay“). Da die Datenbasis mit dem von Casto et al. [8] eingeführten „Focus-Assay“ außerordentlich begrenzt ist [15], soll im folgenden nur auf den „Kolonie-Assay“ eingegangen werden.

Nachdem zunächst im SHE-Kolonie-Assay jeweils neu-präparierte Embryozellen mit unbekannter Suszeptibilität für chemisch induzierte Transformation verwandt worden waren, wird dieser Assay heute an cryo-präservierten Embryozellen (in früher Passage) durchgeführt, deren Suszeptibilität für chemisch induzierte Transformation in einem Vorversuch festgestellt worden war [37]. Die Embryoblasten können entweder mit bestrahlten „Feeder“-Zellen (homologen oder heterologen Ursprungs) oder unter Zusatz von konditioniertem Medium (zur Erhöhung ihrer Platierbarkeit, d. h. „Plating Efficiency“) kultiviert werden. Feeder-Zellen können darüber hinaus als externes Metabolisierungssystem dienen. Die Methodik dieses Assays wurde ausführlich beschrieben [15, 36]. Die mit diesem Assay erarbeiteten Daten sind von Heidelberger et al. [15] zusammengefaßt und kritisch analysiert worden. Es muß betont werden, daß die bisher vorliegenden Ergebnisse nur in den seltensten Fällen statistisch ausgewertet und daß die Untersuchungen zumeist ohne Zugabe eines externen Metabolisierungssystems durchgeführt wurden. Charakteristischerweise tritt Spontan-Transformation in diesem Assay nicht auf; daher können wenige (bis eine) transformierte Kolonie(n) bereits als positive Wirkung betrachtet werden. Die Vorzüge des SHE-Kolonie-Assays mit „normalen" diploiden Zellen sind, daß diese Fibroblasten normalerweise nicht oder selten transformieren und daß die Target-Zellen (auch nach Cryopräservation) diverse Kanzerogene metabolisch aktivieren. Der Assay ist schnell (ca. 10 Tage), reproduzierbar und quantitativ auswertbar. Der Assay hat jedoch auch wesentliche Nachteile: Die Zellen haben eine begrenzte Lebenserwartung und müssen daher oft reisoliert werden. Dadurch bedingt sind die Tests abhängig von der individuellen Suszeptibilität der verwendeten Embryonen. Die Klonierbarkeit der Targetzellen ist gering und erfordert den Einsatz von bestrahlten Feeder-Zellen oder konditioniertem Medium. Bei den Targetzellen handelt es sich um eine heterogene Massenpopulation, sinnvolle biochemische/molekularbiologische vergleichende Untersuchungen zwischen transformierten und nicht-transformierten Zellen sind daher nicht möglich. Die Auswertung ist relativ schwierig (z. B. konnte mit einer Vielzahl von Substanzen oft keine sinnvolle Dosis-Wirkungs-Beziehung demonstriert werden).

Zusammenfassung

Mit dem SHE-Assay („Kolonie-Assay") liegt eine relativ große Datenbasis vor [15]. Der Assay ist schnell durchzuführen und in Händen des Erfahrenen reproduzierbar. Der Assay könnte sich nach weiterer Evaluierung als wertvoller Kurzzeit-Test eignen. Wie bei allen Kurzzeit-Tests und Ganztier-Kanzerogenese-Untersuchungen, so können auch die Daten dieses Assays nicht quantitativ auf den Menschen übertragen werden. Problematisch ist und bleibt zur Zeit die Sicherstellung adäquater metabolischer Aktivierung in dem Assay. Der Klärung bedarf weiterhin die Frage der Spontantransformation in diesem Assay, die von einigen Autoren berichtet wird [2].

Transformation von Maus Zell-Linien („unsterbliche" Fibroblasten)

Klone etablierter Zell-Linien von Maus-Fibroblasten eignen sich zur quantitativen Bestimmung eines transformierenden Potentials von Chemikalien und wurden zu diesem Zweck von C3H-Mäusen [24] und BALB(c-Mäusen [40] etabliert. Die Etablierung derartiger Zell-Linien erfolgt in der Regel nach einem streng befolgten Protokoll (z. B. 3T3: Passage der Zellen alle 3 Tage, beginnend jeweils mit 3×10^5 Zellen per 60-mm Petrischale, oder 10 Tl/2: Passage alle 10 Tage mit jeweils $0{,}5 \times 10^5$ Zellen). Für Transformationsstudien etablierte Klone zeigen eine dichte-abhängige Hemmung der Zellteilung, wachsen nicht in Weichagar und sind nicht tumorigen in vivo [10]. Ausnahme unter speziellen Bedingungen siehe [6].

Die Verwendung von Klonen von Zell-Linien für das Studium chemisch induzierter Transformation wurde erstmalig von Chen und Heidelberger [9] beschrieben. Heute sind im wesentlich drei Assays im Gebrauch: C3H, 10T1/2 [38], BALB/c-3T3 [17] und C3H M2 [22, 29]. Diese drei Zell-Linien haben ähnliche Eigenschaften (Dichte-abhängige Hemmung des Wachstums, Aneuploidie, relativ leicht identifizierbare Foci morphologisch transformierter Zellen auf dem Monolayer „normaler" Zellen, in-vivo Tumorigenität transformierter Zellen), und die Methodologie der Transformations-Experimente mit ihnen ähnelt sich stark.

Maus-Zell-Linien-Assays für Transformation *in vitro* scheinen gute Modelle für die *in-vivo* Kanzerogenese zu sein (Literatur siehe [24]) a) Transformation beruht in ihnen nicht auf der Selektion präexistenter maligner Zellen; b) in ihnen wurde kein „switch-on" von Oncornaviren, ihrer gs-Antigene oder von Reverser Transkriptase nach Kanzerogen-Behandlung beobachtet; c) Promotoren wie Saccharin und TPA haben im Transformationstest nach Vorbehandlung mit Kanzerogenen die Tumorrate erhöht; d) individuelle nicht-kreuz-reagierende Tumor-spezifische Antigene werden auf individuellen Klonen nach deren Transformation gefunden; e) Transformation wird in der S-Phase des Zellzyklus initiiert und bedarf für Expression zumindest zweier Zellteilungen.

Die verschiedenen Maus-Zell-Linien besitzen zumindest teilweise metabolische Kapazität zur Aktivierung von Prokanzerogenen. Den Assays kann und sollte jedoch ein externes Metabolisierungssystem zugesetzt werden, wie S9-Mix (oft toxisch) bzw. Feeder-Zellen.

Ein großer Vorteil der Verwendung dieser Zell-Linien für Transformations-Studien besteht darin, daß es kürzlich gelungen ist, mit diesen – C3H 10 Tl/2 [19] und C3H M2 [25] – Assays zu entwickeln, die die gleichzeitige Bestimmung von Transformations- und Mutationsraten erlauben.

Die Methoden der einzelnen Testverfahren sind sehr ähnlich und ausführlich beschrieben [15, 38, 17, 29, 22]. Die mit diesem Assay ermittelten Daten sind von Heidelberger et al. [15] zusammengefaßt und kritisch analysiert worden. Eine statistische Analyse der Daten ist bisher nur in wenigen Einzelfällen durchgeführt worden.

Es hat sich erwiesen, daß morphologisch transformierte Foci in ca. 90% der untersuchten Fälle auch in vivo tumorigen sind, daß die quantifizierbare Auswertung nach Foci also als Maß für Transformation gelten darf. Trotzdem muß betont werden, daß nur der Nachweis von *in-vivo* Tumorigenität der Zellen maligne Transformation endgültig beweist.

Die bisherigen Ergebnisse zeigen, daß direkt-wirksame Kanzerogene und polyzyklische Kohlenwasserstoffe in allen drei Assays Transformation induzieren, daß aber mit anderen indirekt-wirksamen Kanzerogenen offensichtlich Probleme hinsichtlich ihrer metabolischen Aktivierung bestehen können. Metall-Kanzerogene sind bisher nur im BALB/c-3T3-Assay untersucht und positiv gefunden worden. Auch bei diesen Assays ist ein direkter *in-vivo/in-vitro* Vergleich zur Zeit noch unmöglich, da es einerseits oftmals an qualitativ hochwertigen Ganztier-Kanzerogenese-Daten mangelt und andererseits die Transformationstests zumeist ohne exogenes metabolisierendes System durchgeführt wurde.

Vorzüge: Die Assays mit Zell-Linien verwenden etablierte Zellen mit unbegrenzter Lebensdauer. Die Zellen müssen daher nicht ständig neu isoliert werden, sie sind relativ stabil und uniform in ihrem Verhalten und in ihrer Transformierbarkeit. Während für den BALB/c-3T3-Assay einige Laboratorien Spontantransformation berichten, so ist doch in der Hand der erfahrenen Tester auch in diesem Assay und darüber hinaus im C3H 10 T1/2- und im C3H M2-Assay die Rate von Spontantransformationen außerordentlich gering (und in den meisten Experimenten gleich Null). Das Ausmaß der Transformierbarkeit aller drei Assays mit diversen Substanzen und in verschiedenen Labors über viele Jahre ist erstaunlich gleichartig; allerdings setzt dies sorgfältigen Umgang mit den Zellen voraus (insbesondere muß verhindert werden, daß die Stammkulturen in Konfluenz gelangen). Besonders vorteilhaft an diesen Assays (im Gegensatz zum SHE-Kolonie-Assay) ist die Tatsache, daß sich mit ihnen regelhaft Dosis-Wirkungs-Beziehungen aufstellen lassen.

Nachteile: Besonders nachteilig ist die Tatsache, daß diese Assays erst nach vier bis acht Wochen ausgewertet werden können (Gefahr der Kontamination der Kulturen etc.). Darüber hinaus muß in Betracht gezogen werden, daß diese Zell-Linien-Eigenschaften mit Tumorzellen gemeinsam haben (wie unbegrenzte Lebensdauer, Heteroploidie etc.) und daher nicht „normal“ sind, obgleich betont werden muß, daß sie in vivo nicht tumorigen sind und nicht in Weichagar wachsen.

Insbesondere diese Transformations-Assays an Maus-Zell-Linien als Modelle für *in-vivo* Kanzerogenese haben hinsichtlich der Wirkungsmechanismen chemischer Kanzerogene.wesentlich neue Erkenntnisse erbracht. Zur Erklärung des Mechanismus der chemischen Transformation von Zellen in Zellkultur sind grundsätzlich zwei verschiedene Hypothesen erarbeitet worden: Einerseits kann diesem Prozeß eine somatische Mutation zugrundeliegen, und dies dürfte die logische Erklärung für diesen dauerhaften und erblichen Effekt darstellen. Andererseits spricht eine Vielzahl von Befunden aber auch für einen epigenetischen Wirkungsmechanismus (Änderungen der zellulären Transkription/Translation, die auch für die normale Entwicklung/Differenzierung verantwortlich gemacht werden). Die Beiträge, die Zelltransformations-Assays zu dieser Fragestellung erbracht haben, sind ausführlich diskutiert worden [23, 26, 27]. Neue Ergebnisse sprechen insbesondere auch für eine Bedeutung der Kapazität von Zellen hinsichtlich interzellulärer Kommunikationen für die maligne Transformation [44].

Die stimulierenden Ergebnisse der jüngsten Zeit hinsichtlich der Rolle, die Onkogene bei dem Prozeß der malignen Transformation auch mittels Chemikalien spielen, seien hier nur angedeutet. Der interessierte Leser sei auf diesbezügliche Reviews verwiesen [13, 14, 35, 43[.

Zusammenfassung

Trotz der geschilderten Nachteile können sich auch diese Assays nach weiterer Evaluierung als wertvoller Bestandteil in einer Batterie von Kurzzeit-Tests erweisen. Sie sind stabil in ihrer Reaktion auf Kanzerogene, gut reproduzierbar (auch beim Vergleich der Ergebnisse mehrerer Laboratorien) und zeigen Dosis-bezogene Transformationsraten. Besonders problematisch ist die Sicherstellung adäquater Metabolisierungsbedingungen. (So sind Nitrosamine, aromatische Amine und Azofarbstoffe in diesen Assays negativ und erst nach Zusatz von Hepatozyten als Feeder-Zellen u. U. positiv [31]).

Die Assays bedürfen weiterer Entwicklung (so scheint eine längere Behandlungsdauer ihre Sensitivität drastisch zu erhöhen [32]. Generell sind die C3H 10T1/2- und C3H M2-Assays bisher vorwiegend zum Studium von Wirkungsmechanismen chemischer Kanzerogene verwandt worden und weniger als Screening-Methoden. Ihre Datenbasen sind daher relativ gering (im Vergleich zum SHE-Kolonie-Assay) und bedürfen der Erweiterung.

Transformation von epithelialen und hämatopoetischen Zellen

Die Mehrheit der menschlichen Tumoren nimmt ihren Ursprung in epithelialen Zellen, und es ist daher in hohem Maße wünschenswert, Transformations-Assays zu entwickeln, die epitheliale Zellkulturen verwenden. Es muß jedoch leider festgestellt werden, daß aus mehreren Gründen derartige Assays zum Routine-Screening-Gebrauch nicht zur Verfügung stehen (Literatur, siehe [24]): a) sehr wenige transformierbare epitheliale Zellkulturen stehen überhaupt zur Zeit zur Verfügung; b) chemisch induzierte Transformation dieser Kulturen erfolgt nach langen Latenzzeiten (Monate und zahlreiche Passagen) und mit geringer Effizienz und ist schlecht reproduzierbar und quantifizierbar; c) es gibt wenige – wenn überhaupt – objektive und validierte Marker für die Transformation epithelialer Zellen. Es kann jedoch angenommen werden, daß Transformationsversuche mit epithelialen Zellen in Zukunft wichtige Erkenntnisse auch hinsichtlich des Wirkungsmechanismus chemischer Kanzerogene erbringen werden: Wenn auch epitheliale Zellen aus verschiedensten Geweben chemisch transformiert werden können, so sind doch vorwiegend Ratten-Hepatozyten in derartigen Experimenten verwandt worden (Literatur, siehe [24, 39]). In Ratten-Hepatozyten scheinen Wachstum in Weichagar, die zytochemisch meßbare Aktivität der γ-Glutamyl-Transpeptidase und – eingeschränkter – auch Wachstum in Medium mit niedrigem Kalzium-Gehalt spezifische und sensitive Transformationsmarker zu sein.

Ein weiterer Transformations-Assay, in dem die Beeinflussung der zellulären Differenzierung, Mutagenese und Transformation durch Chemikalien gleichzeitig bestimmt werden können, ist besonders interessant: die Umwandlung hämatopoetischer Stammzellen durch chemische Behandlung in Leukämiezellen [11].

Transformation menschlicher Zellen

Die maligne Transformation menschlicher Zellkulturen ist außerordentlich selten. Diploide menschliche Fibroblasten sind mittels Nitroquinolin-Oxyd, N-Methyl-N'-nitro-N-nitrosoguanidin, ß-Propiolakton, Aflatoxin, Äthylmethansulfunat und Urethan transformiert worden. Transformation erfolgte aber erst nach langen Latenzzeiten, diffizilen Kulturbedingungen und in extrem geringer Ausbeute (Literatur, siehe [24]). Einen Durchbruch auf diesem Gebiet stellen die jüngsten Ergebnisse von Maher und McCormick [21] dar. Insbesondere Versuche, menschliche Epithelzellen zu transformieren, befinden sich ganz in ihren Anfängen [45]. Für Routine-Transformationstests stehen menschliche Zellkulturen zur Zeit noch nicht zur Verfügung.

Zusammenfassung und Ausblick

Zelltransformations-Assays stellen ein Modell-System für den Prozeß der *in vivo* Kanzerogenese dar. Ihr Endpunkt (*in-vivo* Tumorigenität der transformierten Zellen) ist – von allen Kurzzeit-Tests – den *in-vivo* Verhältnissen am nächsten, und die bisherigen Studien erlauben die Aussage, daß in-vitro Ergebnisse zu ca. 60–70% mit den Ergebnissen von *in-vivo* Studien korreliert sind. Eine derartige Aussage bedarf jedoch der Einschränkung, daß unser Wissen um die *in-vivo* Kanzerogenität vieler chemischer Substanzen aus einer Reihe von Gründen (Verwendung verunreinigter Substanzen, ungenügende Tierzahlen etc. etc.) außerordentlich limitiert ist.

Als ausreichend methodisch ausgearbeitete *validierte* Zelltransformations-Assays stehen heute praktisch zwei Test-Systeme zur Verfügung: der Kolonie-Assay an primären oder sekundären (cryo-präservierten) Embryozellen des syrischen Goldhamsters und die Focus-Assays an diversen Zell-Linien der Maus (C3H 10T1/2, C3H M2, BALB/c-3T3). Heidelberger et al. [15] haben in ihrer Übersicht die Test-Ergebnisse dieser und anderer Tests vergleichend dargestellt und kritisch analysiert.

Es muß abschließend betont werden, daß Zelltransformations-Tests zwar als wertvoller Bestandteil einer Batterie von Kurzzeit-Tests angesehen werden müssen, daß diese Assays sich aber noch in ständiger Entwicklung befinden. Ein besonderes

Problem stellt der Mangel an Cytochrom-P-450-Enzymen zur metabolischen Aktivierung chemischer Substanzen in Zellen in Zellkultur dar. Vor allem von der Anwendung der Ergebnisse der Onkogen-Forschung sind in Zukunft Neuentwicklungen zu erwarten.

Literatur

[1] Barrett, J. C., P. O. P. Ts'o, Evidence of the progressive nature of neoplastic transformation in vitro. Proc. Natl. Acad. Sci. (USA) **75** (1978) 3751–3765.

[2] Barrett, J. C., B. D. Crawford, P. O. P. Ts'o, et al., The role of somatic mutation in a multi-stage model of carcinogenesis. In: Mammalian Cell Transformation by Chemical Carcinogens (N. Mishra, V. Dunkel, M. Mehlmann, Hg.) S. 467–501. Senate Press, Princeton Junction, N. J. 1980.

[3] Benedict, W. F., W. L. Wheatley, P. A. Jones, et al., Differences in anchorage-dependent growth and tumorigenicities between transformed C3H 10T 1/2 cells with morphologies that are or are not reverted to a normal phenotype by ascorbic acid. Cancer Res. **42** (1982) 1041–1045.

[4] Berwald, Y., L. Sachs, In vitro cell transformation with chemical carcinogens. Nature **200** [1963] 1182–1184.

[5] Billings, P. C., C. Heidelberger, J. R. Landolph, S-9 metabolic activation enhances aflatoxin-mediated transformation of C3H/10T 1/2 cells. Toxicol. Appl. Pharmacol. **77** (1985) 58–65.

[6] Boone, C. W., Malignant hemangioendotheliomas produced by subcutaneous inoculation of BALB/3T3 cells attached to glass beads. Science **188** (1975) 68–70.

[7] Brookes, P., Critical assessment of the value of in vitro cell transformation for predicting in vivo carcinogenicity of chemicals. Mutat. Res. **86** (1981) 233–242.

[8] Casto, B. C., N. Janosko, J. A. DiPaolo, et al., Development of a focus assay model for transformation of hamster cells in vitro by chemical carcinogens. Cancer Res. **37** (1977) 3508–3515.

[9] Chen, T. T., C. Heidelberger, Cultivation in vitro of cells derived from adult C3H mouse ventral prostate. J. Natl. Cancer Inst. **42** (1969) 903–914.

[10] Collins, J. L., P. Q. Patek, M. Cohn, et al., In vivo surveillance of tumorigenic cells transformed in vitro. Nature **299** (1982) 169–171.

[11] Dexter, T. M., L. G. Lajtha, Proliferation of hemopoietic stem cells and development of potentially leukemic cells in vitro. In: Comparative Leukemia Research (I. Clemmesen, D. S. Yohn, Hg.), S. 1–5. Karger, Basel. 1976.

[12] DiPaolo, J. A., P. Donovan, R. Nelson, et al., Quantitative studies on in vitro transformation by chemical carcinogens. Science **165** (1969) 917–918.

[13] Duesberg, P. H. Activated proto-onc genes: sufficient or necessary for cancer? Science **228** (1985) 669–677.

[14] Harbers, E., Onkogene-Kontrollelemente bei Wachstum und Differenzierung. Dtsch. Med. Wochenschr. **110** (1985) 427–432.

[15] Heidelberger, C., A. E. Freeman, R. J. Pienta et al., Cell transformation by chemical agents – a review and analysis of the literature. Mutat. Res. **114** (1983) 283–385.

[16] Jones, P. A., W. E. Lang, A. Gardner, et al., In vitro correlates of transformation of C3H 10 1/2 clone 8 mouse cells. Cancer Res. **32** (1976) 2863–2867.

[17] Kakunaga, T., A quantitative system for assay of malignant transformation by chemical carcinogens using a clone derived from BALB/3T3. Int. J. Cancer **12** (1973) 463–473.

[18] Land, H., L. F. Parada, R. A. Weinberg et al., Tumorigenic conversion of primary embryo fibroblasts requires at least two cooperating oncogenes. Nature **304** (1983) 596–602.

[19] Landolph, J. R., C. Heidelberger, Chemical carcinogens produce mutations to ouabain resistance in

transformable C3H/10T1/2 Cl.8 mouse fibroblasts. Proc. Natl. Acad. Sci. [USA] **76** (1979) 930–934.

[20] Leavitt, J. C., B. D. Crawford, J. C. Barrett et al., Regulation of requirements for anchorage-independent growth of Syrian hamster fibroblasts by somatic mutation. Nature **269** (1977) 63–65.

[21] Maher, V. M., J. J. McCormick, Role of DNA lesions and excision repair in carcinogen-induced mutagenesis and transformation in human cells. In: Biochemical Basis of Chemical Carcinogenesis (H. Greim et al. Hg.), S. 143–158. Raven Press, New York, N.Y. 1984.

[22] Marquardt, H., Cell cycle dependence of chemically-induced malignant transformation in vitro. Cancer Res. **34** (1974) 1612–1615.

[23] Marquardt, H., DNA – the critical target in chemical carcinogenesis? In: Chemical Carcinogens and DNA. Vol. 2, (P. L. Grover, Hg.), S. 159–179. CRC Press. Inc., Boca Raton, Florida, 1979.

[24] Marquardt, H., Malignant transformation in vitro: Evaluation of mouse cell line system and various other assays. In: The Predictive Value of Short-Term Screening Tests in Carcinogenicity Evaluation (G. M. Williams et al., Hg.) S. 191–197. Elsevier/North Holland. Biomedical Press, Amsterdam. 1980. S. 191–197.

[25] Marquardt, H., Induction of mutation to ouabain resistance and of malignant transformation by chemicals in cloned mouse M2 fibroblasts. Carcinogenesis **1** (1980) 215–218.

[26] Marquardt, H., The mechanisms of chemically induced malignant transformation: Its inhibition by polynucleotides and its reversion by 5-bromodeoxyuridine. In: Biochemical Basis of Chemical Carcinogenesis (H. Greim et al., Hg.), S. 189–192, Raven Press, New York, NY. 1984.

[27] Marquardt, H., Malignant transformation of cells in culture, In: Critical Evaluation of Mutagenicity Tests. BGA-Schriften (R. Baß et al., Hg.) S. 477–484. MMV Medizin Verlag, München, 1984.

[28] Marquardt, H., C. Heidelberger, Influence of "feeder cells" and inducers and inhibitors of microsomal mixed-function oxidases on hydrocarbon-induced malignant transformation of cells derived from C3H mouse prostate. Cancer Res. **32** (1972) 721–725.

[29] Marquardt, H., J. E. Sodergren, P. Sims, et al., Malignant transformation in vitro of mouse fibroblasts, by 7,12-dimethyl-benz(a)anthracene and 7-hydroxymethylbenz(a)anthracene. Int. J. Cancer **13** (1974) 304–310.

[30] Marquardt, H., F. S. Philips, H. Marquardt, et al., Oncogenicity of 4-demethoxydaunomycin: Lack of correlation among in vitro short-term tests and between in vitro and in vivo findings. Proc. Am. Assoc. Cancer Res. **20** (1979) 45.

[31] Nesnow, S., C. Heidelberger, The effect of modifyers of microsomal enzymes on chemical oncogenesis in cultures of C3H mouse cell lines. Cancer Res. **36** (1976) 1801–1808.

[32] Nesnow, S., H. Garland, G. Curtis, Improved transformation of C3HT1/2 cl 8 cells by direct- and indirect-acting carcinogens. Carcinogenesis **3** (1982) 377–380.

[33] Newbold, R. F., R. W. Overell, Fibroblast immortality is a prerequisite for transformation by EJ c-Ha-ras oncogene. Nature **304** (1983) 648–651.

[34] Oshiro, Y., P. S. Balwierz, C. E. Piper, Selection of fetal bovine serum for use in the C3H/10T1/2 cl 8 cell transformation assay system. Environ. Mutagenesis **4** (1982) 569–574.

[35] Paul, D., Growth factors, oncogenes and transformation. Arzneimforsch. **35** (1985) 772–779; 890–897.

[36] Pienta, R. J., Evaluation and relevance of the Syrian hamster embryo cell system. In: The Predictive Value of Short–Term Screening Tests in Carcinogenicity Evaluation (G. M. Williams et al., Hg.), S. 149-169. Elsevier/North-Holland Biomedical Press, Amsterdam. 1980.

[37] Pienta, R. J., J. A. Poiley, W. B. Lebherz III, Morphological transformation of early passage golden Syrian hamster embryo cells derived from cryopreserved cultures as a reliable in vitro bioassay for identifying diverse carcinogens. Int. J. Cancer, **19** (1977) 642–655.

[38] Reznikoff, C. A., J. S. Bertram, D. W. Brankow et al., Quantitative und qualitative studies of chemical transformation of cloned C3H mouse embryo cells sensitive to postconfluence inhibition of cell division. Cancer Res. **33** (1973) 3239–3249.

[39] Shimada, T., K. Furukawa, D. M. Kreiser et al., Induction of transformation by six classes of chemical carcinogens in adult rat liver epithelial cells. Cancer Res. **43** (1983) 5087–5092.

[40] Sivak, A., A. S. Tu, Factors influencing neoplastic transformation by chemical carcinogens in BALB/c-3T3 cells, in The Predictive Value of Short-Term Screening Tests in Carcinogenicity Evaluation (G. M. Williams et al., Hg.), S. 171-190. Elsevier (North-Holland. Biomedical Press, Amsterdam. 1980.

[41] Thomassen, D. G., T. M. Gilmer, L. A. Annab, et al., Evidence for multiple steps in neoplastic transformation of normal and preneoplastic Syrian hamster embryo cells following transfection with Harvey murine sarcoma virus oncogene (v-Ha-ras). Cancer Res. **45** (1985) 726–732.

[42] Tu, A. S., P. A. Breen, A. Sivak, Comparison of primary hepatocytes and S9 metabolic activation systems for the C3H-10T1/2 cell transformation assay. Carcinogenesis **5** (1984) 1431–1436.

[43] Vogt, P. K., Der rote Faden: Onkogene und die Konvergenz in der Krebsforschung. Arzneimforsch. **35** (1985) 557–561.

[44] Yamasaki, H., T. Enomoto, Y. Shiba et al., Intercellular Communication capacity as a possible determinant of transformation sensitivity of BALB/c 3T3 clonal cells. Cancer Res. **45** (1985) 637–641.

[45] Yoakum, G. H., J. F. Lechner, E. W. Gabrielson et al., Transformation of human bronchial epithelial cells transfected by Harvey ras oncogene. Science **227** (1985) 1174–1179.

[46] Ziche, M., P. M. Gullino, Angiogenesis and neoplastic progression in vitro. J. Natl. Cancer Inst. **69** (1982) 483–487.

Über Stand und Aussagefähigkeit von Untersuchungen auf tumorpromovierende Eigenschaften

R. Schulte-Hermann

Abstract

Tests on tumor promoting activities: present status

Chemical carcinogenesis is believed to proceed in several stages. The first of these can be produced by genotoxic carcinogens and results in the formation of initiated cells which are not malignant but carry an increased risk for malignant development. Tumor promotion means the selective (preferential) multiplication of these initiated cells and thereby effects an acceleration of malignant development. Numerous compounds, i.e. drugs, hormones, environmental pollutants, plant constituents etc. are known to promote the development of tumors but have little or no initiating activity. It is likely that also in human carcinogenesis tumor promotion by exogenous or endogenous agents plays an important role. Therefore, toxicological testing of chemical compounds should include tests for promoting activity in order to provide reliable estimates of potential risks for human health.

Various testing procedures on promoting activities have been proposed. The "classical" approach is based on the long-term animal experiment in which a test compound is administered after tumor initiation by a carcinogen. The duration of these tests is usually many months to two years in rodents. In recent years short-term tests in vivo have been developed that utilize the appearance and growth of preneoplastic lesions as an endpoint. Such tests require only 2–3 months and much less animals. A further advantage is the possibility to discriminate between initiating and promoting activities of chemical agents. Up to now tests in skin and liver have been developed and are currently being validated.

Possible tests in vitro include 2-stage transformation, inhibition of intercellular communication, induction of cell proliferation etc. The reliability of these tests in vitro is still highly questionable, and their use in standard test batteries for toxicological testing cannot yet be recommended.

In contrast, short-term in vivo tests for promoting and initiating activity are being used at an increasing rate; if positive, they probably can replace long-term studies with many animals. In addition these tests are used to investigate the mechanisms of unsuspected tumor formation, e.g. by non-genotoxic agents; they are also used for quantitative comparisons of initiating/promoting activities in series of related compounds.

Einführung: Definition und praktische Bedeutung der Tumor-Promotion

Die Erzeugung von Krebs durch chemische Substanzen ist offenbar stets ein langsamer Prozeß, der im Versuchstier mindestens einige Monate, beim Menschen Jahre oder Jahrzehnte dauert. Die lange Latenzzeit hat ihre Ursache wahrscheinlich darin, daß chemische Substanzen eine gesunde Zelle nicht in *einem* Schritt zu einer malignen Zelle transformieren können. Vielmehr scheint sich die maligne Zelle schrittweise über mehrere zelluläre Zwischenstadien aus einer normalen Zelle zu entwickeln (Mehrstufen-Hypothese, Abb. 1). Der erste Schritt kann z. B. von gentoxischen Substanzen bewirkt werden, wenn eine sog. "initiierte Zelle" entsteht. Die Vermehrung dieser initiierten Zelle ist die Voraussetzung für die weitere Progression zum malignen Status; die Wachstums-*Rate* initiierter Zellen ist somit ein geschwindigkeits-bestimmender Faktor in der Kanzerogenese.

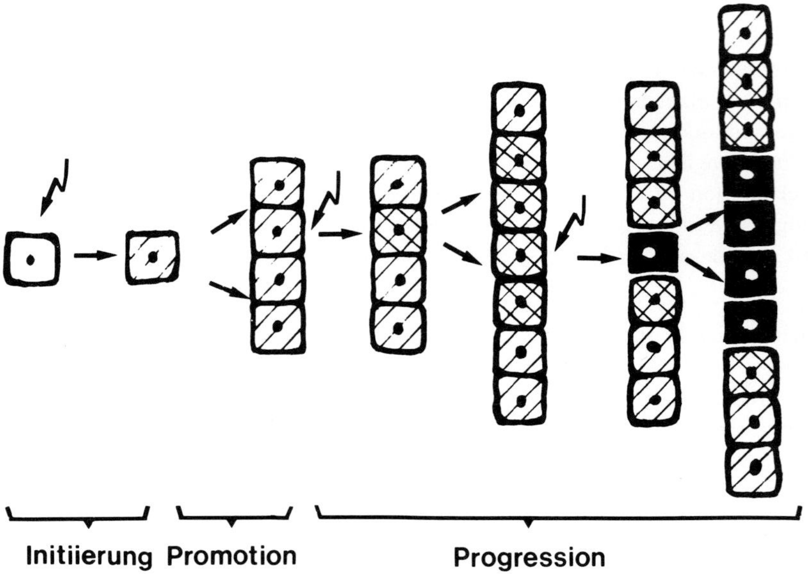

Abb. 1 Schematische Darstellung der Mehrstufen-Hypothese.

In den 40er Jahren wurde beobachtet, daß die Tumor-Entstehung durch bestimmte Reize (Crotonöl, Verwundungen, Hormongaben) beschleunigt werden kann, die für sich allein in der Regel nicht zu Tumoren führen (Tumor-Promotion). Heute versteht man unter Tumor-Promotion eine selektive (präferentielle) Vermehrung initiierter Zellen (Tab. 1), [1, 3, 9].

Der Begriff Tumor-*Promoter* wurde ursprünglich geprägt, um tumorpromovierende Substanzen *ohne* initiierende Wirkung zu bezeichnen. Diese Terminologie hat zu zahlreichen Mißverständnissen geführt und lange Zeit die Akzeptanz des Initiations-Promotions-Konzepts beeinträchtigt. Man sollte daher Definitionen auf die Be-

Tabelle 1 Operationale Definition und wichtige Eigenschaften der Tumorpromotion

Definition:
Bei der Tumor-Promotion erfolgt eine selektive Vermehrung initiierter (präneoplastischer) Zellen

Wichtige Eigenschaften:
- Organ-Spezifität
- wahrscheinlich Schwellendosis
- partielle Reversibilität (in frühen Stadien)

schreibung von *Vorgängen* und nicht auf die Effekte von (Modell-)*Substanzen* gründen. Ein „Tumor-Promoter" würde somit korrekt als Stoff mit tumorpromovierender, jedoch ohne nachweisbare initiierende Wirkung beschrieben [vgl. 9].

Für die toxikologische Beurteilung tumorpromovierender Substanzen ist wichtig, daß sie im Unterschied zu vielen bekannten tumorinitiierenden Stoffen eine hohe Organ-Spezifität ihrer Wirkung aufweisen. Wichtig ist ferner, daß wahrscheinlich eine Schwellendosis für Tumor-Promotion existiert und daß das Phänomen unter bestimmten Bedingungen zumindest teilweise reversibel zu sein scheint (Tab. 1). Daraus folgt, daß für die Risiko-Beurteilung tumorpromovierender Substanzen *andere* Maßstäbe angelegt werden sollten als für diejenige initiierender oder vollständiger Karzinogene. Wie das Beispiel TCDD zeigt, bedeutet dies jedoch nicht, daß tumorpromovierende Stoffe ohne nachweisbare initiierende Wirkung generell als relativ harmlos eingestuft werden sollten [vgl. 9].

Tabelle 2 Tumor-promovierende Substanzen (Beispiele)

Promoter	Versuchstier	Mensch
Phorbolester	Haut (Maus)	Ösophagus (?)
Tabakrauch		Bronchien (?)
Asbest		Bronchien, Pleura (?)
Geschlechtshormone		
Äthinylöstradiol, Progesteron u. a.	Leber (Ratte)	
Prolactin	Mamma (Ratte)	Vagina (?)
STH	Mamma (Hund)	Leber (?)
Östrogen		Mamma (?)
Phenobarbital	Leber (Ratte) Thyreoidea (Ratte)	
Clofibrat	Leber (Ratte)	
Hexachlorcyclohexan, andere Organchlorverbindungen	Leber (Ratte)	
Phthalate	Leber (Maus)	
Saccharin	Blase (Ratte)	

Tabelle 2 zeigt, daß Tumor-Promotion in einer Vielzahl von experimentellen Modellen beobachtet werden kann. Bemerkenswert ist, daß Stoffe aus sehr verschiedenen Wirkstoffklassen (z. B. Hormone, Pharmaka, Umwelt-Schadstoffe, zytotoxische Verbindungen) tumorpromovierend wirken können. Auch für die menschliche Kanzerogenese könnte Tumor-Promotion eine erhebliche Rolle spielen (Tab. 2). Da wir ständig initiierenden (gentoxischen) Stoffen und Strahlen ausgesetzt sind, muß befürchtet werden, daß jeder Organismus initiierte Zellen besitzt, deren weitere Entwicklung zu Tumoren von der Anwesenheit tumorpromovierender Stoffe determiniert wird. Im Tierexperiment finden sich deutliche Hinweise darauf, daß initiierte Zellen „Spontan", d. h. ohne entsprechende Behandlung entstehen können [8, dort weitere Literatur].

Aus diesen Ausführungen ergibt sich, daß chemische Stoffe vor ihrer Anwendung am Menschen oder in der Umwelt auf tumorpromovierende Wirkungen geprüft werden sollten. Welche Methoden stehen hierfür zur Verfügung?

Nachweis tumorpromovierender Wirkungen

Kurz- und Langzeit-Tests in vivo

Die übliche langfristige Kanzerogenitäts-Studie erlaubt die Erkennung promovierender Substanzen nur dann, wenn die Prüfsubstanz zugleich ausreichend starke initiierende Wirkung besitzt (d. h. ein „vollständiges Kanzerogen" ist) oder wenn im Zielorgan der Promoter-Wirkung bereits initiierte Zellen vorhanden sind. Zuverlässige Tests auf promovierende Wirkung müssen daher auf dem Zweistufen-Modell der Tumorgenese basieren. Dabei wird zunächst ein- oder mehrmals mit einer niedrigen Dosis eines initiierenden Kanzerogens behandelt, die allein nur sehr langsam zu Tumoren führt. Ein Subkollektiv dieser Tiere erhält nachfolgend die Prüfsubstanz; einer weiteren Tiergruppe wird nur die Prüfsubstanz appliziert, um eine etwaige initiierende Eigenwirkung zu erkennen. Positive und negative Kontrollen sind ebenfalls erforderlich. Von Nachteil ist die oft lange Versuchsdauer, die in Ratte oder Maus je nach Endpunkt und Organ Monate bis Jahre betragen kann.

Kurzzeit-Tests in vivo auf Promotion basieren auf der Beobachtung, daß vor der Manifestation maligner Tumoren praktisch immer Präneoplasien und/oder benigne Tumoren auftreten. Wählt man diese als Endpunkt, so läßt sich die lange Beobachtungsphase, die oft bis zum Auftreten bösartiger Tumoren vergeht, erheblich verkürzen. Außerdem scheinen (zumindest im Tierexperiment) viel mehr Vorstadien als maligne Tumoren zu entstehen; daher läßt sich die Tierzahl bei gleicher statistischer Sicherheit deutlich reduzieren. Die meisten der vorgeschlagenen Testsysteme erlauben es, initiierende und promovierende Wirkungen getrennt zu erfassen. Hierbei wird nach folgendem Test-Prinzip vorgegangen: tumorinitiierende Substanzen *erzeugen* (Prä-)Neoplasien, tumorpromovierende Stoffe führen zu deren *Wachstum* und stärkerer Expression des Phänotyps. Zur Prüfung auf initiierende Wirkung wird *nach* Exposition mit einem Standard-Promoter behandelt, um etwa entstandene initiierte Zellen rasch nachweisbar zu machen; zur Prüfung auf promovierende Wirkung wird *vor* Exposition mit einem Standard-Karzinogen initiiert, um eine ausreichende Anzahl initiierter Zellen zu erzeugen.

Tabelle 3 zeigt die bisher vorgeschlagenen und einigermaßen erprobten Test-Systeme. Bei allen Verfahren gibt es falsch-negative Ergebnisse; mit falsch-positiven Resultaten ist wegen der Nähe des Endpunktes zur Karzinogenese nicht zu rechnen. Als Testorgan hat insbesondere die Leber in den letzten Jahren großes Interesse gefunden [2, 3, 8, 10, 11, 12]. Die erforderlichen Tierversuche lassen sich in sechs bis acht Wochen durchführen. Quantitative Bestimmungen zur Abschätzung eines „no-observed-effect-levels“ (NOEL) sind ohne größere Schwierigkeiten möglich. Ein Vorteil der Leber ist ihre vielseitige Metabolisierungskapazität. Außerdem ist die Zahl der „epigenetisch“ wirkenden Kanzerogene, die im Tierexperiment an diesem Organ Tumoren erzeugen, besonders groß; eine Untersuchung des Wirkungsmechanismus solcher Substanzen im „Leberfoci-Test“ führt häufig zur Aufdeckung eines promovierenden Potentials der Prüfsubstanz. Es ist jedoch zu beachten, daß promovierende Wirkungen hohe Organ-Spezifität besitzen und daher negative Ergebnisse an einem geprüften Organ nicht zu entsprechenden Rückschlüssen bezüglich anderer Organe berechtigen.

Tabelle 3 Kurzzeit-Test-Systeme in vivo

		Nachweis von	
Organ	Endpunkt	Initiatoren	Promotern
Haut	Papillome	+	+
Leber	Foci und Noduli von veränderten Zellen	+	+
Lunge	Adenome	+	im Prinzip möglich, aber bisher nicht ausgearbeitet und erprobt
Mamma	Karzinome	+	
Blase	Hyperplasien, Papillome	in Entwicklung	

Tabelle 4 Tests in vitro auf promovierende Wirkungen

a) 2 – Stufen – Transformation
b) Zellkommunikations-Hemmtest
c) DNS-Synthese, Enzym-Induktion in kultivierten epithelialen Zellen (in Entwicklung)

Tests in vitro

Einige der vorgeschlagenen Test-Systeme sind in Tabelle 4 aufgeführt.

Maligne Transformation: Grundlage ist die neoplastische Umwandlung embryonaler oder permanenter Zellen in Kultur durch Chemikalien, so daß nach Transplantation im Empfänger-Tier maligne Tumoren auftreten. Aus praktischen Gründen werden Transformationszeichen wie Bildung von Zell-Foci oder -Kolonien zur Auswertung und Quantifizierung benutzt, doch bringt dies eine gewisse Unsicherheit mit sich, da die Fähigkeit zu zelldichte-unabhängigem Wachstum oder zu Wachstum in Suspension nicht unbedingt mit dem Potential zur Bildung maligner Tumoren in vivo korreliert. Daher muß die maligne Transformation durch Re-Implantation in geeignete Empfängertiere bestätigt werden. Eine Reihe genotoxischer Karzinogene sowie einige sog. epigenetisch wirkende Karzinogene, z. B. Diaethylstilboestrol, werden als positiv erkannt (s. vorangehenden Beitrag von Marquardt).

Bei geeigneter Modifikation läßt sich der Transformations-Test in zwei Stufen durchführen, wobei analog der Situation in vivo einige initiierende und promovierende Substanzen unterschieden werden können. Dabei wurde durch Phorbolester oder Saccharin die 2. Stufe der Transformation bewirkt [4]. Dieses Ergebnis wurde an „C3H/10T1/2"-Zellen bewirkt, einer Zellinie nicht-epithelialen Ursprungs. Die in vivo zu beobachtende Organ-Spezifität scheint in diesem Modell also nicht zu bestehen. Dies könnte ein großer experimenteller Vorteil sein, doch wird wegen der fehlenden Organ-Spezifität von einigen Autoren bezweifelt, daß die biologischen Vorgänge während der Tumor-Promotion in vivo und der 2. Stufe der Transformation in vitro identisch sind. Epitheliale Zellen stehen für Routinetests auf Transformation in vitro (noch) nicht zur Verfügung. Die Zwei-Stufen-Transformation in vitro kann somit derzeit noch nicht für Routinetests auf promovierende Wirkung empfohlen werden und kann insbesondere noch nicht Versuche am intakten Tier ersetzen.

Weitere vorgeschlagene Testsysteme in vitro zur Erkennung tumorpromovierender Substanzen benutzen Endpunkte, deren Wahl auf Hypothesen über den Wirkungsmechanismus solcher Substanzen beruht (Tab. 4). Die Tests sind einfacher und schneller durchzuführen als der Transformations-Test oder als Untersuchungen in vivo. Es muß jedoch einschränkend gesagt werden, daß gegenwärtig zweifelhaft ist, ob die Tumor-Promotion auf *einen* gemeinsamen Wirkungsmechanismus zurückgeführt werden kann.

Hemmung der interzellulären Kommunikation: Der Austausch von Molekülen zwischen Zellen („Kommunikation") in vitro läßt sich mit Hilfe geeigneter Testsubstanzen oder durch Messung elektrischer Potentiale erfassen. Da bei Tumorzellen vielfach Verringerung oder Verlust der interzellulären Kommunikation gefunden wurde, wurde die Vorstellung entwickelt, daß Tumor-Promoter diese Kommunikation hemmen, dadurch den Transfer von Inhibitoren wie z. B. Chalonen behindern und somit letztlich dem Tumor-Wachstum Vorschub leisten könnten. In der Tat wurde unter dem Einfluß einer Anzahl von Tumor-Promotern in vitro eine Hemmung von Zellkommunikationen beobachtet [5, 13]. Einschränkend ist jedoch zu bemerken, daß auch diese Test-Systeme die in vivo beobachtete Organ-Spezifität der Tumor-Promotion nicht reflektieren. Insbesondere fehlt bisher der Nachweis der Relevanz des Endpunktes – Hemmung der interzellulären Kommunikation – für die Karzinogenese in vivo. Weitere Untersuchungen sind daher notwendig, bevor diesem Verfahren größeres Gewicht im Rahmen von Karzinogenitäts-Tests eingeräumt werden kann.

Induktion von Wachstum in vitro: Nahezu alle bekannten tumorpromovierenden Substanzen lösen in vivo Wachstum in ihren Zielorganen aus. Dem liegen entweder hormonale bzw. Hormon-ähnliche Wirkungen oder entzündliche und zytotoxische Effekte zugrunde, die zu regenerativem Wachstum führen. Die Erfassung wachstumsauslösender Effekte – etwa durch Messung der DNS-Synthese – an isoliert kultivierten epithelialen Zellen könnte somit ohne großen Aufwand Hinweise auf mögliche tumorpromovierende Eigenschaften geben, die dann in spezifischeren Versuchsanordnungen verifiziert werden müßten. Auch der Nachweis einer Induktion bestimmter Enzyme kann in diesem Zusammenhang nützlich sein. Entsprechende Tests befinden sich in Vorbereitung [7].

Stellung von Kurzzeit-Tests in vivo im Rahmen von Kanzerogenitätsprüfungen

Aus den bisherigen Ausführungen ergibt sich, daß Untersuchungen in vitro derzeit noch nicht als Bestandteil von Test-Batterien zum Nachweis tumorpromovierender Eigenschaften eingesetzt werden können. Kurzzeit-Tests in vivo besitzen zwar eine wesentlich größere Zuverlässigkeit, erfordern aber auch einen höheren Aufwand an Zeit und Versuchstieren, der ihren routinemäßigen Einsatz ohne Vorliegen entsprechender Verdachtsmomente derzeit noch nicht rechtfertigt. In Tabelle 5 ist eine Reihe von bekannten Eigenschaften tumorpromovierender Stoffe zusammengestellt, von denen einige (*) bei den ersten toxikologischen Untersuchungen der Prüfsubstanz (einschließlich des 90-Tage-Tests) erkannt werden können. Weist eine Substanz eine oder mehrere der in Tabelle 5 genannten Eigenschaften auf, so sollte die Möglichkeit einer tumorpromovierenden Wirkung erwogen und spezifische Untersuchungen wie die beschriebenen Kurzzeit-Tests auf Promotion in vivo durchgeführt werden.

Analog könnte bei Vorliegen einer oder mehrerer der Eigenschaften laut Tabelle 6 zunächst in vivo ein Kurzzeit-Test auf initiierende Wirkung erfolgen. Dieser sollte auch immer zusätzlich zu einer Prüfung auf promovierende Effekte in vivo durchge-

Tabelle 5 Indikationen für eine Prüfung auf Tumor-promovierende Wirkung in Kurzzeit-Tests in vivo

- Induktion von Wachstum (mit oder ohne Hyperplasie) in bestimmten Organen*
- Induktion von Enzymen (z. B. fremdstoffmetabolisierender Enzyme oder peroxisomaler Enzyme in der Leber)
- Zytotoxische, insbesondere nekrotisierende Wirkungen in bestimmten Organen*
- Hormonale Wirkungen
- Promotion nachgewiesen bei Struktur-Analogen
- Präneoplasien im 90-Tage-Test*
- Positive Reaktion im Zelltransformationstest oder im Kommunikations-Hemmtest
- Induktion von DNS-Synthese in vitro
- Karzinogenität in vivo bei nicht nachweisbarer Genotoxizität

* Können bei den ersten toxikologischen Untersuchungen der Prüfsubstanz erkannt werden.

führt werden (s. o.). Bei positivem Ausgang beider ist eine kanzerogene Wirksamkeit der Prüfsubstanz als wahrscheinlich anzusehen; die Durchführung einer langfristigen Kanzerogenitäts-Studie könnte ggf. unterbleiben. Bei negativem Ausgang kann heute gewöhnlich auf eine langfristige Studie noch nicht verzichtet werden, doch wird man ihr keine hohe Priorität einräumen. Der Entscheidungsweg zur Durchführung einer kurzfristigen Studie auf Initiierung und Promotion könnte wie in Tabelle 7 skizziert verlaufen.

Tabelle 6 Indikationen für eine Prüfung auf Tumor-initiierende Wirkung in Kurzzeit-Tests in vivo

- Hinweise auf mutagene Wirkung, insbesondere bei divergierenden Resultaten in verschiedenen Tests
- Entstehung elektrophiler Metaboliten
- Karzinogenität oder initiierende Wirkung bei Struktur-Analogen nachgewiesen
- Präneoplasien im 90-Tage-Test
- Positive Reaktion im Zelltransformations-Test
- Karzinogenität in vivo bei nicht nachweisbarer Genotoxizität

Weiterhin werden Kurzzeit-Tests in vivo heute vielfach im Sinne einer „Rückwärts-Strategie" angewandt, um den Mechanismus unerwarteter kanzerogener Wirkungen, z. B. bei fehlender Gentoxizität im Langzeit-Versuch, abzuklären (vgl. Tab. 5, 6). In vielen Fällen zeigen die betreffenden Substanzen tumorpromovierende Wirkungen.

Tabelle 7 Mögliche Stellung von Kurzzeit-in vivo-Tests auf initiierende und promovierende Wirkungen in einer Prüfstrategie zur Abschätzung des kanzerogenen Potentials chemischer Substanzen

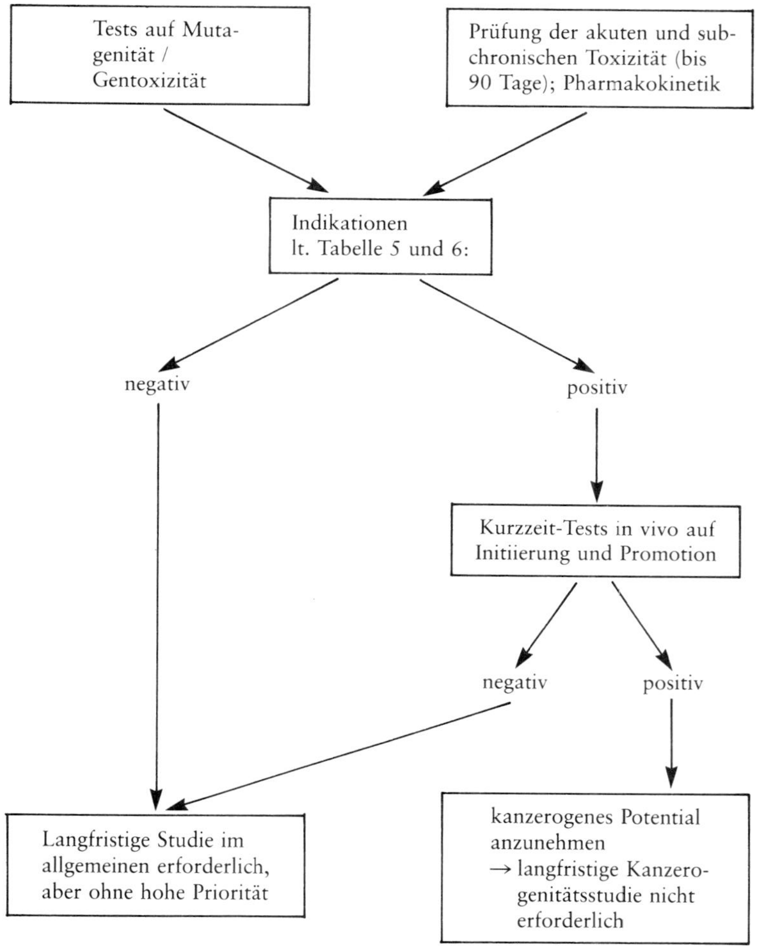

Literatur

[1] Boutwell, R. K.: The function of promoters of carcinogenesis, CRC Crit. Rev. Toxicol. **2** (1974) 419–443.

[2] Deml, E., D. Oesterle: Sex-dependent promoting effect of polychlorinated biphenyls on enzyme-altered islands induced by diethylnitrosamine in rat liver. Carcinogenesis **3** (1982) 1449–1453.

[3] Farber, E., R. Cameron: The sequential analysis of cancer development. Adv. Cancer Res. **31** (1980) 125–225.

[4] Heidelberger, C., S. Mondal: Effects of tumor promoters on the differentiation of C3H/10T1/2 mouse embryo fibroblasts. In: Carcinogenesis 7 (E. Hecker et al., Hg.), S. 391–394. Raven Press, New York 1982.

[5] Kinsella, A. R.: Elimination of metabolic co-operation and the induction of sister chromatid

exchanges are not properties common to all promoting or co-carcinogenic agents. Carcinogenesis **3** (1982) 499–503.

[6] Marquardt, H.: dieser Band.

[7] Parzefall, W., P. R. Galle, R. Schulte-Hermann: Effect of calf and rat serum on the induction of DNA synthesis and mitosis in primary cultures of adult rat hepatocytes by cyproterone acetate and epidermal growth factor. In Vitro, 1985.

[8] Schulte-Hermann, R., I. Timmermann-Trosiener, J. Schuppler: Promotion of spontaneous pre-neoplastic cells in rat liver as a possible explanation of tumor production by non-mutagenic compounds. Cancer Res. **43** (1983) 839–844.

[9] Schulte-Hermann, R.: Tumor promotion in the liver, Arch. Toxicol. **57** (1985) 147–158.

[10] Schuppler, J., J. Damme, R. Schulte-Hermann: Assay of some endogenous and synthetic sex steroids for tumor-initiating activity in rat liver using the Solt-Farber system. Carcinogenesis **4** (1983) 239–241.

[11] Solt, D., E. Farber: New principle for the analysis of chemical carcinogenesis. Nature **263** (1976) 701–703.

[12] Tatematsu, M., R. Hasegawa, K. Imaida et al.: Survey of various chemicals for initiating and promoting activities in a short-term in vivo system based on generation of hyperplastic liver nodules in rats. Carcinogenesis **4** (1983) 381–386.

[13] Tsushimoto, G., C. C. Chang, J. E. Trosko et al.: Cytotoxic, mutagenic, and cell-cell communication inhibitory properties of DDT, Lindane, and chlordane on chinese hamster cells in vitro. Arch. Environ. Contam. Toxicol. **12** (1983) 721–730.

Onkogene und ihre Bedeutung während der Entstehung von malignen Tumoren

W. Ostertag

Abstract

Oncogenes and their role in development of cancer

Oncogenes are defined as genes which cause malignant proliferation when introduced into target cells. The first oncogenes have been defined as genes which are integral parts of retroviral genomes and are indispensable for causing malignant viral induced growth of infected cells in the animal. Most of these viral oncogenes are closely related but usually not identical to cellular genes which have been called proto-oncogenes. Some of the proto-oncogenes are genes coding for growth factors (e.g. platelet derived growth factor, PDGF, related to the *sis* oncogene). Some other proto-oncogenes are coding for growth factor receptors (e.g.f. macrophage growth factor receptor, related to the four, and EGF receptor related to the *erbB* oncogene). The function of most proto-oncogenes is unknown.

Some of the cellular proto-oncogenes are somatically altered in a series of tumors and unaltered in the normal cells of the same individual or the same animal. Oncogenes or their cellular counterparts thus appear generally important in causing cancer. Their primary role in the pathway to malignant transformation, however, is very often doubtful. In this review evidence on the role of proto-oncogenes in causing malignant disease is critically summarized. The methods to recognize potential oncogenes are critical for the question whether a gene is actually an oncogene. Moreover several genetic factors and in some cases several abnormally controlled oncogenes may contribute to distinct phases in the progression of a malignancy. The interrelationship of these progressive events is not well understood. Such genetic alterations have never been shown to actually induce malignancy in experimental situations even using proper target cells. The role of potential oncogenes in induced and spontaneously occurring malignant growth will be discussed in this context.

Einleitung

Onkogene werden hier als die Gene definiert, die nach Transfer in bestimmte Zellen diese zur malignen Proliferation anregen. Die ersten Onkogene wurden als Teile des Genoms von Retroviren isoliert. Die retroviralen Onkogene sind Voraussetzung für die nach Infektion mit akut onkogenen Retroviren verursachte maligne Transformation [26]. Die meisten der so charakterisierten viralen Onkogene zeigen Verwandtschaft zu, sind aber i. A. nicht identisch mit normalen zellulären Genen, den

Protoonkogenen [7, 3]. Virale Onkogene sind von diesen Protoonkogenen abgeleitet und werden durch Rekombination mit dem viralen Genom in diese aufgenommen. Einige der Protoonkogene sind Gene für die Synthese von Wachstumsfaktoren (z. B. der platelet derived growth factor, PDGF, der mit dem *sis*-Onkogen verwandt ist). Andere Protoonkogene sind Gene für die Rezeptoren von bestimmten Wachstumsfaktoren (z. B. für den Rezeptor des die Makrophagen stimulierenden Faktors, der mit dem *fms*-Onkogen homolog ist, oder den Rezeptor für den Wachstumsfaktor für Epithelzellen, der Homologie zu dem *erbB*-Onkogen zeigt). Die Funktion der meisten Protoonkogene ist jedoch noch unklar, obwohl angenommen wird, daß alle Protoonkogene eine wesentliche Rolle bei der Steuerung der normalen Zellproliferation oder auch der Zelldifferenzierung haben.

In maligne entarteten Zellen von Patienten, aber nicht in normalen Zellen, findet man häufiger in Funktion oder Expression alterierte (mutierte) Protoonkogene, die mit den in onkogenen Retroviren isolierten Onkogenen verwandt sind. Solche Befunde machen es wahrscheinlich, daß Onkogene oder Protoonkogene auch bei nicht viral induzierten Tumoren eine Schlüsselrolle spielen. Da Krebsentstehung aber ein komplexer Vorgang ist, ist bisher unklar, ob diese Veränderungen primär oder sekundär zur Krebsentstehung beitragen. Deshalb sollen die bisher bekannten Daten über die Rolle alterierter Onkogene bei der Krebsentstehung hier kritisch gewertet werden. Dabei scheint es mir besonders wichtig, auf die in der Untersuchungsmethode begründeten Schwierigkeiten der Interpretation von Daten hinzuweisen (Tab. 1).

Tabelle 1 Potentielle Onkogene

Potentielle Onkogene können wie folgt identifiziert werden:

1. als Transformationsgene akut transformierender Retroviren;
2. als transformierende DNA-Sequenzen aus Krebszellen;
3. als amplifizierte DNA-Sequenzen aus Krebszellen mit Homologie zu bekannten Onkogenen;
4. als Protoonkogene, die Bruchpunkten bei spezifischen chromosomalen Veränderungen benachbart liegen, die wiederum als spezifisch für eine maligne Entartung bekannt sind.
5. Bei durch Retroviren induzierten Tumoren: Die LTR-Integration wird in Tumorzellen gehäuft an bestimmten Stellen des Genoms, Protoonkogenen benachbart, gefunden.

Onkogene als Teil des Genoms von akut transformierenden Retroviren

Retroviren sind Viren, die zwei identische oder homologe RNA-Genome (Untereinheiten) enthalten, die in eine vom Virus kodierte Proteinhülle verpackt sind. Die replikationskompetenten Retroviren (Helferviren) sind, bis auf eine Ausnahme (Rous Sarkomvirus mit dem *src*-Onkogen), nicht direkt krebsverursachende Viren. Jedoch werden häufig Veränderungen der Zellproliferation bzw. der Zellfunktion nach Infektion mit diesen Helferviren beobachtet (s. auch [27]). So können einige dieser replikationskompetenten Helferviren, wie z.B. HTLV3, schwerwiegende Erkrankungen auslösen. Das Helfervirusgenom der Mäusehelferviren (murine leukemia virus = MuLV) (Abb. 1–3) besteht aus einer (+)-Strang-RNA, die an beiden Enden Regionen (U5 und U3) enthält, die für die Replikation und Transkription des viralen Genoms wesentlich sind. Drei virale Gene kodieren Proteine, die für die Funktion der Viren unbedingt notwendig sind: das *gag*-, das *pol*- und das *env*-Gen (Abb. 1). Das *pol*-Gen enthält die Information zur Synthese von mindestens zwei Proteinen (Polymerase, Integrase): Die RNA-abhängige DNA-Polymerase übersetzt den RNA (+)-Strang in einen DNA (−)- und dann in einen DNA (+)-Strang. Diese DNA kann mit Hilfe der Integrase in das zelluläre Genom eingebaut werden. Dabei spielen die U5- und die U3-Regionen des Genoms eine wichtige Rolle. Die U5- und die U3-Regionen werden dabei verdoppelt und an die jeweilig anderen Enden transloziert. Die U5- und U3-Regionen werden als funktionelle Regulationseinheiten (long terminal repeats = LTR) zur Transkription des Virusgenoms benötigt.

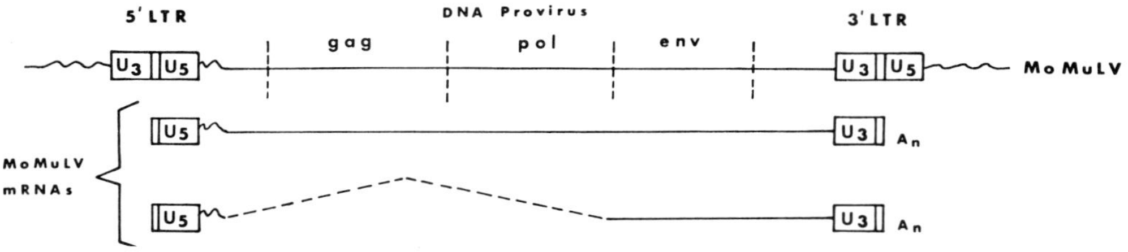

Abb. 1 Diese Abbildung zeigt die Struktur eines integrierten replikationskompetenten Retrovirus (Moloney-Leukämievirus = Mo-MuLV) mit seinen drei Genen, die für die gag-Proteine, für Polymerase und Proteine, die für Replikation und Integration (pol) benötigt werden, und für Hüllproteine (env) kodieren. Weiter unten (Mo-MuLV mRNAs) werden die RNA-Produkte des integrierten Provirus gezeigt.

Das in die Zelle integrierte virale Genom (Provirus) benötigt viele normale zelluläre Funktionen (RNA-Polymerase, DNA-Polymerase) für Expression und Replikation. Das provirale Genom unterscheidet sich somit kaum von anderen normalen zellulären Genen. Diese zwei Zustandsformen eines Retrovirus (RNA- und DNA-Phase) und der spezifische Integrationsmechanismus des DNA-Genoms in zelluläre DNA zeichnen Retroviren aus und machen diese zum Äquivalent der transponierbaren Gene von Bakterien (Transposons) [26].

Mit geringer Wahrscheinlichkeit kann auch zelluläre DNA oder RNA in die Retrovirusgenome aufgenommen werden. Diese zelluläre genetische Information kann dann durch das Retrovirus auf andere Zellen durch Infektion übertragen werden. In der Regel haben diese zellulären DNA-Sequenzen keine Auswirkung auf die infizierte Zelle. Auswirkungen auf die zelluläre Proliferation der infizierten Zellen haben aber solche zellulären Gene, die normalerweise die Zellproliferation oder Zelldifferenzierung steuern. Diese Gene, die jetzt als Teil des Retrovirusgenoms eingeschleust werden, werden dann durch die Retrovirus-LTRs und nicht mehr durch zellspezifische Sequenzen kontrolliert und verursachen Dysregulation der Zellproliferation.

Alle Gene des Retrovirus sind für seinen Infektions- und Replikationszyklus notwendig. Die Aufnahme von Fremdgenen der Zelle verursacht deshalb Fehlfunktionen im Retrovirus (Abb. 2, 3). Das Retrovirus, das z. B. ein Onkogen aufgenommen hat, wird deshalb in der Regel replikationsdefekt, da es entweder ein defektes *gag*-Gen

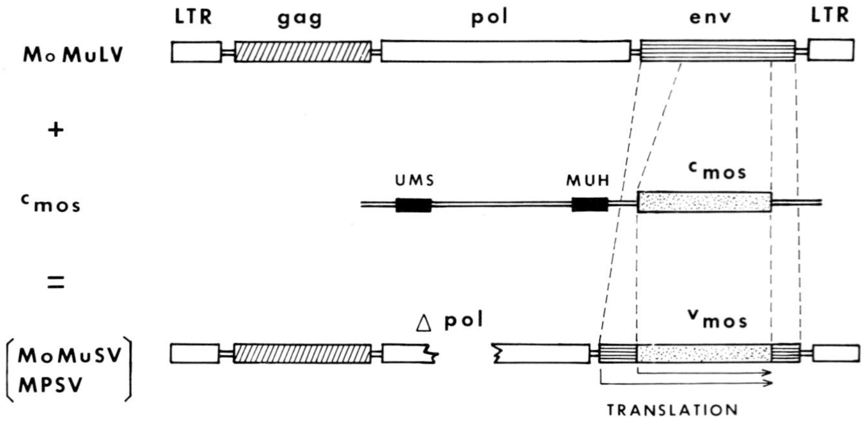

Abb. 2 Diese Abbildung zeigt das Mäusehelfervirus (Moloney-MuLV) und wie es sich durch Rekombination mit zellulären Sequenzen (mos-Protoonkogen) zu einem defekten akuten Moloney-Sarkomvirus [26] oder zu dem myeloproliferativen Sarkomvirus (MPSV) [24] entwickelt hat. Die Integration des Protoonkogens ist in dem env-Bereich des Retrovirusgenoms.

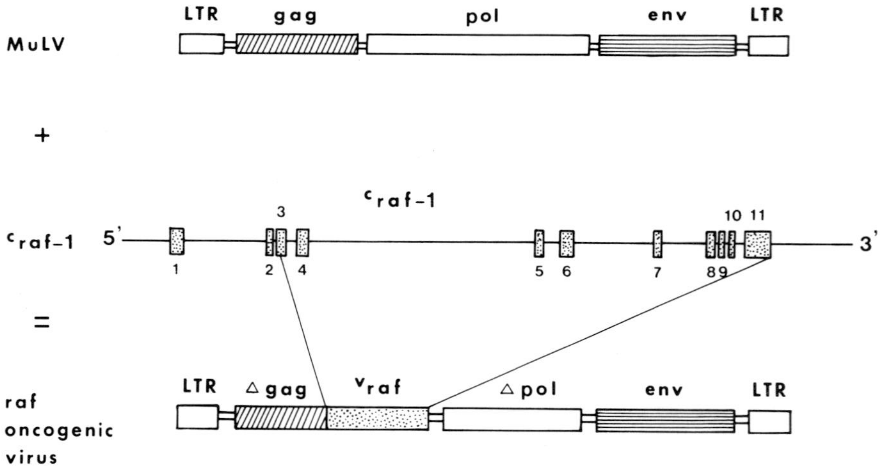

Abb. 3 Diese Abbildung zeigt, wie man sich die Entstehung des raf-onkogenen Virus vorstellt [16]. Hier werden die nicht kodierenden Intronsequenzen entfernt, und nur ein Teil des kodierenden Protoonkogens wird benutzt. Die Integration von raf ist in dem gag-Bereich des Retrovirusgenoms.

(Beispiel Abb. 3) oder *env*-Gen (Beispiel Abb. 2) enthält. Diese onkogenen Retroviren benötigen dann für ihre weitere Verbreitung und Replikation die Helferfunktion eines nicht alterierten kompetenten Helfervirus (z. B. MuLV).

Eine ganze Reihe solcher onkogener Retroviren wurden bisher beim Huhn, bei der Maus, in der Ratte, bei Katzen und auch bei Primaten, bisher aber nicht beim Menschen isoliert, molekular kloniert und die viralen Onkogene und die zellulären Protoonkogene definiert (Tab. 2). Nur eine einzige Gruppe der akut transformierenden Retroviren, die Milzfokus bildenden Viren (SFFV), hat kein Onkogen, das mit zellulären, nicht viralen Protoonkogenen homolog ist. SFFVs sind die einzigen Retroviren, die eine proliferative Erkrankung verursachen durch Rekombination verschiedener viraler *env*-Sequenzen [15, 18, 28].

Tabelle 2 Onkogene

Gen	Viral	In Tumoren Expression verändert	erhöht
SFFV gp55	+	–	–
src	+		
fps/fes	+		
fes/fgr	+		
ros	+		
mil/raf	+		
mos	+		
abl	+	+	+
{ Ha-ras/bas	+	+	+
Ki-ras	+	+	+
N-ras }	–	+	+
{ myc	+	+	+
N-myc }	–	+	+
myb	+	+	+
fos	+		
rel	+		
ski	+		
{ erb B	+	+	+
neu }	–	+	
sis	+		
fms	+		
p53	–	+	+
erb A	+		
ets	+		
fox	+		
actin	+		
met	+		
B-lym	–	+	
T-lym	–	+	

Onkogene, die als virale Onkogene charakterisiert wurden, sind oft nur dann krebsverursachend, wenn sie innerhalb des Genoms eines Retrovirus integriert sind [3]: Sie brauchen also meist noch andere viral kodierte Funktionen oder virale Regulationssignale (LTR). Zusätzlich kann das virale LTR die Treffzellspezifität des Retrovirus-Onkogens bestimmen [24]. Die Notwendigkeit eines Onkogens für den Transformationsvorgang kann bei onkogenen Retroviren leicht nachgewiesen werden. Retrovirale Onkogene wirken aber als Teil des viralen Genoms nicht so, wie man es von zellulär aktivierten Onkogenen bei Entstehung von malignen Entartungen erwartet (Tab. 3).

Tabelle 3 Probleme, die bei der Charakterisierung von Onkogenen in akut transformierenden Retroviren entstehen

- Akut transformierende Retroviren sind meist replikationsdefekt und benötigen deshalb ein Helfervirus. Die Rolle des Helfervirus bei der Onkogenese kann wichtig sein und die Spezifität der Transformation beeinflussen.
- Helfervirus ermöglicht fortgesetzte Replikation auch des defekten transformierenden Retrovirus. Reinfektion ist möglich. Retrovirus-induzierte abnormale Proliferation kann so die Folge wiederholter unabhängiger Infektionsereignisse sein. Beispiele: Rauscher- und Friend-Erythroleukämieviren.

Charakterisierung alterierter Protoonkogene durch spezifische Transformationsanalysen

Onkogene können alternativ durch andere Methoden in nicht viral induzierten malignen Zellen identifiziert werden [5, 21, 23, 25], (Abb. 4). Diese Methoden beruhen auf der Tatsache, daß viele Protoonkogene durch Mutation verändert sein müssen, um als Onkogene in Erscheinung zu treten.

Auch diese Methoden, bei denen nach Transfer mit DNA der malignen Zellen in Indikatorzellen maligne Proliferation induziert werden kann, haben oft schwerwiegende, methodisch bedingte Nachteile, und bei der Interpretation der Befunde dürfen diese nicht außer acht gelassen werden: a) Nur solche Onkogene, die durch Mutation funktionell alteriert werden, werden erfaßt; Onkogene, die durch Veränderung der Expression von Protoonkogenen entstehen, etwa durch Mutation in regulatorischen DNA-Sequenzen, können nicht erfaßt werden. b) Nur Onkogene, die Proliferationsstörungen in der Testzelle (i. A. Fibroblasten) zeigen, können gefunden werden. c) Da die Krebsentstehung eine Serie von somatisch vererbbaren Ereignissen beinhaltet, werden bevorzugt solche alterierten Sequenzen erfaßt, die im Fibroblastenassay leicht feststellbar sind. Die letzteren sind möglicherweise nicht primär an der Tumorentstehung beteiligt und werden möglicherweise erst während der Progression verändert.

Deshalb wurden bei Verwendung dieser Testmethoden fast nur Onkogene der *ras*-Familie [21], das *neu*-Onkogen [19] und Sequenzen ungeklärter Funktion wie T-lym

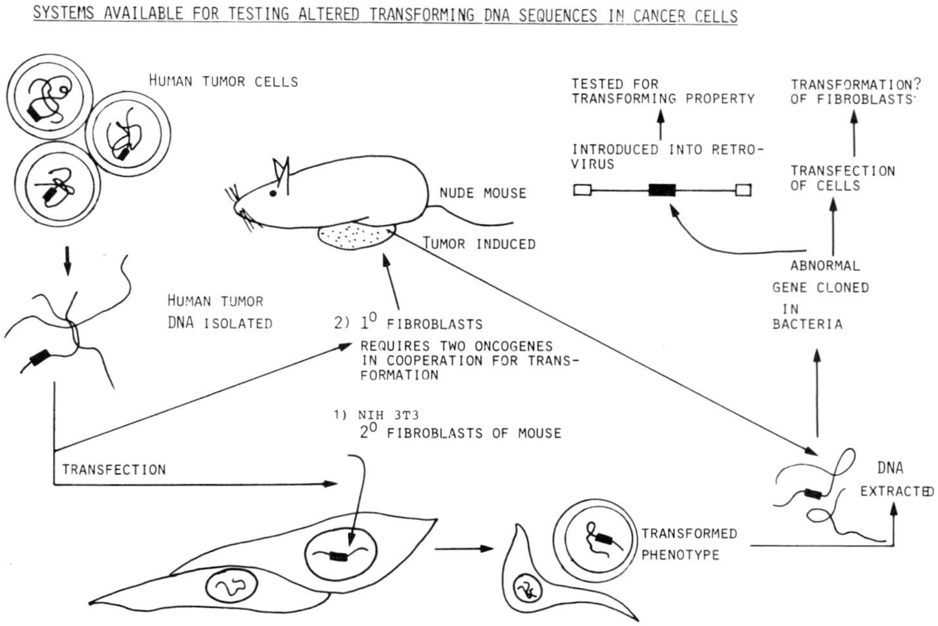

Abb. 4

und B-lym [12] isoliert. Die Verwendbarkeit dieser Testmethoden könnte allerdings erweitert werden, sobald andere geeignete Zellinien verfügbar sind. So stehen heute bereits wachstumsfaktorabhängig proliferierende hämatopoetische Zellinien zur Verfügung, in denen onkogene Gensequenzen getestet werden könnten, die diese Zellen faktorunabhängig machen.

Amplifizierte DNA-Sequenzen in Krebszellen und deren Beziehung zu Onkogenen

Somatisch amplifizierte Protoonkogene werden häufig in Krebszellen festgestellt, wobei normale Zellen desselben Patienten keine Amplifikation dieser Sequenz aufweisen. Bisher wurde jedoch noch keine maligne Veränderung festgestellt, bei der solche Protoonkogenamplifikation die Regel ist. Die Amplifikation kann meist nur durch selektive Hybridisierung mit markierter DNA von bereits bekannten Onkogenen festgestellt werden, und es bleibt unklar, inwieweit diese Amplifikation eine wichtige Rolle bei der Karzinogenese spielt, obwohl durch unabhängige Versuche gezeigt wurde, daß eine erhöhte Gendosis von ansonsten normalen Protoonkogenen zu Malignität führen kann. Oft ist die Onkogenamplifikation auch eine Spätfolge, die während der Kultivierung von Krebszellen unter Laborbedingungen auftritt.

Erhöhung der Protoonkogenexpression in Krebszellen

Eingangs habe ich beschrieben, wie Onkogene als für die Krebsentstehung unerläßliche Gene für akut onkogene Retroviren charakterisiert wurden. Es ist aber ebenfalls seit langem bekannt, daß auch nicht akut onkogene Retroviren (Helferviren) nach einer verhältnismäßig langen Latenzzeit nach Infektion eines Tieres Krebs induzieren können. Dieser Vorgang der Krebsentstehung umfaßt mehrere Phasen, und die Kausalanalyse dieses Vorganges ist deshalb erst in den Anfängen. Die maligne Zelle, die man am Ende eines solchen komplexen Vorganges isolieren kann, zeigt jedoch oft Veränderungen der Expression von Protoonkogenen, wie von *myc* [9], *erbB* oder *raf* [14]. Gleichzeitig wurden Alterationen der Expression vermutlicher Protoonkogene (*pim*-1 in durch Retrovirus induzierten T-Zell Lymphomen [20]; *int*-1 und *int*-2 in durch das Mammakarzinomvirus induzierten Tumoren) festgestellt. Diese und andere potentielle Protoonkogene werden durch LTR-Insertionsmutagenese aktiviert: Das Retrovirusgenom oder auch allein das LTR wird in diesen Tumoren oft diesen Protoonkogensequenzen benachbart gefunden. Man schließt daraus, daß sie für die Aktivierung dieser Sequenzen verantwortlich sind. Es wird ebenfalls angenommen, daß diese Insertion für Krebsentstehung wesentlich ist, da die Integration spezifisch neben einer kleinen Zahl von Protoonkogenen erfolgt und immer in Tumorzellen gefunden wird. Noch überzeugender sprechen eine Serie von Tumoren mit spezifischen chromosomalen Veränderungen für die Wichtigkeit der Protoonkogene bei der Krebsentstehung (Tab. 4), [17]. In manchen malignen Erkrankungen werden spezifische Chromosomentranslokationen bei nahezu allen Patienten gefunden, so beim Burkitt-Lymphom, wo die *myc*-Protoonkogenexpression durch Translokation alteriert ist, bei einigen Fällen der akuten promyelozytischen Leukämie (p53-Gen; [13]), bei einigen Fällen der akuten lymphatischen Leukämie bei Erwachsenen und insbesondere bei der chronisch myeloischen Leukämie, bei der das *abl*-Protoonkogen durch Translokation mit dem Chromosom, welches das *bcr*-Gen enthält, in seiner Expression alteriert ist [1, 10, 22].

Trotz der ausgezeichneten Korrelation von Onkogenaktivierung und Protoonkogentranslokation oder Insertion von LTRs gibt es hierbei jedoch auch noch viele ungeklärte Fragen: a) Bei der Aufklärung dieser Protoonkogenaktivierung ist man bisher ausschließlich korrelativ verfahren. Deshalb ist es immer noch denkbar, obwohl sehr unwahrscheinlich, daß die spezifischen Veränderungen im Falle der Translokationen einer spezifischen normalen Differenzierungssituation einer bestimmten Zelle entsprechen. b) Die gefundenen Alterationen sind möglicherweise nur eine Teilfolge der Progression eines Tumors und für die Primärentstehung der malignen Proliferation unwesentlich. c) Die Gene, die neben dem Bruchpunkt oder der LTR-Insertion liegen, sind vielleicht nicht die einzigen, die in der Expression alteriert sind. Die für Krebsentstehung wichtigen Gene sind möglicherweise solche, die etwas entfernter vom Bruchpunkt liegen.

Tabelle 4 Onkogene als Bruchstellen in spezifischen chromosomalen Veränderungen bei Leukämien

	% Spezifische Veränderungen	Typ	Gene/Chromosom „Normales Gen"	Onkogen
Chronisch myeloische Leukämie (CML)	~100	9/22	bcr (22) Fusions-protein	abl (9)
Akute myeloische Leukämie (AML)	~ 10	8/21	?	?
Akute promyelozytäre Leukämie (APL)	~ 70	15/17	?	p53 (17) ?
Akute monozytäre Leukämie	~ 30	# 11q/anderes Chromo-som	?	?
Akute lymphozytäre Leukämie B-Zell Leukämien (Burkitt, Myelome)	Fast alle	8/14 2/8 8/22	Ig Lokus	myc (8)
Adulte akute lymphozytäre Leukämie (B-Zellen)	~ 10	9/22	bcr (22) ?	abl (9) ?
B-Zell Leukämie	Mehrere Fälle	14/18 11/14	Ig Ig	bcl-2 (18) bcl-1 (11)
Akute myelomonozytäre Leukämie	Mehrere Fälle	16/16 inv. 16	MT (16)	x (16 p13)

Kooperation von Onkogenen und anderen Genen bei der Entstehung von Krebs

Um die Situation bei der Krebsentstehung zu vereinfachen, habe ich bisher nur die einfachste Lösung diskutiert: Nur eine genetische Veränderung ist verantwortlich für die maligne Entartung einer Zelle. Dies scheint auch bei der Entstehung von krebsartigen Veränderungen nach Infektion mit akut onkogenen Retroviren in erster Annäherung richtig zu sein. Hierbei muß natürlich die Komplexität des Virusgenoms berücksichtigt werden. So konnte gezeigt werden, daß nicht nur das Onkogen, sondern auch andere Teile des Virusgenoms eine wesentliche Rolle spielen. Solche Teile des Virusgenoms sind z. B. die LTRs [24] und möglicherweise das *gag*-Gen [7].

Manche akut onkogenen Retroviren enthalten aber auch noch weitere, von der Zelle abgeleitete, Sequenzen, die neben dem eigentlichen Onkogen die Tumorentstehung favorisieren: Das Vogel-Erythroleukämievirus hat neben dem *erb*B-Onkogen noch das *erb*A-Gen, im E26-Virus findet man das Onkogen *myb* und ein weiteres Gen, *ets*, im MH2-Virus *myc* und *raf*, wobei *raf* das primäre Onkogen ist [3]. Diese, in

Retroviren vorhandenen, sekundären Onkogene sind nicht nur deshalb von großem Interesse, weil sie ein Retrovirus in seiner onkogenen Potenz unterstützen, sondern darüber hinaus als Modelle für die vielfältigen Schritte dienen können, die normalerweise zur Genese einer malignen Entartung beitragen. Diese „supplementären" Onkogene verändern z. B. den Respons der infizierten Zelle auf normale Wachstumsfaktoren.

Die Tatsache, daß eine Gruppe von alterierten Protoonkogenen (*ras*-Gruppe) präferentiell in bereits immortalisierten Fibroblasten den letzten Schritt in der malignen Progression dieser Zellen auslösen (Abb. 4), und die Tatsache, daß supplementäre Onkogene auch bei der nicht viralen Krebsentstehung beteiligt sind, machte es nötig, die vorhandenen Testmethoden zu erweitern. Weinbergs Gruppe entwickelte deshalb ein weiteres Testsystem [11] zur Transformation von nicht bereits immortalisierten Fibroblasten, den sog. Primärfibroblasten (Abb. 5). Mindestens zwei Onkogene werden zur Transformation dieser Fibroblasten benötigt. Eine von vielen Wissenschaftlern benutzte, aber bisher unbewiesene Arbeitshypothese, wie zwei Onkogene interagieren, ist die folgende: Eine Gruppe der Onkogene reagiert mit der DNA direkt, um Zellen zu immortalisieren, eine zweite Gruppe mit der Zellmembran (Zytoplasma?), um die morphologische Transformation auszulösen, die letzten Endes im Fokustest bei Fibroblasten nachgewiesen werden kann. Jeweils ein Onkogen der einen Gruppe benötigt nach dieser Hypothese ein Onkogen der zweiten Gruppe, um maligne Transformation von Primärzellen zu ermöglichen. Die Unterteilung von Onkogenen in diese zwei Gruppen ist jedoch vielleicht nicht so exakt möglich. So konnten Spandidos und Wilkie [23] zeigen, daß dasselbe Onkogen (*ras*) unter besonderen Umständen durch Expressionserhöhung beide Funktionen, Immortalisierung und morphologische Transformation, übernehmen kann. Die beobachtete Kooperation von Onkogenen bei der Transformation primärer Fibroblasten oder auch bei der Tumorentstehung könnte deshalb auch von sekundären Nebenwirkungen (z. B. zytotoxische Wirkung bei erhöhter Dosis) abhängen.

Das am besten untersuchte Beispiel des Zusammenwirkens vieler genetischer und selektiver Faktoren bei der Entstehung einer malignen Erkrankung ist der progressive Verlauf der myeloproliferativen Erkrankung des gesamten hämatopoetischen Systems bei der chronisch myeloischen Leukämie (CML) (10, 1, 22, 8, 6] (Abb. 6). Bei fast allen Patienten mit CML findet man eine spezifische, reziproke chromosomale Translokation und infolgedessen zwei abnormale translozierte Chromosomen. Das eine der beiden translozierten Chromosomen ist das Philadelphia Chromosom (Tab. 4). Der Chromosomenbruch und der Austausch zwischen den nicht homologen Chromosomen 22 und 9 erfolgt relativ präzise: einer der Bruchpunkte (Chromosom #22) ist immer innerhalb 5 kb von der „break-cluster-Region (*bcr*)", und diese Region (Chromosom # 22) wird verbunden mit einer Region des Chromosoms # 9, die dem *abl*-Protoonkogen mehr oder weniger (10–100 kb Entfernung) benachbart ist. Dieser chromosomale Stückaustausch führt zu einem „hybriden" Gen, das die

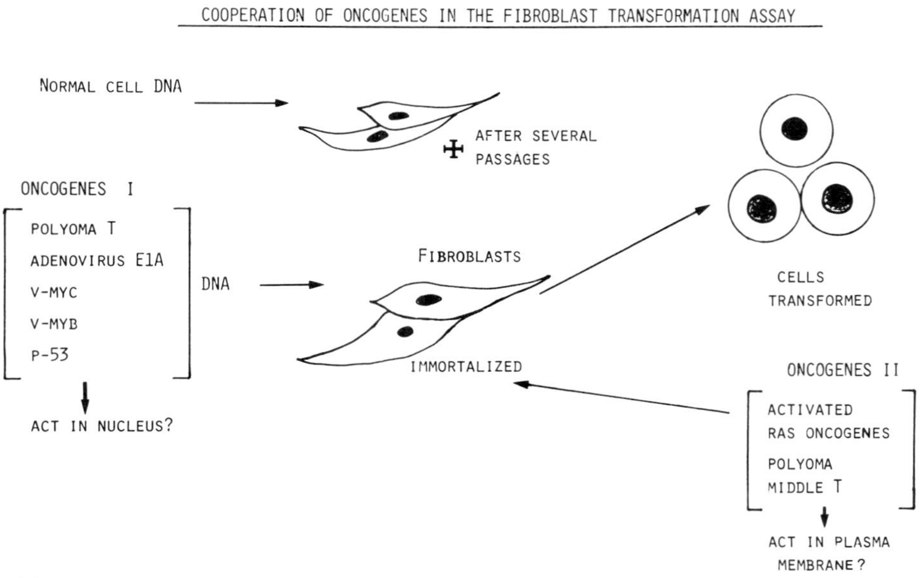

Abb. 5

regulatorische und einen Teil der kodierenden Sequenz des *bcr*-Genlokus benutzt, um diese Sequenzen mit dem *abl*-Protoonkogen funktionell zu verbinden: Eine hybride mRNA wird gebildet, und diese führt zur Synthese eines abnormalen Fusionsproteins von etwa 210 000 kD in K562-Zellen. Dieses Protein, aber nicht das normale Genprodukt des *abl*-Gens, hat Tyrosinkinaseaktivität. Die Tyrosinkinaseaktivität ist vermutlich auch für die transformierende Wirkung des Abelson-Virus notwendig, ein akut onkogen und B-Zellen transformierendes Retrovirus mit dem *abl*-Onkogen.

Diese Umstrukturierung der *abl-bcr*-Region durch Fusion bei Patienten mit CML ist jedoch nicht alleinige Voraussetzung und möglicherweise auch nicht das Primärereignis bei der Progression, die letzten Endes zur CML führt: Fialkow und Mitarbeiter [8] konnten zeigen, daß die hämatopoetische Stammzelle, zumindest in einem gut untersuchten Fall der CML, bereits vor der Fusion der *abl-bcr*-Region abnormal proliferiert. Eine einzige Stammzelle und ihre Nachkommenschaft hat bereits die normalen Stammzellen verdrängt. Die *bcr-abl*-Fusion erfolgt innerhalb dieser klonalen Stammzellpopulation erst später und führt zu einer zweiten klonalen Expansion. Oft wird auch noch eine dritte klonale Proliferationsphase festgestellt, wobei die Differenzierungskapazität dieser Zellen abnormal verändert ist. Es ist also wahrscheinlich, daß, wie in diesem gut untersuchten Fall der CML, aufeinanderfolgende somatische Mutationen zu immer größerer Malignität führen (Abb. 6), wobei die einzelnen Schritte (z. B. die *abl-bcr*-Fusion) möglicherweise nicht immer in derselben Reihenfolge gefunden werden müssen.

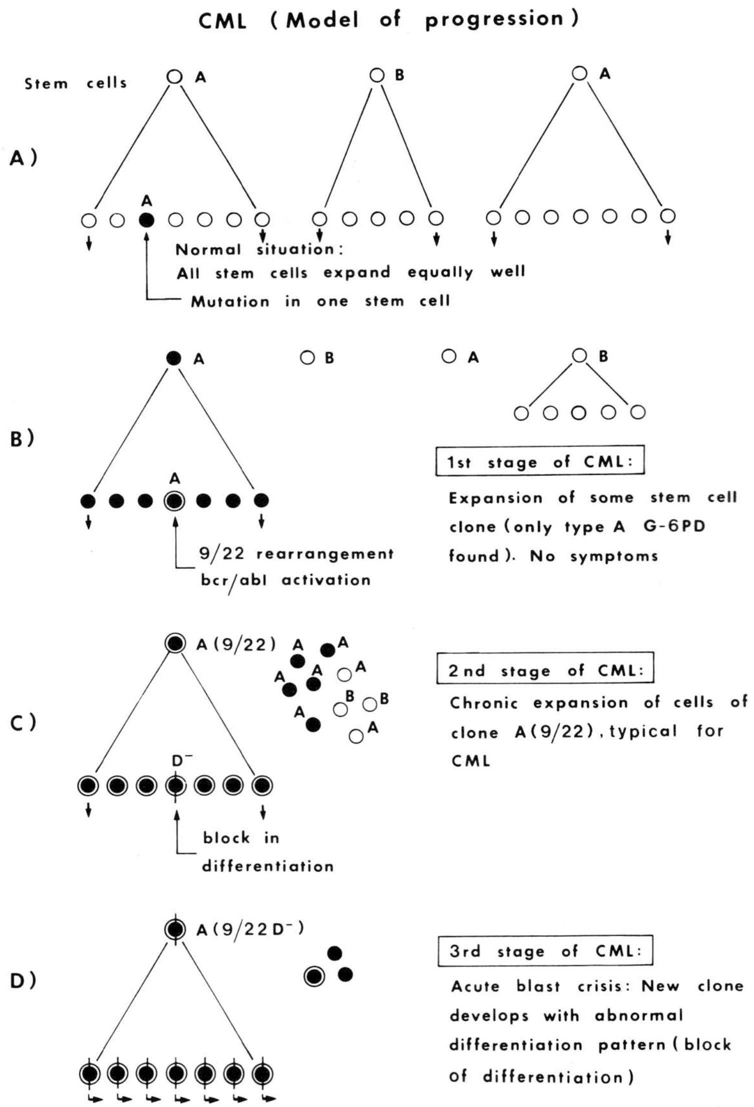

Abb. 6

Der Befund, daß auch *bcr-abl*-Fusionen bei Patienten ohne direkten zytogenetischen Hinweis (Philadelphia Chromosom negativ) vorkommen können, macht möglich, daß die *bcr-abl*-Fusion notwendige Voraussetzung für die volle maligne Erkrankung bei der CML ist [1]. Eine weitere interessante und bisher kausal wenig verstandene Beobachtung ist die Tatsache, daß neben Ph-positiven Zellen im CML-Patienten in der Regel noch zytogenetisch normale Stammzellen vorhanden sind, diese aber nicht an der Ausdifferenzierung zu hämatopoetischen Endzellen (außer in experimentellen Situationen bei Kultur der Zellen in vitro) teilnehmen [6].

Wie und wo wirken Onkogene?

Die Lösung dieser Fragen ist wesentlich zum Verständnis der Karzinogenese und unerläßlich für eine kausale Behandlung. Die normale Funktion der Protoonkogene ist in den meisten Fällen unklar (Abb. 7). Mehrere der Onkogene sind mit Wachstumsfaktorgenen oder deren Rezeptorgenen verwandt, wie z. B. *sis*, *erbB*1 und *erbB*2 (*neu*) und *fms*. Onkogene dieser Gruppe kodieren und synthetisieren Proteine, die den normalerweise gebildeten zwar ähnlich, aber doch nicht mit diesen identisch sind. Diese Strukturunterschiede sind möglicherweise wesentlich für die alterierten und transformierenden Funktionen der Onkogenprodukte. Viele onkogene Viren beeinflussen nachhaltig die Reaktion der infizierten Zelle auf Wachstumsfaktoren. Am besten kann diese Einwirkung bei hämatopoetischen Zellen gezeigt werden (Tab. 5), die von akut onkogenen Retroviren infiziert wurden, die Onkogene ohne bekannte Homologie zu Wachstumsfaktor- oder Rezeptorgenen enthalten.

Tabelle 5 Einige onkogene Retroviren verursachen Wachstumsfaktorunabhängigkeit der abnormal prolifierenden Zellen

	Zelltyp	Faktorabhängigkeit der normalen Zellen	Faktorabhängigkeit der abnormalen Zellen
Friend-Virus (SFFV)	Proerythroblasten	Erythropoietin	Keine
Vogel-Erythroblastose-virus (erb B, erb A)	Proerythroblasten	Erythropoietin	Keine
Rauscher-Virus (SFFV)	Proerythroblasten Frühe erythroide Vorläuferzellen	Erythropoietin Multi-CSF	Teilweise Teilweise
Myeloprofileratives Sarkomvirus (mos)	Hämatopoetische Vorläuferzellen	Multi-CSF	Keine
Malignes Histiozytose-virus (Ha-ras)	Makrophagen-vorläuferzellen	GM-CSF oder M-CSF	Keine
MH2 (raf/myc)	Makrophagen-vorläuferzellen	MGF	Keine

Eine weitere Serie der Onkogene kodiert Proteine, die mit der Plasmamembran assoziiert gefunden werden und die möglicherweise bei der Signalübertragung von außen nach innen beteiligt sind. Die *ras*-Onkogene gehören zu dieser Gruppe von Onkogenen: Das *ras*-Protoonkogenprodukt, das auch bei Hefen gefunden wird, zeigt funktionelle und regulatorische Beziehungen bei Hefen zu Adenylzyklase [2, 4]. Aber diese einfache Kausalbeziehung zur normalen Zellfunktion konnte bisher nicht bei Säugerzellen gezeigt werden (Tab. 6).

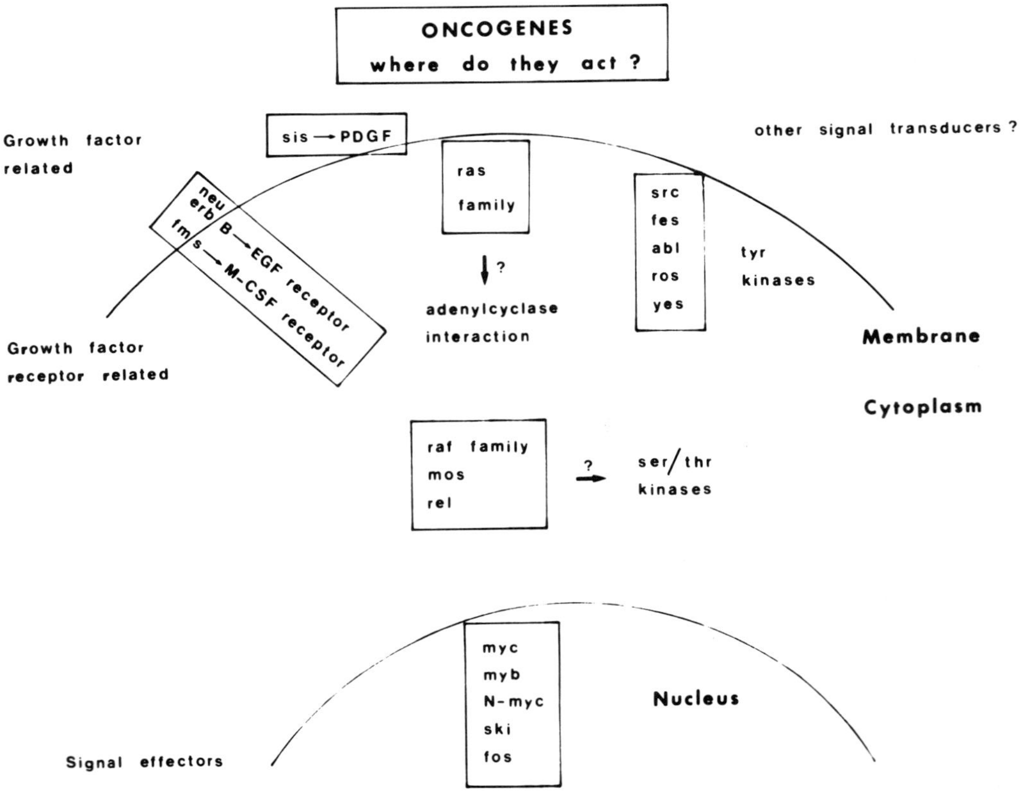

Abb. 7

Viele der durch die Onkogene kodierten Proteine sind Proteinkinasen, entweder Threonin/Serinkinasen oder Tyrosinkinasen: Es ist bekannt, daß Proteinkinasen durch Phosphorylierung von Proteinen deren Funktion nachhaltig verändern. Bei keiner der Onkogenkinasen jedoch ist das für die Onkogenese wesentliche phosphorylierte Protein isoliert und charakterisiert.

Eine weitere Gruppe der Onkogene kodiert vermutlich Proteine, die direkt im Zellkern bzw. an Chromosomen (DNA) einwirken. Hier gibt es aber bisher nur korrelative Untersuchungen. Die Feststellung, daß ein Protein an DNA (oder Chromatin) bindet, bedeuter nicht, daß es auf diese Weise mit der Zelle funktionell interagiert (s. auch Abb. 5).

Müssen Protoonkogene strukturell verändert sein, um abnormale Proliferation auszulösen?

Diese Frage war historisch eine der umstrittensten in der experimentellen Onkologie. Die Antwort darauf ist, wie so oft, nicht ein einfaches Ja oder Nein. In einigen

Tabelle 6 Die *ras*-Protoonkogenfamilie

- Drei funktionelle Protoonkogene, c-Ha-ras, c-Ki-ras und c-N-ras, wurden in Säugerzellen nachgewiesen.
- Diese Gene kodieren ein p21-Protein (188–189 Aminosäuren), das in vielen Zelltypen exprimiert wird.
- Ha-ras (Harvey, BALB, Rasheed Sarkomvirus und malignes Histiozytosevirus) und Ki-ras (Kirsten Sarkomvirus) wurden als Onkogene von akut transformierenden Retroviren isoliert.
- Die *ras*-Proteine der onkogenen Viren sind in Position 59 (Threonin) phosphoryliert, nicht das zelluläre p21 (Alanin).
- GTP und GDP binden an p21. P21 hat GTPase-Aktivität. Beide Eigenschaften sind für die Transformation wichtig.
- Das zelluläre *ras*-Protoonkogenprodukt ist nur schwach, das virale stark transformierend.
- Das aktivierte (mutierte) oder virale *ras*-Onkogen transformiert i. A. nicht Primärfibroblasten. Kooperation mit anderen Onkogenen ist dazu notwendig. Sehr hohe Expression des *ras*-Onkogens kann die Notwendigkeit für eine Kooperation umgehen.
- Aktivierte *ras*-Onkogene werden in vielen Tumoren gefunden. Sie sind in bestimmten Positionen alteriert. Nur eine Minderheit der Patienten mit einem bestimmten Tumor zeigt *ras*-Aktivierung in den Tumorzellen.
- RAS, ein dem *ras* verwandtes Onkogen, wird in Hefen gefunden und hat eine physiologische Funktion während der Sporulierung. Das Hefe RAS-Protein kooperiert mit Adenylzyklase. Ha-ras- und Ki-ras-Proteine sind wahrscheinlich nicht regulatorische Komponenten des Säuger-Adenylzyklasesystems.
- Das c-ras-p21-Protein ist möglicherweise Voraussetzung für die Aktivierung der Säugerzellprofileration (Fibroblasten) nach Serumentzug.

Fällen sind qualitative Veränderungen der Protoonkogene notwendig. Am besten wurde dies für die *ras*-Familie der Onkogene gezeigt (Tab. 6). Spezifische und für die Onkogenfunktion wesentliche Mutationen im *ras*-Onkogen wurden nicht nur bei *ras*-onkogenen Viren, sondern auch bei einer ganzen Serie von Tumoren gefunden. Die *ras*-Mutationen treten gehäuft in wenigen Regionen des Gens auf und sind oft – bei unterschiedlich entstandenen Tumoren – identisch (Tab. 6 und 7). Diese Teile des Gens sind, wie experimentell durch gezielte Mutagenese am *ras*-Gen nachgewiesen wurde, für die Funktion des *ras*-Gens wichtig. Neben diesen qualitativen Veränderungen durch Mutation im kodierenden Teil können aber auch quantitative Veränderungen zu proliferativen Störungen führen (s. oben).

Die vielleicht am besten ausgearbeiteten Untersuchungen, bei denen die Rolle der quantitativen Störungen eines Onkogens kritisch für Transformation nachgewiesen wurde, sind am *mos*-Onkogen durchgeführt (Tab. 8): Das *mos*-Onkogen verschiedener Mäuse-Sarkomviren ist in der Funktion völlig austauschbar mit dem *mos*-Protoonkogen [24]. Wichtig ist nur die durch das Virus alterierte quantitative Erhöhung der *mos*-Onkogenexpression. Bisher unklar ist die Situation bei einem der am häufigsten in der Karzinogenese implizierten Onkogene, dem *myc*-Onkogen (Abb. 8). Bisherige Befunde machen wahrscheinlich, daß die Mutationen im retroviralen *myc*-Onkogen keine deutlichen Veränderungen des Transformationsverhaltens beinhalten [3]. Veränderungen in der Virusstruktur außerhalb des *myc*-Onko-

Tabelle 7 Aminosäuresubstitutionen in aktivierten *ras*-Onkogenen

		Aminosäure # 12	# 13	# 61
c-ras^{H}		Glycin	Glycin	Glutamin
v-ras^{H}	(Harvey Sarkomvirus)	Arginin	...	...
v-ras^{H}	(BALB Sarkomvirus)	Lysin	...	...
v-ras^{H}	(Rasheed Sarkomvirus)	Arginin	...	...
c-ras^{H}	(EJ/T24 Blasenkarzinomzelle)	Valin	...	...
c-ras^{R}	(NIH/3T3 spontane Aktivierung)	Asparagin	...	...
c-ras^{H}	(Hs242 Lungenkarzinomzelle)	...	...	Leucin
c-ras^{K}		Glycin	Glycin	Glutamin
v-ras^{K}	(Kirsten Sarkomvirus)	Serin	...	...
c-ras^{K}	(Calu-1 Lungenkarzinomzelle)	Cystein	...	...
c-ras^{K}	(SW480 Colonkarzinomzelle)	Valin	...	...
c-ras^{K}	(A1698 Blasenkarzinom)	Arginin	...	...
c-ras^{N}		Glycin	Glycin	Glutamin
c-ras^{N}	(SK-N-SH Neuroblastomzelle)	...	...	Lysin
c-ras^{N}	(SW1271 Lungenkarzinomzelle)	...	...	Arginin
c-ras^{N}	(akute myeloische Leukämie)	...	Valin	...
c-ras^{N}	(akute myeloische Leukämie)	...	Asparagin	...
c-ras^{N}	(akute myeloische Leukämie)	Asparagin	...	...
c-ras^{N}	(humanes Teratokarzinom)	Asparagin	...	...

gens, die zu Änderungen der Expression führen, sind wahrscheinlich wichtiger als Mutationen im *myc*-Onkogen. So ist es auch bisher unsicher, ob die beobachteten Veränderungen im *myc*-Lokus bei Burkitt Lymphom oder bei Mausmyelomzellen für die Onkogenese wirklich wesentlich sind. Die beobachtete Fehlsteuerung der *myc*-Protoonkogene in vielen Tumoren konnte bisher nicht als Primärursache der Malignität nachgewiesen werden. Die fast absolute Korrelation zwischen *myc*-Gen-Dysregulation und Malignität in vielen Tumoren macht es jedoch fast sicher, daß diese Fehlregulation des *myc*-Gens einen wesentlichen Beitrag zur Entwicklung der Malignität leistet.

Tabelle 8 C-mos

- Unverändertes c-mos-Protoonkogenprodukt transformiert Fibroblasten und verursacht eine myeloproliferative Erkrankung, wenn es Teil eines Retrovirusgenoms ist. In der Maus und bei der Ratte verhindern inhibitorische Regulationssequenzen die Anschaltung des c-mos-Lokus.
- Das c-mos-Protein beim Menschen transformiert nur schwach. Drei c-mos-Proteindomänen sind bekannt; zwei der Domänen (I, II) sind für ATP-Bindung, ATPase- und Threoninkinaseaktivität notwendig. Eine Mutation in Domäne III in Position 37 (vom -COOH-Ende gezählt) verändert das Transformationspotential.
- Generelle Schlußfolgerung: Speziesspezifische Unterschiede der Protoonkogene können die potentielle Onkogenaktivierbarkeit (quantitatives und qualitatives Modell) bestimmen.

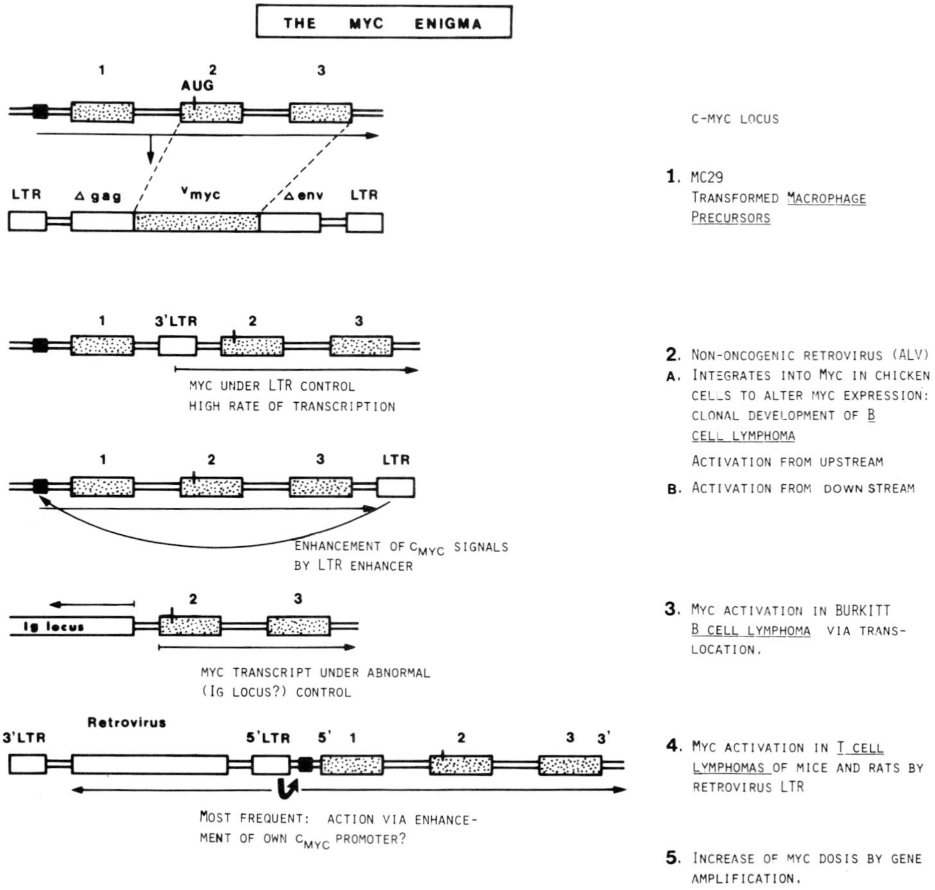

Abb. 8

Perspektiven

Ich möchte diesen Beitrag mit einer positiven Antwort und einer Reihe von offenen Fragen abschließen: Protoonkogenveränderungen sind sicher wichtige und die bisher einzig erfaßbaren Glieder einer Kette von genetischen Veränderungen, die zu Malignität führen. Andere genetische Veränderungen (chromosomale Veränderungen an sich? Zwischenwirkung mit anderen Genen, die nicht Onkogene sind?) sind sicher ebenfalls notwendig, um letzten Endes Krebs zu verursachen. Das bisherige Wissen über die natürliche Funktion der Protoonkogene ist sehr lückenhaft. Das Verständnis der Kontrolle der Proliferation der normalen Zelle scheint mir das Haupthindernis zum Verständnis der Onkogenese zu sein. Ob durch unser erweitertes Wissen der Funktion der Onkogene eine Kausalbehandlung von Krebs möglich sein wird, erscheint mir im Augenblick bestenfalls zweifelhaft. Die Onkogen-Zell-

Interaktion ist so komplex, daß eine einfache Therapiemethode nicht erkennbar wird. Die Diagnose von malignen Erkrankungen wird sicher durch molekularbiologische Untersuchungsmethoden erweitert. Die bessere Diagnose sollte auch gezieltere Behandlung ermöglichen.

Literatur

[1] Bartram, C. R., E. Kleihauer, A. de Klein et al.: *c-abl* and *bcr* are rearranged in a Ph^1-negative CML patient. EMBO J. **4** (1985) 683–686.

[2] Beckner, S. K., S. Hattori, T. Y. Shih: The *ras* oncogene product p21 is not a regulatory component of adenylate cyclase. Nature **317** (1985) 71–72.

[3] Bister, K., H. W. Jansen: Oncogenes in retroviruses and cells: biochemistry and molecular genetics. Adv. Cancer Res. **47** (1986) im Druck.

[4] Broek, D., N. Samiy, O. Fasano et al.: Differential activation of yeast adenylate cyclase by wild-type and mutant *RAS* proteins. Cell **41** (1985) 763–769.

[5] Cooper, G. M.: Cellular transforming genes, Science **217** (1982) 801–806.

[6] Dube, I. D., Z. A. Arlin, D. K. Kalousek et al.: Nonclonal hemopoietic progenitor cells detected in long-term marrow cultures from a Turner syndrome mosaic with chronic myeloid leukemia. Blood **64** (1984) 1284–1287.

[7] Duesberg, P. H.: Activated proto-onc genes: sufficient or necessary for cancer? Science **228** (1985) 669–677.

[8] Fialkow, P. J., J. W. Singer: Tracing development and cell lineages in human hemopoietic neoplasia. In: Leukemia (I. L. Weissman, Hg.) S. 203–222. Dahlem Konferenzen 1985. Springer-Verlag, Berlin 1985.

[9] Hayward, W. S.: Multiple mechanisms of oncogene activation in viral and nonviral neoplasia. In: Leukemia (I. L. Weissman, Hg.) S. 147–162. Dahlem Konferenzen 1985. Springer-Verlag, Berlin 1985.

[10] Heisterkamp, N., K. Stam, J. Groffen: Structural organization of the *bcr* gene and its role in the Ph' translocation. Nature **315** (1985) 758–761.

[11] Land, H., L. F. Parada, R. A. Weinberg: Tumorigenic conversion of primary embryo fibroblasts requires at least two cooperating oncogenes. Nature **304** (1983) 596–602.

[12] Lane, M. A., A. Sainten, K. M. Doherty et al.: Isolation and characterization of a stage-specific transforming gene, Thym-I, from T-cell lymphomas. Proc. Natl. Acad. Sci. [USA] **81** (1984) 2227–2231.

[13] Le Beau, M. M., C. A. Westbrook, M. O. Diaz et al.: Translocation of the p53 gene in t(15; 17) in acute promyelocytic leukaemia. Nature **316** (1985) 826–828.

[14] Mölders, H., J. Defesche, D. Müller et al.: Integration of transfected LTR sequences into the *c-raf* proto-oncogene: activation by promoter insertion. EMBO J. **4** (1985) 693–698.

[15] Ostertag, W., I. B. Pragnell: Differentiation and viral involvement in differentiation of transformed mouse and rat erythroid cells. Curr. Top. Microbiol. Immunol. **94/95** (1981) 143–208.

[16] Rapp, U. R., M. D. Goldsborough, G. E. Mark et al.: Structure and biological activity of v-*raf*, a unique oncogene transduced by a retrovirus. Proc. Natl. Acad. Sci. [USA] **80** (1983) 4218–4222.

[17] Rowley, J. D.: Significance of chromosome rearrangements in leukemia and lymphoma. In: Leukemia (I. L. Weissman, Hg.) S. 179–202. Dahlem Konferenzen 1985. Springer-Verlag, Berlin. 1985.

[18] Ruscetti, S., L. Wolff: Spleen focus-forming virus: relationship of an altered envelope gene to the development of a rapid erythroleukemia. Curr. Top. Microbiol. Immunol. **112** 21–44.

[19] Schechter, A. L., M.-C. Hung, L. Vaidyanathan et al.: The *neu* gene: an *erb*B-homologus gene distinct from and unlinked to the gene encoding the EGF receptor. Science **229** (1985) 976–978.

[20] Selten, G., H. T. Cuypers, A. Berns: Proviral activation of the putative oncogene *Pim*-1 in MuLV induced T-cell lymphomas. EMBO J. **4** (1985) 1793–1798.

[21] Shih, C., L. L. Padhy, M. Murray et al.: Transforming genes of carcinomas and neuroblastomas introduced into mouse fibroblasts. Nature **290** (1981) 261–264.

[22] Shtivelman, E., B. Lifshitz, R. P. Gale et al.: Fused transcript of *abl* and *bcr* genes in chronic myelogenous leukaemia. Nature **315** (1985) 550–554.

[23] Spandidos, D. A., N. M. Wilkie: Malignant transformation of early passage rodent cells by a single mutated human oncogene. Nature **310** (1984) 469–475.

[24] Stocking, C., R. Kollek, U. Bergholz et al.: Long terminal repeat sequences impart hematopoietic transformation property to the myeloproliferative sarcoma virus. Proc. Natl. Acad. Sci. [USA] **82** (1985) 5746–5750.

[25] Thorgeirsson, U. P., T. Turpeenniemi-ujanen, J. E. Williams et al.: NIH/3T3 cells transfected with human tumor DNA containing activated *ras* oncogenes express the metastatic phenotype in nude mice. Mol. Cell. Biol. **5** (1985) 259–262.

[26] Weiss, R., N. Teich, H. Varmus et al.: RNA Tumor Viruses. Cold Spring Harbor Laboratory. New York 1982.

[27] Weissman, I. L., M. S. McGrath, G. Tamura: The receptor mediated leukemogenesis hypothesis: a model of retroviral oncogenes by viral stimulation of cell-surface receptors. In: Leukemia (I. L. Weissman, Hg.) S. 235–244. Dahlem Konferenzen 1985. Springer-Verlag, Berlin 1985.

[28] Wolff, L., S. Ruscetti: Malignant transformation of erythroid cells in vivo by introduction of a nonreplicating retrovirus vector. Science **228** (1985) 1549–1552.

Das Problem der genetischen Folgen einer Belastung menschlicher Populationen durch Mutagene

F. Vogel

Abstract

Possible genetic consequences of an increased exposure of human populations to mutagenic agents

Mutations may be subdivided according to the cell type, in which they occur (germ cells vs. somatic cells), and to the type of change in the genetic material (structural and numerical chromosome aberrations vs. gene mutations at the molecular level). The present contribution deals only with mutations in germ cells.

1. Predictions regarding the effect of mutagenic agents on the frequencies of structural chromosomal aberrations in the next generation are possible, because evidence from animal studies and human cells is relatively straightforward. Regarding numerical chromosomal anomalies, the available evidence is more controversial.

2. The frequency increase of those autosomal dominant and X-linked recessive anomalies whose present-day frequency is determined by an equilibrium between fresh mutations and negative selection can be predicted relatively precisely when exposure to the mutagenic agent is known. But there are other, dominant as well as X-linked diseases, which are obviously not maintained by such an equilibrium. Here, additional, unknown selective forces may have acted in the past. Therefore, predictions regarding the effects of mutagenic agents are hardly possible and, in any case, very hazy. Incidence of autosomal-recessive diseases depends much more on population structure, and on fitness of heterozygotes than on the mutation rate. In absence of sufficiently detailed knowledge of these factors, a sufficiently precise prediction is impossible.

3. For multifactorial diseases such as "constitutional" diseases, most mental anomalies and most congenital malformations, two quite different genetic components have become known: Slightly deleterious mutations leading to anomalies only in combination with other genetic and environmental factors, – and genetic polymorphisms such as blood groups and HLA types. Increased exposure to mutagenic agents may lead to an increased frequency of conditions caused by the first group of mutations, whereas genetic changes within polymorphisms will not lead to enhanced disease liabilities.

Monitoring of human populations for birth defects of all types would be necessary for recognition of hazards due to mutagenic agents.

Was wird es für Folgen haben, wenn die menschliche Bevölkerung durch mutationsauslösende Agentien zusätzlich belastet wird? Es gibt kaum eine Frage, über die so viel geredet und spekuliert und die doch so wenig untersucht wird, ja über die man so wenig präzise nachdenkt. Damit uns das deutlich wird, müssen wir uns einige weit verbreitete Irrtümer vergegenwärtigen:

1. Das Problem ist *nicht* identisch mit der Frage danach, welcher der von Menschen aufgenommenen chemischen Stoffe das entfalten kann, was man, großzügig verallgemeinernd, eine „mutagene Wirkung" nennt.

2. Das Problem kann nicht durch noch so raffiniert konzipierte in vitro-Systeme wie den Ames-Test in allen seinen Varianten, ja nicht einmal durch Untersuchungen an Keim- und Körperzellen von Versuchstieren gelöst werden, wenn auch gerade in vivo-Versuche hier ungleich viel informativer sind als Studien im Reagenzglas – das sei den radikalen Tierversuchsgegnern gesagt.

3. Diesen Irrtümern möchte ich eine Feststellung gegenüberstellen, die ich für wahr halte: Wenigstens eine Teil-Antwort auf diese Frage ist wissenschaftlich möglich; trotzdem wird diese Antwort nicht gefunden werden – jedenfalls nicht in absehbarer Zeit – und nicht in einer der „offenen" Gesellschaften [11] in Westeuropa oder Nordamerika. Allerdings halte ich es für denkbar, daß sie einmal in absehbarer Zeit in Osteuropa – wahrscheinlich in Ungarn, vielleicht auch in der Sowjetunion oder der DDR – beantwortet werden wird.

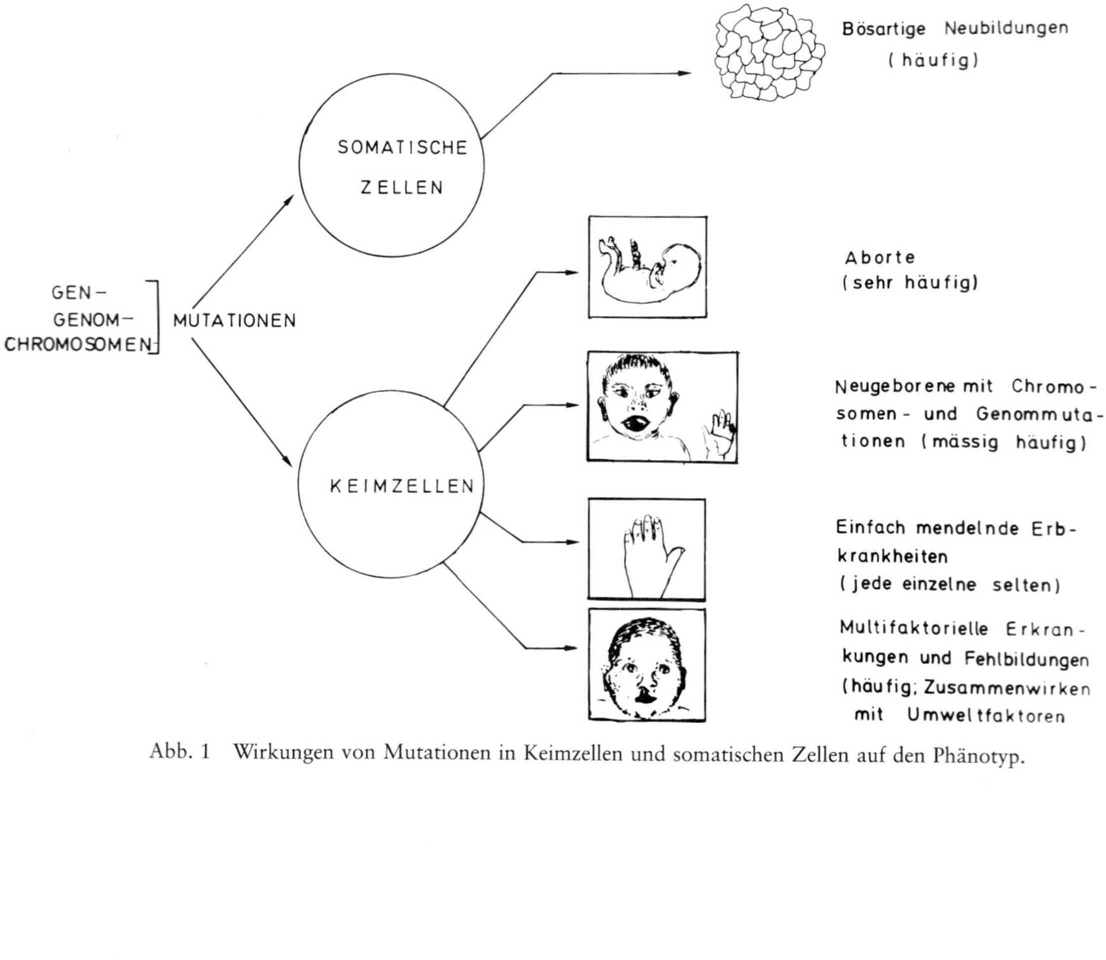

Abb. 1 Wirkungen von Mutationen in Keimzellen und somatischen Zellen auf den Phänotyp.

Nach diesen erarbeiteten Thesen nun zur Sache: Man kann Mutationen und ihre Wirkungen auf den Phänotyp gliedern nach dem *Ort* ihres Auftretens und nach der *Art* der Veränderungen am genetischen Material. Nach dem Ort ihres Auftretens unterscheidet man Mutationen in Keimzellen von somatischen Mutationen. Nach der Art der Veränderungen unterscheidet man immer noch am zweckmäßigsten Chromosomenmutationen und Genmutationen, wenn auch nach neueren Ergebnissen der molekularen Genetik die Zuordnung einzelner Ereignisse zu einer dieser Gruppen manchmal nicht mehr so klar ist wie früher. Chromosomenmutationen in Keimzellen führen großenteils zu Aborten. Oftmals geschieht dies so früh in der Gravidität, daß die Frau diese nicht einmal bemerkt. Ein hoher Anteil aller Spontanaborte ist durch Chromosomenmutationen verursacht [9], und man kann umgekehrt errechnen, daß Generation für Generation (mindestens) 5–10% aller Zygoten infolge einer Chromosomenstörung früh zugrundegehen. Es ist im Grunde selbstverständlich –, konnte aber auch durch Studien an der Maus verifiziert werden, – daß das auch für Chromosomenmutationen gilt, die durch ionisierende Strahlen oder Zytostatika in den Keimzellen induziert wurden [1, 12].

Genmutationen in Keimzellen führen zu molekularen Veränderungen in Proteinen, die von dem Austausch einzelner Aminosäuren über Verkürzungen und Verlängerungen von Proteinketten bis zur völligen Veränderung oder gar zum Ausfall von Proteinen reichen. Die resultierenden Veränderungen im Phänotyp richten sich nach dem Stellenwert gerade dieser Veränderung für die Funktion des Proteins. Am besten analysiert sind die Krankheiten mit einfachem Mendelschen Erbgang. Sie machen den größten Teil der einfach mendelnden Merkmale des Menschen aus, wie sie kürzlich wieder von McKusick [10] zusammengestellt wurden (Tab. 1). Nach dieser Zusammenstellung wurden bis Mitte des Jahres nicht weniger als 782 autosomale Genloci auf einem der 22 Autosomen lokalisiert. Damit ist der Mensch der nach Zahl und Vielfalt seiner Mutanten genetisch am besten bekannte Säuger.

Tabelle 1 Zahl der Phänotypen des Menschen mit einfachem Mendelschen Erbgang [10]

	Gesichert	Noch ungesichert	Zusammen
Autosomaldominat	1.096	1.010	2.106
Autosomalrezessiv	611	710	1.321
X-chromosomal	119	148	267
Summe	1.826	1.868	3.694

Für Chromosomen- und Genmutationen können wir jedenfalls soviel sagen, daß eine Erhöhung der Belastung der sich fortpflanzenden Bevölkerung zu einer Erhöhung der Zahl dieser Mutationsereignisse führen wird. Wenn man von Erfahrungen der Strahlengenetik verallgemeinern darf, so trifft das jedenfalls für Chromosomen-Strukturveränderungen wie Deletionen und reziproke Translokationen zu; es ist schon fragwürdiger für Meiosestörungen, die zu numerischen Aberrationen wie etwa Trisomien führen, und scheint nicht für centrische Fusionen zu gelten [16, vgl. auch 20]. Bei chemischen Mutagenen sind derartig verallgemeinernde Feststellungen kaum möglich, da die Natur der ausgelösten Mutations-Ereignisse vom molekularen Wirkungsmechanismus abhängt; und der ist von einer Substanz zur anderen oft sehr verschieden.

Nach den Keimzell-Mutationen wollen wir wenigstens kurz auch auf die somatischen Mutationen eingehen. Von ihnen macht sich meist nur ein kleiner Teil im Phänotyp bemerkbar, nämlich die, welche den betreffenden Zellen – durch Ausbrechen aus der normalen Wachstumsregulation – einen Selektionsvorteil verleihen, der dann zum Tumorwachstum führt. Von der Analyse der betreffenden Gene – der Onkogene und ihrer Mutationen – verspricht man sich heute Aufschluß über Mechanismen der Tumorbildung [vgl. 22] und macht sich Hoffnungen für ihre Vorbeugung oder Bekämpfung.

Für mehr und mehr spezifische Tumorformen werden charakteristische strukturelle Chromosomenaberrationen entdeckt, die zu Veränderungen in nahe bei den Bruchpunkten gelegenen Onkogenen führen können; hier baut sich eine enge Verbindung der klassischen Cytogenetik mit der Molekularbiologie auf [vgl. 23]. Aber es würde zu weit führen, sich an dieser Stelle Gedanken etwa über die Entwicklung der Krebshäufigkeit in der Zukunft zu machen. Es leuchtet jedem ein, daß sie in undurchschaubarer komplexer Weise nicht nur von der Entwicklung der somatischen Mutabilität, sondern von vielen anderen Faktoren der Lebensweise abhängt [8].

Zurück also zu den Keimzellmutationen. Wollen wir ihre Wirkung auf die Phänotypen zukünftiger Generationen beurteilen, so haben wir es mit einem weiteren Unsicherheitsfaktor erheblichen Ausmaßes zu tun: Neben den durch Chromosomenaberration oder durch Mutation einzelner Gene verursachten Anomalien gibt es viele häufige Krankheiten, an deren Entstehung genetische Faktoren mehr oder weniger stark beteiligt sind. Aus Mangel an besserem Wissen bezeichnen wir sie als „multifaktoriell bedingt". In ihr Ursachengefüge beginnen wir erst jetzt von der genetischen Seite her einzudringen [vgl. 21]. Die drei wichtigsten Kategorien sind:

- Die Mehrzahl der angeborenen Fehlbildungen (Beispiele: Anencephalie und Spina bifida, Lippen-Kiefer-Gaumenspalte, die meisten angeborenen Herzfehler);
- Konstitutionskrankheiten wie die meisten Formen von Diabetes mellitus, Hochdruck und viele koronare Herzerkrankungen, auch Epilepsien; und
- geistig-seelische Erkrankungen, vor allem des schizophrenen Formenkreises und der affektiven Psychosen.

Die genetische Analyse der Krankheitsdispositionen deckt für diese Gruppe zwei grundsätzlich verschiedene Arten von Genwirkungen auf:

1. Leichte Defekte, teilweise der gleichen Gene, deren schwerere Defekte zu klassi-

schen Erbkrankheiten führen. – So zeigt sich für mehr und mehr autosomal-rezessive Erbleiden, daß auch die normalerweise gesunden Heterozygoten unter bestimmten Umständen, insbesondere nach Belastungen verschiedener Art, zu bestimmten Anomalien vermehrt neigen [vgl. 19]. Andere, autosomal dominante Mutationen scheinen sehr unregelmäßig manifestierte und verschiedenartige Entwicklungsstörungen zur Folge zu haben, wie Tierversuche vermuten lassen [13]. Eine Erhöhung der Mutationsrate für derartige Gene würde natürlich auch die Häufigkeit solcher leichter Defekte und Anfälligkeiten in der Bevölkerung erhöhen.
2. Daneben gibt es aber auch genetische Krankheitsdispositionen, die durch Polymorphismen, also durch häufige genetische Varianten, verursacht sind. Beispiele sind die höhere Anfälligkeit der Blutgruppe A gegenüber verschiedenen Krebsformen in Vergleich zu O, – oder die zahlreichen Krankheits-Anfälligkeiten bestimmter Merkmale und Haplotypen unter den Transplantations-Antigenen des HLA-Systems [8]. Hier läßt sich die Wirkung einer Erhöhung der Mutationsrate überhaupt nicht theoretisch voraussagen; denn Mutationen sind in allen Richtungen möglich. Es ist denkbar, daß sie sich mehr oder weniger ausgleichen würden und daß eine Erhöhung der Mutationsrate überhaupt keinen wesentlichen Effekt etwa auf Krankheitshäufigkeiten hätte.

Betrachten wir aber die Gesamtgruppe der „multifaktoriellen“ Erkrankungen, so müssen wir zugeben, daß wir noch sehr wenig darüber wissen, welche dieser beiden Arten von Krankheitsdispositionen – leichte Defekte oder Polymorphismen – wichtiger sind. Je nachdem, wie man diese Frage beurteilt, wird man die genetischen Gefahren einer erhöhten Mutationsrate für das Erkrankungsrisiko an multifaktoriellen Erkrankungen höher oder niedriger einschätzen.

Das führt uns auf ein weiteres Problem: Die genetische Zusammensetzung und damit auch die Gesundheit zukünftiger Generationen ist ja nicht nur davon abhängig, ob und wie stark sich die Mutationsrate verändert. Der zweite Parameter, der ebenfalls erheblichen Veränderungen unterworfen ist, ist die natürliche Auslese, die Selektion. Während noch vor zweihundert Jahren bei uns nicht einmal jedes zweite neugeborene Kind das Alter von 20 Jahren erreichte, sind es heute über 95% – und auch die Sterblichkeit im jüngeren und mittleren Erwachsenenalter hat erheblich abgenommen. Im Gegensatz zu dem ersten Anschein müssen die genetischen Folgen dieser Veränderung komplex sein, vor allem braucht nicht immer und nicht nur eine Verschlechterung zu resultieren [17]. Die genannten genetischen Polymorphismen wie ABO oder HLA haben sich z. B. nach heute verbreiteter Meinung in Anpassung an verschiedene und wechselnde Infektionen etabliert, die heute keine wesentliche Rolle mehr spielen. Die jetzt schon absehbaren populationsgenetischen Folgen dieser Veränderung sind vielfältig und komplex.

Was sich außerdem verändert hat, ist die Züchtungsstruktur menschlicher Bevölkerungen; so hat bei uns z. B. der Anteil von Ehen zwischen nahen Verwandten stark abgenommen. Wenn man genetische Voraussagen riskieren will, so muß man alle diese Faktoren, besonders aber das Nachlassen der natürlichen Selektion und die Veränderung der Züchtungsstruktur sorgfältig berücksichtigen. Ein Gesamtbild zu zeichnen ist also unmöglich; bestimmte Einzelaspekte lassen sich jedoch darstellen. So möchte ich trotz all dieser Bedenken und Einschränkungen doch jetzt einige Voraussagen versuchen. Dabei wird es nicht ohne globale Vereinfachungen abgehen:

1. Chromosomenaberrationen: Anomalien durch strukturelle Chromosomenaberrationen, z. B. Deletionen oder reziproke Translokationen, werden etwas zunehmen. Für strahleninduzierte Mutationen gibt es hier sogar vernünftige Schätzungen über das Ausmaß dieser Zunahme. Die meisten dieser Mutationen werden allerdings schon im Laufe der Schwangerschaft, – meist innerhalb der ersten Monate, – eliminiert.

Ob und wie stark auch Trisomien, – die weitaus häufigste Art der Chromosomenaberrationen, – zunehmen werden, ist ganz unsicher. Wahrscheinlich wird es einige chemische Agentien geben, die die Meiose beeinflussen und dadurch aneuploide Keimzellen erzeugen, und andere, die das nicht tun. Das ist ein besonders wichtiges Beispiel für ein Problem, das durch die bisher entwickelten in vitro-Methoden zur Mutagenitätstestung prinzipiell nicht gelöst werden kann und wofür man Untersuchungen am lebenden Versuchstier benötigt.

2. Seltene Erbkrankheiten durch Genmutationen: Hier muß man differenzieren zwischen dominanten und X-chromosomal erblichen Anomalien einerseits, und autosomal-rezessiven erblichen andererseits. Die meisten dominanten und X-chromosomal erblichen Anomalien werden – besser gesagt – wurden bis vor einigen Jahrzehnten durch ein genetisches *Gleichgewicht* zwischen Mutationsrate und negativer Selektion in etwa gleichbleibender Häufigkeit erhalten. Dieses System ist jetzt gestört vor allem durch zwei Veränderungen: Einerseits eine bessere Therapie, die zu besserer Fortpflanzung infolge eines verminderten Selektionsnachweises geführt hat (Beispiel: Faktor VIII-Behandlung der Hämophilie A); – andererseits eine zunehmende Tendenz zur Verminderung der Fortpflanzung von Risiko-Personen, die durch die genetische Beratung gefördert wird.

Diese Erwägungen gelten nur für solche Erkrankungen, deren Häufigkeit bisher tatsächlich durch ein genetisches Gleichgewicht zwischen Mutation und Selektion bestimmt war. Gerade bei einigen der häufigsten war das aber wahrscheinlich nicht der Fall, sondern hier scheint ein zusätzlicher Selektionsvorteil der Genträger unter besonderen Lebensbedingungen in früherer Zeit hineingespielt zu haben. Beispiele sind die dominante Hypercholinesterämie Typ 1 [vgl. 3] und der X-chromosomal erbliche Schwachsinn mit marker X-Chromosom [vgl. 18].

Ganz anders liegen die Verhältnisse bei autosomal-rezessiv erblichen Krankheiten. Hier führt ja eine Neumutation zur Bildung eines Heterozygoten; d. h. sie wirkt sich erst viel später durch Entstehung einer Krankheit aus, – wenn dieser Heterozygote zufällig mit einem anderen ein Paar bildet und dieses Paar ein homozygotes Kind hat. Selbst ein anhaltender und starker Anstieg der Mutationsrate hätte erst allmählich einen Anstieg der Krankheitshäufigkeit zur Folge. Dazu kommt, daß wir uns für autosomal-rezessive Erbleiden keineswegs im Gleichgewicht befinden: Ihre Häufigkeit muß seit ca. 100 Jahren deutlich zurückgegangen sein; denn die Zahl der Verwandtenehen hat in dieser Zeit von einigen Prozent auf wenige Promille abgenommen; und Verwandtenehen erhöhen bekanntlich die Wahrscheinlichkeit für das Herausmendeln von Homozygoten [vgl. 21]. Auch hier würde sich ein neues Gleichgewicht in Abwesenheit anderer Einflußfaktoren nur ganz allmählich im Laufe hunderter von Generationen wieder einstellen. Mutationen hätten nur einen ganz geringen Einfluß.

3. Unser Problem ist also außerordentlich kompliziert – selbst wenn man nur die Häufigkeit der Anomalien mit einfachem Erbgang in Betracht zieht. Es wird völlig unübersichtlich, berücksichtigt man auch die „multifaktoriellen" Störungen, die ja den allergrößten Teil aller Anomalien ausmachen, an deren Entstehen genetische Faktoren einen Anteil haben. Die Gründe habe ich genannt, leichte Defektmutanten einerseits, genetische Polymorphismen andererseits wirken zusammen; auf eine Erhöhung der Mutationsrate müssen sie in verschiedener Weise reagieren.

Diese Schwierigkeiten sollten uns nicht dazu verführen, die Hände in den Schoß zu legen und überhaupt keine Voraussagen zu machen. Am Beginn dieses Beitrages stand die These, daß eine Teil-Antwort möglich sei; sie werde jedoch bei uns voraussichtlich nicht erarbeitet werden. Man könnte nämlich durchaus die Frage beantworten, ob genetische Defekte, und überhaupt angeborene Anomalien und Fehlbildungen in unserer Bevölkerung häufiger werden; zunächst ganz unabhängig von den Ursachen; deren Ermittlung wäre dann eine weitere Aufgabe.

Dazu müßte man zunächst wissen, wie häufig diese Anomalien heute sind. Und hier liegt bereits das Problem. Es gibt einige ältere Erhebungen über die Häufigkeit genetischer Anomalien in speziellen Bevölkerungen, so aus Nordirland [14] und aus West-Kanada [15]. Diese Daten sind jedoch äußerst unzuverlässig; die kanadischen Daten vor allem deshalb, weil den Forschern die nachgehende, persönliche Untersuchung der erfaßten Personen und ihrer Familien aus Datenschutz-Gründen versagt war. Genetische Diagnosen von nichtspezialistisch vorgebildeten Ärzten sind jedoch notorisch unzuverlässig.

In der Bundesrepublik sind alle Versuche, derartige Daten für die Bevölkerung einigermaßen vollständig und nach epidemiologischen Gesichtspunkten zuverlässig zu erheben, wegen der Datenschutz-Gesetzgebung und ihrer Durchführung zum Scheitern verurteilt; und das gleiche gilt – mit kleinen Unterschieden – für die meisten westlichen Länder. Ungarn dagegen hat seit weit über zehn Jahren eine vollständige Erfassung aller angeborenen Anomalien und Fehlbildungen; das entstehende Register nimmt an diagnostischer Qualität ständig zu [4, 5, 6]. Von Moskau aus hat man eine umfassende Erhebung durchgeführt, die zu dem beruhigenden Ergebnis geführt hat, daß angeborene Fehlbildungen und genetische Anomalien in den letzten Jahren keinen Trend zur Zunahme zeigen [2]. Und in der DDR gibt es nicht nur eine Meldepflicht für angeborene Fehlbildungen, sondern auch eine Sektionspflicht für jedes Kind, das bis zum 14. Lebensjahr stirbt. Die Antwort auf die Frage, ob genetische Anomalien und angeborene Fehlbildungen zunehmen, werden wir vielleicht bald – und zuverlässig – aus diesen Ländern bekommen. Unsere Gesellschaft sollte sich aber fragen, ob es ethisch gerechtfertigt ist, sich den Luxus eines perfekten Datenschutzes zu leisten, wenn man ihn damit bezahlen muß, daß für ein Urteil über die Zukunft unserer Gesellschaft notwendige Daten nicht erhoben werden. Im Grundgesetz der Bundesrepublik Deutschland heißt es: „Die Würde des Menschen ist unantastbar". Ist es mit der Würde des Menschen vereinbar, wenn wir das individuelle Recht des einzelnen so hoch und seine Pflicht für die Gesamtgesellschaft oft so gering einschätzen, daß wir lebenswichtige Daten aus einem Ausland beziehen müssen, in dem man in diesem Punkt ganz anderer Meinung ist als wir?

Zusammenfassung

Die Folgen einer erhöhten Mutationsrate für die Häufigkeit von Anomalien und Krankheiten in der menschlichen Bevölkerung werden ganz verschieden sein, je nachdem, welche Art von Mutationen man betrachtet: Strukturelle und numerische Chromosomenaberrationen führen in erster Linie zu Aborten, daneben auch zu Fehlbildungssyndromen. Die Häufigkeit von Anomalien mit einfachem Mendelschen Erbgang hängt meist dann von der Mutationsrate ab, wenn sich diese Krankheiten autosomal-dominant oder X-chromosomal vererben; die Häufigkeit autosomal-rezessiv erblicher Erkrankungen hängt viel stärker von der Züchtungsstruktur einer Bevölkerung als von der Mutationsrate ab. Voraussagen für multifaktorielle Erkrankungen (angeborene Fehlbildungen, Konstitutionserkrankungen, geistig-seelische Störungen) sind global kaum möglich, da ihre Grundlage noch zu wenig bekannt ist. Außerdem hängen Veränderungen in der genetischen Zusammensetzung von Bevölkerungen nicht nur von der (spontanen und induzierten) Mutationsrate, sondern sehr stark auch von Änderungen in der natürlichen Selektion ab.

Bisher ist es – vor allem aus Gründen des Datenschutzes – in Ländern der westlichen Welt nicht einmal mit ausreichender Genauigkeit möglich, festzustellen, wie häufig angeborene Fehlbildungen und genetische Defekte der verschiedenen Arten gegenwärtig sind; das wäre eine entscheidende Voraussetzung dafür, ob und wie stark diese Häufigkeit in Zukunft ansteigen wird. Entsprechende Daten werden jedoch z. Zt. in osteuropäischen Ländern, z. B. Ungarn und der Sowjetunion, erarbeitet.

Literatur

[1] Basler, A., B. Buselmaier, G. Röhrborn: Elimination of spontaneous and chemically induced chromosome aberrations in mice during early embryogenesis. Hum. Genet. **33** (1976) 121–130.
[2] Bochkov, N. P., S. D. Grigorian, J. N. Lunga et al.: Retro- and Prospective Evaluation of Dynamics of some Mutational Events. Hum. Genet. **72** (1986) 77–79.
[3] Carter, C. O.: Monogenic disorders. J. Med. Genet. **14** (1977) 316–320.
[4] Czeizel, A.: The baseline data of the Hungarian Congenital Malformation Register, 1970–1976. Acta Paediat. Acad. Sci. Hungaricae **19** (1978) 149–156.
[5] Czeizel, A.: The Hungarian Congenital Malformation Monitoring System. Acta Paediat. Acad. Sci. Hungaricae **19** (1978) 225–238.
[6] Czeizel, A., P. Kiss, M. Oszotovics: National-wide investigations of multiple malformations. Acta Paediat. Acad. Sci. Hungaricae **19** (1978) 275–280.
[7] Dausset, J., A. Svejgaard (eds.): HLA and disease. Munksgaard, Kopenhagen 1977.
[8] Doll, R., R. Peto: The causes of cancer: Quantitative estimates of avoidable risks of cancer in the US today. J. Natl. Cancer Inst. **66** (1981) 1196–1308.
[9] Lauritsen, J. G.: Genetic aspects of spontaneous abortion. Danish Med. Bull. **24** (1977) 169–198.
[10] McKusick, V. A.: The human gene map. Manuscript August 1., 1985.
[11] Popper, K.: Die offene Gesellschaft und ihre Feinde, Bd. I/II (Deutsche Übersetzung), Franke-Vl, Bern, München 1957/58.
[12] Reichert, W., W. Buselmaier, F. Vogel: Elimination of X-ray induced chromosomal aberrations in the progeny of female mice. Mutat. Res. **139** (1984) 87–94.
[13] Selby, P. B., P. R. Selby: Gamma-ray-induced dominant mutations that cause skeletal abnormalities in mice. II. Description of proved mutations. Mutat. Res. **51** (1978) 199–236.
[14] Stevenson, A. C.: The load of hereditary defects in human populations. Radiat. Res. Suppl. **I** (1959) 306–325.
[15] Trimble, B. K., J. H. Doughty: The amount of hereditary disease in human populations. Ann. Hum. Genet. **38** (1974) 199–223.
[16] United Nations Sources and Biological Effects of Ionizing Radiation. United Nations Scientific Committee on the Effects of Atomic Radiation. 1982 Report to the General Assembly, with annexes. *United Nations Publ., No E82. IX. 8*, New York 1982.
[17] Vogel, F.: Der Fortschritt als Gefahr und Chance für die genetische Beschaffenheit des Menschen. Klin. Wochenschr. **51** (1973) 575–585.
[18] Vogel, F.: Mutation and Selection in the marker X syndrome: A Hypothesis. Ann. Hum. Genet. **48** (1984), 327–332.
[19] Vogel, F.: Clinical consequences of heterozygosity for autosomal-recessive diseases. Clin. Genetics **25** (1984) 381–415.
[20] Vogel, F.: Gesichertes und Hypothetisches im Bereich der Strahlengenetik. In: Strahlenschutz in Forschung und Praxis, Bd. XXV (W. Leppin et al. Hg.), S. 144–168. Thieme-Verlag, Stuttgart, New York 1985.
[21] Vogel, F., A. G. Motulsky: Human Genetics – Problems and Approaches, 2nd ed. Springer Verlag, Heidelberg, Berlin, New York 1986.
[22] Weinberg, R. A.: A molecular basis of cancer. Scientific American **Nov.** (1983) 126–142.
[23] Yunis, J. J.: The chromosomal basis of human neoplasia. Science. **221** (1983) 227–236.

Zur aktuellen Mutagenitätstestung und über Trends

F. Oesch

Abstract

Current state and perspectives in mutagenicity testing

Mutagenicity is not an isolated property of a compound, but a complex result of an interaction with a metabolizing system. Therefore the mutagenicity strongly depends on the metabolizing system in the following respects: Whether or not a compound exerts a mutagenic effect and how strong this effect is; with different metabolizing systems different metabolites may account for the mutagenicity of the same parent compound; a certain enzyme may increase or decrease the mutagenicity of the same compound, depending on the presence and activity of other enzymes and a second compound may under different metabolic situations increase, decrease or have no effect upon the mutagenicity of the same compound.

Thus, an important question is which qualities are most important for a metabolizing system in mutagenicity tests. Two properties are most desirable: The metabolizing system should give a high sensitivity to the test system and provide relevant results. Maximal sensitivity is obtained in the absence of inactivation. Because different mutagens are inactivated with different efficiencies, maximal relevance implies the operation of both activation and inactivation mechanisms. Thus sensitivity and relevance are at least in part mutually exclusive. It is not even possible to devise a system which is optimal at least for one of the two criteria with respect to all test compounds. For sensitivity, this is not possible because different compounds are activated and inactivated by different enzymes. For relevance, because metabolism in man greatly varies, both between individuals and between different tissues. For the same reasons, even *in-vivo* studies in animals do not automatically possess high relevance. This especially holds, when only selected tissues such as bone marrow or germ cells are investigated for genotoxic effects. It may happen that short-lived mutagenic metabolites which cause severe effects at the site of their generation (e.g. liver or kidney) never reach the tissue under investigation.

For testing of genotoxic risks this leads to the following conclusions: If various tests performed are all done with the same metabolizing system, e.g. S-9 mix from Aroclor 1254-induced rat liver (as is often the case), a uniform result in different tests may be simply a consequence of the uniform metabolizing system, and does not necessarily reflect a high risk or safety of a compound. Therefore, test batteries not only with different biological endpoints, but also with different metabolizing systems should be used. A first endpoint may be studied with S-9 mix, a second with hepatocytes (possibly from a different species) as metabolizing system. A third endpoint could be studied directly in a metabolically competent cell. The battery may finally be completed by an *in-vivo* assay. In case of discrepancies in the results, it may be advisable to use a second set of tests with permutation of the metabolizing systems. Moreover, quantitative risk estimation in man is difficult. It is often thought that short-term *in-vitro* tests can only give a first warning of potential mutagenic or carcinogenic risks and that, apart from epidemiological data, only animal experiments can be used for risk estimation. However, dose and mode of application, differences in metabolism among species, limitation of the investigation to selected tissues are some important factors which prevent a direct extrapolation also from whole animal experiments to man. *In-vitro* tests are much more versatile than whole animal studies for elucidation of the activation and inactivation of a compound and for the investigation of differences and similarities of the metabolism (and possibly other factors such as repair mechanisms) in test systems and in man. Extrapolation from experimental results to a true risk for man therefore requires information on the mechanism of the effect under study.

Einleitung

Erbmerkmale sind durch die chemische Struktur der Desoxyribonukleinsäure (DNS) bestimmt. Diese Struktur verändert sich mit sehr niedriger Häufigkeit ständig – Triebfeder der Evolution. Darüber hinaus können Umwelteinflüsse – Strahlen und chemische Substanzen – solche chemischen Veränderungen der DNS bewirken. Damit werden Strahlen und chemische Substanzen zu einer potentiellen Gefahr, denn solche ungezielten Veränderungen der Struktur der DNS können zwar in bestimmten Fällen zu einer Mutation führen, die günstig ist, werden jedoch, wenn ungezielt, häufiger zu schädlichen Mutationen führen. Wenn eine Mutation in Keimzellen hervorgerufen wird, nennt man das Ereignis eine *germinale Mutation*. In diesen Fällen besteht ein Risiko der Erbschädigung für den Nachwuchs. Wenn eine solche Mutation aber in einer Nicht-Keimzelle hervorgerufen wird, nennt man das Ereignis eine *somatische Mutation*. Diese somatische Mutation wird nicht, oder zumindest nicht unmittelbar, auf die Nachkommenschaft übertragen, kann aber, je nachdem, welche Zellen betroffen sind, zu Zellschädigungen und Krankheiten führen. Insbesondere verdichten sich die Hinweise darauf, daß die krebsartige Entartung einer Zelle zwar multi-faktoriell ist, daß dabei jedoch eine Mutation ein erforderliches Ereignis ist [6, 7, 39]. Dieses Konzept hat dazu geführt, daß Stoffe, die Mutationen hervorrufen (Mutagene), gleichzeitig als potentielle krebserregende Stoffe (Kanzerogene) betrachtet werden [2, 6, 11].

Diese Stoffe können chemisch zu sehr verschiedenen Substanzklassen gehören, was lange Zeit zu großer Verwirrung geführt hat. Die letzten zwei Jahrzehnte haben jedoch gezeigt, daß zwar nicht alle, aber die Mehrzahl dieser Stoffe eine gemeinsame Eigenschaft besitzen: Sie sind elektrophil reaktiv oder werden im Körper zu einem elektrophil reaktiven Stoffwechselprodukt umgesetzt. Damit wurden zwei Stufen von Kontrolle ersichtlich, die für die rationale Beurteilung der Ereignisse und eine rationale Risikoabschätzung wichtig sind; die Chemie des reaktiven Stoffwechselproduktes und die enzymatische Kontrolle der Menge des reaktiven Metaboliten.

Reaktive Metabolite aromatischer und olefinischer Stoffe

Durch Mutagenitätstests kann die elektrophile Reaktivität und die Reaktionsfreudigkeit eines Stoffes mit der Desoxyribonukleinsäure, dem genetischen Material und dem primären Steuermolekül der biochemischen Prozesse einer Zelle indirekt erfaßt werden [29]. Solche Tests haben gezeigt, daß Epoxide, die eine wichtige Klasse elektrophil reaktiver Stoffwechselprodukte aromatischer Strukturbestandteile darstellen [26, 23, 34], sehr differenziert beurteilt werden müssen, da sie je nach genauer chemischer Struktur sehr wenig bis sehr stark reaktiv sein können [9]. Die Epoxidierung erwies sich in einigen Fällen sogar als Schutz gegen metabolische Aktivierung zu einem Mutagen [10]. Studien über die Beziehung zwischen der chemischen Struktur von Epoxiden und ihrer Mutagenität haben eindeutig gezeigt, daß chemische Aktivierung des Epoxidrings durch Modifikationen in dessen Nachbarschaft zu drastischen Veränderungen der Mutagenität führen können [25].

Untersuchungen mit gereinigter mikrosomaler Epoxidhydrolase [3] zeigten, daß das bisher metabolisch nicht nachweisbare, von Benzol abgeleitete, Epoxid tatsächlich gebildet wird [35], andererseits aber auch, daß dieses Epoxid zur chemischen Reaktion elektrophiler Stoffwechselprodukte mit mikrosomalem Protein einen unbedeutenden (nicht meßbaren) Beitrag leistet [35]. Damit wurde aufgezeigt, daß in bestimmten Fällen andere reaktive Stoffwechselprodukte aromatischer Strukturelemente wichtiger sein können als Epoxide [35, 36]. Im vorliegenden Fall wurde das Redoxpaar para-Chinon/para-Semichinonradiakal als wichtiges elektrophil reaktives Stoffwechselprodukt nachgewiesen [36]. Zur Ermittlung eines Realrisikos ist daher eine differenzierte Betrachtungsweise erforderlich.

Individuelle Rolle unterschiedlicher Enzyme in der Kontrolle reaktiver Metabolite

Im Regelfall werden die reaktiven Metabolite einerseits durch Enzyme hergestellt und andererseits durch weitere Enzyma inaktiviert. Dies führt eine wichtige Komponente in die Zusammenhänge zwischen chemischer Struktur und biologischer Wirkung ein: Den Einfluß zusätzlicher Strukturbestandteile, die es den verantwortlichen Enzymen erleichtern oder erschweren, auf die entsprechenden Substanzen einzuwirken. Wichtig sind vor allem sperrige Gruppen, die den Zutritt zum aktiven Zentrum des Enzyms erschweren können und das Ausmaß der Wasserlöslichkeit/Fettlöslichkeit zusätzlicher Gruppen [33].

Die für die krebserregende Wirkung von chemischen Stoffen verantwortliche chemische Species wird im Regelfall durch Enzyme hergestellt und durch weitere Enzyme inaktiviert. Kenntnis der beteiligten Enzyme und ihrer relativen Rolle ist eine grundlegende Voraussetzung einer realistischen Risikoermittlung für den Menschen von solchen Substanzen, deren toxische Wirkungen nicht durch die Ausgangssubstanz, sondern durch reaktive Stoffwechselprodukte hervorgerufen werden. Überdies stellen diese Enzyme eine zusätzliche über die chemische Struktur hinausgehende Kontrolle dar [28]. Das Wichtigste dabei ist, daß diese enzymatische Kontrolle in verschiedenen Organismen sehr unterschiedlich ist [38, 30, 20], was naturgemäß auf das Ergebnis von Tests, die zur Risikoermittlung chemischer Substanzen durchgeführt werden, tiefgreifenden Einfluß hat.

Die von aromatischen Strukturelementen abgeleiteten reaktiven Stoffwechselprodukte werden durch Monooxygenasen („Polysubstrat-Monooxygenasen"), Epoxidhydrolasen, Glutathiontransferasen, Dihydrodioldehydrogenasen, Glucuronyltransferasen und Sulfotransferasen kontrolliert [28, 31, 21, 4]. Daraus ist bereits ersichtlich, wie komplex die Situation ist. Sie wird noch komplexer dadurch, daß diese Enzyme als Familien von Isoenzymen vorliegen, die zwar breite und überlappende Substratspezifitäten besitzen, aber doch für bestimmte Substrate und für bestimmte Stellen innerhalb einzelner Substrate erheblich unterschiedliche Präferenzen aufweisen [4]. Komplexe Dihydrodiol-Epoxide, deren Epoxidringe direkt in der gewinkelten Teilstruktur sitzen [24], sind die für die krebserregende Wirkung gewinkelter polyzyklischer aromatischer Kohlenwasserstoffe hauptverantwortlichen Stoffwechselprodukte. Es erwies sich, daß bei allen für diese Fragestellung untersuchten Organismen (einschließlich des Menschen) die vicinalen Dihydrodiol-Bay Region-Epoxide aufgrund der Dihydrodiolgruppierung sehr schlechte oder gar keine Substrate der mikrosomalen Epoxidhydrolase sind [40, 17], da dieses Enzym im aktiven Zentrum eine hydrophobe Bindungsstelle besitzt [27]. Unsere bisherigen Untersuchungen haben gezeigt, daß auch die zytosolische Epoxidhydrolase solche Dihydrodiol-Epoxide nicht als Substrate annehmen [17]. Nun können aber die Dihydrodioldehydrogenasen [17, 12, 37] und die Glutathiontransferasen [22, 18] komplementär für diese komplexen Epoxide einspringen. Für die Inaktivierung der bisher untersuchten Dihydrodiol-Epoxide hat sich mit Abstand eine von uns entdeckte Glutathiontransferase am aktivsten erwiesen [18]. Wir haben dieses Enzym als Glutathiontransferase X bezeichnet [8]. Diese Erkenntnis ermöglicht eine bessere Risikoermittlung der Substanzen, deren reaktive Stoffwechselprodukte gute Substrate dieses Enzyms darstellen.

Die individuelle Empfindlichkeit oder Resistenz gegenüber der krebserregenden Wirkung von Stoffen, die aufgrund metabolisch gebildeter Epoxide, Chinone oder Semichinon-Radikale krebserregend sind, wird wesentlich beeinflußt durch die erheblichen Unterschiede in Enzymaktivitäten zwischen einzelnen menschlichen Individuen. Um festzustellen, welcher Anteil des Unterschieds in den untersuchten Enzymaktivitäten durch Umweltfaktoren (vor allem Enzyminduktoren) hervorgerufen und welcher Anteil genetisch fixiert war, wurden menschliche Zellen in Kultur gezüchtet [13, 14, 32]. Es ist auch gelungen, diese Enzymaktivitäten in Blutproben meßbar zu machen, indem die Empfindlichkeit der Enzymmeßverfahren gesteigert und Mikrotests entwickelt wurden. Die Vorbeugung durch frühzeitigen Expositionsschutz von Individuen, die bestimmten Stoffklassen gegenüber hochempfindlich sind, ist Ziel unserer weiteren Forschung auf diesem Gebiet.

Mutagenitätstests und Risikoabschätzung

Naturgemäß kann ein zu beurteilender chemischer Stoff nicht im Menschen auf seine krebserregende Wirkung untersucht werden. Beobachtungen der Epidemiologie über Zusammenhänge zwischen Exposition von Menschen gegenüber bestimmten Stoffen und dem Auftreten von Krebs führen erst lange nach der Exposition zu einem Ergebnis. Da zudem der Krebs beim Menschen im hohen Lebensalter gehäuft vorkommt, werden Kanzerogenesetests in Versuchstieren normalerweise lebenslänglich beobachtet. Um kanzerogene Risiken rascher ermitteln zu können, sind daher Kurztests entwickelt worden, die anstelle des eine lange Zeitdauer in Anspruch nehmenden Prozesses der Kanzerogenese einen schneller erreichten Endpunkt beobachten, der mit Kanzerogenese korreliert. Die Korrelationen sind naturgemäß unvollkommen. Obwohl unsere Erkenntnisse der grundlegenden Mechanismen, die die toxische Wirkung im Testsystem und im Menschen kontrollieren, noch lückenhaft sind, erlauben sie doch bereits heute erste wesentliche Verbesserungen der Interpretation der Testergebnisse, der Wahl des Testsystems für eine bestimmte chemische Substanz und der Testsysteme ganz allgemein.

Ein Beispiel: Als Ersatz der den Testorganismen fehlenden Säugetierenzyme, die kanzerogene Substanzen verstoffwechseln, verwenden viele Kurzzeittests zur Ermittlung kanzerogener Risiken ein Säugetierleberhomogenat. Naturgemäß werden nun aber die für Konjugationsreaktionen benötigten Kofaktoren durch Beifügen eines solchen Homogenates zu einem System verdünnt. Die Kofaktoren sind jedoch im Regelfall in der Zelle nicht im Überschuß vorhanden, sondern in einer Konzentration, die durch Erhöhung oder Erniedrigung eine Regulation der Enzymaktivität erlaubt. Eine Verdünnung von dem Ausmaß, wie sie in vielen Standardtests auftritt, führt zu viel langsameren oder überhaupt nicht mehr meßbaren Konjugationsreaktionen. Wir konnten zeigen, daß dies zu einer Verzerrung des Stoffwechsels und zu einer grundlegend veränderten Kontrolle der reaktiven Stoffwechselprodukte führt [15]. Der Test liefert Ergebnisse, die denen des Ganztierkanzerogenestests – zumindest für die geprüften Substanzen – gut entspricht, wenn man diese Verzerrung des Stoffwechsels korrigiert [15].

Stichwortartig einige wichtige weitere Punkte: Die Möglichkeit, den in Kurzzeittests meistverwendeten Endpunkt (Mutagenität) bezüglich seiner Aussagekraft im Hinblick auf die erstrebte Information (kanzerogenes Risiko) realistischer zu beurteilen, wird durch die Erkenntnisse über die Zusammenhänge zwischen Mutation und maligner Transformation [6] verbessert. Erkenntnis der enzymatischen Kontrolle reaktiver Stoffwechselprodukte hat es erlaubt, durch Modulation von Enzymen in Testsystemen deren Empfindlichkeit zu verbessern und Resultate in der Grauzone zwischen schwach aktiv und inaktiv zu klar erkennbaren Resultaten zu steigern [29, 16] und sogar dem Test völlig entgehende Substanzen klar erkennbar zu machen [5]. Die Erkenntnis, daß im meistverwendeten Kurzzeittest zur indirekten Ermittlung kanzerogener Risiken, dem Ames-Test [1], chemische Substanzen, die in unserem Organismus in hoher Konzentration vorkommen und essentiell benötigt werden, wie das Glutathion, eindeutig positiv sind (wenn auch relativ schwach) [19], stellt einen wesentlichen Beitrag zur Beurteilung der Resultate, vor allem der schwach positiven Resultate dieses Tests dar.

Viele grundlegende Kontrollmechanismen der chemischen Kanzerogenese sind im Menschen, in Versuchstieren und *in-vitro*-Testsystemen unterschiedlich. Um zu einer realistischen Einschätzung der Bedeutung der Testresultate zur Ermittlung des Risikos für den Menschen zu gelangen, besteht daher die dringendste Aufgabe nicht etwa in einer Erhöhung der Anzahl der in einem Test eingesetzten Tiere oder der Anzahl der insgesamt verwendeten Tests, sondern darin, die grundlegenden Kontrollmechanismen zu erkennen.

Literatur

[1] Ames, B. N., F. D. Lee, W. E. Durston: An improved bacterial test system for the detection and classification of mutagens and carcinogens. Proc. Natl. Acad. Sci. [USA] **70** (1973) 782.

[2] Ames, B. N., J. McCann, C. Sawyer: Mutagens and carcinogens. Science **194** (1976) 132–133.

[3] Bentley, P., F. Oesch: Purification of rat liver epoxide hydratase to apparent homogeneity. FEBS Letters **59** (1975) 291–295.

[4] Bentley, P., F. Oesch: Foreign compound metabolism in the liver. In: Progress in Liver Diseases, Vol. VII (H. Popper, F. Schaffner, Hg.), S. 157–178. Grune & Stratton, New York 1982.

[5] Bücker, M., H. R. Glatt, K. L. Platt et al.: Mutagenicity of phenanthrene and phenanthrene K-region derivatives. Mutat. Res. **66** (1979) 337–348.

[6] Clegg, J. C. S., H. R. Glatt, F. Oesch: Coordinate mutation and transformation of mouse fibroblasts: induction by nitroquinoline oxide and modulation by caffeine. Carcinogenesis **2** (1981) 1255–1259.

[7] Cooper, G. M.: Cellular transforming genes. Science **218** (1982) 801–806.

[8] Friedberg, T., U. Milbert, P. Bentley et al.: Purification and characterization of a new cytosolic form of a glutathione S-transferase (glutathione S-transferase X) from rat liver. Biochem. J. **215** (1983) 617–625.

[9] Glatt, H. R., F. Oesch, A. Frigerio et al.: Epoxides metabolically produced from some known carcinogens and from some clinically used drugs: 1. Differences in mutagenicity. Int. J. Cancer **16** (1975) 787–797.

[10] Glatt, H. R., M. Metzler, H. G. Neumann et al.: Metabolic epoxidation of *trans*-4acetylaminostilbene: A protective mechanism against its activation to a mutagen. Biochem. Biophys. Res. Commun. **73** (1976) 1025–1029.

[11] Glatt, H. R., H. Schwind, F. Zajdela et al.: Mutagenicity of 43 structurally related heterocyclic compounds and its relationship to their carcinogenicity. Mutat. Res. **66** (1979a) 307–328.

[12] Glatt, H. R., K. Vogel, P. Bentley et al.: Reduction of benzo(a)pyrene mutagenicity by dihydrodiol dehydrogenase. Nature **277** (1979b) 319–320.

[13] Glatt, H. R., E. Kaltenbach, F. Oesch: Epoxide hydrolase activity in native and in mitogen-stimulated lymphocytes of various human donors. Cancer Res. **40** (1980a) 2552–2556.

[14] Glatt, H. R., J. Lorenz, R. Fleischmann et al.: Interindividual variations of epoxide hydratase activity in human liver and lung biopsies, lymphocytes and fibroblast cultures. In: Microsomes, Drug Oxidations, and Chemical Carcinogenesis (M. J. Coon, A. H. Conney, H. V. Estabrook et al., Hg.) S. 651–654. Academic Press, New York 1980b.

[15] Glatt, H. R., R. Billings, K. L. Platt et al.: Improvement of the correlation of bacterial mutagenicity with carcinogenicity of benzo(*a*)pyrene and four of its major metabolites by activation with intact liver cells instead of cell homogenate. Cancer Res. **41** (1981a) 270–277.

[16] Glatt, H. R., L. de Balle, F. Oesch: Ethanol – or acetone-pretreatment of mice strongly enhances the bacterial mutagenicity of dimethylnitrosamine in assays mediated by liver subcellular fraction, but not in host-mediated assays. Carcinogenesis **2** (1981b) 1057–1061.

[17] Glatt, H. R., C. S. Cooper, P. L. Grover et al.:: Inactivation of a diol-epoxide by dihydrodiol dehydrogenase, but not by two epoxide hydrolases. Science **215** (1982) 1507–1509.

[18] Glatt, H. R., T. Friedberg, P. L. Grover et al.: Inactivation of a diol-epoxide and a K-region epoxide by glutathione *S*-transferases: High efficiency of the new form X. Cancer Res. **43** (1983a) 5713–5717.

[19] Glatt, H. R., M. Protić-Sabljić, F. Oesch: Mutagenicity of endogenous compounds, glutathione and cysteine, in the Ames test. Science **220** (1983b) 961–963.

[20] Golan, M. D., H. U. Schmassmann, M. Bücker et al.: Characterization of dog hepatic drug metabolizing enzymes and resultant effects on benzo(*a*)pyrene metabolite pattern and mutagenicity. Drug Metab. Dispos. **8** (1980) 121–126.

[21] Guenthner, T., F. Oesch: Microsomal epoxide hydrolase and its role in polycyclic aromatic hydrocarbon biotransformation. In: Polycyclic Hydrocarbons and Cancer, Vol. 3 (H. Gelboin, P. O. P. Ts'o, Hg.), S. 183–212. Academic Press, New York 1981.

[22] Hesse, S., B. Jernström, M. Martinez et al.: Inactivation of DNA-binding metabolites of benzo(*a*)pyrene and benzo(*a*)pyrene-7,8-dihydrodiol by glutathione and glutathione S-transferases. Carcinogenesis **3** (1982) 757–760.

[23] Jerina, D. M., J. W. Daly: Arene oxides: A new aspect of drug metabolism. Science **185** (1974) 573–582.

[24] Jerina, D. M., R. Lehr, M. Schaefer-Ridder et al.: Bay-region epoxides of dihydrodiols: a concept explaining the mutagenic and carcinogenic activity of benzo(*a*)pyrene and benzo(*a*)anthracene. In: Origins of Human Cancer Vol. 4 (H. H. Hiatt, J. D. Watson, J. A. Winsten, Hg.), S. 637–658. Cold Spring Harbor Conferences on Cell Proliferation. Cold Spring Harbor 1977.

[25] Jung, R., D. Beermann, H. R. Glatt et al.: Mutagenicity of structurally related oxiranes: derivatives of benzene and its hydrogenated congeners. Mutat. Res. **81** (1981) 11–19.

[26] Oesch, F.: Mammalian epoxide hydrases: Inducible enzymes catalyzing the inactivation of carcinogenic and cytotoxic metabolites derived from aromatic and olefinic compounds. Xenobiotica **3** (1973) 305–340.

[27] Oesch, F.: Purification and specificity of a microsomal human epoxide hydratase. Biochem. J. **139** (1974) 77–88.

[28] Oesch, F.: Enzymes as regulators of toxic reactions by electrophilic metabolites. In: Mechanism of Toxic Action on Some Target Organs (P. L. Chambers, P. Günzel, Hg.), S. 215–227. Springer-Verlag, Heidelberg 1979.

[29] Oesch, F., H. R. Glatt: Evaluation of the importance of enzymes involved in the control of mutagenic metabolites. In: Screening Tests in Chemical Carcinogenesis (R. Montesano, H. Bartsch, L. Tomatis, Hg.) S. 255–274. International Agency for Research on Cancer, Lyon 1976.

[30] Oesch, F., H. U. Schmassmann: Species and organ specificity of the *trans*-stilbene oxide induced effects on epoxide hydratase and benzo(*a*)pyrene monooxygenase activity in rodents. Biochem. Pharmacol. **28** (1978) 171–176.

[31] Oesch, F., J. C. S. Clegg, R. Billings et al.: Enzymic control of reactive metabolites from aromatic carcinogens. In: Carcinogenesis: Fundamental Mechanism and Environmental Effects, (B. Pullmann, P. O. P. Ts'o, H. V. Gelboin, Hg.) S. 167–177. Reidel. Dordrecht, Holland 1980a).

[32] Oesch, F., F. Tegtmeyer, F.-V. Kohl et al.: Interindividual comparison of epoxide hydratase and glutathion S-transferase activities in cultured human fibroblasts. Carcinogenesis **1** (1980b) 305–309.

[33] Platt, K. L., M. Bücker, M. Golan et al.: The mutagenicity of dibenz (*a, h*)anthracene activated by phenobarbital-inducible mouse liver monooxygenase is potentiated by the presence of hydrophilic residues at the K-region of the molecule. Mutat. Res. **96** (1982) 1–13.

[34] Sims, P., P. L. Grover: Epoxides in polycyclic aromatic hydrocarbon metabolism and carcinogenesis. Adv. Cancer Res. **20** (1974) 165–274.

[35] Tunek, A., K. L. Platt, P. Bentley et al.: Microsomal metabolism of benzene to species irreversibly binding to microsomal protein and effects of modifications of this metabolism. Mol. Pharmacol. **14** (1978) 920–929.

[36] Tunek, A., K. L. Platt, M. Przybylski et al.: Multistep metabolic activation of benzene. Effect of superoxide dismutase on covalent binding to microsomal macromolecules, and identification of glutathione conjugates using high pressure luquid chromatography and field desorption mass spectrometry. Chem. Biol. Interactions **33** (1980) 1–17.

[37] Vogel, K., P. Bentley, K. L. Platt et al.: Rat liver cytoplasmic dihydrodiol dehydrogenase: purification to apparant homogeneity and properties. J. Biol. Chem. **255** (1980) 9621–9625.

[38] Walker, C. H., P. Bentley, F. Oesch: Phylogenetic distribution of epoxide hydratase in different vertebrate species, strains and tissues measured using three substrates. Biochem. Biophys. Acta **539** (1978) 427–434.

[39] Weinberg, R. A.: Fewer and fewer oncogenes. Cell **30** (1982) 3–4.

[40] Wood, A. S., W. Levin, A. Y. H. Lu et al.: Metabolism of benzo(*a*)pyrene derivatives to mutagenic products by highly purified hepatic microsomal enzymes. J. Biol. Chem. **251** (1976) 4882–4890.

Zur Problematik der Mutagenitätsprüfung von Arzneimitteln aus behördlicher Sicht

S. Madle, A. Korte

Abstract

Problems of mutagenicity testing of drugs from the viewpoint of the regulatory agency

The Federal Health Office requires submission of data on mutagenicity testing for the registration of new drugs. No rigid test battery can be prescribed for analysis of mutagenic effects because the choice of test systems has to consider special characteristics of the test substance. However, according to the Notes for Guidance for the Testing of Medicinal Products for their Mutagenic Potential (in the Appendix of the EG Directive 75/318) the following test battery should be appropriate in many cases:

- Test for gene mutations in bacteria,
- Test for chromosome mutations in mammalian cells in culture,
- Test for gene mutations in eukaryotic cells in culture,
- Test for chromosome mutations in vivo (bone marrow assay).

Often variations of the battery are necessary, e.g., standard bacterial tests are not suitable when antibiotics are tested. For in-vivo investigations, test species with the appropriate pharmacokinetic/metabolic characteristics must be selected.

An evaluation of test protocols for 100 new drugs submitted for registration, which was based on the criteria which are outlined in the Notes for Guidance showed that more than 60% of the substances analysed were submitted without sufficient mutagenicity testing. For 20% of the drugs some positive data suggested a mutagenic potential.

Of the mutagenicity tests submitted at the initial stage of registration, 36% were performed so inadequately that their results could not be accepted. The most frequent reasons were that test samples were too small and equivocal results were not clarified.

Risks of mutagenic drugs cannot be assessed quantitatively. These risks can, however, be reduced by recommending that men do not father a child during, and six months after, treatment with a mutagenic drug and that women prevent pregnancy during treatment or, if pregnant, take mutagenic drugs only when absolutely necessary.

Zur Beurteilung toxischer Wirkungen von chemischen Substanzen gehört heute auch die Prüfung auf mögliche mutagene Wirkungen. Diese Prüfungen sind vor allem in zweierlei Hinsicht von Bedeutung: Zum einen zur Beurteilung, ob in menschlichen Keimzellen genetische Veränderungen auftreten können, die möglicherweise auf Nachkommen übertragen werden (Mutagenität im engeren Sinne); zum anderen als Vortest auf kanzerogene Wirkungen, denn ein Großteil der Kanzerogene wirkt auch mutagen (somatische Mutationen).

In den letzten Jahren sind viele Mutations-Testsysteme weiterentwickelt worden, und inzwischen liegen für eine Reihe von Testsystemen international akzeptierte Standardprotokolle vor. Trotzdem ist der Aussagewert der meisten Mutations-Testsysteme nach wie vor umstritten. Auch bzgl. der Konsequenzen, die aus positiven Mutagenitätsbefunden zu ziehen sind, besteht kein allgemein akzeptierter Konsens.

Dieser Beitrag soll in groben Zügen den Standort beschreiben, den das Bundesgesundheitsamt (BGA) heute zur Problematik von Mutagenitätsprüfungen einnimmt.

Anforderungen an eine Mutagenitätsprüfung von Arzneimitteln

Heute steht eine Vielzahl unterschiedlicher Testverfahren zur Verfügung, um chemische Substanzen auf mutagene Wirkungen zu prüfen. Allein über 100 in vitro-Methoden sind beschrieben. Bei vielen Mutagenitätsprüfungen besteht daher der Wunsch nach einer möglichst detaillierten Anleitung für die Auswahl von Testsystemen. Es ist aber nicht sinnvoll, eine starre Testbatterie vorzugeben.

Die Kombination der Testsysteme kann anhand unterschiedlicher alternativer Teststrategien erfolgen. In jedem Falle sollten aber folgende Minimalkriterien berücksichtigt werden:

1. Prüfung auf eine mögliche Induktion von Genmutationen,
2. Prüfung auf eine mögliche Induktion von Chromosomenmutationen,
3. adäquater Metabolismus
   in vitro: Metabolisierungssystem (S9-Mix, Hepatozyten, ...)
   in vivo: geeignete Species.

Zur Berücksichtigung dieser Kriterien läßt sich eine Vielzahl unterschiedlicher Prüfreihen aufstellen. Die „Notes for Guidance for the Testing of Medicinal Products for their Mutagenic Potential“ in Ergänzung der EG-Richtlinie 75/318/EWG beschreiben z. B., daß sich eine Prüfreihe aus folgenden vier Kategorien zusammensetzen kann:

- Genmutations-Test an Bakterien,
- Chromosomenmutations-Test an Säugerzellkulturen,
- Genmutations-Test an eukaryoten Zellkulturen,
- Chromosomenmutations-Test in vivo (Knochenmark).

Die drei erwähnten Minimalkriterien (Genmutationen, Chromosomenmutationen und in vivo-Metabolismus) sind in einer derartigen Prüfreihe berücksichtigt. Es ist weder beabsichtigt noch sinnvoll, diese oder irgendeine andere Prüfreihe generell vorzuschreiben. Diese Prüfreihe kann nicht nur, sondern sie muß sogar häufig verändert werden, um die spezifischen Eigenschaften der jeweiligen Wirkstoffe berücksichtigen zu können. Zwei kurze Beispiele mögen dies verdeutlichen: Wenn eine Substanz im Chinesischen Hamster völlig anders metabolisiert wird als im Menschen bzw. wenn diesbezüglich keine Daten vorliegen, ist ein Chromosomenmutations-Test am Chinesischen Hamster kein sinnvoll einsetzbares Testsystem. Dies gilt natürlich umso mehr, wenn nicht einmal sichergestellt ist, daß die Testsubstanz in das Knochenmark des Chinesischen Hamsters gelangt. Ein negatives Ergebnis aus einem solchen Test wäre bedeutungslos.

Ein zweites Beispiel: Antibiotische Substanzen werden häufig in bakteriellen Systemen hinsichtlich mutagener Eigenschaften geprüft. Dies kann durchaus sinnvoll sein; nur darf z. B. der Standard-Ames-Test nicht der einzige Genmutations-Test sein; denn die zu erwartenden starken toxischen Wirkungen können mutagene Effekte leicht überlagern (falsch-negatives Ergebnis).

An dem Beispiel der beschriebenen Prüfreihe ist ersichtlich, welchen Umfang eine Mutagenitätsprüfung von Arzneimitteln typischerweise haben sollte. So wird deutlich, daß die beiden Mutationstypen – Genmutationen und Chromosomenmutationen – jeweils in zwei unterschiedlichen Zelltypen erfaßt wurden. In diesem Vorgehen spiegelt sich u. a. die Ansicht wider, daß übliche Mutations-Testsysteme entweder relativ wenig sensitiv sind oder zu falsch-positiven und falsch-negativen Ergebnissen neigen.

Beurteilung der Mutagenitätsprüfung von Arzneimitteln im Rahmen der Zulassung

Wir haben die Unterlagen von 100 Arzneimitteln, für die 1983 eine Zulassung beantragt wurde, daraufhin analysiert, welche Testsysteme ausgewählt wurden und mit welcher Qualität die einzelnen Tests durchgeführt wurden. In die Analyse wurden nur solche Arzneimittel aufgenommen, für die eine ausführliche Mutagenitätsprüfung gefordert wurde. Bekannte Arzneimittel wurden ebensowenig berücksichtigt wie solche Substanzklassen, für die eine komplette Prüfung nicht erforderlich erscheint (z. B. Zytostatika). Eine grobe Übersicht dieser Analyse ist in den Tabellen 1 und 2 dargestellt. Es zeigte sich, daß bei Antragstellung nur 36 der 100 Arzneimittel so geprüft waren, daß eine mutagene Wirkung mit hinreichender Sicherheit ausgeschlossen werden konnte. Für die übrigen Stoffe lag entweder ein Verdacht auf eine mutagene Wirkung vor (20 Substanzen) und/oder sie waren nicht ausreichend geprüft (48 Substanzen). Für 13 Arzneimittel war gar keine Mutagenitätsprüfung durchgeführt. Bei weiteren 15 Stoffen fehlten Tests, so daß die drei Minimalkriterien nicht abgedeckt waren. Für 27 Arzneimittel wurden bei der

Auswahl der Testsysteme zwar alle drei Minimalkriterien berücksichtigt; einzelne Tests waren aber so mangelhaft durchgeführt, daß ihre Ergebnisse nicht akzeptiert werden konnten. Es ist zu betonen, daß sich die Daten der Tabelle 1 nur auf die Mutagenitätsprüfung bezieht, die gleichzeitig mit der Beantragung der Zulassung eingereicht wurde. Im Laufe des Zulassungsverfahrens wurden in der Regel alle Mängel beseitigt, so daß eine mutagene Wirkung mit hinreichender Sicherheit ausgeschlossen werden konnte bzw. klar erkannt werden konnte, daß eine Substanz wirklich mutagen wirkt und nicht ein falsch-positives Ergebnis vorliegt. (Es sei eingefügt, daß im Rahmen der Zulassung von Arzneimitteln nicht selten Unterlagen eingereicht werden, in deren Testergebnisse als „positiv" interpretiert werden, die nach unserer Beurteilung nicht „positiv" sind, sondern lediglich unklar. In solchen Fällen fehlt häufig nur die Wiederholung eines Experimentes.)

Tabelle 1 Beurteilung der Mutagenitätsprüfung von Arzneimitteln, die bei Antragstellung eingereicht wurde*

Anzahl beurteilter Arzneimittel	100
Bei ausreichender Prüfung kein mutagenes Potential erkannt	36
Die Prüfung ist nicht geeignet, eine mutagene Wirkung auszuschließen	64
Es liegt ein Verdacht vor	20
Es wurde nicht ausreichend geprüft	48
– keine Prüfung	13
– fehlende Tests	15
– mangelhafte Testdurchführungen	27

* Für einige Arzneimittel trafen mehrere Beurteilungskriterien gleichzeitig zu.

Tabelle 2 Qualität der Durchführung von Mutationstestsystemen*

Mutationssysteme	Anzahl der Tests	zurückgewiesene Tests
Alle Testsysteme zusammen	314	36%
Chromosomenmutations-Test in vitro	20	70%
Hefe-Tests in vitro	19	53%
Host-mediated Assay	8	50%
SCE-Test in vitro	8	38%
Mikrokern-Test in vivo	45	33%
Ames-Test	80	30%
Chromosomenmutations-Test in vivo	35	26%
SCE-Test in vivo	8	25%
Genmutations-Test an Säugerzellkulturen	23	22%
Dominant-Letal-Test	19	21%
Andere Testsysteme	49	49%

* gleiche Testsysteme wie in Tabelle 1

Gründe für die Ablehnung von Testergebnissen waren z. T. durch formale Fehler gegeben, die sich nicht auf den eigentlichen Test beziehen, z. B. unvollständige Protokolle (insbesondere das Fehlen von Ergebnistabellen). Vor allem zwei Kriterien führten zur Ablehnung aus inhaltlichen Gründen: Zum einen wurden zu kleine Stichproben gewählt, (d. h. zu wenig Tiere bei in vivo-Experimenten; bei in vitro-Systemen: zu wenig Kulturen angesetzt, zu wenig Metaphasen ausgewertet, Ergebnis nicht durch ein zweites Experiment bestätigt, usw.). Zum zweiten wurden häufig unbegründet nur niedrige Dosierungen bzw. Konzentrationen der Testsubstanz geprüft.

Handhabung mutagener Arzneimittel

Wie andere toxikologische Effekte fließt auch die Erkenntnis mutagener Wirkungen in die Risiko-Nutzen-Analysen von Arzneimitteln ein. Allerdings ist das von Mutagenen ausgehende Risiko aus mehreren Gründen besonders schwer erfaßbar.

- Die drei Typen von Mutationen (Genmutationen, Chromosomenmutationen, Genommutationen) haben unterschiedliche Auswirkungen, die unterschiedlich zu bewerten sind (Letalmutanten bzw. lebensfähige Mutanten; Mutationen mit dominanter bzw. rezessiver Vererbung; usw.). Zum Teil hängt die Bewertung stark von ethischen Standpunkten ab, etwa bei der Bewertung des „Risikos" sehr früher Spontanaborte.

- Die Ergebnisse üblicher Mutagenitäts-Testreihen sind in keiner Weise geeignet, mögliche genetische Effekte beim Menschen zu quantifizieren.

- Das Risiko vererbbarer Keimzellmutationen beim Menschen ist ein theoretisches Risiko. Bisher ist kein Fall einer Krankheit beim Menschen bekannt, die mit hoher Wahrscheinlichkeit auf einer Keimzellmutation beruht, die durch eine definierte Substanz induziert wurde. Allerdings ergibt sich aus theoretischen Überlegungen, daß solche Fälle prinzipiell kaum erkennbar sind.

- Aus Ergebnissen von Tierexperimenten wurde für einige Referenzmutagene extrapoliert, mit welcher Häufigkeit sie beim Menschen Erbkrankheiten induzieren könnten. Solche Abschätzungen sind aber mit Sicherheit außerordentlich ungenau, obwohl sie nur aufgrund extrem aufwendiger Tierversuche erfolgen können. Für Männer, die mit Cyclophosphamid therapiert werden, wurde beispielsweise geschätzt, daß für sie während der Behandlung und bis zu drei Monaten danach theoretisch ein 2,7fach erhöhtes Risiko besteht, ein Kind mit einer Erbkrankheit zu zeugen.

- Chemische Mutagene weisen in aller Regel keinen Schwellenwert auf; d. h. für Mutagene lassen sich wissenschaftlich begründet fast nie „sichere Dosen" ableiten.

Das Risiko mutagener Arzneimittel beim Menschen ist also praktisch nicht quantifizierbar. Trotzdem müssen wir versuchen, es durch geeignete Maßnahmen zu vermindern. Das heißt vor allem, daß mutagene Arzneimittel nur in Ausnahmefällen zugelassen werden können, wenn entsprechend harte Indikationen vorliegen.

Im Falle der Zulassung eines mutagenen Arzneimittels stellt sich die Frage, welche Sicherheitsmaßnahmen getroffen werden können. Grundsätzlich können unseres Erachtens drei Empfehlungen ausgesprochen werden: Männern kann empfohlen werden, während der Behandlung mit einem mutagenen Arzneimittel und bis zu sechs Monate danach kein Kind zu zeugen. Frauen kann Empfängnisschutz empfohlen werden, um während der Behandlung nicht schwanger zu werden. Außerdem sollten mutagene Arzneimittel nach Möglichkeit nicht während einer Schwangerschaft angewendet werden.

Bei der Empfehlung für Männer, bis zu sechs Monate nach Behandlung mit einem mutagenen Arzneimittel kein Kind zu zeugen, erscheint der Zeitraum von sechs Monaten als relativ lang; denn die Dauer der Spermatogenese beim Menschen wird üblicherweise mit ca. drei Monaten angegeben. Es kommt aber hinzu, daß mutagene Substanzen die Dauer der Spermatogenese erheblich verlängern können (durch zellzyklusverzögernde Wirkungen). Außerdem sind bei einer dreimonatigen Spermatogenese Unregelmäßigkeiten der Spermiohistogenese sowie die Verhältnisse bei älteren Menschen nicht berücksichtigt.

Durch die Empfehlung, bis zu sechs Monate nach Behandlung kein Kind zu zeugen, wird das Risiko nicht erfaßt, das von genetisch geschädigten Stammzell-Spermatogonien ausgeht. Wir meinen, daß dieses Risiko relativ gering ist und für Arzneimittel mit entsprechend großem Nutzen akzeptiert werden kann. Werden Frauen mit einem mutagenen Arzneimittel behandelt, so hat die Empfehlung einer längerfristigen Konzeptionsverhütung über die Zeit der Behandlung hinaus keinen Sinn, weil genetisch geschädigte Oozyten nicht durch mitotische Selektion entfernt werden, sondern in einem langfristigen Ruhestadium verharren. Eine Konzeptionsverhütung während der Behandlung soll aber verhindern, daß Eizellen zur Befruchtung gelangen, die während des besonders sensitiven Zeitraumes um die Follikelreifung herum exponiert wurden. Das Risiko, das von geschädigten Oozyten ausgeht, die nach Ablauf der Schwangerschaftsverhütung befruchtet werden, muß wiederum für Arzneimittel mit entsprechend großem Nutzen akzeptiert werden. Die Empfehlung, während einer Schwangerschaft eine Behandlung mit mutagenen Arzneimitteln zu vermeiden, soll vor allem die embryonalen Keimzellen schützen. Außerdem sollen somatische Mutationen im Embryo verhindert werden, die im späteren Leben zu Krebs führen könnten.

Ist während einer Schwangerschaft eine Behandlung mit einem mutagenen Arzneimittel notwendig, so sollte – wenn irgend möglich – zumindest das 1. Trimenon ausgenommen werden. Zusätzlich zu diesen Empfehlungen sollte auf die Funktion

Genetischer Beratungsstellen hingewiesen werden, die vor allem dann von Bedeutung sein können, wenn ungewollt während einer Behandlung eine Schwangerschaft eintritt, bzw. wenn während einer Schwangerschaft behandelt werden muß.

Mutagenitäts-Tests werden heute regelmäßig auch als Vortests für mögliche kanzerogene Effekte eingesetzt. Zur Zeit kann mit dem alleinigen Einsatz von Mutagenitäts-Prüfverfahren eine kanzerogene Wirkung aber nicht hinreichend sicher erkannt werden.

Über heute gebräuchliche Reproduktionsstudien und ihre Optimierungsmöglichkeiten

D. Lorke

Abstract

Current reproduction studies and possibilities for optimizing

The current reproduction studies can be divided into generation studies and specific reproduction studies.

Guidance for generation studies was first published by FDA in 1959. For optimization five possibilities can be discussed:

1. Number and age of animals at start of the study
2. Are three generations necessary or are two generations, eventually one generation sufficient?
3. Are two matings for each generation necessary?
4. Is it necessary to weigh each fetus and to observe its development or are average weights of each litter sufficient?
5. What rules are to be observed to choose animals for the next generation?

The mentioned questions are discussed in detail.

Goldenthal divides the methods for specific reproduction studies as follows:

- Segment I fertility studies,
- Segment II embryotoxicity studies,
- Segment III perinatal and postnatal studies.

Segment I and III overlap with the generation studies. Therefore the most important part are studies concerning embryotoxic effects.

Embryotoxic studies are dosed during the sensitive period of embryonal development. In the rat the sensitivity increases to a maximum between the 10th and 12th day, after that it decreases so that teratological effects can be hardly produced after the 16th day of gestation.

The studies are to be conducted on fetuses delivered by Caesarian section, with cleared fetuses and by the method of Wilson.

The requirement to use in all cases three doses and twenty pregnant rats per dose is excessive. If appropriate doses are given substantial results can be obtained with less doses and less animals.

The assessment of teratogenic effects at doses which produce damage to the pregnant mothers is difficult. Therefore, doses producing obvious toxic effects should be avoided.

Die heute gebräuchlichen Reproduktions-Untersuchungen kann man unterteilen in Generationen-Versuche und Spezielle Reproduktions-Untersuchungen.

Der Generationenversuch wurde eingehend in den Appraisals von 1959 als 3-Generationen-Versuch beschrieben (1), und die Speziellen Reproduktions-Untersuchungen unterteilte Goldenthal (2) in drei Abschnitte:

Segment I Untersuchung der Fertilität und allgemeinen Vermehrungsfähigkeit
Segment II Embryotoxizitäts-Untersuchungen
Segment III Perinatale und postnatale Studien.

Die Einzelheiten der Durchführung dieser Versuche sind in der entsprechenden Literatur nachzulesen, so daß ich sie nicht detailliert darzustellen brauche. In diesem Beitrag möchte ich daher nur die Optimierungsmöglichkeiten besprechen und auf die Probleme hinweisen, die sich bei Planung, Durchführung und Beurteilung ergeben können.

Generationenversuch

Der Generationenversuch ist ursprünglich als 3-Generationen-Versuch an Ratten mit je zwei Paarungen angelegt. Das Schema zeigt Abbildung 1.

Junge Ratten werden als Eltern-Generation zu Versuchsbeginn eingesetzt. Die Jungen der ersten Paarung (F_{1a}-Generation) werden bis zum Alter von vier Wochen aufgezogen und dann getötet. Die Jungen der zweiten Paarung (F_{1b}-Generation) werden aufgezogen und im geschlechtsreifen Alter gepaart. Ihr erster Wurf ist die F_{2a}-Generation, die wieder nach vier Wochen getötet wird, der zweite Wurf ist die F_{2b}-Generation, die in gleicher Weise nach Paarung die F_{3a}- und F_{3b}-Generation erzeugt. Die F_{3b}-Generation wird im Alter von drei bis vier Wochen getötet und histologisch untersucht. Bei diesem Versuch ergeben sich fünf Diskussionsmöglichkeiten:

1. Anzahl und Alter der Versuchstiere bei Versuchsbeginn
2. Sind drei Generationen erforderlich oder genügen auch, wie vorgeschlagen, zwei Generationen?
3. Sind in jeder Generation zwei Paarungen notwendig?
4. Ist es notwendig, jedes Jungtier individuell zu wägen und auch in der Entwicklung zu verfolgen oder genügen Durchschnittsangaben für die einzelnen Würfe?
5. In welcher Weise sind die Jungtiere für die nächste Generation auszuwählen?

Anzahl und Alter der Versuchstiere bei Versuchsbeginn

Der Beginn mit jungen Tieren hat eindeutig Vorteile, da so auch schon in der Eltern-Generation eine Schädigung im jugendlichen Alter erkannt werden kann. Die Anzahl der Versuchstiere bei Beginn wird in den Appraisals mit 16 weiblichen und 8

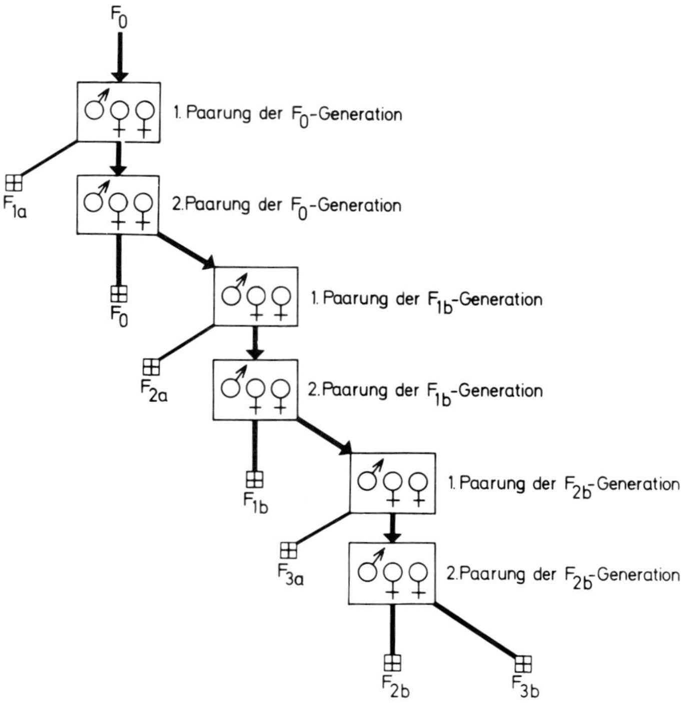

Abb. 1 Drei-Generationen-Versuch an Ratten.

männlichen Tieren angegeben. Danach wurden 24 weibliche und 12 männliche empfohlen, und heute ist es üblich, mit 20 weiblichen und 10 männlichen Ratten zu beginnen. Dem kann man zustimmen.

Sind drei Generationen erforderlich oder genügen auch zwei Generationen? Sind in jeder Generation zwei Paarungen notwendig?

Ob wirklich drei Generationen mit je zwei Paarungen erforderlich sind, ist viel diskutiert worden. Die überwiegende Anzahl der Toxikologen ist heute der Meinung, daß in der Mehrzahl der Fälle zwei Generationen ausreichend sind, wenn in jeder Generation zwei Paarungen durchgeführt werden. Man sollte jedoch nicht vergessen, daß die natürlichen Schwankungen bei Generationsversuchen erheblich sein können. Es könnte daher z. B. in der zweiten Generation eine Schädigung durch zufällige Ereignisse vorgetäuscht werden. Wenn eine solche Möglichkeit besteht, so sollte der Versuch auf die dritte Generation ausgedehnt werden, die dann eine Beurteilung – substanzbedingte Schädigung oder Zufall – zuläßt. Um dies verläßlich genug handhaben zu können, ist eine eingehende Prüfung der Ergebnisse nach jeder Paarung erforderlich. Der Beginn der Analyse erst nach völligem Versuchsabschluß kann große Überraschungen und Ärger nach sich ziehen.

Weiterhin stellt sich die Frage, ob nicht *eine* Paarung je Generation ausreichend ist. Nach meinen Erfahrungen variieren die untersuchten Zielgrößen wie Anzahl der Jungtiere, Gewicht bei Geburt, Gewichtszunahme usw. so stark, daß eine klare Interpretation, ob eine toxische Schädigung vorliegt oder nicht, nach nur einem Wurf oft nicht möglich ist. Aus diesen Gründen empfehle ich, pro Generation zwei Paarungen vorzunehmen.

Daher sollte der 2-Generationen-Test mit zwei Paarungen und frühzeitigen Analysen der verschiedenen Paarungen die Methode der Wahl sein, weil er eine Generation erspart, gleichzeitig aber beim Vorhandensein ihrer Notwendigkeit eine dritte Generation möglich macht.

Bei den Paarungen sollte man nicht vergessen, die Männchen wöchentlich zu wechseln, damit ein steriler Bock das Ergebnis nicht beeinträchtigt.

Ist es notwendig, jedes Jungtier individuell zu wägen und in der Entwicklung zu verfolgen oder genügen Durchschnittsangaben für die einzelnen Würfe?

Die EPA empfiehlt, die Jungtiere einzeln zu wägen, so daß ihre Gewichtsentwicklung individuell verfolgt werden kann. Das ist ein erheblicher Mehraufwand, über dessen Notwendigkeit man nachdenken sollte.

Meiner Meinung nach ist Toxikologie unter anderem auch eine Wissenschaft des Gruppenvergleiches. Darauf beruhen auch die statistischen Auswertungsmethoden, um signifikante Differenzen festzustellen und somit die Toxizität zu beurteilen. Folgt man diesen Überlegungen, so entspricht der Vergleich der Würfe miteinander der Toxikologie. In der Gewinnung von Individual-Gewichten liegt sogar noch eine gewisse Gefahr, nämlich alle Individual-Daten der einzelnen Jungtiere als unabhängig voneinander anzusehen, was nicht der Fall ist. Diejenigen Tiere, die die gleichen Eltern haben, sind nicht unabhängig, unabhängig sind nur die einzelnen Würfe.

In welcher Weise sollten die Jungtiere ausgewählt werden, die für die Weiterzucht verwendet werden?

Es sollte von jedem Wurf je ein weibliches und ein männliches Tier ausgewählt werden. Die Auswahl sollte so getroffen werden, daß die Gewichte dieser Tiere dem Durchschnittsgewicht des Geschlechts des Wurfes möglichst nahe kommen. Sollte es notwendig sein, aus einem oder mehreren Würfen je zwei Tiere zu verwenden, wenn z. B. nicht genügend Würfe vorhanden sind, so sollte diese Auswahl von welchen Würfen nach dem Zufälligkeits-Prinzip getroffen werden.

Spezielle Untersuchungen auf embryotoxische Wirkungen

1966 veröffentlichte Goldenthal als Angehöriger der FDA die Unterteilung dieser Studien in drei Abschnitte, die er Segmente nennt.

Segment I Untersuchungen der Fertilität und der allgemeinen Vermehrungsfähigkeit,
Segment II Embryotoxizitäts-Untersuchungen,
Segment III Perinatale und postnatale Untersuchungen.

Segment I und Segment III werden auch im Generations-Versuch mitgeprüft, so daß ich sie nicht eingehender besprechen möchte. Bestimmte Probleme bei der Entwicklung eines Arzneimittels können es erforderlich machen, zuzüglich Segment I oder Segment III durchzuführen.

Embryotoxizitäts-Untersuchungen nach Segment II werden für alle Substanzen gefordert, wenn das embryotoxische Risiko beurteilt werden soll. Das Prinzip dieser Prüfung besteht darin, das trächtige Muttertier während der empfindlichen Zeit der Entwicklung der Jungen zu behandeln. Diese empfindliche Zeit liegt zwischen dem 6. und 15. Tag der Trächtigkeit bei der Ratte, wie aus Abbildung 2 nach Röntgenbestrahlung zu entnehmen ist. Aufgrund dieser Tatsache wird daher gefordert, zwischen dem 6. und 15. Tag insgesamt zehnmal zu behandeln.

In Abbildung 2 ist die mittlere Wahrscheinlichkeit, eine Mißbildung durch einmalige Röntgenbestrahlung zu erzeugen, in Abhängigkeit vom Tag der Trächtigkeit dargestellt. Die mißbildungserzeugende Wirkung beginnt am 6. Tag, erreicht zwischen 10. und 12. Tag ein Maximum und hört am 16. Tag praktisch auf. Der gestrichelte Bereich gibt die spontane Mißbildungsquote an.

Die Schnittentbindung, einen Tag vor der zu erwartenden Geburt, erlaubt es, embryotoxische Wirkungen makroskopisch zu erkennen. Für die weitere Beurtei-

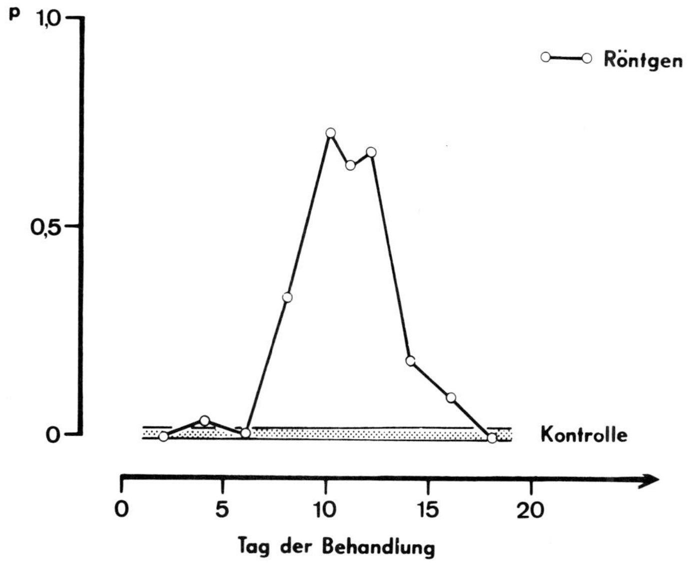

Abb. 2 Mittlere Wahrscheinlichkeit für einen Fet, mit einer Mißbildung geboren zu werden.

lung werden die Feten entweder mit Alizarinrot gefärbt oder nach Wilson aufgearbeitet. Im Prinzip sind folgende Schädigungen möglich:

Embryotoxizität

Entwicklungs-Verzögerung (Retardierung)	Tod (Embryoletalität)	Mißbildung (Teratogenität)

Diese genannten embryotoxischen Untersuchungen werden häufig Teratogenitäts-Untersuchungen genannt. Da Teratogenität entsprechend der Bedeutung des Wortes nur die mißbildungserzeugende Wirkung, nicht jedoch die Embryoletalität und die Retardierung umfaßt, ist diese Bezeichnung für den gesamten Untersuchungskomplex nicht zutreffend. Sie sollte deshalb nur für die speziellen, mißbildungserzeugenden Wirkungen angewendet werden.

Die FDA fordert für Untersuchungen auf Embryotoxizität bei der Ratte drei Behandlungsgruppen und wenigstens 20 trächtige Weibchen pro Gruppe. Es ist zu prüfen, ob dieser große Aufwand wirklich nötig ist, vor allem im Hinblick auf die Diskussionen über Tierversuche und Möglichkeiten der Einsparung von Versuchstieren.

In weitaus der Mehrzahl der Untersuchungen werden keine embryotoxischen Wirkungen gefunden. In diesen Fällen wäre *eine* Dosis, nämlich die höchste, alleine ausreichend gewesen, um festzustellen, daß sich keine Hinweise auf eine embryotoxische Wirkung ergeben haben.

Die Forderung, 20 befruchtete Weibchen pro Dosisgruppe zu verwenden, ist m. E. überspitzt. Die Möglichkeit, im Tierversuch sehr hohe Dosen verwenden zu können, ist wertvoller als die Anzahl der Tiere pro Gruppe zu erhöhen. Meiner Meinung nach genügen etwa zehn Tiere pro Dosisgruppe, um eine embryotoxische Wirkung zu erkennen. Wenn hohe Dosen keine deutlichen Schädigungen beim Feten erzeugt haben, so ist das embryotoxische Risiko für den Menschen, der nur Dosen erhält, die ereblich – oft Zehnerpotenzen – darunterliegen, äußerst gering und akzeptabel. Daß die FDA im Prinzip auch dieser Meinung ist, geht aus der Tatsache hervor, daß für Kaninchen nur 12 trächtige Tiere pro Dosisgruppe gefordert werden. Wissenschaftliche Gründe dafür kenne ich nicht. Die Zahl der Jungen pro Muttertier ist beim Kaninchen kleiner als bei der Ratte, und die Schwankungen der Ergebnisse sind beim Kaninchen deutlich größer als bei der Ratte. Dies müßte folgerichtig dazu führen, daß die Anzahl der trächtigen Kaninchen deutlich größer sein müßte als die der Ratte; oder anders ausgedrückt: Wenn 12 Kaninchen pro Gruppe für die Biometrie ausreichend sind, so sind 10 Ratten pro Gruppe sicher ausreichend, um biometrisch deutliche Effekte zu finden.

Dosis

Welches sollte die höchste Dosis sein, die bei Embryotoxizitäts-Untersuchungen gegeben wird?

Theoretisch wäre zu fordern, daß diejenige Dosis gegeben wird, die beim Muttertier gerade noch keine Schädigung verursacht, also die höchste verträgliche Dosis. Dies ist praktisch nicht möglich. Daher wird empfohlen, als höchste Dosis eine zu verwenden, die gerade geringe Beeinträchtigungen des Muttertieres erzeugt. In den meisten Fällen ist die erste Beeinträchtigung des Muttertieres an einer geringeren Körpergewichtszunahme während der Behandlungszeit oder der gesamten Trächtigkeit zu erkennen.

Dosen, die deutliche Vergiftungserscheinungen beim Muttertier hervorrufen, sind zur Beurteilung des embryotoxischen Risikos unbrauchbar, da die Schädigungen der Feten sekundär entstanden sein können und daher nicht auf einer embryotoxischen Wirkung beim Feten beruhen, sondern durch toxische Schädigungen beim Muttertier verursacht wurden.

Es ist in der Praxis sehr schwer, fast unmöglich, die ideale, höchste Dosis zu treffen. Deshalb sollte im allgemeinen ausreichend sein, wenn die dem Muttertier gegebene Dosis so hoch gewählt wird, daß ein sehr großer Sicherheitsabstand zur Exposition beim Menschen vorhanden ist. Wird eine solche Dosis ohne ernstliche Schädigung vertragen, so ist das embryotoxische Risiko gering.

Verschiedene Möglichkeiten der embryotoxischen Schädigung: Die Retardierung und die Embryoletalität werden in ihrer Bedeutung wie jede andere toxische Schädigung bewertet; dazu ist nichts weiter zu sagen.

Eine besondere Bedeutung kommt der mißbildungserzeugenden, der teratogenen Wirkung zu. Seit der Thalidomid-Katastrophe wissen wir, welches schwere Leid erzeugt werden kann. Wann besteht nun ein echtes mißbildungserzeugendes Risiko? Da niemand Dosen verabreichen wird, die toxisch sind, so ist eine teratogene Wirkung, die nur in Dosen erzeugt werden kann, die die Mutter schädigen, wenig bedeutsam. Auch Dosen, die im Tierversuch allgemein toxisch sind, können dem Menschen nicht gegeben werden, sondern nur solche Dosen, die deutlich darunter liegen. Daher ist eine teratogene Wirkung erst dann von Bedeutung, wenn die Mißbildung mit Dosen zu erzeugen ist, die deutlich unter der allgemeinen toxischen Dosis liegen, wie das beim Thalidomid der Fall war. Einen Faktor anzugeben, ist schwierig, doch sollte er etwa bei 5 oder höher liegen.

Unter welchen Bedingungen eine teratogene Wirkung beim Tier wirklich von Bedeutung für den Menschen ist, ist in der Tat ein sehr großes Problem.

Zusammenfassung

Folgendes Vorgehen empfehle ich bei Reproduktions-Studien generell:

1. Generations-Untersuchungen an der Ratte, zwei Generationen, je zwei Würfe mit Erweiterungsmöglichkeiten auf eine dritte Generation.
2. Embryotoxische Untersuchungen an der Ratte und am Kaninchen im allgemeinen mit der höchsten, für das Muttertier gerade verträglichen Dosis. Wird eine embryotoxische Wirkung gefunden, so ist ein Folgeversuch durchzuführen. Die jetzt zu gebenden Dosen hängen von dem toxischen Profil der Substanz ab.

Diese Untersuchungen sind meiner Meinung nach ausreichend, um mögliche Schädigungen für unsere Nachkommen zu erkennen und die Versuchsergebnisse bei der Anwendung von neuen chemischen Substanzen zu berücksichtigen.

Literatur

[1] Appraisal of the Safety of Chemicals in Foods, Drugs and Cosmetics. Bureau of Food and Drugs, Texas State Department of Health, Austin 1, Texas 1959.

[2] Goldenthal: Guidelines for Reproduction Studies for Safety Evaluation of Drugs for Human Use. FDA-Guidelines, Januar 1966.

Möglichkeiten und Grenzen von heute verwendeten Tests in der Verhaltensteratologie: Ein Industriestandpunkt

K. E. Suter, H. Schön

Abstract

Possibilities and limitations of current methods in behavioral teratology screening: An industrial view-point

In 1974/75 the British and the Japanese authorities made behavioral investigations a mandatory part of those reproduction studies which include a postnatal follow up of the progeny, usually rats. At that time behavioral teratology was still very much in its infancy, and nobody knew exactly how to tackle the problem of behavioral teratology screening.

Now, after ten years of dealing with the regulatory mandate of behavioral testing, it is interesting to observe that the testing approach in most laboratories is similar, although the testing strategy itself, as well as the extent of testing and the selection of methods, are not specified by the regulations. This approach, usually referred to as the testing battery approach, consists of sequential testing of as many offspring as possible during the early postnatal stage. Because of the great number of such young animals, behavioral tests must be relatively simple. In most laboratories these tests are supplemented by the assessment of the time of appearance of several morphological features, (so-called developmental landmarks), as well as by the assessment of body weight development.

At Sandoz Ltd. a testing battery was developed in accordance with the British and Japanese guidelines. Its sensitivity was evaluated using the three assumed behavioral teratogens methylmercury, hydroxyurea and vitamin A. All three compounds caused some functional and behavioral disturbances.

After this evaluation the testing battery was used in regular reproduction studies for pharmaceuticals. Behavioral effects were observed in 6 out of 27 reproduction studies. However, careful analysis clearly showed that the behavioral effects were accompanied by other toxic effects either in the offspring or their mothers. The same held true for vitamin A and hydroxyurea, indicating that behavioral effects were brought about indirectly, rather than by direct action on the CNS. Thus, the 6 pharmaceutical preparations as well as vitamin A and hydroxyurea cannot be regarded as behavioral teratogens in the strict sense. A behavioral teratogen in the strict sense can be defined as a compound which induces behavioral changes in the offspring of treated mothers in the absence of other overt effects. In our experience the decision whether or not a compound is a behavioral teratogen cannot be made on the basis of behavioral data alone, but requires detailed toxicological analysis.

In view of the false positive results obtained with the testing battery, the questions arose whether behavioral teratogens really do exist, and whether the behavioral testing battery is sensitive enough to pick them up. In order to compare results of the testing battery with an alternative approach, a collaborative study with G. Schreiner, B. Ulbrich, R. Bass (Institute for Drugs, BGA, Berlin) and J. Elsner (Toxicology Institute of the Swiss Federal Institute of Technology and the University of Zurich) was carried out. These investigators used adolescent or adult offspring which were subjected to complex computer assisted instrumental tests. After termination of the behavioral tests in the testing battery, a random selection of the offspring of methylmercury treated rats were sent to Berlin and Zurich. They were then tested in an operant conditioning test (Berlin, Zurich) and a residential maze test (Zurich).

The collaborative study produced the following results. Methylmercury-induced behavioral effects could be demonstrated with both the testing battery as well as with the computer assisted instrumental techniques. These effects were found at a dose level where no other toxic effects were observed, demonstrating that as far as animals are concerned behavioral teratogens in the strict sense do, in fact, exist. They can be picked up by both the testing battery and the instrumental techniques. In the case of the instrumental techniques, effects could be demonstrated even with only a small number of offspring, pointing to the high sensitivity of these methods. Furthermore, the instrumental techniques added important specific information to the more general findings obtained with the testing battery. Thus, computer assisted instrumental methods are a valuable complement to the testing battery approach.

Although it is possible to identify behavioral teratogens in animal experiments by different approaches, there are still some important unresolved problems. Whether the present experimental procedures are predictive tools for risk assessment in man can only be determined with a direct comparison of animal and human data. Although the field of human neurobehavioral teratology has expanded rapidly during the last few years, much essential information is still lacking. This is mainly due to the difficulty of demonstrating behavioral dysfunctions in children and their causal relationship to prenatal exposure. It is hoped that in spite of this difficulty further proof can soon be established which confirms that congenital behavioral alterations can occur in children in the absence of other overt effects, thus justifying the considerable animal screening work done by many laboratories in connection with the safety assessment of new drugs.

Mitte der 70er Jahre nahmen Japan und Großbritannien verhaltensteratologische Untersuchungen in ihre Richtlinien für die reproduktionstoxikologische Prüfung von Pharmaka auf. Diese Maßnahme kam unter einem gewissen öffentlichen Druck zustande, der seinen Ursprung in Meldungen über Kinder mit schweren neuronalen Störungen hatte. Die Mütter dieser Kinder waren Opfer von Umweltkatastrophen mit Methylquecksilber [2, 13], nahmen während der Schwangerschaft gewisse antikonvulsive Medikamente ein [16] oder waren Alkoholikerinnen [11]. Wenn man berücksichtigt, daß die experimentelle Verhaltensteratologie zu jener Zeit immer noch in ihren Anfängen steckte und niemand genau wußte, wie im Rahmen teratologischer Untersuchungen Verhaltenstests durchgeführt werden, stellte dieser Schritt Japans und Großbritanniens eine drastische Maßnahme dar. Damit wurde die Industrie gezwungen, in kürzester Zeit eine praktische Lösung für ein bisher ungelöstes toxikologisches Problem zu finden.

Die bis heute unter behördlicher Auflage durchgeführten Verhaltensstudien dürften in die Tausende gehen. Da die bei den Gesundheitsbehörden hinterlegten Studien in der Regel vertraulich behandelt und Detaildaten nicht publik gemacht werden, kann von diesem äußerst umfangreichen Material nur begrenzt wissenschaftlicher Nutzen gezogen werden. So ist über die Praxis bei der Durchführung von Verhaltensversuchen, über die gemachten Erfahrungen wie auch über die Handhabung der Resultate bisher nur sehr wenig bekannt geworden.

In dieser Arbeit berichten wir über einige uns wichtig erscheinende Erfahrungen, die wir bei der Entwicklung von Versuchsanordnungen zur Prüfung des Verhaltens von F1-Nachkommen im Rahmen von Reproduktionsstudien machten. Wir hoffen, daß andere Firmen und auch Behörden diesem Beispiel folgen werden, so daß mit der Zeit ein genaueres Bild über den gegenwärtigen Stand der routinemäßig durchgeführten Verhaltenstests entstehen wird.

Da die Verhaltensuntersuchungen konform den behördlichen Richtlinien durchgeführt werden müssen, ist es klar, daß diese die Basis für zu entwickelnde Versuchsanordnungen darstellen. Den japanischen und britischen Richtlinien ist gemeinsam, daß sie keine bestimmten Tests vorschreiben, sondern ein mehr oder weniger breites Spektrum von zu prüfenden Verhaltensfunktionen angeben. Beispielsweise verlangen die japanischen Richtlinien, daß die Lokomotorik, die Sensorik, das Lernvermögen und die Emotionalität geprüft werden, und gemäß den britischen Richtlinien sollen die auditorischen und visuellen Funktionen sowie das Verhalten ganz allgemein untersucht werden. Beiden Richtlinien ist ferner gemeinsam, daß sie Verhaltensuntersuchungen für alle Reproduktionsstudien, die die Aufzucht von F1-Jungtieren beinhalten, vorsehen. Für Großbritannien betrifft dies die Segment-I- und -III-Studien und für Japan die Segment-II- und -III-Studien. Weitergehende Bestimmungen, wie z. B. Umfang der durchzuführenden Untersuchungen und die anzuwendende Teststrategie, fehlen.

Theoretisch sind verschiedene Teststrategien möglich. Einige davon wurden von Grant [10] beschrieben. Interessant ist, daß die allgemeine Teststrategie in den verschiedenen Labors offenbar die gleiche ist. Dies kann aus den Resultaten einer Umfrage [4], aus einigen publizierten Vorschlägen [8, 19, 21] sowie aus Versuchsplänen von Auftragslabors geschlossen werden. Es hat den Anschein, als ob vor allem praktische, teilweise aber auch ökonomische Überlegungen zur Wahl der gleichen Teststrategie geführt haben, einer Strategie, die als Testbatterie-Vorgehen bezeichnet werden kann. Dieses Vorgehen besteht darin, daß möglichst viele Jungtiere im Alter bis zu 40 Tagen in mehreren einfachen Verhaltenstests sequentiell geprüft werden. Diese Tests werden meistens ergänzt durch die Abklärung des zeitlichen Auftretens morphologischer Merkmale, sogenannter „Marksteine", und die Erfassung des Gewichtsverlaufes.

Die Grundidee der Testbatterie besteht darin, daß die Durchführung verschiedenartiger Tests und die Prüfung einer großen Anzahl von Jungtieren das Auffinden potentieller Verhaltensteratogene sicherstellen sollen. Zudem soll mit einer Prüfung der Nachkommen vorwiegend während der frühen Postnatalentwicklung verhindert werden, daß Funktions- und Verhaltensanomalien durch ein vollständig entwickeltes Hirn kompensiert werden können.

Neben diesen Vorteilen hat das Testbatterie-Vorgehen aber auch schwerwiegende Nachteile. Die große Zahl der zu prüfenden Jungtiere sowie deren Unreife lassen nur sehr einfache Tests zu, die möglicherweise eine geringe Sensitivität aufweisen. Die Ergebnisse dieser Tests können durch mehrere Faktoren nachhaltig beeinflußt werden, wie z. B. durch das Alter der Versuchstiere zum Zeitpunkt der Prüfung und durch ihre physische und soziale Umgebung. Aber auch die Person, welche die Tests durchführt, kann deren Ergebnisse beeinflussen, einerseits durch die intensive Handhabung der Versuchstiere, anderseits durch die subjektive Beurteilung ihres Verhaltens.

Um solche indirekten Effekte soweit wie möglich zu eliminieren oder für die Dauer eines Experimentes mindestens konstant zu halten, müssen bei der Anwendung des Testbatterie-Vorgehens aufwendige Vorkehrungen getroffen werden. Die Muttertiere müssen randomisiert den verschiedenen Behandlungsgruppen zugeteilt werden, die Größe der einzelnen Würfe muß standardisiert werden, und die Person, welche die Tests durchführt, darf die Dosiszugehörigkeit der zu prüfenden Versuchstiere

Tabelle 1 Parameter, die in der Testbatterie untersucht wurden, und ihr historischer Kontrollbereich

Kategorie der Untersuchung		Parameter	Alter bei Test (days)	Kontrollbereich (%)*
Funktionelle Tests	1	Olfactory discrimination	14	6,0–26,4
	2	Mid air righting reflex	14	0
	3	Auditory startle reflex	14	0– 1,1
	4	Swimming	14	0– 3,1
	5	Pupillary reflex	21	0– 1,1
	6	Passive avoidance learning	27	5,2–22,4
	7	Passive avoidance retention	34	2,8–27,5
Morphologische Marksteine	8	Pinna detachment	4	0
	9	Ear opening	14	0– 5,0
	10	Eye opening	16	0– 0,6
	11	Testes descent	27	0– 3,1
	12	Vaginal opening	35	0–25,4
Gewichtsentwicklung		Body weight	0–21	0–2,5

* Höchster und tiefster Prozentsatz von Kontrolltieren, die das Testkriterium nicht erfüllten, ermittelt in 18 Experimenten.

nicht kennen. Diese Maßnahmen sind minimale Anforderungen, die an jede Reproduktionsstudie gestellt werden müssen, in welcher das Verhalten der F1-Nachkommen geprüft wird.

Der Umfang unseres Testbatterie-Programms für Ratten ist in Tabelle 1 beschrieben. Es ist so konzipiert, daß es den japanischen und britischen Richtlinien entspricht. Es deckt einerseits einen relativ breiten Bereich von Verhaltensfunktionen ab und ist andererseits praktikabel bezüglich Aufwand. Die sequentielle Prüfung der einzelnen F1-Jungtiere beginnt im Alter von 14 Tagen und endet im Alter von 35 Tagen. Sensorik, Reflexe, lokomotorische Koordination, Lernvermögen und Gedächtnis werden mit sieben funktionellen Tests überprüft. Ferner werden das Vorhandensein fünf morphologischer Merkmale und die Gewichtsentwicklung beurteilt. Für Details vgl. [18].

Um die Handhabung der Jungtiere auf ein Minimum zu reduzieren, werden die Tests in festen Zeitintervallen nach der Geburt durchgeführt und nicht, wie z. T. in anderen Labors, täglich, bis die Tiere ein bestimmtes Testkriterium erfüllt haben. Bei der Festlegung des Prüfplanes wurde die Normalentwicklung der Jungtiere berücksichtigt. Die Tests werden zum frühestmöglichen Zeitpunkt durchgeführt, an welchem die große Mehrheit der Kontrolltiere das jeweilige Kriterium erfüllen kann. Es wird der Prozentsatz derjenigen Tiere berechnet, die das jeweilige Testkriterium nicht erfüllten, d. h. im Test versagen. Das Resultat eines bestimmten Tests wird dann als „positiv" beurteilt, wenn der Prozentwert der Tiere, die das betreffende Kriterium nicht erfüllten, statistisch vom aktuellen Kontrollwert verschieden ist und/ oder die obere Grenze des historischen Kontrollbereichs überschreitet. Der historische Kontrollbereich jedes Tests, definiert durch den höchsten und tiefsten Kontrollwert aus bisher 18 durchgeführten Experimenten mit Kfm: WIST-Ratten, ist ebenfalls in Tabelle 1 aufgeführt.

Um abzuklären, ob mit unserer Testbatterie Verhaltenseffekte erfaßt werden können, wurden gravide Ratten mit Methylquecksilberchlorid, Hydroxyurea oder Vitamin A behandelt. Diese Substanzen sind wiederholt als Verhaltensteratogene im Tierexperiment beschrieben worden, [6, 7, 14, 17, 19]. Für unsere Experimente wurde festgelegt, daß eine Substanz nur dann als „positiv" angesehen wird, wenn in zwei oder mehr Tests Befunde erhoben wurden. Außerdem sollte mindestens einer der betroffenen Tests der Kategorie der funktionellen Tests angehören. Unter Berücksichtigung dieser Kriterien erwiesen sich alle drei Substanzen als „positiv", was klar zeigt, daß mit der Testbatterie tatsächlich Verhaltenseffekte nachgewiesen werden können. Als Beispiel sind die Resultate eines Experimentes mit Methylquecksilber und seiner Wiederholung ca. ein Jahr später in Tabelle 2 aufgeführt. Wie für Segment-I-Studien häufig verlangt, dauerte die Behandlung der Muttertiere ab zwei Wochen vor Paarungsbeginn bis zum Ende der Laktationsperiode. Methylquecksilber wurde im Trinkwasser in einer Konzentration von 5 mg/l verabreicht. Im ersten Experiment war der Prozentwert der Jungtiere, die das Testkriterium nicht

Tabelle 2 Testbatterieresultate; mittlere Prozentwerte der Jungtiere, die das Testkriterium nicht erfüllten

MQS # Konz. (mg/l)	Funktionelle Tests							Morphologische Marksteine				
	1*	2	3	4	5	6	7	8	9	10	11	12
Kontrolle	12,7	0	0	0	0	5,2	15,2	0	0	0	0	0
5,0	32,7 +	12,5	0	5,0 +	1,2 +	8,7	13,9	0	0	1,2	0	12,5 +
Kontrolle	17,6	0	0	0	0	18,1	21,5	0	1,0	0	0	14,1
5,0	20,8	3,1 +	0	8,3 +	0	33,3 +	31,3 +	0	0	0	4,2 +	44,2 +

\# Methylquecksilber
* Für die Identifizierung der Parameter vgl. Tabelle 1
\+ „positiv“, P ≤ 0,05 und/oder außerhalb des Kontrollbereiches

erfüllten, in vier funktionellen Tests und bei einem morphologischen Merkmal relevant erhöht. Im zweiten Experiment waren wiederum einige Tests betroffen, jedoch nicht in jedem Fall die gleichen wie im ersten Experiment. Obwohl nicht völlige Übereinstimmung bestand, war doch die allgemeine Aussage beider Experimente dieselbe: Unter den gewählten Bedingungen induzierte Methylquecksilber in den Nachkommen behandelter Muttertiere verzögerte Geschlechtsreife, gestörte neuromotorische Koordination sowie vermindertes Lernvermögen und geringere Gedächtnisleistung (nur im zweiten Experiment).

Nachdem mittels dreier Referenzsubstanzen die Sensitivität und mittels einer dieser Substanzen die Wiederholbarkeit der allgemeinen Resultate nachgewiesen waren, entschlossen wir uns, die Testbatterie zur Prüfung von Entwicklungspräparaten einzusetzen. In den letzten Jahren wurde die Testbatterie bei insgesamt 27 regulären Segmentversuchen eingesetzt. In Tabelle 3 sind die Resultate für die drei Kategorien: „funktionelle Tests“, „morphologische Marksteine“, und „Körpergewichtsentwicklung“ summarisch zusammengestellt. Wenn für eine Kategorie von Tests mindestens

Tabelle 3 Zusammenfassung der Testbatterieresultate von 27 regulären Reproduktionsstudien

Anzahl Experimente	Kategorie der Untersuchungen		
	Funktionelle Tests	Morphologische Marksteine	Gewichtsentwicklung
5	+	+	+
1	+		+
2		+	+
8			+
11	keine „positiven“ Effekte in Testbatterie		

eine Untersuchung „positiv" war, wurde die ganze Kategorie als „positiv" beurteilt. In fünf Segmentversuchen waren alle drei Kategorien „positiv" und in einem zwei, nämlich die funktionellen Tests und die Körpergewichtsentwicklung. Würden für die Entwicklungspräparate die gleichen Beurteilungskriterien zur Anwendung gelangen wie für die Referenzsubstanzen, wären in mindestens sechs von 27 Segmentversuchen potentielle Verhaltensteratogene geprüft worden. Diese Feststellung scheint alarmierend zu sein. Es muß jedoch berücksichtigt werden, daß in verhaltensteratologischen Untersuchungen relativ häufig „positive" Resultate erzielt werden. Dies führte Vorhees und Butcher [20] zu folgender Feststellung: "... almost any biologically active chemical or physical agent can be behaviorally teratogenic if administered in large enough doses as vulnerable periods of development". Es stellt sich hier die äußerst wichtige Frage nach der Relevanz von Verhaltensdaten. Sind die pharmazeutischen Entwicklungspräparate, die in der Testbatterie „positiv" ansprachen, tatsächlich Verhaltensteratogene? Um diese Frage zu beantworten, muß zuerst definiert werden, was ein Verhaltensteratogen ist. Eine allgemein anerkannte Definition gibt es noch nicht, immerhin scheint darin Einigkeit zu bestehen, daß bei einem Verhaltensteratogen die Effekte persistierenden Charakter haben müssen. Ferner sind nur diejenigen Verhaltensteratogene von vorrangiger toxikologischer Bedeutung, welche die Verhaltensveränderungen in einem Dosisbereich induzieren, bei welchem weder morphologische Veränderungen noch Retardierungen oder andere toxische Effekte auftreten [1, 5, 8]. Daraus ist klar ersichtlich, daß der Entscheid, ob eine Substanz ein Verhaltensteratogen im engeren Sinne ist oder nicht, nicht anhand von Verhaltensdaten allein gefällt werden kann. Vielmehr ist dazu eine detaillierte toxikologische Gesamtanalyse notwendig. Die Durchführung der Verhaltenstests im Rahmen regulärer Reproduktionsstudien – und dies wird von den japanischen und britischen Richtlinien de facto verlangt – muß deshalb als wichtige Voraussetzung für die korrekte Interpretation von Verhaltensdaten angesehen werden.

Die sorgfältige Analyse der Daten der sechs fraglich „positiven" Reproduktionsstudien hat ergeben, daß die Verhaltensveränderungen immer zusammen mit anderen toxischen Effekten auftraten, wie z. B. schwere Sedation der Muttertiere, Senkung der Prolaktin-Spiegel in den Muttertieren, beeinträchtigter Geburtsvorgang, Wachstumshormon-Hemmung in den Jungtieren. Daraus kann geschlossen werden, daß es sich bei den betroffenen pharmazeutischen Produkten nicht um Verhaltensteratogene im engeren Sinne handelt. Unsere Experimente zeigten, daß das gleiche auch für Hydroxyurea und Vitamin A zutrifft.

Bei dieser Sachlage fragt man sich unwillkürlich, ob es denn Verhaltensteratogene im engeren Sinne überhaupt gibt. Tatsächlich konnten die am besten dokumentierten menschlichen „Verhaltensteratogene", wie z. B. Methylquecksilber, Alkohol und Hydantoin, nur nachgewiesen werden, weil die betroffenen Kinder neben Verhaltensveränderungen auch Mißbildungen aufwiesen. Immerhin scheint es jetzt aber doch Anhaltspunkte dafür zu geben, daß es für den Menschen Verhaltensteratogene im engeren Sinne gibt, und zwar vorwiegend unter psychotropen Substanzen und Analgetika [3, 12].

Auch Methylquecksilber ist wahrscheinlich ein Verhaltensteratogen im engeren Sinne. Bei der relativ tiefen Dosis, die in unseren Experimenten zur Anwendung gelangte, waren die Verhaltensveränderungen weder von morphologischen Anomalien noch von weiteren toxischen Effekten begleitet. Leider hatten aber unsere Experimente einen Schwachpunkt. Da sich die Behandlung der Muttertiere über die gesamte Laktationsperiode erstreckte, konnte nicht ausgeschlossen werden, daß Methylquecksilber via Muttermilch die Jungtiere erreichen konnte. Ferner bestand die Möglichkeit, daß wegen seiner außerordentlich langen Halbwertszeit das in utero aufgenommene Methylquecksilber in den Jungtieren während der frühen Postnatalphase immer noch vorhanden war und so akute und nicht persistierende Effekte induzierte. Dieser Verdacht wurde durch die Messung der Methylquecksilberkonzentration im Blut von Jungtieren bestätigt (Tab. 4). Obwohl die Konzentration im Verlaufe der Laktation drastisch abnahm, lag sie bei der Entwöhnung immer noch im meßbaren Bereich.

Tabelle 4 Mittlere Blutkonzentrationen von Methylquecksilber (MQS) in den Muttertieren und ihren F1-Nachkommen

MQS Konzentration im Trinkwasser (mg/l)	MQS Konzentration im Blut (ppm)				
	Paarungsbeginn	Geburt		Entwöhnung	
	Muttertiere	Muttertiere	Jungtiere	Muttertiere	Jungtiere
5,0	39,7	69,5	47	67,5	4

Um abzuklären, ob die registrierten Verhaltenseffekte akuter oder, wie für ein Verhaltensteratogen typisch, persistierender Art waren, entschlossen wir uns nach dem ersten Methylquecksilber-Experiment, das Testbatterie-Vorgehen mit einer anderen Methodik zu ergänzen. Wir suchten die Hilfe zweier weiterer Labors, nämlich jener der Drs. Schreiner, Ulbrich und Bass vom Bundesgesundheitsamt Berlin, bzw. Dr. Elsner vom Institut für Toxikologie der Universität Zürich und der Eidgenössischen Technischen Hochschule, Zürich. Diese beiden Labors führen ihre verhaltensteratologischen Untersuchungen nicht an Jungtieren, sondern an adulten F1-Nachkommen durch. Diese werden in computerunterstützten, komplexen Versuchsanordnungen, wie sie teilweise in der Psychopharmakologie zur Anwendung gelangen, geprüft. Für diese instrumentellen Versuchsanordnungen ist typisch, daß an wenigen Tieren der integrative Einsatz mehrerer Funktionen, wie z. B. Motorik, Sensorik, aber auch Lernverhalten und Aktivitätsrhythmen aufs genaueste geprüft werden können. In der Verhaltensteratologie werden solche Versuchsanordnungen als apikale Tests bezeichnet [4, 5].

Nach Abschluß der Verhaltensprüfung mittels Testbatterie, bei der 96–103 Jungtiere pro Gruppe untersucht wurden, wurde eine randomisierte Auswahl von Jungtieren nach Berlin (24–26 Tiere pro Gruppe) bzw. nach Zürich (16 Tiere pro Gruppe) gesandt. Diese Tiere wurden in einem Alter geprüft, in dem keine akuten, sondern nur noch persistierende Methylquecksilber-Effekte erfaßt werden konnten. In Berlin und Zürich wurden die Tiere in einem sogenannten „operant conditioning"-Lerntest unterzogen, in Zürich zusätzlich noch einem Labyrinth-Test.

Die detaillierten Ergebnisse dieser Untersuchungen werden publiziert [9, 15]. In allen instrumentellen Versuchsanordnungen fanden sich Effekte bezüglich Verhalten. Damit war nachgewiesen, daß Methylquecksilber in den in utero exponierten Nachkommen tatsächlich persistierende Effekte induziert. Zusätzlich ergaben diese Versuchsanordnungen aber noch einige interessante Zusatzinformationen. Die Versuche im Labyrinth zeigten, daß die in utero behandelten Tiere häufiger als die unbehandelten wiederholt den gleichen Weg einschlugen, was als reduzierte Aufmerksamkeit und als Tendenz für eine Stereotypie interpretiert werden kann. In den „operant conditioning"-Lerntests zeigten die methylquecksilberbehandelten Tiere ebenfalls eine reduzierte Aufmerksamkeit und Schwierigkeiten, sich an neue Situationen anzupassen.

Mit dieser kollaborativen Studie konnte gezeigt werden, daß instrumentelle Versuchsanordnungen in Reproduktionsstudien eingebaut werden können. Diese Versuchsanordnungen sind wohl aufwendig, haben aber doch einige wichtige Vorteile: Die Handhabung der Versuchstiere ist auf ein Minimum beschränkt; der computergesteuerten Datenerfassung wegen sind die Resultate in hohem Maße objektiv; die Sensitivität ist hoch, so daß nur wenige Tiere geprüft werden müssen. In einer regulären Reproduktionsstudie würden die wenigen F1-Nachkommen, die für die Untersuchung der Fertilität ausgewählt werden, als Prüfkollektiv ausreichen. Die Prüfung nach Erreichen der Geschlechtsreife hätte den zusätzlichen Vorteil, daß nur Tiere jener Dosisgruppen untersucht werden müßten, in denen vorher keine toxischen Effekte gefunden wurden. Mit der Verwendung instrumenteller Versuchsanordnungen und der damit verbundenen Prüfung adoleszenter oder adulter Tiere ist zudem Gewähr geboten, daß nur persistierende und keine akuten Effekte registriert werden.

Der Einsatz solcher Versuchsanordnungen in der Verhaltensteratologie scheint somit eine brauchbare Alternative zur Testbatterie zu sein. Bevor aber diese Methoden eine praktische Anwendung finden können, muß gezeigt werden, daß die mit Methylquecksilber erzielten Resultate auch für andere Substanzen Gültigkeit haben. Auch ist noch nicht bekannt, welche instrumentelle Versuchsanordnung für das verhaltensteratologische „screening" am besten geeignet ist. Da der Zeitaufwand für die Prüfung eines einzelnen Tieres relativ groß ist, kommt der batteriemäßige Einsatz mehrerer solcher Versuchsanordnungen nicht in Frage.

Von behördlicher Seite sollten bezüglich eines praktischen Einsatzes instrumenteller Versuchsanordnungen keine besonderen Probleme zu erwarten sein. Den japanischen und britischen Richtlinien wäre wahrscheinlich Genüge getan, und zwar besonders dann, wenn eine instrumentelle Versuchsanordnung zusammen mit einer reduzierten Batterie einfacher Tests zum Einsatz käme.

Abschließend kann festgestellt werden, daß sich die Verhaltensprüfung auf dem Wege zu einem operativen Instrument für die Risikoabschätzung befindet. Diese Feststellung beruht auf drei Tatsachen:

1. Es gibt brauchbare Testprozeduren, nämlich das Testbatterie-Verfahren sowie die Verwendung instrumenteller Versuchsanordnungen, mit denen Verhaltensveränderungen bei Nachkommen behandelter Mütter nachgewiesen werden können. Im Falle von Methylquecksilber konnten diese Verhaltensveränderungen selbst in Dosen, die sonst keine toxischen Effekte bewirken, gezeigt werden.
2. Im wesentlichen sind die Resultate aus diesen Prüfungen reproduzierbar.
3. Die Resultate können bezüglich Risikoabschätzung verwendet werden, indem die Dosen, in denen Verhaltensveränderungen gefunden wurden, mit der ansonsten als nicht toxisch deklarierten Dosis verglichen werden können.

Neben diesen positiven Aspekten sind aber doch noch zwei äußerst wichtige, ungelöste Probleme zu erwähnen. Der sehr frühe Erlaß behördlicher Richtlinien für verhaltensteratologische Untersuchungen hat bewirkt, daß primär pragmatische und empirische Lösungen für die Verhaltensprüfungen gewählt wurden. Eine sorgfältige Validierung der neuen Methoden konnte nicht durchgeführt werden. Auch konnte die wissenschaftliche Forschung mit der Methodenentwicklung nicht Schritt halten, so daß wichtige grundsätzliche Erkenntnisse, die für die Wahl und die Optimierung von Methoden unerläßlich sind, immer noch ausstehen.

Trotz der Fortschritte, die in den letzten Jahren auf dem Gebiet der Human-Teratologie gemacht worden sind, ist es immer noch nicht einfach, bei Kindern einen kausalen Zusammenhang zwischen Verhaltensstörungen und in-utero-Exposition zu zeigen. Nur wenn dies gelingt, wird es wirklich möglich sein, Human- und Tierdaten zu vergleichen und damit Aussagekraft und Zweckmäßigkeit der bereits routinemäßig durchgeführten verhaltensteratologischen Untersuchungen am Tier abzuschätzen.

Literatur

[1] Adams, J., J. Buelke-Sam: Behavioral assessment of the postnatal animal: Testing and methods development. In: Developmental Toxicology (C. A. Kimmel, J. Buelke-Sam, Hg.) S. 233–258. Raven Press, New York 1981.

[2] Bakir, F., S. F. Damluji, L. Amin-Zaki et al.: Methylmercury poisoning in Iraq: An inter-university report. Science **181** (1973) 230–241.

[3] Blackbill, Y.: Long-term effects of obstetrical anesthesia on infant autonomic function. Develop. Psychobiol. **10** (1977) 529–535.

[4] Buelke-Sam, J., C. A. Kimmel: Development and standardization of screening methods for behavioral teratology. Teratology **20** (1979) 17–30.

[5] Butcher, R. E.: Behavioral testing as a method for assessing risk. Environ. Health Persp. **18** (1976) 75–78.

[6] Butcher, R. E., R. L. Brunner, T. Roth et al.: A learning impairment associated with maternal hypervitaminosis-A in rats. Life Sciences **11** (1972) 141–145.

[7] Butcher, R. E., W. J. Scott, K. Kazmaier: Postnatal effects in rats of prenatal treatment with hydroxyurea. Teratology **7** (1973) 161–166.

[8] Butcher, R. E., C. V. Vorhees: A preliminary test battery for the investigation of the behavioral teratology of selected psychotropic drugs. Neurobehav. Toxicol. **1**, Suppl. 1 (1979) 207–212.

[9] Elsner, J.: Evaluation of testing strategies for routine testing in behavioral teratology: III. Residential maze and operant conditioning. Neurobehav. Toxicol. Teratol., in press.

[10] Grant, L. D.: Research strategies of behavioral teratology. Environm. Health Persp. **18** (1976) 85–94.

[11] Johns, K. L., D. W. Smith: The fetal alcohol syndrome. Teratology **12** (1973) 1–10.

[12] Lodge, A., M. M. Marcus, C. M. Ramer: Behavioral and electrophysiological characteristics of the addicted neonate. Addict. Dis. **2** (1975) 235–255.

[13] Matsumoto, H., G. Koya, T. Takeuchi: Fetal Minamata disease. J. Neuropath. Exp. Neurol. **24** (1965) 563–574.

[14] Müsch, H. R., H. Greim, M. Bornhausen et al.: Methylmercury chloride induces learning deficits in prenatally treated rats. Arch. Toxicol. **40** (1978) 103–108.

[15] Schreiner, G., B. Ulbrich, R. Bass: Evaluation of testing strategies for routine testing in behavioral teratology: II. Discrimination learning. Neurobehav. Toxicol. Teratol., in press.

[16] Speidel, B. D., S. R. Meadow: Maternal epilepsy and abnormalities of the fetus and newborn. Lancet II (1972) 839–843.

[17] Spyker, D. A., S. B. Sparber, A. M. Goldberg: Subtle consequences of methylmercury exposure: Behavioral deviations in offspring of treated mothers. Science **177** (1972) 621–623.

[18] Suter, K. E., H. Schön: Evaluation of testing strategies for routine testing in behavioral teratology: I. Testing battery approach. Neurobehav. Toxicol. Teratol., in press.

[19] Vorhees, C. V., R. E. Butcher, R. L. Brunner et al.: A developmental test battery for neurobehavioral toxicity in rats: A preliminary analysis using monosodium glutamate calcium carrageenan, and hydroxyurea. Toxicol. Appl. Pharmacol. **50** (1979) 267–282.

[20] Vorhees, C. V., R. E. Butcher: 1982, Behavioral teratology. In: Developmental Toxicology (K. Snell, Hg.) S. 247–298. Croom Helm, London 1982.

[21] Weiss, B.: Effects on Behavior. In: Principles for Evaluating Chemicals in the Environment. S. 198–216. National Academy of Science, Washington 1975.

IV Besondere Toxizitätsprüfungen

Zur Erkennung und Verifizierung arzneimittelbedingter Augenschäden

O. Hockwin, U. Eckerskorn

Abstract

Detection and Verification of drug induced eye diseases

Intensified clinical observation and research within the last years have led to an increasing knowledge of drug induced ocular side effects and ocular toxicity.

The eye as test- and manifestation organ for undesired drug side effects shows the following particularities:

- The eye is a highly sensitive organ of sense, signalling subjective impairment at an early date,
- occuring changes can be directly observed,
- adequate documentation procedures are available, different tissue structures with individual affinities,
- pairwise arrangement.

In analysing the manifestation of drug induced changes of the eye, the way of drug application should be considered, for instance local side effects after topical application of ophthalmologica, local side effects after systemic application of drugs as well as systemic side effects after topical application of ophthalmologica.

Based on clinical and experimental findings, detailed lists covering a great number of drug induced ocular changes are now available.

Various ophthalmological diagnostic methods have been developed and enable the clinician to detect and to verify morphological and functional changes of the eye due to untoward drug side effects. There are also several equipments available to get objective documentations of those changes: slitlamp photography, fundus camera and focussed photography of the anterior eye segment according to Scheimpflug principle.

In transferring results from *animal* experiments to conditions in *human* eyes, the following crucial points should be observed:

- differences in anatomy and physiology,
- species differences in regard to metabolic conditions,
- species specific protein patterns.

That is why results from animal experiments may not unrestrictedly be equated to conditions in man. The eyes of albinotic rats or rabbits are for several reasons *not* suited for ocular toxicity tests.

The pathogenesis of some ocular changes or damages is due to multifactorial processes, i.e. the pathological changes are the consequence of a complex interaction of several, not always definable single noxae. The multifactorial origin of the lens opacification known as Cataracta senilis has already been discussed for a long time. On the basis of experimental research in ophthalmology, it is now possible to name certain lens characteristics, which allow conclusions on subliminal risk factors. Instead of histologic lens examinations after completion of a toxicologic test with animals, the following features should be investigated:

- lens wet weight,
- lens dry weight,
- protein content, soluble and insoluble,
- separation of crystallins,
- enzyme distribution patterns,
- protein conformation, heat lability.

If a certain test substance is suspected of being a subliminal lens noxe, an investigation according to the models of syncataractogenesis or cocataractogenesis should be performed.

The following cataract models could be used: x-ray cataract, streptozotocine-induced diabetes, naphthalene-induced oxidative damage, UV-radiation, tryptophane deficiency cataract, galactose cataract and the respective combinations. Exact continuous examinations of the eye by slitlamp biomicroscopy, graphic documentation of findings, Scheimpflug photography as well as microdensitometric analysis of the film negatives should be carried out.

The standardization of ophthalmic investigations and the application of adequate techniques is requisite for the detection of eye changes in preclinical, toxicological and clinical studies of drug preparations, as well as for safety tests of chemicals. It is evident that the new trend in sciences aims at a drastic reduction of the number of synchronically prescribed drugs in favour of a clearly defined therapeutic strategy to avoid undesired side effects by drug accumulation or interaction.

Die zentrale Funktion der Pharmakotherapie in der modernen Medizin wird zunehmend Gegenstand engagierter und kontroverser Diskussionen. "Hors de discussion" bleibt fraglos die wissenschaftliche Leistung der pharmazeutischen Industrie für die Entwicklung neuer potenter Arzneimittel – evolutionierend bis revolutionierend für Diagnose wie Therapie. Es ist vielmehr die – zweifellos umsatzträchtige – kontinuierliche Angebotssteigerung auf dem Pharmamarkt mit neuen, werbewirksam präsentierten Kombinationspräparaten, kombiniert aus vielfach bekannten Wirkstoffen, welche diffuses Unbehagen bis differenzierte Kritik auslöst [1].

Viele Ärzte verordnen und viele Patienten konsumieren pflichtgemäß nebeneinander und gleichzeitig ihr tägliches Medikamenten-Mehrfachpensum. Die breite Anwendung solcher synchronen Mehrfachmedikationen mit zwangsläufig auch darin eingeschlossenen Kombinationspräparaten führte notwendig aus neu erwachsener Aufmerksamkeit und gezielter Beobachtung zu einem sich ständig erweiternden und intensivierten Wissen um unerwünschte Nebenwirkungen von Arzneimitteln. Das weite Spektrum unerwünschter spezifischer Nebenwirkungen von Einzelsubstanzen wird noch umfassender durch die große Zahl unkalkulierbarer Arzneimittel-Interaktionseffekte [2]. Das Ausmaß und die Intensität unerwünschter gewebs- und organspezifischer Nebenwirkungen sind meist nicht eindeutig im voraus zu bestimmen, wesentlich ist die von Patient zu Patient variierende Empfindlichkeit als Bedingung einer individuellen Reaktion auf die potentiell schädigende Substanz.

Das Auge als Manifestationsorgan unerwünschter Arzneimittelwirkungen zeichnet sich vor anderen Gewebs- und Organstrukturen durch folgende Besonderheiten aus:

- Das Sinnesorgan Auge ist ein hochspezialisiertes und -organisiertes Wahrnehmungsinstrument, welches geringste Störungen der strukturellen und funktionellen Regelhaftigkeit dem Patienten frühzeitig als subjektive Beeinträchtigung signalisiert.
- Anatomie und Funktion des Auges erlauben mit Hilfe entsprechender Instrumente die direkte Beobachtung und morphologische Beschreibung pathologischer Veränderungen im gesamten System des Auges.
- Der Aufbau des Auges ist gekennzeichnet durch eine Kombination nahezu sämtlicher Gewebestrukturen:
  Quergestreifte und glatte Muskulatur, Sehnen, Sekretionsorgane, Resorptionsorgane, periphere und autonome Nerven, Gehirnnervengewebe, permeable und semipermeable Membranen, sowie ausgeprägte Pigmentschichten. Diese verschiedenen Gewebestrukturen des Auges besitzen aufgrund ihres unterschiedlichen Stoffwechselverhaltens spezielle Affinitäten und Speicherungseigenschaften für bestimmte Arzneimittel und toxische Stoffe.
- Schließlich ermöglicht die paarige Anlage des Auges den direkten Vergleich des behandelten Testauges mit dem unbehandelten Kontrollauge in pharmakokinetischen und toxikologischen Studien sowohl an in vitro- als auch in vivo-Modellen.

Die Manifestation arzneimittelinduzierter Augenveränderungen bzw. -schäden erfordert grundsätzlich eine auf die verschiedenen Entstehungsmodalitäten zielende Analyse. Es unterscheiden sich so lokale Nebenwirkungen am Auge nach lokaler Applikation von Ophthalmologika von lokalen Nebenwirkungen am Auge nach systemischer Applikation von Arzneimitteln, jedoch muß auch die Möglichkeit systemischer Nebenwirkungen nach lokaler Applikation von Ophthalmologika berücksichtigt werden [3].

Basierend auf klinischen Beobachtungen und experimentellen Befunden verfügen wir heute über umfangreiche, detaillierte Auflistungen arzneimittelinduzierter okulärer Veränderungen [4, 5, 6]. Im Rahmen dieses Beitrages können stellvertretend nur einige typische Veränderungen, Lokalisationen und Schädigungsmechanismen diskutiert werden.

Die Hornhaut ist als stark bradytrophes Gewebe vorrangig disponiert für Einlagerungen von originären Wirksubstanzen oder deren Metaboliten in Epithel und/oder Stroma; als solche seien hier erwähnt Phenothiazine [7, 8], Cloroquin und dessen Derivate [9, 10], Indometazin [11, 12], Amiodaron [13, 14], Vitamin D bei

Überdosierung mit der Konsequenz der Hornhautkalzifizierung und bandförmigen Hornhautdystrophien [4, 15].

Die recht uniforme Reaktion der gefäß- und nervenlosen Augenlinse auf Störungen ihres physiologischen Gleichgewichtes ist die Eintrübung der Linsenfasern, also eine Reduktion der Linsentransparenz. Eine direkte kataraktinduzierende Wirkung muß bei der Anwendung u. a. folgender Medikamentengruppen berücksichtigt werden: Phenothiazine [16], Kortikosteroide [17, 18], Miotika aus der Gruppe der Parasympathomimetika [19] und Metalle bzw. metallhaltige Medikamente. Darüber hinaus muß man für eine Reihe von Substanzen eine unterschwellige Wirkung im Ablauf von syn- oder cokataraktogenen Prozessen [20] diskutieren. Auf diese Problematik wird später noch ausführlich einzugehen sein.

Zahlreiche diagnostisch und therapeutisch eingesetzte Substanzen beeinflussen Akkommodation, Refraktion und die Pupillomotorik [4, 21]. So führen z. B. parasympatholytische, anticholinerge Wirksubstanzen sowie sympathomimetische, adrenerge Substanzen zu einer Abnahme der Linsenbrechkraft und der Akkommodationsbreite als auch zur Mydriasis. Im Gegensatz dazu werden Akkommodationsspasmen mit Zunahme der Linsenbrechkraft und eine Miosis durch die Anwendung von Parasympathomimetika und Sympatholytika bewirkt.

Retina und Uvea haben neben einer speziellen Durchblutungsregulation den höchsten Melaningehalt aller Körpergewebe. Die potentiell stoffwechseltoxische Kapazität einiger Medikamente sowie deren Bindungsfähigkeit an das Melanin der Netzhaut und Aderhaut begünstigt die Entstehung einer toxischen Retinopathie [22]. Zu den Substanzen mit gesicherter retinotoxischer Nebenwirkung zählen einige Präparate der Phenothiazingruppe und einige Chinolinderivate [23]; darüber hinaus gibt es eine Reihe von Pharmaka, deren retinotoxische Wirkung bislang nur vermutet werden kann. Neben solchen primären Netzhautschäden müssen vaskulär wirksame Substanzen beachtet werden, die über eine Änderung der retinalen Strömungsverhältnisse sekundäre Netzhautveränderungen zu induzieren vermögen. Schließlich verursachen einige Wirkstoffe eine direkte Schädigung der retinalen Ganglienzellen, des Nervus opticus und der Sehbahn, erwähnt seien hier die Tuberkulostatika Ethambutol [24], Isoniazid [25] und Streptomycin [5], das Antibiotikum Chloramphenicol [26] und die Gruppe der Herzglykoside.

Ein intraokularer Druckanstieg als Nebenwirkung systemisch applizierter Arzneimittel muß beispielsweise berücksichtigt werden bei anticholinergen Substanzen [27], einigen Anti-Parkinsonmitteln [4], Weckaminen [28], Kortikosteroiden [29] und depolarisierenden Muskelrelaxantien [30].

Lokale karzinomatöse Gewebsentartungen sind in der Folge einer Langzeitapplikation von Ophthalmologika bislang nicht beschrieben worden, unbestritten bleiben jedoch klinische Beobachtungen, die eine kausale Verknüpfung zwischen der Exposition gegenüber chemischen Reagenzien und der Entwicklung von Lidkarzinomen bzw. Limbuskarzinomen erkennen lassen [31].

Überempfindlichkeitsreaktionen der Augenlider und der Konjunktiva können im Einzelfall durch eine Vielzahl verschiedener Arzneimittel ausgelöst werden. Hervorzuheben ist hier, daß neben den Wirkstoffen zunehmend den Konservierungsstoffen und Lösungsmitteln, den Bestandteilen von Salbengrundlagen und Kontaktlinsen-Pflegemitteln sowie Augenkosmetika antigene Potenz zugeschrieben werden muß [6].

Auf diesem Hintergrund interessieren nun die Möglichkeiten des diagnostischen Nachweises solcher morphologischer und funktioneller Veränderungen des Auges. Auf einem vom Institut für Arzneimittel des Bundesgesundheitsamtes Berlin 1980 veranstalteten Symposium [32] wurde erstmalig zusammengetragen, welche Möglichkeiten dem heutigen Stand wissenschaftlicher Erkenntnisse entsprechend existieren, um einen erfolgversprechenden Beitrag zur Verbesserung okulärer Arzneimittelsicherheit leisten zu können. Die Ophthalmologie verfügt inzwischen über eine Vielzahl diagnostischer Methoden [33]. Beispielhaft sei hier verwiesen auf: Spaltlampenmikroskopie, subjektive und objektive Visusbestimmungen, statische und topographische Perimetrie, Motilitätsprüfungen, die Prüfung des Farben- und Dämmerungssehens, der Akkommodationsbreite und des optokinetischen Nystagmus, die Pupillometrie und das Elektro-Retinogramm.

Die Befunddokumentation durch photographische Methoden mit integrierten Photoeinrichtungen am Spaltlampenmikroskop oder Ophthalmoskop erlaubt eine objektive Erfassung morphologischer Veränderungen. Die Scheimpflug-Photographie erweitert seit einiger Zeit das Spektrum der objektiven, reproduzierbaren Befundbeschreibungen um die Möglichkeit der tiefenscharfen photographischen Abbildung des vorderen Augenabschnittes. Kombiniert z. B. mit der multiplen linearen, mikrodensitometrischen Analyse der Filmnegative ist die Scheimpflug-Photographie heute das ergiebigste Verfahren zur Bestimmung der Augenlinsentransparenz sowie zur Verlaufsdokumentation von Linsenveränderungen [34–36], anwendbar nicht nur bei klinischen Prüfungen am Patienten sondern auch für die verschiedenen Stadien der präklinischen Tieruntersuchungen. Die Verwendung der Methode zur Prüfung der Wirksamkeit von sogenannten Antikataraktika ist in der Empfehlung der WHO als unerläßlich bezeichnet worden [37].

Tierexperimentelle Ergebnisse im Rahmen der Zulassung neuer Arzneimittel erweisen sich in der Übertragung auf Reaktionsweisen des menschlichen Organismus nur bedingt aussagekräftig. Okuläre Toxizitätsprüfungen sind insbesondere belastet durch die anatomischen und physiologischen Variationen des Auges verschiedener Tierspezies im Vergleich zum menschlichen Auge [38, 39]. Auch wird der Ergebnistransfer in Okulotoxizitätsprüfungen eingeschränkt durch speziesunterschiedliche Stoffwechselverhältnisse sowie artspezifische Proteinmuster [40, 41]. So ist zum

Beispiel die Kausalverknüpfung zwischen der Applikation von Kortikosteroiden und der konsekutiven Ausbildung einer hinteren subkapsulären Linsentrübung für das menschliche Auge eindeutig, ein Zusammenhang, der trotz intensiver Suche nicht im Tiermodell rekonstruiert werden konnte [42]. Ein großes Hindernis für die Übertragung der tierexperimentellen Befunde auf die Verhältnisse beim Menschen ist nach wie vor die Verwendung von Albinotieren für Okulotoxizitätsprüfungen. Menschliche Albinoaugen sind schwer geschädigte Augen! Die Augen von Albino-Ratten bzw. Albino-Kaninchen sind – nicht nur wegen des für die Pigmentlosigkeit verantwortlichen fehlenden Enzymsystems – schlechte Prüfobjekte.

In der Pathogenese einiger okulärer Veränderungen bzw. Schäden ist ein multifaktorielles Geschehen wirksam, d.h., die pathologische Veränderung ist Folge eines komplexen Zusammenspiels mehrerer, im einzelnen oft nicht benennbarer Noxen [43]. Es ist naheliegend, daß solche speziesabhängigen disponierenden Faktoren zur Ausbildung spezieller pathologischer Veränderungen im Tiermodell nur unzureichend erfaßt werden können.

Die Schädigung der Linsentransparenz auf multifaktoriellem Wege wird für die sogenannte Cataracta senilis seit langem diskutiert. Vor ca. 15 Jahren gelang im Tierexperiment der Nachweis, daß Linsentrübungen die Folge einer Addition von mehreren Schadensereignissen sein können [44], die allein keineswegs direkt zur Katarakt führen, in ihrer Einzelwirkung also unterschwellig bleiben. Die Addition der unterschwelligen Schädigungen führt – oft nach langen Latenzzeiten – zum Schaden, dafür konnten die Mechanismen der Syn- oder der Cokataraktogenese beschrieben werden [20, 43].

Es erhebt sich hier nun die Frage, ob die möglichen unterschwelligen Schäden eines Arzneimittels bereits bei frühen toxikologischen Prüfungen erkannt werden können. Mit Sicherheit kann man es nicht erkennen, wenn man an der bislang geübten (und von vielen Prüfbehörden gewünschten) Untersuchungspraxis festhält, während der Versuchszeit gelegentlich eine ophthalmoskopische Untersuchung des Auges durchzuführen und nach Beendigung der Prüfung die Augen bzw. die Linsen histologisch aufzuarbeiten und zu beurteilen. Beide Techniken sind völlig ungeeignet zur Erkennung von unterschwelligen (Transparenz) Schäden, ihre negativen Resultate vermitteln den Glauben an Arzneimittelsicherheit. Glauben heißt in diesem Falle Nichtwissen.

Aus der Fülle experimenteller ophthalmologischer Forschungen lassen sich heute Linseneigenschaften anführen, deren Beobachtung eindeutige Rückschlüsse auf eine unterschwellige Wirkung zulassen. Würde man am Ende einer tiertoxikologischen Studie statt der histologischen Linsenaufarbeitung Untersuchungen

1. des Linsenfrischgewichtes, -trockengewichtes,
2. des Gehalts an wasserlöslichem und wasserunlöslichem (bzw. harnstofflöslichem) Protein,

3. zur Fraktionierung des wasserlöslichen Proteins (Kristalline) in Haupt- und Unterfraktionen, z. B. durch Isoelektrofokussierung,
4. des Enzymverteilungsmusters verschiedener Schlüsselenzyme des Kohlenhydratstoffwechsels und
5. der Hitzelabilität einzelner Enzyme als Ausdruck der Beständigkeit der Molekülkonformation gegen Denaturierungen

durchführen, hätte man eine Vielzahl von Befunden zur Hand, die eine Substanzwirkung – unterschwellig im Sinne einer Transparenzstörung der Linse – aufzeigen könnten. Alle diese Untersuchungen sind möglich ohne zusätzliche Versuchstiere, man müßte nur einsehen, daß die histologische Linsenuntersuchung völlig fehl am Platze ist.

Besteht bei einer Prüfsubstanz der Verdacht auf eine unterschwellige Linsentoxizität, dann sollte dies am Modell der Syn- oder Cokataraktogenese geprüft werden. Hier bieten sich die Kataraktmodelle durch Röntgenstrahlen, durch Streptozotocininjektion erzeugter Diabetes, durch Naphthalinapplikation hervorgerufene oxidative Schädigung (Naphthalinkatarakt) an. Aus der Fülle der Kombination wäre z. B. folgender Versuchsansatz denkbar:

Tiergruppe	Noxe 1 (Diabetes)	Noxe 2 (Rö-Strahlen)	Prüfsubstanz
1	o	o	o
2	+	o	o
3	o	+	o
4	+	+	o
5	o	o	+
6	+	o	+
7	o	+	+
8	+	+	+

Die eingehende Kontrolle der Augen mit einem Spaltlampenmikroskop mit zumindest zeichnerischem Festhalten der Befunde wenigstens in wöchentlichen Abständen ist hierbei natürlich unerläßlich, noch besser wäre die Anwendung der bereits erwähnten Scheimpflug-Photographie mit mikrodensitometrischer Bildanalyse. Aus unseren Erfahrungen der letzten Jahre [vgl. 49] muß daran gedacht werden, daß man diese spezielle Okulotoxizitätsprüfung für alle Substanzen durchführt, die zu Langzeittherapien eingesetzt werden sollen. Dies sollte zwingend sein, wenn bei Verteilungsstudien die Substanz in der Linse nachgewiesen werden kann und dort eine Substanzakkumulation gegenüber dem Plasma, dem Kammerwasser oder anderen Augengeweben auftritt.

Ein weiteres Problem bringen sogenannte Normvarianten und Spontanveränderungen des Auges bei verschiedenen Tierspezies ein [45, 46, 47]. Dabei handelt es sich um experimentunabhängige Augenveränderungen, z. B. Trübungen der brechenden Medien oder degenerative Veränderungen der Retina, deren Kenntnis für den Toxikologen bei der Abgrenzung möglicherweise substanzbedingter Augenveränderungen von großer Wichtigkeit sind.

Die Standardisierung der ophthalmologischen Untersuchungen und die Anwendung von Techniken, die dem Stand der Wissenschaften entsprechen, zur Erkennung von Augenschäden in der präklinischen, toxikologischen und klinischen Prüfung von Pharmaka, aber auch in Unbedenklichkeitsprüfungen von Chemikalien, wird unabdingbare Voraussetzung zur rechtzeitigen Diagnose bzw. Vermeidung wirksubstanzbedingter unerwünschter und möglicherweise irreversibler struktureller und funktioneller Augenveränderungen. Auch der klinisch arbeitende Ophthalmologe wird die Aufmerksamkeit und Wachsamkeit für die Möglichkeit arzneimittelinduzierter Schädigungen schärfen müssen, auch und im Besonderen, wenn eine lange Latenzzeit zwischen Medikamenteneinnahme und Schadensmanifestation von einer Kausalität ablenken könnte. Die verantwortlichen Prüfbehörden sollten aber endlich auch einsehen, daß inzwischen obsolete Untersuchungsmethoden – wie die Histologie der Linse – fallen gelassen werden und dafür relevante Prüfparameter Eingang in die Toxizitätsbeurteilung finden, ohne daß die Zahl der Versuchstiere erhöht werden müßte.

Es läßt sich erkennen, daß ein neuer Trend in Wissenschaft und Praxis dahin zielt, die Anzahl synchron verordneter Medikamente deutlich zu begrenzen zugunsten einer klaren Überschaubarkeit der therapeutischen Strategie durch Reduzierung der Nebenwirkungseffekte [48]. Es spricht für eine sensible Trendbeobachtung mit Marktanpassung, wenn inzwischen einige große Pharmafirmen die "Reine Wirksubstanz" in ihrer Werbung herausstellen.

Literatur

[1] Fülgraff, G.: Arzneimittelrecht und Arzneimittelmarkt in der Bundesrepublik Deutschland. In: Pharmakotherapie, Klinische Pharmakologie. G. Fülgraff, D. Palm, Hg. Gustav Fischer Verlag, Stuttgart-New York 1982.

[2] Griffins, J. P., P. F. D'Arcy: Arzneimittelinteraktionen. Ein Handbuch für Ärzte und Apotheker, R. Oldenbourg, München-Wien 1981.

[3] Hockwin, O.: Internistische Nebenwirkungen von Augenmedikamenten. Diagnostik **17** (1984) 21–25. MMV Medizin Verlag GmbH München. München.

[4] Grant, W. M.: Toxicology of the Eye. Charles C. Thomas. Springfield, Illinois USA 1974.

[5] Fraunfelder, F. T.: Drug induced ocular side effects and drug interactions. 2nd edit. Lea & Febiger, Philadelphia 1982.

[6] Hockwin, O., H.-R. Koch: Arzneimittelnebenwirkungen am Auge. Gustav Fischer Verlag, Stuttgart-New York 1977.

[7] Mc Clanahan, W. S., J. E. Harris, W. H. Knobloch, et al.: Ocular manifestations of chronic phenothiazine derivate administration. Arch. Ophthal. **75** (1966) 319–325.

[8] Gerhard, J.-P., H. Franck, S. Sommer, et al.: L'incidence ophthalmologique du tractement aux phénothiazines. Oto-Neuro-Opht. **47** (1975) 71–77.

[9] Böke, W., A. Bäumer, W. Müller-Limmroth, et al.: Zur Frage der Chloroquinschädigung des Auges. Klin. Mbl. Augenheilkd. **151** (1967) 617–633.
[10] Nylander, U. M. Y.: Ocular damage in chloroquine therapy. Acta Ophthal. **92** (1967) 5–71.
[11] Burns, Ch. A.: Indomethacin, reduced retinal sensitivity, and corneal deposits. Am. J. Ophthal. **66** (1968) 825–835.
[12] Palimaris, G., J. Koliopoulos, P. Velissaropoulos: Ocular side effects of indomethacin. Ophthalmologica **164** (1972) 353.
[13] Babel, J., N. Stagnos: L'action de l'amiodarone sur les tissues oculaires. Schweiz. Med. Wochenschr. **102** (1973) 220.
[14] Verin, Ph., A. Sekkat: Eine neue medikamentös bedingte Augenerkrankung: Die Amiodaron-Thesaurismose. Klin. Mbl. Augenheilkd. **162** (1973) 675–680.
[15] Valouch, P., J. Obenberger, F. Vrabec: Experimental corneal calcification. An ultrastructural study. Ophthal. Res. **6** (1974) 6–14.
[16] Brune, U.: Spaltlampenuntersuchungen an phenothiazinbehandelten psychiatrischen Patienten. Diss. Med. Fak. Bonn 1976.
[17] Koch, H.-R.: Klinische und experimentelle Untersuchungen über den Einfluß von Corticosteroiden auf die Augenlinse. Habil. Schrift, Bonn 1976.
[18] Black, L. A., R. B. Oglesbi, L. von Sallmann, et al.: Posterior subcapsular cataracts induced by corticosteroids in patients with rheumatoid arthritis. J. Am. Med. Ass. **174** (1960) 166–171.
[19] Axelsson, U., A. Holmberg: The frequency of cataract after miotic therapy. Acta Ophthalmol. **44** (1966) 421–429.
[20] Hockwin, O., T. Okamoto, H. D. Bergeder, et al.: Genesis of cataracts. Cumulative effects of subliminal noxious influences. Ann. Ophthal. **1** (1969/70) 321–325.
[21] Trier, H.-G.: Arzneimittelnebenwirkungen auf Refraktion und Akkommodation. In: Arzneimittelnebenwirkungen am Auge. (O. Hockwin, H.-R. Koch, Hg.) S. 83–104. Gustav Fischer Verlag, Stuttgart-New York 1977.
[22] Meier-Ruge, W.: Zur Ätiologie und Pathogenese toxischer Arzneimittelnebenwirkungen an der Netzhaut. Klin. Mbl. Augenheilkd. **163** (1973) 155–172.
[23] Bernstein, H., N. Zwaifler, M. Rubin, et al.: The ocular deposition of chloroquine. Invest. Ophthal. **2** (1963) 384–392.
[24] Leibold, J. E.: The ocular toxicity of ethambutol and its relation to dose. Ann. N. Y. Acad. Sci. **135** (1966) 904.
[25] Böke, W.: Untersuchungen zur Frage der Sehnervenschäden unter INH-Behandlung. Ber. Dtsch. Ophthal. Ges. **59** (1955) 282–283.
[26] Cogan, D. G., J. T. Truman, T. R. Smith: Optic neuropathy, chloramphenicol and infantile genetic agranulocytosis: Invest. Ophthal. **12** (1973) 534–537.
[27] Leopold, I. H., J. H. Comroe jr.: Effect of intramuscular administration of morphine, atropine, scopolamine and neostigmine on the human eye. Arch. Ophthal. **40** (1948) 285–290.
[28] Peczon, J. D., W. M. Grant: Sedatives, stimulants and intraocular pressure. Arch. Ophthal. **72** (1964) 178–188.
[29] Reinisch, G.: Gibt es ein Glaukom als Folge einer allgemeinen Anwendung der Kortikoide? Klin. Mbl. Augenheilkd. **154** (1970) 174–183.
[30] Hofmann, H.: Die Wirkung von Muskelrelaxantien am Auge. Klin. Mbl. Augenheilkd. **130** (1953) 32–37.
[31] Schlieter, F.: Kanzerogenese und Auge. In: Problematik der arzneimittelbedingten Oculotoxizität. AMI-Berichte 2/1980 (P. Grosdanoff et al., Hg.) Dietrich Reimer Verlag, Berlin 1980.
[32] Grosdanoff, P., O. Hockwin, H.-R. Koch, et al.: Problematik der arzneimittelbedingten Okulotoxizität. AMI-Berichte 2/1980 Dietrich Reimer Verlag, Berlin 1980.
[33] Leydhecker, W., G. Krieglstein: Untersuchungsmethoden des Auges. Gustav Fischer Verlag, Stuttgart, New York 1981.

[34] Dragomirescu, V., O. Hockwin, H.-R. Koch, et al.: Develoment of a new equipment for rotating slit image photography, according to Scheimpflug-principle. Interdiscipl. Topics Geront. Vol. **13** (1978) 118–130.

[35] Hockwin, O., V. Dragomirescu: Verlaufsbeobachtungen von Linsentrübungen mit der Scheimpflug-Photographie und densitometrischer Bildanalyse. In: Altern der Linse (O. Hockwin, Hg.) S. 125–138. Symposium Strasbourg 1982, Mayr, Miesbach 1982.

[36] Hockwin, O., E. Weigelin, H. Laser, et al.: Biometry of the anterior eye segment by Scheimpflug photography. Ophthal. Res. **15** (1983) 102–108.

[37] World Health Organisation (Office for Europe): Guidelines for the clinical investigation of anticataract drugs in senile cataract. Proposal, January 1985.

[38] Merker, H.-J.: Der Aufbau des Auges unter Berücksichtigung vergleichender Aspekte. In: Problematik der arzneimittelbedingten Okulotoxizität (P. Grosdanoff et al., Hg.) S. 11–18. AMI-Berichte 2/1980 Dietrich Reimer Verlag, Berlin.

[39] Walls, G. L.: The vertebrate eye and its adaptive radiation. Hafner Publishing Company, New York-London 1963.

[40] Bours, J., O. Hockwin: Charakterisierung der wasserlöslichen Proteine der Linse mittels Immunologie und Isoelektrofokussierung und ihre Beziehungen zum Alterungsprozeß. Klin. Mbl. Augenheilkd. **170** (1975) 51–59.

[41] Hockwin, O.: Experimental design in the longevity project on eye changes in Wistar rats. Interdiscipl. Topics Geront. Vol. **13** (1978) 88–94.

[42] Koch, H.-R.: Langzeituntersuchungen über den Einfluß von Kortikosteroiden auf die Linsentransparenz bei Ratten. Klin. Mbl. Augenheilkd. **168** (1976) 692–695.

[43] Hockwin, O., H.-R. Koch: Combination effects of noxious influences on the crystalline lens. In: Cataract and abnormalities of the lens. (J. G. Bellows, Hg.) S. 243–254. Grune & Stratton, New York 1975.

[44] Hockwin, O.: Klinische Bedeutung der Erzeugung experimenteller Katarakte durch Addition unterschwelliger Schädigungsereignisse. Ophthalmologica Add. Vol. **158** (1969) 481–487.

[45] Koch, H.-R.: Spontanveränderungen des Auges bei der Ratte. In: Problematik der arzneimittelbedingten Okulotoxizität (P. Grosdanoff et al., Hg.), S. 129–134. AMI-Berichte 2/1980. Dietrich Reimer Verlag Berlin, Berlin. 1980.

[46] Lettow, E.: Spontanveränderungen des Auges bei Hund und Katze. In: Problematik der arzneimittelbedingten Okulotoxizität. 138–140. AMI-Berichte 2/1980. Dietrich Reimer Verlag, Berlin 1980.

[47] Weisse, I.: Das Auge als Reaktionsorgan bei chronischen Toxizitätsprüfungen. In: Zur Problematik von chronischen Toxizitätsprüfungen. (P. Grosdanoff et al., Hg.), S. 160–164. AMI-Berichte 1/1980. Dietrich Reimer Verlag, Berlin 1980.

[48] Franke, H.: Wesen und Bedeutung der Polypathie und Multimorbidität in der Altersheilkunde. Internist. **25** (1984) 451–455.

[49] Hockwin, O., H.-R. Koch, P. Grosdanoff, et al.: Zur Frage der Übertragbarkeit von im Tierexperiment aufgetretenen Augenschäden auf dem Menschen. In: Zur Problematik der arzneimittelbedingten Okulotoxizität. (P. Grosdanoff, O. Hockwin, H.-R. Koch, B. Schnieders, Hg.). S. 181–187. AMI Berichte 1980. Dietrich Reimer Verlag, Berlin 1980.

Zur Erfassung von Kardiotoxizitäten

G. Zbinden

Toxikologische Probleme

Mit den üblichen Testmethoden können diejenigen Herzschädigungen festgestellt werden, welche zu histopathologisch nachweisbaren Muskelveränderungen und zu Freisetzung von Enzymen wie Aspartataminotransferase und Kreatinkinase ins Blut Anlaß geben. Somit lassen sich vor allem zwei Gruppen von kardiotoxischen Substanzen nachweisen, 1. die zu Kardiomyopathie führenden, den Herzmuskel direkt schädigenden Verbindungen wie Kobalt [11] und Anthrazyklinantibiotika [9] und 2. die Stoffe, die durch Beeinträchtigung der Blutversorgung oder durch übermäßige Stimulierung der Kontraktion ischämische Herzmuskelnekrosen erzeugen. In diesem Fall entsteht der Schaden indirekt, als Folge eines Mißverhältnisses zwischen Angebot und Bedarf an Sauerstoff und energieliefernden Substraten. Substanzen, die zu solchen Veränderungen führen können, sind beispielsweise beta-adrenergische Stimulantien wie Isoproterenol [6] und periphere, gefäßerweiternde Hypotensiva wie Hydralazin [5].

Neben diesen kardiotoxischen Verbindungen im engeren Sinn gibt es viele Stoffe, die vorwiegend die Funktion des Herzens und die Steuerung des Herz-Kreislaufsystems beeinträchtigen. Sie führen meistens nicht zu morphologisch nachweisbaren Veränderungen des Herzmuskels und können deshalb im toxikologischen Routineverfahren nicht mit der notwendigen Zuverlässigkeit erkannt werden. Andere kardiotoxische Verbindungen bewirken Störungen im intermediären Stoffwechsel des Herzens, z. B. durch Beeinträchtigung der Energieproduktion in den Mitochondrien oder durch Hemmung der Substratutilisation. Auch zum Nachweis derartiger Veränderungen sind die Standardmethoden der Toxikologie wenig geeignet, und es braucht spezielle Techniken, um die Gefahr einer unerwünschten Abweichung im biochemischen Gleichgewicht der Muskelzellen zu erkennen.

Die klinische Erfahrung zeigt, daß kardiotoxische Wirkungen besonders häufig bei Patienten auftreten, welche bereits an einer Herzkrankheit wie Koronarsklerose oder Arrhythmie leiden. Zudem entwickeln sich toxische Herzveränderungen nicht selten als Folge einer Interaktion eines Arzneimittels mit anderen Therapeutika oder sogar mit Umweltchemikalien. Da toxikologische Untersuchungen im Normalfall mit gesunden und nur mit einer einzigen Substanz behandelten Tieren durchgeführt werden, können derartige unerwünschte Wirkungen im Standardverfahren in der Regel nicht festgestellt werden [13].

Teststrategien

Wie bereits erwähnt, sind die üblichen Toxizitätsstudien in der Lage, kardiotoxische Wirkungen zu erkennen, welche mit morphologisch nachweisbaren Herzmuskelveränderungen und Auftreten von Markerenzymen im Blut einhergehen. Für den Nachweis funktioneller und metabolischer Störungen müssen aber spezielle Untersuchungsmethoden herangezogen werden. Dasselbe gilt für die Erkennung kardiotoxischer Risiken bedingt durch vorbestehende Herzkrankheiten und Interaktionen mit anderen chemischen Verbindungen.

Für die Erkennung funktioneller Störungen des Herzens verwendet man meistens akute Tests, entweder am isolierten Herz (z.B. Langendorff Präparat) oder an narkotisierten Laboratoriumstieren, besonders Katzen und Hunden. Mit der Verbesserung der instrumentellen Techniken ist es aber in den letzten Jahren auch möglich geworden, die Untersuchungen an kleinen Nagetieren durchzuführen. Abbildung 1 zeigt ein derartiges Experiment, in dem die akute, kardiodepressive Wirkung von fünf Antidepressiva bei intravenöser Infusion an narkotisierten Ratten vergleichend geprüft wird.

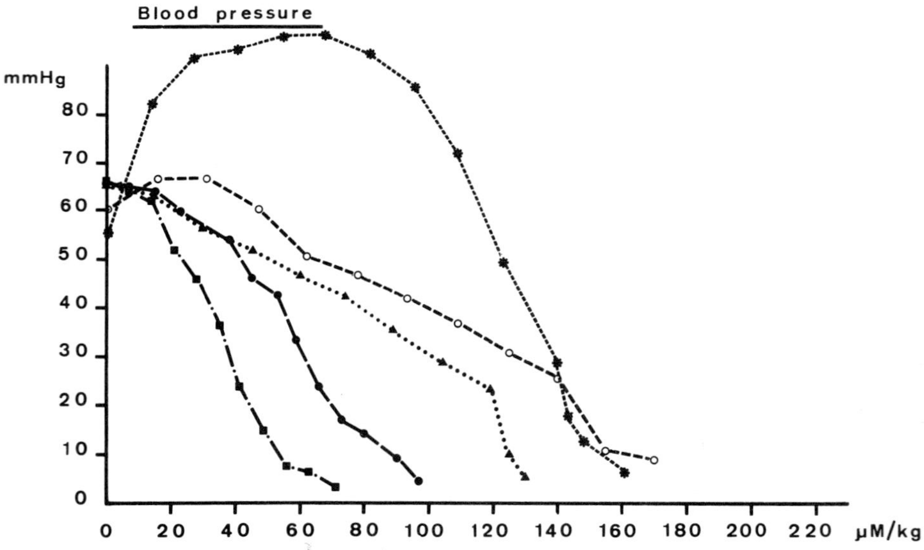

Abb. 1 Mittlerer femoraler Blutdruck bei Ratten während i.v. Infusion von Antidepressiva. Urethannarkose, n = 5.

········ Dibenzepin
▲········▲ Protriptylin
■·—·—·■ Amitriptylin
o--------o Maprotilin
●--------● Imipramin

Oft ist es auch erwünscht, Veränderungen der kardiovaskulären Funktionen zu erkennen, welche sich erst bei chronischer Belastung mit der Testsubstanz entwikkeln. Dazu ist es notwendig, physiologische Messungen mit nicht-invasiven Methoden durchzuführen. Als besonders geeignet erwies sich die wiederholte Registrierung des Elektrokardiogramms und des Blutdrucks am nicht-narkotisierten Versuchstier. Bis vor einigen Jahren wurden derartige Messungen vor allem an Hunden vorgenommen. Seit einiger Zeit werden sie in zunehmendem Maße auch an kleinen Nagetieren durchgeführt. Als Beispiele seien die elektrokardiographischen Studien bei Ratten während der Behandlung mit Psychopharmaka, Emetin und Chinidin erwähnt [15, 16]. Aufschlußreiche Resultate ergaben sich auch bei der wiederholten Messung des systolischen Blutdrucks von chronisch behandelten Ratten, z. B. durch den Nachweis von Blutdruckabfall während der Behandlung mit Emetin, und von Hypertonie unter dem Einfluß von Allylamin [13].

Für die Prüfung anderer funktioneller Größen wie Schlagvolumen, Kontraktionskraft des Herzens und Koronarfluß sind invasive Methoden notwendig. Bei chronisch behandelten Tieren kann man sie am Ende des Experiments unmittelbar vor dem Töten durchführen. Als Beispiel sei die progressive Abnahme des Herzzeitvolumens bei Ratten nach chronischer Belastung mit Nickelsulfat erwähnt [14]. Moderne experimentelle Verfahren machen es aber auch möglich, umfassende Messungen der Herz-Kreislauffunktionen wiederholt an chronisch instrumentieren Tieren durchzuführen [4]. Dazu eignen sich besonders Hunde. Diese Verfahren haben den Vorteil, daß die Messungen ohne Narkose, eventuell sogar mit telemetrischer Übertragung am frei beweglichen Tier, gemacht werden können. Damit ist es auch möglich, die Wirkung der Substanzen bei wiederholter oraler Verabreichung zu erkennen. Außerdem können Versuchstiere einer physischen Belastung ausgesetzt werden, wodurch die Wahrscheinlichkeit, eine unerwünschte Wirkung festzustellen, beträchtlich erhöht wird. Derartige Studien sind zwar technisch aufwendig, sie bringen aber so viele zusätzliche und relevante Ergebnisse, daß an ihrer raschen Verbreitung nicht zu zweifeln ist.

Für den Nachweis metabolischer Veränderungen im Herzmuskel muß das Organ entnommen und chemisch analysiert werden. Um die Entwicklung dieser Schädigungen zu verfolgen, ist es deshalb notwendig, einzelne Tiere während der Behandlung zu töten. Als besonders aufschlußreich erwiesen sich die Untersuchung der Mitochondrienfunktion, der mitochondrialen Creatinphosphokinase und des mitochondrialen Creatingehalts. Außerdem geben Messungen der ATPasen und der Kalziumbindung des Sarkolemms und des sarkoplasmatischen Retikulums wertvolle Hinweise über den Zustand der zellulären Membranen. Schließlich ist auch der Gehalt des Herzmuskels an energiereichen Phosphaten und Lipiden von Interesse. Als Beispiel seien metabolische Untersuchungen an Rattenherzen während der Behandlung mit Anthrazyklinantibiotika [3], Chinidin [1] und Methyl-2-tetradecylglycidat [2] erwähnt.

Besondere Risiken

Interaktionen

Unerwünschte Reaktionen des Herz-Kreislaufsystems ergeben sich oft als Folge einer Kombinationswirkung von zwei oder mehr Substanzen. Die mannigfachen Mechanismen, die dabei eine Rolle spielen können, wurden von Koch-Weser [8] in einer Übersichtsarbeit dargelegt. Als Beispiel sei die Problematik einer Interaktion von beta-adrenergen Stimulantien und Theophyllinpräparaten erwähnt. Diese Kombination von Wirkstoffen erweist sich bei Bronchialasthma als sehr wirksam, sie ist aber aus toxikologischer Sicht nicht unbedenklich. Die potentiellen Wechselwirkungen der zwei Stoffklassen sind in Abbildung 2 schematisch dargestellt.

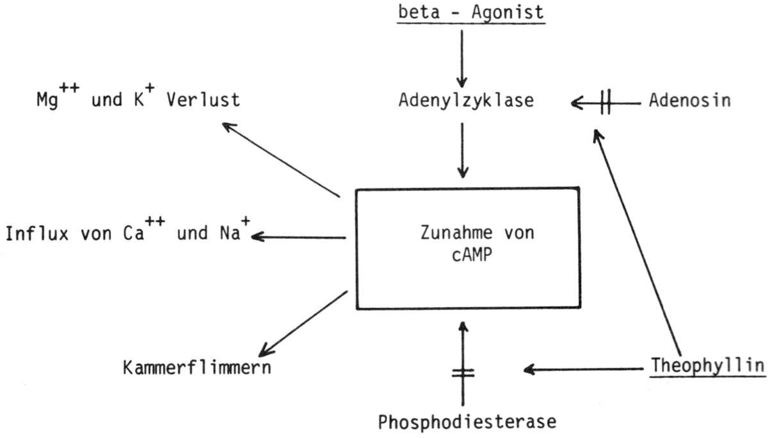

Abb. 2 Möglicher Wirkungsmechanismus der Interaktion von beta-adrenergischen Stimulantien und Theophyllin (nach [12]).

Beta-Agonisten stimulieren die intrazellulären Adenylzyklase, was zu einer Zunahme des zyklischen AMP (cAMP) führt. Dessen Degradation durch die Phosphodiesterase wird aber durch Theophyllinpräparate gehemmt, wodurch der cAMP Gehalt der Herzmuskelzellen noch stärker ansteigt. cAMP bewirkt eine Störung des Ionengleichgewichts: es kommt zu einem Verlust von Magnesium und Kalium und einem Influx von Calcium und Natrium in den Zellen. Diese Veränderungen stören die Mitochondrienfunktion und vermindern die Produktion von ATP. Ein hoher Gehalt von cAMP führt im anoxämischen Herzmuskel zu Dysrhythmien. Theophyllinpräparate wirken auch auf die Adenosinrezeptoren. Da Adenosin dem Katecholamin-induzierten Anstieg des cAMP entgegenwirkt, wird durch die Theophyllinwirkung auf das Adenosin die cAMP Vermehrung in den Herzmuskelzellen nochmals verstärkt. Schließlich wird durch cAMP auch die Freisetzung unveresterter Fettsäuren gefördert, welche ebenfalls arrhythmogene Eigenschaften besitzen [12].

An Ratten konnte gezeigt werden, daß die Kombination des beta 2-Agonisten Terbutalin mit Aminophyllin selbst in relativ niedrigen Dosen zu oft tödlich verlaufenden Arrhythmien führte. Die durch beta-Agonisten bei Ratten erzeugten subendokardialen Herzmuskelnekrosen waren bei den Euphyllin und Terbutalin behandelten Tieren deutlich verstärkt [12]. Obwohl noch keine eindeutigen Beweise vorliegen, geht aus klinischen Beobachtungen hervor, daß die gleichzeitige Anwendung von beta-Agonisten und Theophyllinpräparaten auch beim Menschen mit einem erhöhten Arrhythmierisiko verbunden ist [7].

Arrhythmogene Wirkung

Als besonders gefährlich sind Substanzen zu betrachten, welche die Bereitschaft des Herzens für Arrhythmien erhöhen. Oft sind solche Stoffe an sich ohne wesentliche Wirkung auf die Herzfunktion, sie können aber das Reizleitungssystem gegen Katecholamine sensibilisieren und die Entstehung einer gefährlichen Arrhythmie z. B. in physisch oder psychisch bedingten Streßsituationen erleichtern.

Zur Erkennung derartiger Wirkungen kann bei chronisch behandelten Laboratoriumstieren durch Infusion von Epinephrin oder Norepinephrin die Arrhythmieschwelle wiederholt bestimmt werden. Bei Herabsetzung der Arrhythmieschwelle ist die totale Menge des Katecholamins, welche zur Auslösung der Rhythmusstörung benötigt wird, vermindert. Dabei findet man auch komplexere Arrhythmieformen, z. B. nicht nur ventrikuläre Extrasystolen und gelegentliche Überleitungsstörungen (AV Block 1. und 2. Grades), sondern auch schwerere atrioventrikuläre Reizleitungsstörungen (AV Block 3. Grades) und Perioden von ventrikulärer Tachykardie. An Ratten konnte beispielsweise eine deutliche Herabsetzung der Arrhythmieschwelle durch Furosemid nachgewiesen werden. Sie war wahrscheinlich durch die gleichzeitig vorhandene Hypokaliämie bedingt [14]. Auch beim Menschen besteht bei Furosemid-induzierter Hypokaliämie eine erhöhte Arrhythmiebereitschaft.

Vorgeschädigte Herz-Kreislauforgane

Für den Kliniker besteht kein Zweifel, daß kardiotoxische Substanzen besonders für Patienten gefährlich sind, welche an einer Herz-Kreislauferkrankung leiden. Gut bekannt sind beispielsweise die besonderen Risiken von Herzkranken und Patienten mit starker Atherosklerose bei chronischer Behandlung oder akuter Überdosierung mit trizyklischen Antidepressiva [10].

Die experimentelle Prüfung neuer Arzneimittel wird normalerweise an gesunden Versuchstieren durchgeführt. Es ist deshalb nicht zu erwarten, daß die besonderen Gefahren von Herzkranken, z. B. Patienten mit Hypertonie, Koronarsklerose, Herzinfarkt, allgemeiner Atherosklerose etc., erkannt werden können. Es wäre deshalb zu erwägen, ob nicht neue Testmodelle geschaffen werden sollten, bei welchen

Versuchstiere mit genau definierten, kardiovaskulären Risikofaktoren verwendet werden. In Frage kämen beispielsweise spontan hypertensive Ratten, Hamster mit kongenitaler Kardiomyopathie und Laboratoriumstiere mit chemisch oder mechanisch erzeugten Herzinfarkten.

Daß solche Versuchsansätze eine gewisse Bedeutung besitzen, geht aus einem Experiment hervor, in dem Ratten mit dem Trinkwasser eine geringe Menge (0,01%) Allylamin erhielten. In höheren Konzentrationen führt dieses aliphatische Amin zu Blutdruckanstieg, und, nach mehrmonatiger Behandlung, zu Hypertrophie der Koronararterien, gefolgt von myokardialen Nekrosen und Narbenbildung. Bei Tieren, denen eine geringe, die Herzfunktion nicht beeinträchtigende Dosis von Allylamin verabreicht wurde, konnte jedoch eine deutliche Beeinflussung der kardiotoxischen Wirkungen von Emetin nachgewiesen werden [13].

Schlußfolgerungen

Die Erfahrung zeigt, daß in toxikologischen Routineexperimenten nur ein Teil der klinisch relevanten kardiotoxischen Eigenschaften chemischer Stoffe festgestellt werden können. Diese Testverfahren müssen deshalb ergänzt werden. Besonders wichtig ist die Messung funktioneller Veränderungen. Dies geschieht einerseits in akuten Experimenten im Rahmen der sicherheitspharmakologischen Untersuchungen. Andrerseits müssen Messungen physiologischer Funktionen auch in chronischen Studien eingesetzt werden. Dazu eignen sich besonders die Aufnahme von Elektrokardiogrammen und die Bestimmung des Blutdrucks. In Zukunft werden chronisch instrumentierte Laboratoriumstiere, bei denen zahlreiche zusätzliche Meßgrößen bestimmt werden können, eine besondere Bedeutung erlangen.
Biochemische Untersuchungen des Herzstoffwechsels sind ebenfalls wichtig und sollten vermehrt angewendet werden. Besondere Bedeutung haben sie bei Substanzen, welche membranaktive Eigenschaften haben oder den intermediären Stoffwechsel von Eiweißen, Kohlehydraten und Fetten beeinflussen. Bei der Entwicklung zytostatischer Arzneimittel, die auf den Nukleinsäure- und Proteinstoffwechsel wirken, sind sie unerläßlich.

Als Ursache unerwünschter Reaktionen des Herz-Kreislaufsystems haben Interaktionen von mehreren chemischen Verbindungen eine besondere Bedeutung. Bei allen Testsubstanzen sollte man sich deshalb überlegen, mit welchen anderen Verbindungen eine Kombinationsmöglichkeit besteht. Die dabei zu erwartenden Risiken sind in speziell geplanten Experimenten abzuklären.

Nicht zu unterschätzen sind die besonderen Gefahren, denen Patienten mit vorbestehenden Krankheiten des Herz-Kreislaufsystems ausgesetzt sind. Leider bestehen z. Z. noch keine guten Versuchsmodelle, bei denen diese Risikofaktoren berücksichtigt werden.

Danksagung

Die in dieser Arbeit erwähnten experimentellen Untersuchungen wurden teilweise durch eine Forschungsunterstützung des Schweizerischen Nationalfonds ermöglicht.

Literatur

[1] Bachmann, E., E. Weber, G. Zbinden: Biochemical mechanisms of quinidine cariotoxicity, J. Cardiovasc. Pharm. (1985) in press.

[2] Bachmann, E., E. Weber, G. Zbinden: The effect of methyl-2-tetradecylglycidate (McNeil 3716) on heart mitochondrial metabolism in rats. Biochem. Pharmacol. **33** (1984) 1947–1950.

[3] Bachmann, E., G. Zbinden: Effect of doxorubicin and rubidazone on respiratory function and Ca^{21} transport in rat heart mitochondria. Tox. Letters **3** (1979) 29–34.

[4] Back, K. C., E. W. van Ste: Various techniques for evaluating cardiodynamic function using chronically instrumented dogs. Pharmacol. Ther. **5** (1979) 103–113.

[5] Balazs, T., V. J. Ferrans, A. El-Hage, et al.: Study of the mechanism of hydralazine-induced myocardial necrosis in the rat. Toxicol. Appl. Pharmacol. **59** (1981) 524–534.

[6] Balazs, T., V. J. Ferrans: Cardiac lesions induced by chemicals. Environ. Health Perspect. **26** (1978) 181–191.

[7] FDA, Intractions between methyl xanthines and beta adrenergic agonists. FDA Drug Bulletin, **11** (1981) 19–20.

[8] Koch-Weser, J.: Drug interactions in clinical cardiology. Clinical Cardiology, Vol. 3 (J. T. Willerson, C. A. Saunders, Hg.) S. 563–570. Grune and Stratton, New York 1977.

[9] Lefrak, E. A., J. Pitha, S. Rosenheim, et al.: A clinicopathologic analysis of adriamycin cardiotoxicity. Cancer **32** (1973) 302–314.

[10] Rose, J. B.: Tricyclic antidepressant toxicity. Clinical Toxicol. **11** (1977) 391–402.

[11] Sandusky, G. E., M. P. Crawford, E. D. Roberts: Experimental cobalt cardiomyopathy in the dog: a model for cardiomyopathy in man. Toxicol. Appl. Pharmacol. **60** (1981) 263–278.

[12] Whitehurst, V. E., X. Joseph, J. R. Hohmann, et al.: Cardiotoxic effects in rats and rabbits treated with terbutaline alone and in combination with aminophylline. J. Amer. Coll. Toxicol. **2** (1983) 147–153.

[13] Zbinden, G.: Detection of cardiotoxic hazards. Arch. Toxicol. (1985) in press.

[14] Zbinden, G.: Newer diagnostic procedures in chronic toxicity studies in rats. Arch. Toxicol. Suppl. 5 (1982) 141–151.

[15] Zbinden, G.: Assessment of cardiotoxic effects in subacute and chronic rat toxicity studies. In: Cardiac Toxicity, Vol. 3 (T. Balazs, Hg.), S. 7–32. CRC Press Inc, Boca Raton FL 1981.

[16] Zbinden, G., H. Spichiger: Subchronic toxicity study of quinidine and maprotiline alone, and in combination in rats. Arch. Toxicol. **51** (1982) 43–51.

Toxikologische Untersuchungen an Haut und Schleimhaut

K. Künstler

Abstract

Toxicological evaluation of effects on skin and mucous membranes

Studies on local effects, i.e. skin and mucous membrane irritancy, are basic elements of the toxicological evaluation of new chemical products. Depending on the intended use of a chemical, different types of tests have to be considered. Studies according to various guidelines with the aim to classify new compounds as non irritant, irritant, or corrosive to skin and eye are the most common types of tests. Another object is the exclusion of adverse effects with respect to specified use conditions, i.e. limit-concentration-tests. Comparative testing is used in connection with product development, and especially in investigations on the properties of finished products.

Obviously no single experimental procedure is appropriate for all these questions. The following three types of test systems which are available for evaluation of local effects are presented: In-vitro systems, animal experiments, and, as far as unjusitifiable risk can be excluded, studies in human beings.

According to present state-of-the-art local effects of chemicals are evaluated in animal experiments. Standard test species are the rabbit and the hairless mouse. Some investigators prefer rats or guinea pigs for special questions. For purposes of classification and labelling of chemical products standard protocols have been developed (e.g. the OECD-guidelines for testing of chemicals). Besides these methods, which have been optimized to ensure classification according to standardized criteria, modifications of the test conditions like frequency and duration of application, or concentration of the test compound allow investigations which are close to use-conditions in man.

Obviously the most valid information can be obtained by studies on human skin. There is a variety of experimental procedures, which can be adapted easily to the specific question, e.g. repeated open epicutaneous application or investigations under occlusive conditions (chamber- or patch-tests). As far as sufficient data to exclude unjustifiable risk are available, these tests provide valuable findings especially in development and safety assessment of consumer products.

In addition to these in-vivo methods in-vitro systems gain in significance. Of course no in-vitro test can provide as much information as an in-vivo experiment. Nevertheless these tests can be used to study partial aspects of local effects of chemicals. Examples which are under investigation at the moment are cell culture, cultivation of isolated skin, and the chorionallantoic membrane of fertilized hen's eggs.

As far as special features and limitations of each test are considered the wide range of experimental systems from cell culture to studies in humans enables the investigator to select appropriate methods for every question.

Der sichere Umgang mit chemischen Produkten setzt voraus, daß neben deren systemischer Wirkung vor allem ihre lokalen Effekte an den primären Kontaktstellen Haut und Schleimhaut bekannt sind.

Aus den verschiedenen Expositionsmöglichkeiten resultieren unterschiedliche Fragestellungen, deren man sich bei Durchführung und Auswertung von Versuchen stets bewußt sein muß, um Fehlinterpretationen zu vermeiden (Tab. 1).

Tabelle 1 Fragestellungen bei der Prüfung auf lokale Verträglichkeit

- Einstufung gemäß gesetzlichen Regelungen (feste Skala)
- Ausschluß einer Unverträglichkeit (Limit-Test)
- Vergleich
  - Rangfolgen
  - Referenzsubstanzen
  - Vergleichsprodukte

- Prüfungen neuer Chemikalien gemäß gesetzlichen Regelungen und Richtlinien sollen das maximale Gefährdungspotential eines Stoffes erkennen lassen und eine entsprechende Klassifizierung bzw. Kennzeichnung erlauben.
- Sogenannte „Limit-Tests“ dienen dem Ausschluß einer Unverträglichkeit unter praxisrelevanten Bedingungen. D. h., es wird untersucht, ob bis zu einer bestimmten Schwelle (von Dosis, Konzentration, Einwirkzeit) ein Risiko besteht.
- Vergleichende Prüfungen spielen sowohl bei der Absicherung als auch bei der Produktentwicklung eine Rolle. Bei diesem Testprinzip erreichen die meisten Methoden ihre beste Aussagekraft. Beispiele sind Rangfolgen der Verträglichkeit bei Stoffen der gleichen chemischen Substanzklasse oder aber die vergleichende Prüfung mit Referenzsubstanzen bzw. Produkten, deren Eigenschaften beim Gebrauch bekannt sind.

Es leuchtet ein, daß eine Methode, die etwa darauf angelegt ist, Aussagen im Sinne eines Limit-Testes zu liefern, bei Verwendung mit dem Ziel des Vergleiches zwischen Chemikalien nur zu unbefriedigenden Resultaten führen kann.

Wie diese Beispiele zeigen, werden an Prüfmethoden für die lokale Verträglichkeit unterschiedlichste Anforderungen gestellt. Entsprechend vielfältig muß auch das Repertoire experimenteller Techniken sein, um diesen Fragestellungen gerecht zu werden.

Normalerweise wird die lokale Verträglichkeit am Versuchstier geprüft. Dazu existieren verschiedene bewährte Tiermodelle, die bei sachgemäßem Einsatz auf den

Menschen gut übertragbare Ergebnisse liefern. Daneben besteht wie in kaum einem anderen Bereich der Toxikologie auf dem Teilgebiet lokale Verträglichkeit die Möglichkeit, nicht nur indirekt auf die Verhältnisse beim Menschen zu schließen, sondern in bestimmten Fällen die Effekte von Chemikalien direkt am Menschen zu prüfen. Dazu kommen mittlerweile verschiedene in vitro-Verfahren, die oft eine wertvolle Ergänzung zu den in vivo-Methoden darstellen (Tab. 2).

Tabelle 2

- Prüfung am Menschen
- Tiermodelle
- in vitro-Methoden

Zwar ist es ungewöhnlich, in eine Zusammenstellung toxikologischer Prüfmethoden Untersuchungen am Menschen einzubeziehen, mit Hinblick auf die Übertragbarkeit von Versuchsergebnissen sowie nicht zuletzt vor dem Hintergrund der Tierschutzdiskussion scheint es aber sinnvoll, zunächst einige typische Testmodelle zur Prüfung der Hautverträglichkeit am Menschen zu schildern, um dann zu zeigen, daß die entsprechenden Tierversuche prinzipiell dem gleichen Schema folgen.

Eine sehr einfache Methode sind sog. Benetzungstests, z. B. nach Burckhardt. Die zu prüfenden Stoffe werden von der Versuchsperson 30 Minuten lang auf einer umschriebenen Fläche des Unterarmes verrieben, wobei alle 30 Sekunden neue Substanz aufgenommen wird. Es handelt sich also um eine offene epicutane Applikation. Etwa auftretende Symptome (Brennen, Jucken, Rötung, Schwellung) werden während und über einen unterschiedlich langen Zeitraum nach der Behandlung protokolliert. Das Verfahren eignet sich gut zum Ausschluß von Unverträglichkeiten und weniger gut für vergleichende Prüfungen. Nur schwach reizende Stoffe sind damit nicht zu erkennen.

Wesentlich empfindlicher sind sog. Kammer-Tests wie der Duhring-Kammer-Test nach Frosch und Kligman. Dabei wird die Prüfsubstanz unter einer dicht abschließenden Aluminium-Kammer aufgebracht und mit einem Pflaster fixiert. Die geringen Abmessungen der Kammern erlauben das gleichzeitige Testen einer Serie von Produkten. In einer typischen Versuchsanordnung erfolgt die erste Applikation über 24 Stunden, danach vier Tage lang für jeweils sechs Stunden. Beim Auftreten mäßiger bis starker Befunde wird die Behandlung abgebrochen. Das Bewertungsschema entspricht in den Grundlagen den bei allen vergleichbaren Tests üblichen Kriterien, wonach Erythem und Ödem je nach Ausprägungsgrad bewertet werden.

Der weitaus größte Teil der Prüfungen auf lokale Verträglichkeit wird an Versuchstieren durchgeführt. Ein Verzicht auf diese Untersuchungen kann beim heutigen

Stand der Technik bei neuen Chemikalien mit unbekannten Eigenschaften nicht ernsthaft erwogen werden. Langfristig sind allerdings durchaus Alternativen vorstellbar, wie später erläutert werden wird.

Der allgemein übliche Standard-Test zur Hautverträglichkeit ist der sog. Patch-Test am Kaninchen, wie er in verschiedenen nationalen und internationalen Richtlinien fixiert ist (Tab. 3). Wichtig ist, zu beachten, daß diese Anordnung daraufhin optimiert ist, Risiken zu erkennen und eine grobe Klassifizierung der Stoffe nach einem einheitlichen Schema zu erlauben. Feinere Differenzierungen werden möglich, wenn die Standardbedingungen modifiziert werden. Insbesondere eine unrealistische Applikationsdauer unter okklusiven Bedingungen kann das Versuchsergebnis bei bestimmten Substanzgruppen stark verfälschen.

Eine weitere Standarduntersuchung ist die Prüfung der Schleimhautverträglichkeit (Tab. 4). In der meist unsachlichen öffentlichen Diskussion über Tierversuche wird

Tabelle 3 Prüfung der Hautverträglichkeit am Kaninchen (Patch-Test)

OECD-Methode	
Applikation:	0,5 ml bzw. 0,5 g auf ca. 6 cm^2 rasierte Rückenhaut okklusiv oder semiokklusiv
Applikationsdauer:	4 Stunden oder mehr
Bewertung:	Erythem, Ödem, sonstige Befunde
Bewertungszeitpunkte:	30–60 min., 24, 48, 72 h, bis 14 Tage nach Patchabnahme
Ziel:	Klassifizierung (nicht reizend – reizend – ätzend)
Modifikationen	
– Applikationsdauer (30 min., 1 h, 24 h)	
– Konzentration	
– vorgeschädigte Haut	
– Ziel: Differenzierung	

Tabelle 4 Prüfung der Schleimhautverträglichkeit am Kaninchenauge (Draize-Test)

OECD-Methode	
Applikation:	100 mcl bzw. 100 mg in den Bindehautsack
Kontaktzeit:	24 Stunden
Bewertung:	Conjunktiva, Cornea, Iris
Bewertungszeitpunkte:	1, 24, 48, 72 Stunden nach Applikation
Ziel:	Klassifizierung (nicht reizend – reizend – ätzend)
Modifikationen	
Kontaktzeit:	(Ausspülen nach 10 sec., 30 sec., 1 min.)
verdünnte Lösungen	
Ziel:	Differenzierung, Vermeiden schwerer Schäden

der Draize-Test oft als Paradebeispiel für grausame Experimente angeführt. Bei sachgerechter Durchführung trifft dies keineswegs zu. Abweichend vom Standardprotokoll kann durch Einsatz verdünnter Lösungen und Verkürzung der Kontaktzeiten die Belastung für die Versuchstiere erheblich reduziert und das Differenzierungsvermögen oft verbessert werden. Voraussetzung ist, daß solche Untersuchungen nicht schematisch, sondern dem Einzelfall angepaßt, durchgeführt werden.

Häufig wird die Hautverträglichkeit neuer Produkte orientierend an haarlosen Mäusen geprüft (Tab. 5). Diese speziell gezüchteten Tiere liefern für viele Substanzgruppen die am besten auf den Menschen übertragbaren Ergebnisse. Der Ablauf der Untersuchungen entspricht dem Benetzungstest beim Probanden. Die Stoffe werden in die Rückenhaut eingerieben, wobei die Häufigkeit der Behandlungen auf die jeweiligen Fragestellung abgestimmt ist. Bewertet werden, wie beim Test am Menschen, Rötung und Schwellung. Letztere ist bei Messung der Hautfaltendicke mit einem Cutimeter sehr gut objektivierbar.

Nach diesen in vivo-Versuchen zu einer Reihe von in vitro-Modellen. Es versteht sich von selbst, daß ein so komplexes Geschehen, wie es bei Reaktionen von Haut oder Schleimhaut auf Chemikalieneinwirkung abläuft, in seiner Gesamtheit nicht durch einfache Systeme simuliert werden kann. Es ist aber sehr wohl möglich, Teilaspekte der Reaktionen in in vitro-Tests zu untersuchen, von denen ich abschließend einige erwähnen möchte (Abb. 1).

Kulturen isolierter Zellen können selbstverständlich nicht die umfassende Beurteilung, die eine Untersuchung am Gesamtorganismus ermöglicht, ersetzen. Beachtet man aber die Grenzen der Methoden, so sind wertvolle Schlußfolgerungen möglich.

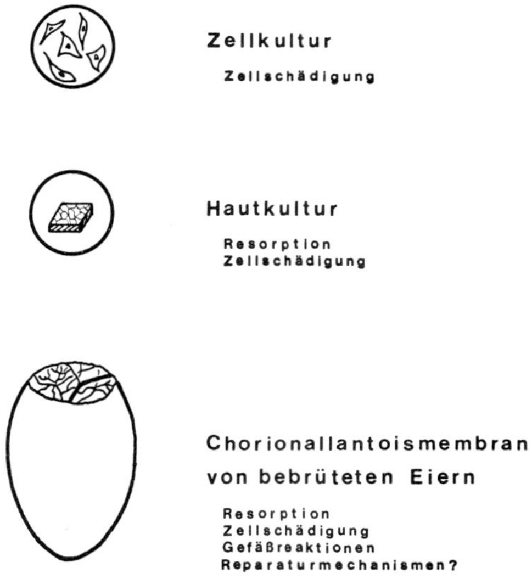
Zellkultur
Zellschädigung
Hautkultur
Resorption
Zellschädigung
Chorionallantoismembran
von bebrüteten Eiern
Resorption
Zellschädigung
Gefäßreaktionen
Reparaturmechanismen?

Abb. 1

Tabelle 5 Prüfung der Hautverträglichkeit an haarlosen Mäusen

Applikation:	Auftragen auf die Rückenhaut
Häufigkeit:	1–2 mal täglich bis zu 14 Tagen
Bewertung:	Erythem und Ödem (Hautfaltendicke)
Bewertungszeitpunkte:	jeweils vor der Applikation
Ziel:	Ausschluß einer Unverträglichkeit; vergleichende Prüfung

Zur Beobachtung der Reaktion einer Zelle auf chemische Reize stehen unterschiedlichste Parameter zur Verfügung. Ein typisches Beispiel ist die Messung der Uridinaufnahme, also des Substrataustausches der Zelle nach Shopsis und Sathe (Abb. 2). Ihre Versuche ergaben, daß die Ergebnisse aus diesem Modell für eine Reihe von Stoffen erstaunlich gut mit Befunden aus dem Draize-Test am Kaninchenauge korrelieren. Diese Befunde konnten inzwischen von uns reproduziert und erweitert werden.

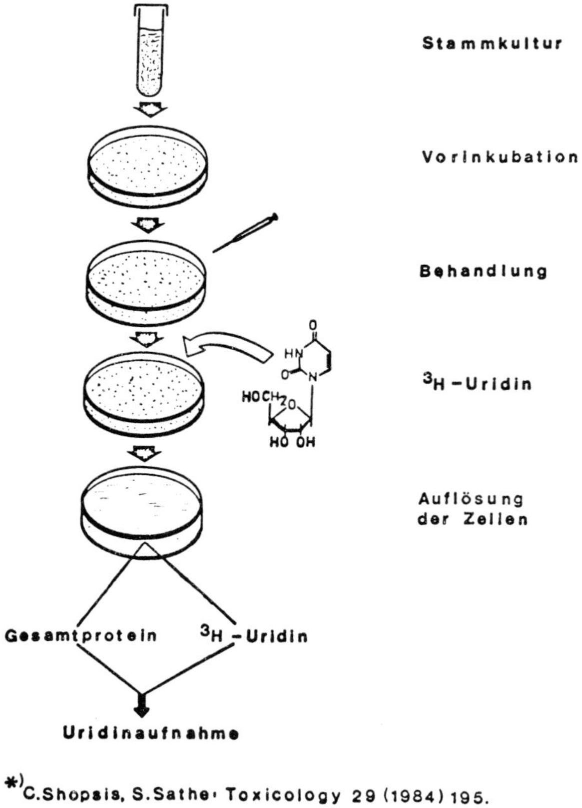

Abb. 2 Messung der Uridinaufnahme.

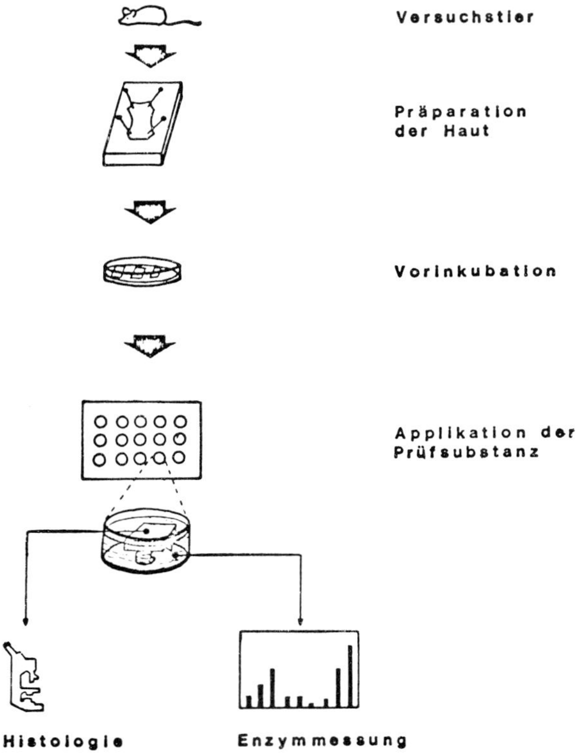

Abb. 3 In vitro-Messung der Hautirritation.

Neben Zellkulturen bieten Kulturen lebender Hautpräparate im Mikromaßstab eine interessante Möglichkeit, die lokale Verträglichkeit von Produkten in vitro zu prüfen (Abb. 3). Auch hier gibt es gute Übereinstimmungen zu den Resultaten von Tierexperimenten. Da dieses Modell sehr empfindlich reagiert, eignet es sich insbesondere zur Untersuchung von Struktur-Wirkungs-Beziehungen, zumal diese Experimente mit in vivo-Methoden wegen des damit verbundenen Aufwandes nur schwer durchführbar sind.

Als letztes Testsystem sollen bebrütete Hühnereier vorgestellt werden, die seit langem in biologischen Untersuchungen mit unterschiedlichster Zielsetzung eingesetzt werden. Neuerdings wird versucht, an der Chorionallantoismembran weniger Tage alter, bebrüteter Eier die lokalen Effekte von Chemikalien zu studieren (Abb. 4). In Verbindung mit einem geeigneten Auswertungsverfahren, das die rasche Abfolge der Reaktionen berücksichtigt, findet man sowohl für reine Chemikalien als auch für komplexe Stoffgemische Befunde, die sehr gut mit in vivo-Resultaten (insbesondere des Draize-Testes) übereinstimmen.

Es muß betont werden, daß sich die zuletzt vorgestellten Methoden derzeit im

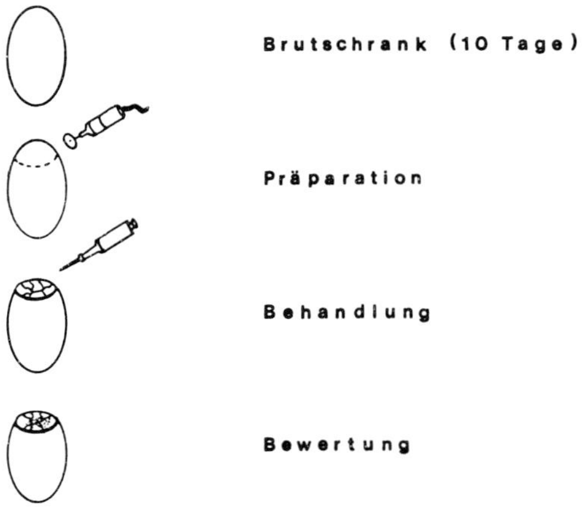

Abb. 4 Chorionallantoismembran bebrüteter Hühnereier.

Punkteschema

Eintritt der Reaktion bis	0.5 min.	2 min.	5 min.
Gefäßinjektion	5	3	1
Hämorrhagie	7	5	3
Koagulation	9	7	5

Bewertungsschema

0.0–0.9 Punkte	nicht reizend
1.0–4.9 Punkte	leicht reizend
5.0–8.9 Punkte	mäßig reizend
≥ 9.0 Punkte	stark reizend

Stadium der Erprobung befinden. Ihr Einsatz muß deshalb vorläufig noch auf spezielle Fragen beschränkt bleiben.

Zusammenfassend lassen sich die Einsatzmöglichkeiten der vorgestellten Untersuchungsmethoden wie folgt beschreiben (Tab. 6).

Tabelle 6

in vitro-Methoden
- Vorauswahl von Produkten
- spezielle Fragestellungen
- orientierende Daten

Tiermodelle
- Absicherung von Produkten
- Produktentwicklung
- Basis für die Prüfung am Menschen

Prüfung am Menschen
- Verifizierung der Ergebnisse aus in vitro- oder Tiermodellen
- weitergehende Untersuchungen bis zum Anwendungstest

- In vitro-Methoden befinden sich derzeit noch im Stadium der Validierung. Bei Beachtung ihrer Grenzen liefern sie bereits jetzt wertvolle Informationen bei speziellen Fragestellungen und der Gewinnung orientierender Daten vor der Durchführung von in vivo-Versuchen.
- Tiermodelle sind nach heutigem Kenntnisstand, insbesondere bei der Prüfung unbekannter Chemikalien, unverzichtbar, können aber gegenüber den Standardversuchen im Sinne des Tierschutzes erheblich modifiziert werden.
- Prüfungen am Menschen schließlich dienen der Verifizierung der Vorhersagen aus in vitro- oder Tiermodellen.

Wie diese kurze Übersicht zeigt, steht zur Prüfung der lokalen Verträglichkeit eine ganze Palette von Untersuchungsmodellen zur Verfügung, die es erlaubt, für jede Fragestellung die geeignete Methode auszuwählen.

Art und Umfang von lokalen Verträglichkeitstests

G. Bode, G. Hebold

Abstract

Methods and scope of local irritability tests

Assessment of systemic and local risks of new pharmacological compounds must be determined in laboratory animals before they are administered to human beings. Wherever it is technically possible, the mode of administration should be identical in man and animals.

Of the numerous ways in which medicinal substances can be administered, this contribution deals with irritability tests in which administration is by intravascular and intramuscular injections.

Pathological responses such as focal irritability reactions can be caused by the compounds themselves, by solvents or by a preservative agent.

Local reactions vary from transient hyperemia and edema to mutilating necrosis of extremities.

The extrapolation of findings in animals to man has its limitations, nor can individual reactions be predicted completely. In most cases, however, animal models have been found to be more sensitive than human beings. Dogs and rabbits are suitable for local vascular irritability tests. Rabbits, rats and hairless mice are suitable for topical dermal irritability tests and guinea-pigs for allergic reactions.

For sake of animal protection, the number of animals could be reduced to a minimum of two animals per group and sex. For added safety both sexes are used, although so far there is no known sex-related difference in reactions to irritating substances.

The test for *intravenous tolerance* is performed with either rabbits or dogs. The compounds are injected into the venes of the ears of rabbits or in the extremities of dogs. In rabbits we inject 0.2 ml of the test substance after restriction of the blood circulation for 20 minutes, or we inject 1.0 ml without restriction. Examination of the injection sites continues for at least four days. Physiological saline solution may be used for comparison. In doubtful cases histopathological examinations are advisable. If lymph nodes are involved, they too should be examined microscopically. In cases of hemorrhage, necrosis or thrombosis, the injected compound is unacceptable for intravenous administration.

Intra-arterial tolerance has to be examined in anticipation of therapeutic usage or accidental injection of drugs. Rabbits and dogs are most commonly used, the compounds usually being injected into the central ear artery of rabbits or into the femoral artery in dogs. We inject 0.2–0.5 ml when rabbits are used, the amount intended for man when dogs are used. The duration of review of the injection sites varies between a minimum of four days up to two to three weeks. In cases of intolerance we take note of deep cyanosis, edema, necrosis and later fibrosis.

For *intramuscular tolerance testing* we use rabbits, dogs or rats. The compounds can be best injected into the musculus longitudinalis dorsi, sacrospinalis, quadriceps femoris, biceps femoris, or semitendineus. Wie usually inject 0.5–1.0 ml in rabbits or 1–2 ml in dogs.

Continuous review of the injection sites is necessary for two to four days. In cases of limited muscular tolerance, pathomorphological alterations can best be seen after this time.

The determination of creatine kinase (CK) and its isoenzyms can be used in local toxicologic trials with laboratory animals. Intramuscular tolerance is considered to be below 1000 units per liter in serum, limited tolerance between 1000 and 2000 U/L. If the concentration is higher, the compound must be regarded as exceeding muscular tissue tolerance.

Examination of different modes of administration is possible in the same animal, with the proviso that the systemic tolerance is uninfluenced and that there is no mutual interaction of the different examination sites.

Methods for dermal and mucosal tolerance testing are described in the Gazette of the European Community Nr. 2, 251/94.

Die Evaluierung des systemischen und lokalen Risikos einer neuen Substanz hat vor der Applikation beim Menschen durch Toxizitäts-Studien am Laboratoriumstier zu erfolgen.

Das Amtsblatt der Europäischen Gemeinschaften vom Oktober 1983 führt zur Art der Applikation aus:
„Das Pharmakon soll, wo immer dies technisch möglich ist, über den für den Menschen vorgesehenen Weg verabreicht werden; es empfiehlt sich, darauf zu achten, daß die pharmakologische Wirkung über diesen Weg nachweisbar ist. Die Menge des von der vorgeschlagenen Verabreichungsstelle resorbierten Arzneimittels sollte aus pharmakokinetischen Untersuchungen bekannt sein.“

Voraussetzung für eine solche Vorgehensweise ist daher eine akzeptable Verträglichkeit der Substanz am Ort der Applikation. Folgende Applikationsarten sind möglich: intravenös, intraarteriell, intramuskulär, intravaginal, intrarektal, intraartikulär, intrathekal, subcutan, cutan, intracutan, mukös, konjunktival, aurikulär, buccal und intraperitoneal.

Über Art und Umfang toxikologischer Untersuchungen an Haut- und Schleimhaut berichtet Künstler in diesem Buch. Die vorliegende Arbeit konzentriert sich daher vor allem auf die intravasale und intramuskuläre Verträglichkeit.

Pathologische Alterationen in Form von Unverträglichkeitsreaktionen nach lokaler Applikation können verschiedene Ursachen haben: es wirken direkt lokal die Substanz selbst, galenische Formulierungshilfsstoffe wie Lösungsvermittler, Netzmittel, Emulgatoren oder Konservierungsmittel. Auch der osmotische Druck, die

Wasserstoffionenkonzentration oder die Oberflächenspannung von Formulierungen können die lokale Verträglichkeit beeinträchtigen.

Die lokalen Effekte variieren zwischen harmlosen, meist passageren Irritationen wie Rötungen und Schwellungen bis zu verstümmelnden Nekrosen ganzer Extremitäten. Diese örtlichen Vorgänge sind in Art und Umfang im Individualfall nicht zu prognostizieren. Auch für die lokale Verträglichkeit gilt:

Versuche an Tieren haben nur Modellcharakter. Eine völlige Identität der biologischen Vorgänge und Meßdaten zwischen Versuchstier und Mensch ist nur bedingt zu erwarten. Dem Tierversuch gelingt es aber in der Mehrzahl der topischen Prüfungen, die physiologischen und pathologischen Bedingungen beim Menschen zu imitieren; dies gilt insbesondere dann, wenn empfindlichere Spezies als der Mensch eingesetzt werden.

Während in konventionellen Kurz- und Langzeittoxizitäts-Tests Ratten und Hunde eingesetzt werden, ist für lokale Verträglichkeitsstudien am Gefäßsystem das Kaninchen das Modell der Wahl; für topische Studien zur Verträglichkeit von Substanzen an Haut und Schleimhaut neben dem Kaninchen auch die Ratte und Nacktmaus, ferner für Sensibilisierungstests das Meerschweinchen.

Unter Beachtung des Tierschutzes konnte die Anzahl der eingesetzten Tiere auf zwei männliche und zwei weibliche Kaninchen pro Gruppe reduziert werden. Diese Zahl reicht für die Evaluierung meist aus, obwohl eine ausreichende statistische Aussagemöglichkeit damit noch nicht gelingt ($p = 0{,}014$). Der Einsatz beider Geschlechter dient der Sicherheit; geschlechtstypische Reaktionsabweichungen im lokalen Verträglichkeitsverhalten sind jedoch bisher nicht bekannt.

Intravenöse Verträglichkeit

Die intravenöse Injektion gehört zu den häufigsten parenteralen Applikationsformen beim Menschen. Unsterile Injektionen mit inadäquaten Lösungsmitteln können zu schwersten lokalen und systemischen Schäden führen. Dies wird beispielhaft in der illegalen i.v.-Drogensucht (z. B. Heroin) praktiziert: Neben schwersten Vernarbungen nach Thrombosen und Phlegmonen sind als systemische Erkrankungen mit hoher Inzidenz Hepatitiden, Endocarditiden und neuerdings Aids zu nennen.

Für die experimentelle Überprüfung der intravenösen Verträglichkeit beim Tiermodell hat sich folgendes Vorgehen bewährt:
Die Ohrrandvene des Kaninchens dient als Injektionsstelle. Nach Desinfektion wird 0,2 ml der Prüfsubstanz injiziert, die lokale Zirkulation durch Abklemmen für etwa 20 Minuten unterbrochen – diese Zeitspanne verhindert eine mechanisch bedingte Läsion und garantiert ausreichend lange Einwirkung der Prüfsubstanz auf die Gefäßwand. Als Alternative mit gleichem Resultat praktizieren wir statt 0,2 ml

Injektat mit Stauung die Injektion von 1,0 ml ohne Stauung. Die klinische Nachbeobachtung erstreckt sich auf maximal zwei Wochen. Übliche toxikologische Untersuchungen werden durchgeführt; eine substanzfreie Vergleichsgruppe läuft parallel, hier wird physiologische Kochsalzlösung injiziert.

Als Zeichen lokaler Unverträglichkeit können auftreten: Hyperämien unterschiedlichen Grades, zirkumskripte Ödeme, Zyanosen, epitheliale Verschorfungen, Nekrobiosen bis Nekrosen, selten Hautulcera, häufiger dagegen bindegewebige Vernarbungen.

Die Lymphwege können bei lokaler Unverträglichkeit involviert sein. Pathologische Alterationen an diesem Organsystem müssen daher erfaßt werden. Die Ohrlymphknoten werden bei der Autopsie asserviert und histologisch aufgearbeitet. Wir färben z. B. mit Hämatoxylin, Eosin, Alcian oder auch Masson Goldner.

Zur klinischen Bewertung ist folgendes auszuführen:
Fokale Hyperämien und fokale Ödeme sind häufig physiologisch und Ausdruck des mechanischen Reizes, sie treten also auch nach Applikation von physiologischer Kochsalzlösung auf. Derartige reversible Veränderungen sprechen für eine normale Verträglichkeit. Eine Cyanose jedoch wird als Zeichen einer Gefäßwandschädigung interpretiert. Erhöhte Wandpermeabilität und Extravasation flüssiger und korpuskulärer Blutbestandteile sind anzunehmen und z. B. auch nach zweiwöchiger Beobachtung durch das positive Resultat einer Berliner-Blau-Eisenreaktion zu verifizieren. In solchen Fällen kann nur eine bedingte lokale intravenöse Verträglichkeit testiert werden. Beim lokalen Gewebszerfall und nachfolgender histiozytärer Induration ist die injizierte Substanz als venenunverträglich zu deklarieren.

Im allgemeinen ist die intravenöse Verträglichkeit durch Arzneimittel erstaunlich gut. Relativ selten werden Zwischenfälle bekannt. Die günstigen Strömungsverhältnisse im Venensystem verringern die Konzentration der Wirkstoffe rasch. Die endothel- und gefäßwandschädigende Konzentration kann daher in vivo nur kurzfristig auf das Gefäß einwirken. Im Experiment werden diese normalen Verhältnisse durch Abklemmen des Abflusses zumindest kurzfristig gestört.

Pathoanatomisch findet man als Zeichen der Unverträglichkeit Endothelschäden oder reaktive Endothelhyperplasien, Thrombosen, Gefäßobturationen mit nachfolgender Rekanalisation, perivasale Inflammationen mit Ausbreitung zur Phlegmone und schließlich als Ausdruck der Reparation nachfolgend Fibrosen. Bei singulärer i.v.-Injektion läßt sich der Schaden meist leicht interpretieren. Bei häufiger i.v.-Applikation dürfte es nicht immer leicht zu entscheiden sein, ob die Läsionen Folge des mechanischen Traumas der Venenpunktion oder der endothelschädigenden Substanz sind.

Intraarterielle Verträglichkeit

Diagnostisch und therapeutisch kann eine i.a.-Punktion nötig werden oder es kann bei der i.v.-Injektion versehentlich eine intraarterielle Injektion erfolgen. Im Gegensatz zur i.v.-Injektion kann dies zu schwersten lokalen Schäden bis zur Gangrän ganzer Extremitäten führen. Derartige Zwischenfälle sind z. B. bei versehentlichen intraarteriellen Injektionen von Narkosemitteln, bei Barbituraten der Steroidreihe, bei Phenoxyessigsäurederivaten und bei synthetischem Penicillin beschrieben worden. Da Anomalien und häufige Variationen des Gefäßverlaufs im Bereich der beim Menschen üblichen Injektionsareale vorkommen und damit Fehlinjektionen vorprogrammiert sind, ist die i.a.-Verträglichkeitsprüfung heute obligat. U. a. ist das Estil-Urteil hierfür mitverantwortlich zu machen.

Zur Testung der intraarteriellen Verträglichkeit sind verschiedene Verfahren entwickelt worden. Hinweisen möchten wir auf die Verfahren von Gottlob und Zinner [3], die die endothelschädigende Wirkung verschiedener Pharmaka mit der Durchströmung der überlebenden Aorta von Ratten testeten.

Wir bevorzugen zur Risikobewertung der Folgen einer intraarteriellen Injektion das von Kreutzer [5] zuletzt beschriebene Vorgehen: Nach Desinfektion wird eine Injektion von etwa 0,5 ml der Substanz in die Zentralarterie des Kaninchenohres gesetzt. Einer Kontrollgruppe wird physiologische Kochsalzlösung injiziert. Eine Positivkontrolle kann z. B. mit Thiopentallösung durchgeführt werden. Die Nachbeobachtung erfolgt hier über zwei bis drei Wochen. Übliche Laborparameter sind zu erfassen.

Bei leichter Unverträglichkeit treten unscharf begrenzte Ödeme auf, die oft mit breitflächiger Zyanose kombiniert sind. Bei eindeutiger arterieller Intoleranz hängt das Kaninchenohr kurze Zeit nach der Applikation schlaff herab, zeigt deutliche Zyanose und ödematöse Verdickung. Später können sich als Zeichen der lokalen Gewebsdestruktion Verschorfungen oder bindegewebige Vernarbungen einstellen. Derartig schwere arterielle Unverträglichkeitserscheinungen verlangen einen Warnhinweis im Beipackzettel und in den Gebrauchsinformationen für Fachkreise oder im wissenschaftlichen Prospekt.

Hämolysetest

Neben einer lokalen Gefäßwandschädigung kann es bei intraarterieller oder intravenöser Substanzapplikation auch zu einem systemischen Effekt, nämlich zu einer Hämolyse kommen. Der Hämolysetest wird an Humanblut durchgeführt. Prüfungen auf hämolytische Aktivität von Proben werden mit 3mal gewaschenen Menschenerythrozyten nach DIN-Norm 58367 Blatt 1 durchgeführt.

5 ml Prüflösung (Probe in physiologischer Kochsalzlösung aufgenommen) werden mit 1 ml Erythrozytensuspension vermischt und 20 Minuten lang bei 37 °C inku-

biert. Nach 5minütigem Zentrifugieren bei 1500–2000 U/Min wird der Überstand gegen Vergleichslösung bei Wellenlänge 576 nm und 10 mm Schichtdicke fotometriert. Die Extinktion der Prüflösung darf die der Vergleichslösung um nicht mehr als 0,03 übersteigen.

Intramuskuläre Verträglichkeit

Iatrogene Schäden der Skelettmuskulatur können nach Injektionen auftreten. Die Myofibrillen können direkt durch das injizierte und im Depot liegende Medikament geschädigt werden. Mögliche Folgen sind Myositiden, Nekrobiosen, Nekrosen und als Endstadium ausgeprägte Fibrosen.

Erfolgt die Injektion im Bereich von Nervensträngen, dann kann die Muskulatur sekundär geschädigt werden; Muskelatrophien unterschiedlichen Ausmaßes sind die Folge. Neurogene Atrophien der Muskulatur findet man z. B. häufiger im Versorgungsgebiet des Nervus ischiadicus als Folge der Wahl dieses Areals als Prädilektionsstelle für i.m.-Injektionen. Am Applikationsort weist die mikromorphologische Untersuchung vielfach Nekrosen nach. Der durch die Injektion gesetzte mechanische Schaden selbst ist meist bedeutungslos. Wesentlicher kann dagegen die injizierte Substanz sein, histologisch mißlingt jedoch häufig die Beweisführung, weil wenig oder gar nichts erfaßbar ist, besonders wenn wäßrige und keine kristallinen oder öligen Phasen vorliegen. Am Rande solcher Nekrosen entwickeln sich Demarkationszonen, entzündliche Mesenchymreaktionen mit Sequestrierung oder Fibrosierung. Benachbarte Muskelfasern werden in Mitleidenschaft gezogen. Kernwucherungen, Kernreihungen, Riesenzellen, leere Sarkolemm-Schläuche können auftreten, auch histologisch wildere Bilder der Reparation sind möglich, wie z. B. Osteoblasten mit konsekutiver Knochenbildung. Dies ist z. B. von Michaelis [6] als Myositis ossificans circumscripta iatrogenica beschrieben worden.

Die Testung erfolgt beim Kaninchen im Muskulus longitudinalis dorsi. 0,5 ml werden injiziert, die gleiche Menge erhält die Kontrollgruppe in Form physiologischer Kochsalzlösung.

Vor der postmortalen, pathomorphologischen Befundung können intravitale Tests durchgeführt werden. Bewährt hat sich die Bestimmung von muskelspezifischen Enzymen. Die Kreatin-Phosphokinase ist ein feiner intravitaler Indikator für akute Läsionen der quergestreiften Muskulatur. Vor der Applikation und meistens 1 bis 2 Tage nach der Substanzinjektion wird Blut aus der Ohrvene zur Bestimmung der CPK oder CK (Kreatin-Phosphokinase) oder des CK-Isoenzyms CK-MM (= Muskeltyp = CK III) entnommen. Das Ausmaß des Anstiegs dieser Enzyme charakterisiert die Stärke der Muskeldestruktion. Autoren wie Kraft [4], Frölke [7] oder Kreutzer [5] messen den Kreatinin-Kinase-Isoenzymen CK-MB (= Herztyp = CK-II) und CK-BB (= Gehirntyp = CK-I) keine Bedeutung bei.

Wir stimmen mit Kreutzer in folgendem überein:
Der Höhepunkt der Enzymerhöhungen liegt meist bei 24 Stunden post applikationem. Liegen die CPK Werte unter 1000 U/L im Serum, dann wird die Substanz als intramuskulär verträglich bezeichnet; liegen die CPK Werte über 1000 U/L, dann ist die Substanz bedingt intramuskulär verträglich; liegen die CPK-Werte schließlich über 2000 U/L, dann muß die Substanz als intramuskulär unverträglich bezeichnet werden.

Die postmortale Präparation der markierten Injektionsstellen sollte am 3. oder 4. Tag nach Applikation erfolgen. Mikroskopisch erkennt man als histomorphologische Äquivalente einer myopathischen Veränderung als Ausdruck einer Unverträglichkeit: Hämorrhagien, Inflammationen geringeren Grades bis zu Nekrobiosen und Nekrosen, ferner diffus verstreute entzündliche Infiltrate oder als diskretes Zeichen veränderte Anfärbbarkeit der einzelnen Muskelfasern. Als physiologische Veränderungen werden Blutungen und Ödeme betrachtet, als bedingte Verträglichkeit werden mit degenerativen Prozessen einhergehende Läsionen angesehen und als Unverträglichkeit direkte Gewebsdestruktionen und Nekrosen. Die amerikanischen „Guidelines for the Assessment of Drug and Medical Safety in Animals“ haben zur Beurteilung der Verträglichkeit eine numerische Graduierung empfohlen, die sich über 1–24 Punkte erstreckt. In der Gesamtbewertung gilt eine Gesamtpunktzahl von 1 bis 6 Punkten als leichte Unverträglichkeit, von 7 bis 16 Punkten als mittlere und über 16 Punkte als schwere intramuskuläre Unverträglichkeit. Für den Feinvergleich von intramuskulär applizierten Substanzen und ihren Variationen zur Verbesserung der lokalen Verträglichkeit kann dieses Verfahren hilfreich sein. Für den Routine-Vortest ist diese Skalierung nicht nötig, denn die Ergebnisse der hier beschriebenen Orientierungsuntersuchungen zur intravasalen und intramuskulären Verträglichkeit werden in der Regel im Rahmen von 4-Wochen-Studien mit parenteraler Applikation z. B. bei Ratte und Hund überprüft.

Eine Reihe von weiteren Tests ist zur Vervollständigung dieses Themas zu nennen. Da diese Untersuchungen z. T. Bestandteil der Ausführungen anderer Autoren dieses Symposions sind, wird auf eine ausführliche Darstellung verzichtet.

Für die Testung bei *rektaler oder vaginaler Applikation* ist der Hund am besten geeignet. Die anatomischen Verhältnisse beim Kaninchen sind z. B. für die Prüfung der vaginalen Verträglichkeit ungünstig (tief in der Vagina sitzende Urethra). Für weitere spezielle Fragen wurden auch Affen, Schweine und Rinder eingesetzt. *Sensibilisierungsuntersuchungen* gelingen am praktikabelsten beim Meerschweinchen. Abschließend seien noch kurz die Testmöglichkeiten zur Schleimhaut-Verträglichkeit von Substanzen skizziert:

Augen-Schleimhaut-Verträglichkeit

Pharmaka, die in Kontakt mit dem Auge kommen können, sind auf ihre lokale Verträglichkeit zu überprüfen. Hierfür hat sich das Vorgehen von Draize [1, 2] bewährt. Eine Menge von 0,1 ml der Prüfsubstanz wird in den Konjunktivalsack des rechten Auges instilliert. Das linke Auge dient als Kontrolle und bleibt unbehandelt. Die Folgen einer solchen Behandlung werden meist über drei Wochen beobachtet, registriert werden pathologische Veränderungen an Cornea, Iris und Konjunktiva. Substanzinduzierte Epitheldefekte können durch die Fluoreszenzprobe besser sichtbar gemacht werden: die fokalen Läsionen färben sich grün an.

Zur Bewertung werden Quantität und Qualität folgender Reaktionen herangezogen: Erythem, Gefäßinjektion, Ödeme, Tränenfluß, Trübungen. Häufig sind diese Reaktionen passager. Befunde, die innerhalb von acht Tagen nicht abgeheilt sind, werden als schwerwiegend klassifiziert.

Alternativen zu diesem Test an der Augenschleimhaut werden z. Z. entwickelt. Zellkultursysteme sind zur Abschätzung von zytotoxischen Reaktionen und Abklärung spezifischer Vorgänge bei der Reizwirkung möglich. Gute Wasserlöslichkeit der Testsubstanz ist Voraussetzung für die Funktion solcher Tests. Eine Reihe von Problemen ist hier vor der Möglichkeit seines Einsatzes in der Routine zu lösen.

Ein wichtiger Schritt auf dem Wege, die Tierversuche zu verringern, kann der in Münster von Lüpke [8] entwickelte Hühner-Ei-Test als Alternative in der tierexperimentellen Toxizitätsprüfung darstellen und möglicherweise den sogenannten Draize-Test ersetzen. Das gleiche gilt für die von Lüpke gewonnene Chorionallantoismembran, mit der nach wenigen Minuten Rötungen, Entzündungen oder Membranverletzungen als Folge des Einflusses von aufgetragenen festen und flüssigen Teststoffen erkennbar sein sollen. Für diese Tests gilt jedoch z. Z. noch, daß sie sich in der Experimentierphase befinden. Der optimale Anwendungsbereich dieser Methoden und ihre Limitierungen sind jedoch noch zu ermitteln. Ferner ist die Reproduzierbarkeit der Ergebnisse in verschiedenen Laboratorien bei zahlreichen Substanzklassen zu dokumentieren. Erst danach kann ein endgültiges Urteil über die Verwendbarkeit solcher Tests gefällt werden.

Zusammenfassung

Methodik und Umfang von lokalen Verträglichkeitstests werden dargelegt und die Evaluierung der Ergebnisse bei intravenöser, intraarterieller und intramuskulärer Applikation diskutiert. Empfindliche Tiermodelle sind geeignet, Art und Ausmaß des Risikos von pharmazeutischen und chemischen Substanzen nach lokaler Applikation zu ermitteln.

Literatur

[1] Draize, J. H.: Appraisal of the Safety of Chemical in Foods, Drugs and Cosmetics. Baltimore. Association of Food and Drug Officials of the U.S. S. 49–52. 1959.

[2] Draize, J. H.: Dermal Toxicity. Appraisal of the Safety of Chemicals in Foods, Drugs and Cosmetics. Food and Drug Officials, 2nd Printing, 1965.

[3] Gottlob, R., G. Zinner: Endothelschädigung durch intravasale Injektion von Arzneimitteln. Drug. Res. **22** (1972) 1970.

[4] Kraft, H.: Intramuskuläre Injektion und Enzym-Diagnostik. Tierärztl. Umschau **29** (1974) 656.

[5] Kreutzer, H.: BGA-Berichte, Dietrich Reimer Verlag, Berlin 1981.

[6] Michaelis, R.: Myositis ossificans traumatica des Oberschenkels als Folge intramuskulärer Injektion. Med. Klin. **59** (1964) 771.

[7] Frölke, W. P.: Determination of Creatine-Kinase (CK) and its Isoenzymes in Laboratory Animals; The Application of these Methods in Toxicologic Trials. X. International Congress of Clinical Chemistry in Mexico (1978).

[8] Lüpke, N.-P.: Tests an bebrüteten Hühnereiern. Deutsche Apotheker Zeitung, 125 Jahrg., Nr. 34 (1985).

Über die Prüfung von Infusionslösungen

K. Detzer, G. Schlüter

Abstract

Numerous methods exist for screening drug toxicity. Considering that drugs act depending on their plasma levels one should provide testing methods which imitate the situation found in clinical use of the drug.

False positive toxic effects may occur when a solution intended for infusion purposes is tested by injection of high doses once per day. The extremely high plasma levels following a bolus injection can cause precipitation of the test substance in different organs or can cause signs due to acute toxicity. In this case the investigator is misled and the study may result in removal of a substance from further investigation in spite of its benefit. On the other hand, the resulting time lag between two injections may give enough time to the target organ for regeneration and the study fails to detect inherent side effects of the drug.
In the present paper an example is given how a study with an solution for infusion purposes is properly designed. Furthermore toxicological effects are discussed which demonstrate the different toxicological profile of one and the same substance when applied at various concentrations and within different time durations.

From the examples the conclusion is to be drawn that valid information is available only if the study design considers the proposed clinical use of the drug.

Die galenische Zubereitung neuer Pharmaka zielt darauf ab, pharmakologisch wirksame Plasmaspiegel über möglichst lange Zeit aufrechtzuerhalten.

Solche Zubereitungen werden u. a. realisiert durch:
- Retard- oder Depot-Formulierungen,
- sub- bzw. transkutane Pumpsysteme,
- Infusionslösungen.

Infusionen werden außerdem eingesetzt um:
- große Volumina zu applizieren (künstliche Ernährung, Transfusionen, Plasmaexpander),
- für diagnostische Zwecke (Angiographie, Cholezystographie),
- zur Erreichung und Erhaltung genau steuerbarer Plasmaspiegel (Narkosen, Wehenmittel).

Mindestens zwei Randbedingungen bestimmen das Vorgehen bei der Prüfung von Pharmaka nach mehrmaliger Applikation:
1. Gesetzliche Bestimmungen: „Der zu prüfende Stoff soll in der Regel in mindestens

zwei Formen zur Anwendung gelangen. Eine Form davon muß der für die Anwendung am Menschen vorgeschlagenen Applikationsform gleich oder ähnlich sein" [1].

2. Das Ziel, nach mehrfacher Applikation ausreichende Information über das toxikologische Profil der Substanz bei sachgerechter Anwendung und bei Überdosierung zu erhalten.

Die Informationen dienen der Risikoeinschätzung bei der geplanten Anwendung am Menschen.

Den gesetzlichen Bestimmungen wäre mit einer ein- bzw. mehrmaligen täglichen Injektion Genüge getan, da in der Richtlinie die Applikationsart im Vordergrund steht. Die zweite Bedingung läßt sich damit aber nicht hinreichend erfüllen, da das toxikologische Profil einer Wirksubstanz unter anderem von Dosis, Konzentration und der Dauer der Einwirkung abhängt.

Bei der Injektion als Bolus, auch bei mehrmaliger Injektion, resultieren undulierende Plasmaspiegel. Obwohl die resultierende Fläche unter der Kurve der bei Infusion erreichten Fläche vergleichbar sein kann, unterscheiden sich beide Applikationsarten in ihren Auswirkungen. Bei der Injektion entstehende Maxima können zu Schädigungsmustern führen, die bei der akuten Toxizitätsprüfung untersucht werden. Kritischer sind allerdings die entstehenden Minima, sprich toxikologisch nicht relevanten Plasmaspiegel über einen längeren Zeitraum.

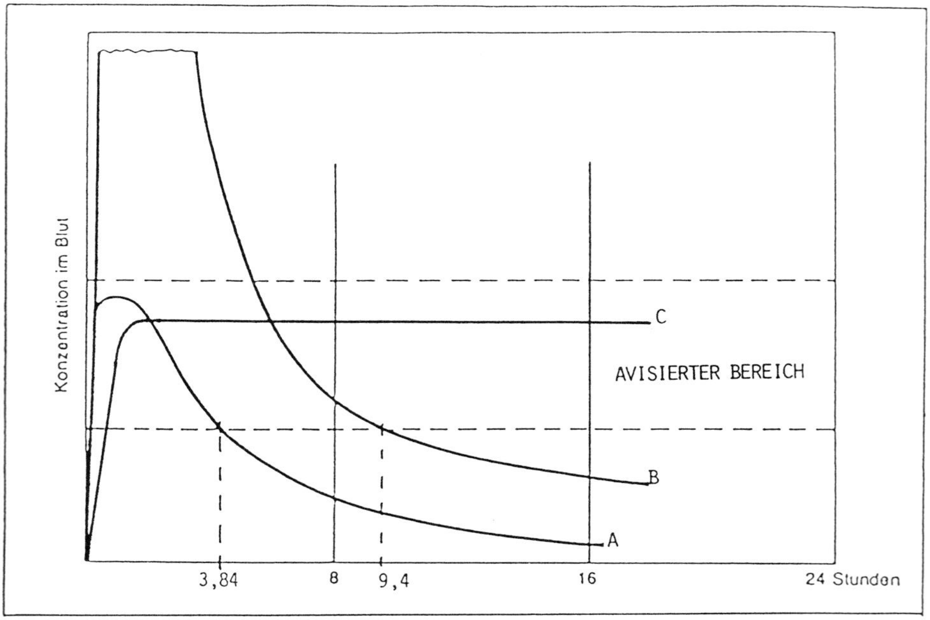

Abb. 1 Konzentrationsverlauf nach einmaliger Verabreichung einer einfachen (A) und der dreifachen (B) Dosis [3].

Diese Intervalle können dem Zielorgan bzw. -system Zeit zur Regeneration lassen.

Die Abbildung 1 soll die Verhältnisse verdeutlichen. Hier sind die Plasmaspiegel für eine hypothetische Substanz mit einer biologischen Halbwertszeit von ca. vier Stunden dargestellt. Nach einer Bolusinjektion wird der gewünschte Plasmaspiegel nur während einer Zeit von ca. 3,8 Stunden erreicht (Kurve A), das sind ca. 16% des Tages. Versucht man nun durch eine Erhöhung der Dosis die Wirkzeit zu verlängern, stellen sich die Verhältnisse wie in Kurve B dar: Eine knappe Verdoppelung der Wirkzeit erfordert eine Verdreifachung der Dosis. Dabei initial entstehende Maxima erreichen eine Höhe, die zu akuten Schädigungen führen kann, Information über das Schädigungsmuster im avisierten Bereich ist so nicht zu erlangen. Überspitzt formuliert, wird dabei untersucht, wie oft das Versuchstier die akute Toxizitätsprüfung toleriert. Nur die Infusion (Kurve C) führt zu länger im avisierten Bereich liegenden Plasmaspiegeln. Ganz abgesehen von der mechanischen Schädigung der Venen spiegelt eine, auch mehrmalige Bolusinjektion also nicht die bei einer Infusion vorliegenden Verhältnisse wieder.

Initialdosis:

1. $D^* \,[g] = y^* \,[g/ml] \times V \,[ml]$

Infusionsgeschwindigkeit:

2. $v \,[g/h] = D^* \,[g] \times \frac{\text{Ln } 2}{t_{50\%}} = D^* \,[g] \times \frac{0.7}{t_{50\%}} = \frac{70\% \; D^* \,[g]}{t_{50\%}}$

D^* = Initialdosis
y^* = Grenzkonzentration
v = Injektionsgeschwindigkeit
V = Volumen

Die Formeln [2] zeigen, wie anhand bekannter pharmakologischer Daten die Initialdosis und die Erhaltungsdosis bei einem erwünschten Plasmaspiegel zu errechnen sind.

Die effektive Dosis des Präparates wird üblicherweise klinisch ermittelt werden. Das heißt, die Initialdosis zur Erreichung des therapeutisch erwünschten Effektes wird bekannt sein. Zusammen mit dem erforderlichen Sicherheitsabstand ist dann nach Formel 2 die pro Stufe zu infundierende Erhaltungsdosis zu berechnen. Sie entspricht einfach 70% der Initialdosis, geteilt durch die biologische Halbwertszeit der Prüfsubstanz.

Eventuell muß die Initialdosis in Vorversuchen am Tier ermittelt werden. Eine Ermittlung des Verdünnungsvolumens ist dabei nicht erforderlich.

Je besser es gelingt, die Infusionsgeschwindigkeit konstant zu halten, um so gleichmäßiger wird der Verlauf des Plasmaspiegels sein.

Nun führen aber Bewegungen, Änderungen des venösen Drucks oder Kompression der abführenden Venen bei den Versuchstieren zu unterschiedlichen Infusionsgeschwindigkeiten, wenn man herkömmliche Infusionsbestecke benutzt.

Infusionspumpen erlauben nur eine relativ ungenaue Abstufung der Flußmenge und erfordern ein Nachfüllen bei größeren Volumina.

Im Vergleich:

	Fördermenge
Schlauchpumpen:	0.06 ml/h – 682.00 ml/h in 2160 Schritten
Infusionspumpen:	0.07 ml/h – 300.00 ml/h in 24 Schritten

Die von uns verwendeten Schlauchpumpen ermöglichen eine exakte Dosierung der Infusionslösung über weite Bereiche.

Im folgenden möchte ich die bei uns verwendete Methode zur Prüfung von Infusionslösungen vorstellen.
Tabelle 1a zeigt die notwendigen Geräte, besonders ist hier die Verwendung flexibler Venenkatheder zu empfehlen, da starre Kanülen bei Bewegungen der Tiere zu Verletzung der Venen führt.

Tabelle 1 a Material

Versuchstiere:	Beagle-Hunde Alter 8 bis 12 Monate Gewicht ca. 10 kg
Halterungen:	Animal sling frames Dog torso sling suits (Alice King Chatham, Medical Arts)
Infusionspumpen:	ISMATEC Schlauchpumpen Typ 3 P 4
Sonstiges:	BD I.V. CATH 20 G 2 (Becton, Dickinson and Company) Silikonschläuche Infusionsflaschen und -bestecke

In Tabelle 1b ist das Trainingsschema bei Hunden dargestellt, die Tiere gewöhnen sich sehr schnell daran, bis zu 12 h in den Fixiereinrichtungen zu stehen. Voraussetzung sind natürlich nicht-reizende Infusionslösungen und bequeme Halterungen.

Die Infusion an Affen folgt dem gleichen Prinzip, die Trainingszeit muß dabei allerdings länger andauern.

Abschließend soll an einigen Beispielen das unterschiedliche Schädigungsmuster bei Bolusinjektion und bei Infusion dargestellt werden.

Tabelle 1 b Trainingsschema bei Hunden

Training der Versuchstiere:
1. Tag: 2 Stunden
2. Tag: 4 Stunden
3. Tag: 8 Stunden
4. Tag: 8 Stunden
5. Tag: Versuchsbeginn
– unruhige oder verspielte Tiere werden ausgesondert
– nach 8 Stunden Infusion kommen die Tiere 1 Stunde in den Auslauf
– Futter erhalten die Tiere über Nacht ad libitum

Nau et al. [4] konnten zeigen, daß bei Untersuchungen an der Maus zur Teratogenität von Valproinsäure deutliche, von der Art der parenteralen Applikation abhängige Unterschiede im Schweregrad der ausgelösten Schädigung bestehen:
Nach multipler Applikation von 300 mg/kg/Tag der Prüfsubstanz vom 7. bis zum 15. Tag der Trächtigkeit wurden ca. 20% aller Implantationen resorbiert. Exencephalien wurden dabei in über 20% beobachtet.

Wurden dagegen vergleichbare Mengen der Prüfsubstanz mittels einer Mini-Osmose-Pumpe* appliziert, wurden deutlich unter 20% Resorptionen und keine (!) Exencephalien beobachtet.

Die Ergebnisse eigener Untersuchungen an Hunden zur intravenösen Verträglichkeit eines Dihydropyridins (Bay e 9736) sind in der Tabelle 2 zusammengestellt:
Als Infusion verabreicht, wurden 1,2 mg/kg/Tag ohne Symptome vertragen. 0,6 mg/kg als Bolus verursachten schwerste Symptome wie Krämpfe, Cyanose und Seitenlage. Trotz des schmalen Bereichs zur LD_{50} konnte die akut nicht vertragene Substanzmenge bei guter Verträglichkeit verdoppelt werden, wenn das Präparat als

Tabelle 2 Untersuchungen zur intravenösen Verträglichkeit eines Dihydropyridins

	Injektion 1 ml	Infusion 4 Wochen – 8h/die
3,0 mg/kg	entspricht LD_{50}	
1,2 mg/kg		150 mcg/kg/h keine Symptome
0,6 mg/kg	Cyanose Krämpfe Seitenlage	

* Mini-Osmose-Pumpen werden implantiert und setzen durch osmotischen Druck circadian gleichbleibende Substanzmengen frei.

Infusion verabreicht wurde. Auch hier waren offensichtlich die initial hohen Wirkspiegel akut toxisch.

Die Tabellen 3a und 3b zeigen die unterschiedlichen Schädigungsmuster nach Applikation eines neuen Antiinfektivums (Bay q 3939). Toxikologisches Target bei dieser Substanzklasse ist die Niere.

Tabelle 3a zeigt den unterschiedlichen Schweregrad der Schädigung bei den zwei parenteralen Applikationsformen. In Tabelle 3b ist schließlich zu sehen, daß bei Dosisreduzierung die Infusion der Substanz schädigungslos vertragen wird, während die Injektion der gleichen Menge als Bolus noch eine deutliche Schädigung der Niere verursacht.

Tabelle 3 a Schädigungsmuster nach Applikation eines Antiinfektivums

Tierspezies: Affe	Dosis: 20 mg/kg/ Inzidenz pathologische Nierenbefunde	10 Tage	Infusionsdauer 60 min. täglich	
	PSP-Test pathologisch	Serum HST	Serum Creatinin	Histopathologische Befunde
1. Injektion (1%ige Lsg.)	1/4	4/4	1/4	4/4* gering bis hochgradig
2. Infusion (0,2%ige Lsg.)	0/4	0/4	0/4	2/4* sehr gering bis mittelgradig

* Intratubuläre büschelförmige Kristalle, Fremdkörperreaktion, Riesenzellen, Zylinder. Peritubulär entzündlich – zelluläre Infiltrate.

Tabelle 3 b Schädigungsmuster nach Applikation eines Antiinfektivums

Tierspezies: Affe	Dosis: 20 mg/kg Inzidenz pathologische Nierenbefunde	10 Tage	Infusionsdauer 60 min. täglich	
	PSP-Test pathologisch	Serum HST	Serum Creatinin	Histopathologische Befunde
1. Injektion (1%ige Lsg.)	0/4	3/4	2/4	4/4* gering bis mittelgradig
2. Infusion (0,2%ige Lsg.)	0/4	0/4	0/4	0/4

* Intratubuläre büschelförmige Kristalle, Fremdkörperreaktion, Riesenzellen. Peritubulär entzündlich – zelluläre Infiltrate.

Für viele Substanzen ist bekannt, daß Akutgaben einer hohen Dosis und chronische Gaben unterschiedliche toxikologische Zielorgane bzw. -systeme aufweisen.

Bei Verabreichung einer Infusionslösung wird der Organismus Bedingungen ausgesetzt, bei denen nicht die Spitzen der Substanzspiegel entscheidend sind, sondern über einen längeren Zeitraum Wirkspiegel aufrechterhalten werden.

Bei der Prüfung von Infusionslösungen ist es daher ein wesentliches Ziel der Untersuchungen, die durch länger andauernde Einwirkung akut nicht toxischer Plasmapiegel hervorgerufenen Schäden zu erkennen. Das akute Vergiftungsbild der entsprechenden Tagesdosis kann dagegen durch eine Bolusinjektion der täglich infundierten Substanzmenge untersucht werden.

Die vorgestellte Prüfung von Infusionslösungen erfordert einen unvergleichlich höheren apparativen, personellen und zeitlichen Aufwand als die Prüfung bei einmaliger Substanz-Verabreichung. Wegen der exakten Steuerungsmöglichkeit bei der Prüfung von Infusionslösungen werden die interindividuellen Unterschiede bei den Versuchstieren gering sein.

Ziel der Untersuchung muß es sein, bei extensiver klinischer und klinisch-chemischer Überwachung einer kleinen Zahl von Versuchstieren die tägliche Behandlungsdauer möglichst lange auszudehnen. Evtl. können auch implantierbare Pumpsysteme zur Anwendung kommen, die eine 24stündige Behandlung ermöglichen.

Die Ergebnisse zeigen, daß nur eine der beabsichtigten Verwendung angepaßte Prüfung übertragbare Ergebnisse liefern kann.

Literatur

[1] Amtsblatt der Europäischen Gemeinschaften Nr. L 332/14 vom 28. 1. 1983.

[2] Gladke, E., H. M. von Hattingberg: Pharmakokinetik. Springer Verlag, Heidelberg, Berlin, New York 1973.

[3] Kurz, H.: Prinzipien der rationalen Arzneidosierung. Dtsch. Ärztebl. **41** (1978) 2235–2341.

[4] Nau, H., R. Zierer, H. Spielmann, et al.: Life Sci. **29** (1981) 2413–2418.

Zur toxikologischen Prüfung von Kontrastmitteln

P. Günzel, Ch. Schöbel, U. Speck

Abstract

Towards toxicological testing of contrast agents

In principle, contrast agents (X-ray, ultrasonic, NMR contrast agents) like other drugs must undergo preclinical testing for a short-term general, single application in man. However, in particular the testing programme must be oriented to the peculiarities of the respective contrast agent, the cavities and tissues to be visualized, the situation for application in the clinic and experience gained in humans hitherto.

The mechanism on which the rare and, in some cases, severe anaphylactoid reactions after application of iodinated X-ray contrast agents in humans are based has still not been elucidated. Accordingly, caution must be exercised when assessing the importance of testing lipophilicity, protein binding, complement activation and histamine release for an estimate of the risk. A whole series of changes, principally caused by hyperosmolarity (e.g. vascular lesions, circulatory changes, diuresis, neurotoxicity), which depend to a large extent on dose and concentration, can be detected by means of suitable toxicological and pharmacological methods of testing.

At present, a formulation is being developed as an ultrasonic contrast agent which consists of a suspension of air-laden saccharide microcrystals in saccharide solution and can be administered intravenously. It was supposed that microembolization of capillary areas (lungs, myocardium, brain) would be a particular risk. Nevertheless, despite considerable overdosage no evidence of functional or morphological changes justifying this supposition has been obtained.

With the application of gadolinium in a complex bond with DTPA as an NMR contrast agent a relativ new territory is being entered, both as regards development of contrast agents and as regards toxicity testing. At the moment, little is known about the toxicology of the "rare earths", to which gadolinium belongs. On the basis of results of animal experiments hitherto the gadolinium DTPA complex has similarly good tolerance to that of iodinated X-ray contrast agents for urography/angiography and exhibits a similar pharmacokinetic behaviour. So far, no extensive experience has been gained in humans to confirm this prognosis.

Einleitung

Wenn wir über die toxikologische Prüfung von Kontrastmitteln (KM) sprechen, so meinen wir mit diesen Stoffen im einzelnen Röntgen-, Ultraschall- und NMR-Kontrastmittel (Tab. 1). Auf die Einbeziehung von Stoffen mit initialer Signalgebung (Radionuklide) wurde bewußt verzichtet.

Tabelle 1 Prüfung von Kontrastmitteln (KM)
Kontrastmittelarten

Röntgenkontrastmittel (RKM)
- Bariumsulfat
- Iodhaltige
  Ionische, Mono- und Dimere,
  Nichtionische, Mono- und Dimere

Ultraschallkontrastmittel (UKM)
- Luft

Nuclear-Magnetic-Resonance-Kontrastmittel (NMR-KM)
- Gadolinium (komplex)

Tabelle 2 Prüfung von Kontrastmitteln (KM)
Darzustellende Hohlräume

Kreislaufsystem
- Arterien (peripher, zentral, Herz, Leber, Niere, ZNS u. a. Organe)
- Venen (s. Arterien)
- Herzinnenräume

Lymphsystem
- Lymphgefäße (peripher, zentral)
- Lymphknoten

Mund-Magen-Darm-Kanal und Anhangsorgane
(Speicheldrüsen, Gallenblase, exokrines Pankreas)

Andere „offene" Körperhöhlen
- Nierenbecken und harnableitende Wege
- Oviduct und Uterus

Geschlossene Körperhöhlen
- Ventrikel
- Subarachnoidalräume des ZNS
- Gelenke

Tabelle 3 Prüfung von Kontrastmitteln (KM)
Darzustellende Gewebe

- mittels Ultraschall – zahlreiche
- mittels Kernspintomographie – zahlreiche

Die einzelnen KM sind in unterschiedlicher Weise für die Darstellung einer Vielzahl von Hohlräumen (Tab. 2) und Geweben (Tab. 3) geeignet. Aus der Art und Häufigkeit der beabsichtigten Anwendung und den dabei einzusetzenden KM-Mengen läßt sich ableiten, in welcher Weise die einzelnen Stoffe zu prüfen sind, um eine adäquate Risikoabschätzung für den Menschen vornehmen zu können. Im Prinzip unterscheidet sich das Prüfprogramm für ein neues KM nicht von demjenigen für ein nur kurzfristig anzuwendendes Arzneimittel (Tab. 4). Im einzelnen muß jedoch dieses Prüfprogramm den Besonderheiten des jeweiligen KM (Tab. 1), der darzustellenden Hohlräume und Gewebe (Tab. 2, 3), der klinischen Situation, in der das KM zur Anwendung kommt, und den bereits vorliegenden Erfahrungen aus der Anwendung am Menschen Rechnung tragen. Auf einige dieser einzelnen Aspekte bei der Prüfung von KM soll nachfolgend näher eingegangen werden.

Tabelle 4 Prüfung von Kontrastmitteln (KM)
Prüfprogramm

Akute Toxizität
Systemische Verträglichkeit bei wiederholter Verabreichung
Genotoxizität
Reproduktionstoxizität
Lokale Verträglichkeit

Röntgenkontrastmittel (RKM)

Bei den RKM stehen heute nach wie vor die jodhaltigen Verbindungen im Vordergrund des Interesses, wobei zwischen den ionischen Mono- (z. B. Amidotrizoate) und Dimeren (z. B. Ioxaglat) sowie den nichtionischen Mono- (z. B. Iohexol, Iopamidol, Iopromid, Metrizamid) und Dimeren (z. B. Iotrolan) zu unterscheiden ist. Die ersten drei Verbindungstypen sind nach wie vor in Gebrauch, der vierte befindet sich in der klinischen Prüfung. Neuere Entwicklungen konzentrieren sich allerdings auf die nichtionischen Verbindungen, die vor allem wegen ihrer geringeren Hyperosmolarität wesentlich besser verträglich sind (s. u.).

Über das grundsätzliche Vorgehen bei der Prüfung von jodhaltigen RKM ist von uns bereits früher berichtet worden [28]. Es soll deshalb nachfolgend nur kurz darauf eingegangen werden, für welche der beim Menschen beobachteten unerwünschten Wirkungen durch geeignete experimentelle Versuchsanordnungen eine Risikoabschätzung vorgenommen werden kann und welche Versuchsmodelle dafür zur Verfügung stehen.

Von besonderer Bedeutung und nahezu dosisunabhängig auftretend sind anaphylaktoide Reaktionen, Übelkeit und Erbrechen (Tab. 5) sowie akutes Kreislaufversagen, da die Ursache für diese z. T. schweren RKM-Nebenwirkungen nur vermutet werden können.

Da die Kenntnisse über die kausalen Zusammenhänge nur hypothetischen Charakter tragen, muß zwangsläufig die Einschätzung der Bedeutung einzelner Untersuchungsmethoden (s. Tab. 6) m. o. w. spekulativ sein. So dürfte sich die geringere

Tabelle 5 Röntgenkontrastmittel (RKM)
Nebenwirkungen beim Menschen

- nahezu dosisunabhängig
  - anaphylaktoide Reaktionen
  - Übelkeit, Erbrechen
- dosisabhängig (hypertone Lösungen)
  - Gefäßschmerz, Endothelschäden, Thrombose und Thrombophlebitis
  - Bradykardie (Angiographie)
  - Vasodilatation und Blutdruckabfall
  - Hypervolämie
  - Druckanstieg im Lungenkreislauf
  - Diurese
  - Störung der Blut-Hirn-Schranke
  - Neurotoxizität (z. T.)
  - Nierentoxizität

Lipophilie (Bestimmung des Verteilungskoeffizienten in Octanol oder Butanol/Wasser) im wesentlichen auf die Verteilungsdynamik im Organismus auswirken und das Verbleiben im extrazellulären Raum begünstigen [29]. Die erhöhte Protein- (im wesentlichen Albumin-) bindung scheint mit einer erhöhten Enzyminhibierung gut zu korrelieren. Die Komplementaktivierung und die Histaminfreisetzung wurden als mögliche direkte Ursachen der anaphylaktoiden Reaktionen angesehen. Dabei könnte ein bereits vorhandener Mangel an Inhibitoren des ersten Aktivierungsabschnittes die besondere Empfindlichkeit einzelner Individuen erklären [16].

Die weiteren, in Tabelle 5 erwähnten und sicher zu einem wesentlichen Teil durch Hyperosmolarität bedingten Symptome treten in der Regel dosisabhängig auf und sind in den Verträglichkeitsprüfungen bei ein- und mehrmaliger Verabreichung sowie in den „sicherheitspharmakologischen" Untersuchungen, hier speziell den Herz-Kreislauf-Untersuchungen, erfaßbar.

Spezielle Versuchsanordnungen sind jedoch zur Abklärung der Neurotoxizität (s. Tab. 6) erforderlich. An Mäusen und Ratten werden die RKM in Narkose in die Cisterna cerebellomedullaris direkt in den Liquor injiziert (40–100 µl/Tier). Dabei ist peinlich auf die Vermeidung mechanischer Gehirnverletzungen zu achten. Nach Erwachen aus der Narkose wird die Verträglichkeit des RKM anhand der Registrierung der Symptome (Bonitierung von Haltungs- und Bewegungsanomalien, Krämpfe, Koma, Tod) beurteilt (Berechnung einer ED_{50}).

Eine weitere Methode zur Prüfung auf neurale Verträglichkeit ist die subarachnoidale Injektion in Narkose beim Hund, in der Regel zwischen dem 4. und 5. Lendenwirbel (Myelographie). Die Injektion des RKM erfolgt langsam (10–60 Sek.) bei hochgelagertem Kopf der Tiere (um ein Vordringen des RKM in die Ventrikel zu vermeiden) in einer Dosierung von 100–800 µl/kg Körpergewicht nach Entnahme

Tabelle 6 Röntgenkontrastmittel (RKM)
Spezielle experimentelle Untersuchungen

Anaphylaktoide Reaktionen
• Lipophilie
• Proteinbindung
• Komplementaktivierung
• Histaminfreisetzung
Neurotoxizität
• intrazisternale Verabreichung (Ratte, Hund)
• subarachnoidale Verabreichung (Myelographie, Hund)
Nierentoxizität nach i. v. Verabreichung
• Vakuolierung der proximalen Tubuli und deren Reversibilität (Ratte)
• Enzymbestimmungen im 24-h-Harn (Ratte)

eines möglichst gleichen Volumens Cerebrospinalflüssigkeit ($\leq$ max. ca. 3.5 ml). Die korrekte Applikation ist röntgenologisch zu kontrollieren (Abb. 1). Neben der generellen klinischen und laborchemischen Überwachung der Tiere bietet sich beim Hund eine spezielle neurologische Untersuchung (kraniale segmentale Nervenreflexe, Haltungs- und Stellungsreaktionen, Sensitivitätsprüfungen), eine biochemische und zytologische Liquoruntersuchung und schließlich eine sorgfältige makroskopische und mikroskopische Untersuchung zahlreicher Lokalisationen (ca. 8) des Rückenmarks an.

Ein weiteres spezielles Problem bei der Prüfung von Röntgenkontrastmitteln stellt die Frage der Nierentoxizität (s. Tab. 6) dar. Nach wiederholter Gabe sehr hoher Dosierungen kann es zur Vakuolenbildung in den Epithelien der proximalen Nierentubuli kommen. Das Bild ist in der Literatur mit dem Begriff der „osmotischen Nephrose“ belegt. Die Begriffswahl resultiert aus der Beobachtung morphologisch gleichartiger Veränderungen bei Menschen und Versuchstieren nach der parenteralen Verabreichung hyperosmolarer Lösungen von Zuckern. Sie ist sicher unberechtigt, da gleichartige Veränderungen auch nach Verabreichung von osmotisch wenig aktiven Plasmaexpandern (Polysaccharide) und nicht-ionischen RKM beobachtet wurden.

Beim Menschen handelt es sich in der Regel um Fallschilderungen, bei denen die Infusionen bei massiven Grundkrankheiten z. T. als Blutersatz, zur Kreislaufstabilisierung oder zum Zwecke der parenteralen Ernährung vorgenommen wurden und der Befund der „osmotischen Nephrose“ bei der Biopsie oder erst bei der Autopsie erhoben wurde. Im einzelnen handelt es sich um die Infusion von Laevulose [15], Glukose [10], Mannitol [5, 11] und Dextran 40 [7, 9, 5]. Die Beobachtung des morphologischen Nierenbefundes erfolgte dabei sowohl ohne [11, 5] als auch mit z. T. massiven Funktionsstörungen (bis zur Anurie) der Niere [15, 7, 9]. Wegen der vorhandenen Grundkrankheiten ist eine eindeutige Bewertung des morphologischen

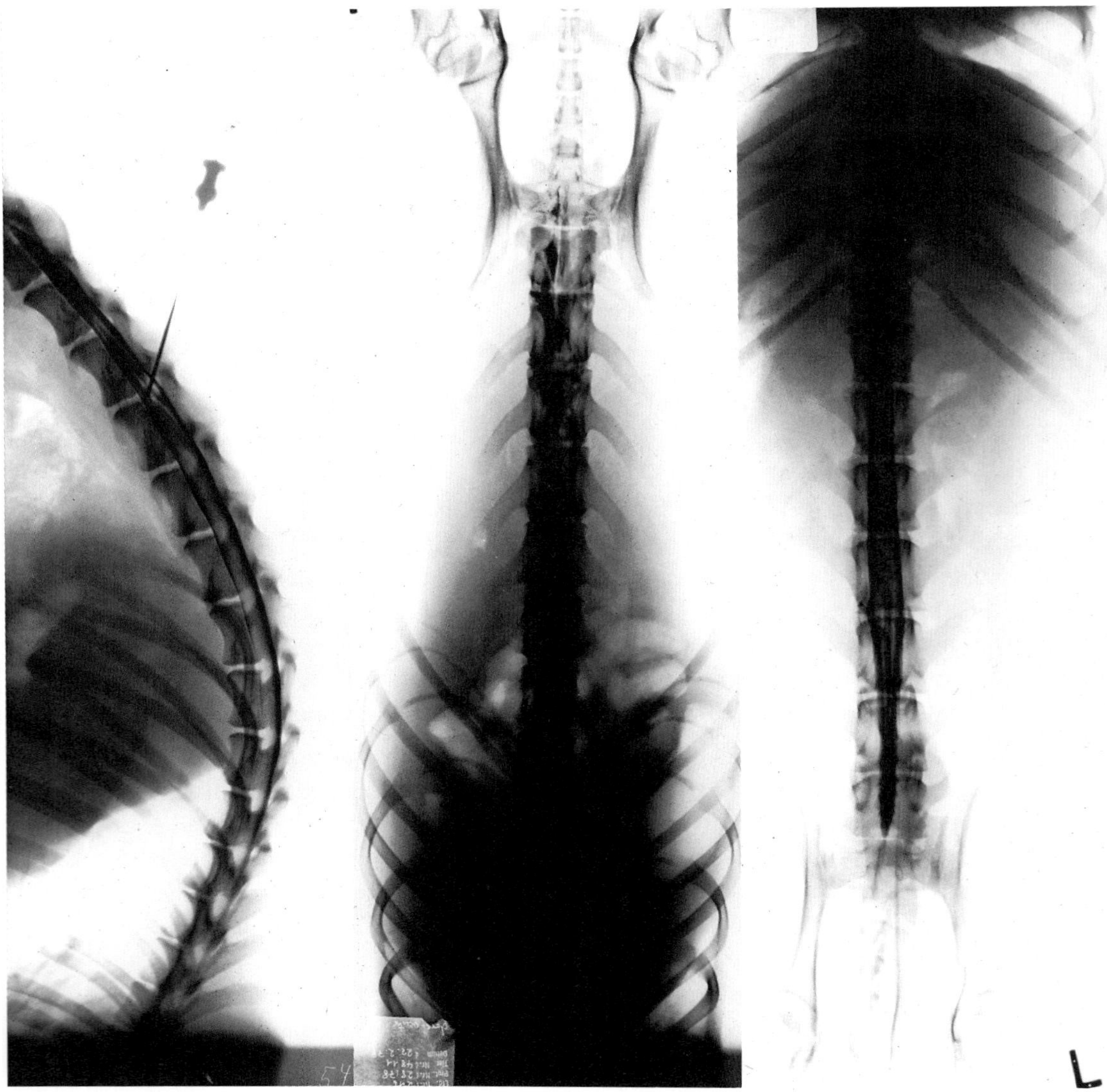

a b c

Abb. 1 Myelographie beim Hund (Beagle)
a) Lage der Kanüle
b) Korrekte Füllung des Subarachnoidalraumes mit Darstellung der Nervenwurzeltaschen
c) Fehlapplikation in den Epiduralraum

Befundes sowie eventuell auftretender Nierenfunktionsstörungen nicht möglich. Es bleibt jedoch die Vermutung bestehen, daß in einzelnen Fällen die massive „osmotische Nephrose" zumindest zur Funktionseinschränkung der Nieren beigetragen hat. Daß es sich nur um eine Vermutung handeln sollte, wird durch tierexperimentelle Ergebnisse (Ratte, Kaninchen, Hund) unterstützt. So war es nach Sucrose [19, 20],

Glukose, Laevulose [26] und Mannitol [6] nicht möglich, trotz nachgewiesener „osmotischer Nephrose" eine Funktionseinschränkung der Nieren festzustellen. In der Regel konnte die Reversibilität der Veränderung bei unveränderter Nierenfunktion diagnostiziert werden. Nur in einer Untersuchung am Kaninchen [13] führten Sucrose, Dextrose, Sorbit und Natriumsulfat neben der morphologisch diagnostizierten „hydropischen Degeneration" in den proximalen Nierentubuli zu vorübergehender Anurie und verminderter Phenolsulfonphthalein-Ausscheidung. Morphologische und funktionelle Veränderungen waren nach Sucrose am stärksten ausgeprägt, jedoch nach dieser wie nach den anderen Substanzen reversibel.

Unter Berücksichtigung aller vorliegenden Informationen erscheint die Schlußfolgerung erlaubt, daß es sich bei der „osmotischen Nephrose" hinsichtlich Entstehung und Reversibilität um ein dosisabhängiges Geschehen handelt, bei dem funktionelle Störungen erst nach drastischer Ausprägung (sehr hoher Dosierung) zu erwarten sind.

Die Pathogenese der durch wasserlösliche jodhaltige RKM bedingten „osmotischen Nephrose" ist bislang nicht geklärt. Für die Entstehung der Nierenveränderungen nach den o.g. Zuckern wird die Hyperosmolarität der parenteral verabreichten Lösungen verantwortlich gemacht. Die nach wasserlöslichen jodhaltigen KM gefundenen Nierenveränderungen sind im histologischen Bild denen, die nach den hyperosmolaren parenteral verabreichten Zuckerlösungen gefunden wurden, sehr ähnlich. Da aber diese Nierenveränderungen auch nach KM mit einem relativ niedrigen osmotischen Druck (Ioxaglat, Metrizamid, Iopamidol, Iohexol, Iopromid, Iotrolan [eigene Untersuchungen]) beobachtet werden, erscheint fraglich, ob die o.g. Erklärung für die Röntgenkontrastmittel zutreffend ist. Moreau et al. [21] diskutierten eine Veränderung des tubulären Metabolismus und eine RKM-induzierte Pinozytose. Diese Hypothese konnte u.W. bislang nicht durch geeignete Untersuchungen belegt werden.

Als empfindliche Parameter zur Diagnose von Funktionseinschränkungen der Nieren als Folge einer solchen „osmotischen Nephrose" haben sich bei Ratten Kreatinin- und Harnstoffstickstoffbestimmungen im Serum als nützlich erwiesen. Für die Schädigung der Epithelzellen im proximalen Tubulus sind die Bestimmung von LDH und γ-GT im Harn bei der Ratte die empfindlichsten Indikatoren [14].

Aus der Vielzahl der darzustellenden Hohlräume ergibt sich zwangsläufig die Frage nach der lokalen Verträglichkeit an den einzelnen Applikationsorten. Soweit eine Aussage dazu nicht aus den Ergebnissen systemischer Verträglichkeitsprüfungen bei wiederholter Verabreichung gemacht werden kann, sind gesonderte Versuchsanordnungen erforderlich. Als Beispiele seien hier die lokale Verträglichkeitsprüfung auf der Schleimhaut der harnableitenden Wege der Ratte und im Kniegelenk des Hundes erwähnt.

Die Ratte eignet sich für die Untersuchung besonders wegen des physiologischen vesikoureteralen Refluxes [23, 12] und der dadurch möglichen retrograden Füllung der Ureteren und des Nierenbeckens. Die Untersuchung wird an weiblichen Tieren wegen der leichten Katheterisierbarkeit der Harnröhre in Narkose ausgeführt.

Für die lokale Verträglichkeitsprüfung im Gelenk bietet sich das Kniegelenk des Hundes an. Es ist leicht zu punktieren. Die ordnungsgemäße Füllung des Gelenks kann röntgenologisch kontrolliert werden (Abb. 2). Lokale Reizwirkungen, die zu Schmerzen oder Funktionseinschränkungen führen, sind durch sorgfältige Beobachtung des Bewegungsablaufs der Tiere leicht zu erkennen, und schließlich steht ausreichend Gewebe für eine histologische Aufarbeitung und mikroskopische Untersuchung zur Verfügung.

a b

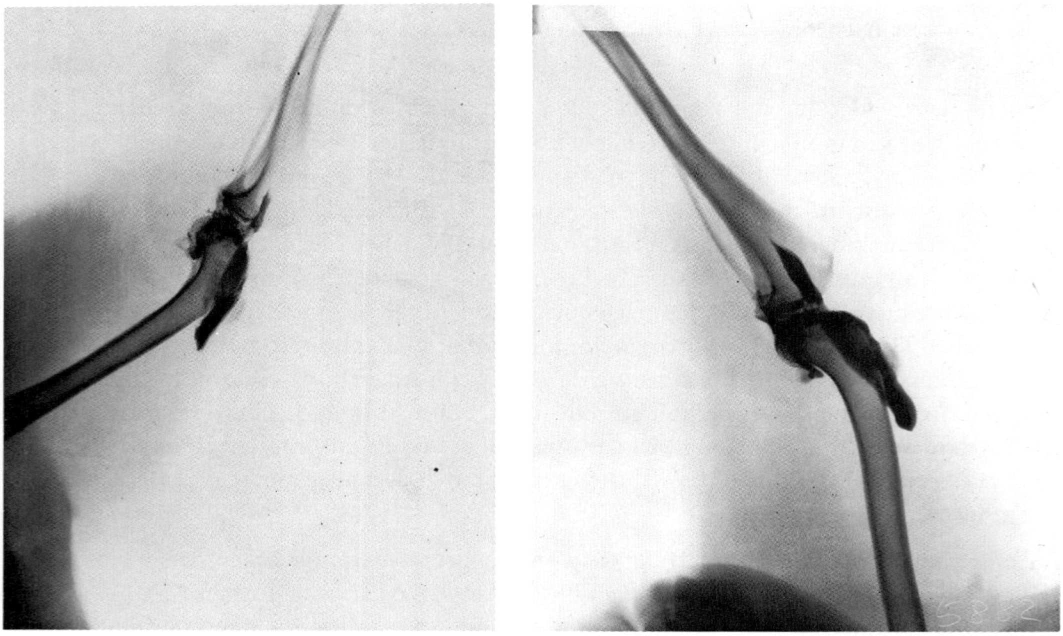

Abb. 2 Gelenkhöhle des Kniegelenks beim Hund (Beagle)
a) Füllung mit 1 ml RKM
b) Füllung mit 2.5 ml RKM (Iopromid)

Ultraschallkontrastmittel

Ultraschall (in der Echokardiographie werden z. B. Frequenzen von 1–7 MHz benutzt) kann menschliches und tierisches Gewebe durchdringen und wird an Grenzflächen als Echo zurückgeworfen [2]. Grenzflächen sind alle Gewebsoberflächen, die durch Ultraschallreflektion sichbar gemacht werden können. Grenzflächen sind auch die Oberflächen von Gasbläschen, z. B. Luft, die Ultraschall ausgezeichnet reflektieren [18]. Werden Luftbläschen (< 100 μm) dem strömenden Blut zugemischt und einer Ultraschalluntersuchung unterworfen, kann der Blutstrom für die Dauer ihrer Anwesenheit in dem zu untersuchenden Organ sichtbar gemacht werden.

Ein erstes Problem stellt dabei das Eindringen möglichst standardisierter definierter Luftbläschenmengen in den Blutstrom dar. Dies wurde u. a. durch Injektion von physiologischer Kochsalz- oder von 5%iger Glukoselösung versucht, die kurz vorher kräftig geschüttelt und dadurch mit feinen Luftbläschen angereichert worden ist [24]. Eine bessere Standardisierung von Bläschengröße und -menge für die Injektion, als durch das vorgenannte Verfahren, ist durch Aufschwemmung einer definierten Menge von Saccharid-Mikropartikeln einer definierten Größe (99% < 12 μm, 50% 3 μm) in einem definierten Volumen Saccharidlösung unmittelbar vor der Injektion zu erreichen [1, 8]. Nach der i. v. Injektion lösen sich die Mikropartikel innerhalb von Sekunden auf und setzen dabei Luftbläschen einer definierten Größe (97% < 7.2/1.6 μm, 50% 3.2/0.6 μm) frei.

Generell ist ein derartiges Ultraschall-KM in gleicher Weise zu untersuchen bzw. toxikologisch zu bewerten wie auch andere parenteral zu applizierende KM. Als zweites besonderes Problem aber tritt bei Injektion von Partikeln und Bläschen das der Gefahr einer Mikroembolisierung in Kapillargebieten auf (Tab. 7) [4]. Dementsprechend war bei der Untersuchung dieses KM besonderer Wert auf die Kontrolle der Kapillargebiete zu legen. Als Kapillargebiete interessierten unter Berücksichtigung des vornehmlich geplanten Einsatzes dieses KM in der Echokardiographie vor allem die Lunge, das Herz und das Gehirn. Die beiden letzteren Gebiete sind insbesondere im Falle von Herzscheidewanddefekten von Bedeutung, da bei derartigen Erkrankungen die Lunge als Filter sowohl für Partikel als auch Luftbläschen entfällt [17].

Da für das Experiment Tiere mit Septumdefekten nicht verfügbar waren, wurde in einer Versuchsanordnung das KM über einen Katheter direkt in den linken Ventrikel verabreicht (Tab. 8). Die wesentlichen Befunde, die in den Untersuchungen mit diesem KM an Hunden und Affen erhoben wurden, sind in der Tabelle 9 zusammengefaßt. Eine Reihe dieser Veränderungen ist, wie auch bei den RKM, im wesentlichen auf die Injektion einer hyperosmolaren Lösung zurückzuführen. Funktionelle

Tabelle 7 Ultraschallkontrastmittel (UKM)
Gas-(Luft-)bläschen
Spezielle experimentelle Untersuchungen

Mikroembolisierung in Kapillargebieten
• intravenöse und intraarterielle (intrakardiale) Verabreichung
• mikroskopische Untersuchung von zahlreichen Lokalisationen in Lunge und Gehirn

oder morphologische Hinweise auf Luft- oder Galaktoseembolien in den angesprochenen Kapillargebieten wurden nicht erhalten. Dagegen wurden dosisabhängig auftretende Mikrogranulome bei der mikroskopischen Untersuchung diagnostiziert. Derartige Mikrogranulome können durch Fremdkörper entstehen, die bei jeder i.v. Verabreichung unwillkürlich eingebracht werden (z. B. Schuppen, Haarteile), aber nicht zu Veränderungen mit Krankheitswert führen und deshalb unbemerkt bleiben. Sie waren im vorliegenden Fall jedoch auf eine partikuläre Verunreinigung des Saccharids zurückzuführen und durch eine reinere Formulierung in ihrer Häufigkeit in einer weiteren Studie entsprechend zu reduzieren.

Tabelle 8 Ultraschallkontrastmittel (UKM)
Gas-(Luft-)bläschen

Diagnostische Humandosis
• $\lessapprox$ 1 ml/kg (400 mg Saccharidkristalle + 0,8 ml 20 w/v%ige Saccharidlösung ≙ total 56 w/v% Saccharid in Wasser)
Experimentell geprüfte Dosierungen bei wiederholter Verabreichung
• 1; 5 und 10 ml/kg intravenös 14–15 × an Hund und Affe
• 1; 5 und 10 ml/kg intracardial (linker Ventrikel), 1 × pro Woche, 4 Wochen, Hund

Tabelle 9 Ultraschallkontrastmittel (UKM)
Unerwünschte Wirkungen im Experiment
Saccharid (56 w/v%; 5 und/oder 10 ml/kg i. v.)

Dosisabhängig durch Hyperosmolarität
• gesteigerte Trinkwasseraufnahme
• gesteigerte Diurese
• Übelkeit, Erbrechen
• Abnahme von Erythrozytenzahl, Hämatokrit und Hämoglobin
• Rötung und Thrombenbildung an der Applikationsstelle
Dosisabhängig durch partikuläre Verunreinigung
• Mikrogranulome in Lunge, Myokard, Leptomennix und intrazerebral (→ ohne Krankheitswert!)
→Keine funktionellen und morphologischen Hinweise für Luft- und/oder Saccharidembolien

NMR-Kontrastmittel

In der NMR- oder Kernspintomographie werden die von Wasserstoffkernen im Wasser der Körperflüssigkeiten und Gewebe unter bestimmten experimentellen Bedingungen ausgehenden elektromagnetischen Signale genutzt, um Gewebe durch Umwandlung der Signale mittels eines Computers bildlich darzustellen. Die auf diese Weise erzeugte Abbildung ist abhängig vom Wassergehalt (Protonendichte) des jeweilig darzustellenden Gewebes [3]. Durch die Zugabe von Stoffen, die aufgrund ihrer paramagnetischen Eigenschaften die Signalgebung der Wasserstoffkerne unter den o. g. experimentellen Bedingungen verändern, kann die bildliche Darstellung verbessert werden [22]. Eine solche signalverändernde Substanz ist das zu den „seltenen Erden" zählende Gadolinium (Tab. 10). Gadolinium ist als freies Ion relativ toxisch. Seine Toxizität kann durch Bindung an den Komplexbildner DTPA (Diethylentriaminpentaessigsäure) erheblich, d. h. etwa um den Faktor 10, gemindert werden, so daß es sowohl bei einmaliger (s. Tab. 11) als auch bei wiederholter Verabreichung (s. Tab. 12 und 13) erst bei Dosierungen zu Schädigungen führt, die deutlich über der diagnostischen Maximaldosis liegen. Die zu beobachtenden Effekte und Schädigungen betreffen im wesentlichen die periphere Durchblutung, das rote Blutbild, die Leber (Ratte) und die Nieren (Ratte und Hund) (Tab. 13). Über die Genese dieser Veränderungen können z. Zt. nur Vermutungen angestellt werden.

Tabelle 10 NMR-Kontrastmittel (NMR-KM)
Gadolinium (komplex)

- Element aus der Reihe der Seltenen Erden
- 7 ungepaarte Elektronen
- stets 3wertig: Gd^{3+}
- bildet stabile Komplexe, speziell mit DTPA

Tabelle 11 NMR-Kontrastmittel (NMR-KM)
Gadolinium-DTPA

Diagnostische Humandosis
$\lessapprox$ 0,25 mmol/kg i. v.

Akute Toxizität i. v. (mmol/kg)

Maus	$5 < DL_{50} < 7{,}5$
Ratte	$11{,}5 < DL_{50} < 15$
Hund	$6 < DL_{40}$

Abnahme von Hämoglobin, Erythrozytenzahl und Hämatokrit (Hund)

Parenchymschäden (Leber, Niere) bei gestorbenen Tieren (Maus, Ratte)

Tabelle 12 NMR-Kontrastmittel (NMR-KM)
Gadolinium-DTPA

Experimentell geprüfte Dosierungen bei wiederholter Verabreichung
- 0,25; 1,0; 2,5 mmol/kg i. v. 16–18 × Hund
- 1,0; 2,5; 5,0 mmol/kg i. v. 16–18 × Ratte

Tabelle 13 NMR-Kontrastmittel (NMR-KM)
Unerwünschte Wirkungen im Experiment
Gadolinium-DTPA (mmol/kg i. v.)

Hund		
	0,25	geringe Rötung und Schwellung der Mundschleimhaut
	ab 1,0	dosisabhängig lokale Hautrötung (Ohr), Vakuolisierung der proximalen Tubulusepithelien
	2,5	Anstieg der Nierengewichte
Ratte		
	1,0	ohne pathologischen Befund
	2,5 und/oder 5,0	Mortalität, Atembeschwerden, Abnahme von Erythrozytenzahl und Hämoglobin, Magenblutungen, Schädigung von Leber (Vakuolisierung, GPT-, Gewichtsanstieg) und Niere (Vakuolisierung, tubuläre Nephrose, Gewichtsanstieg)

Die beim Hund beobachteten Schleimhautschwellungen und Rötungen der Ohren könnten auf eine Mediatorenfreisetzung, z. B. Histamin, hinweisen. Die Abnahme von Erythrozytenzahl, Hämoglobin und das Auftreten von Magenblutungen deuten auf Blutverluste hin. Die Vakuolierung von Leberzellen (Ratten) und Epithelzellen in den proximalen Nierentubuli (Ratte, Hund) mit Gewichtsanstieg der Organe ohne deren Funktionseinschränkung erinnert an Bilder, die nach wiederholter Verabreichung sehr hoher Dosierungen jodhaltiger KM und hypertoner Zuckerlösungen beobachtet wurden. Unter Berücksichtigung der Dosisabhängigeit des Auftretens und ihrer partiellen Reversibilität sind sie nicht prohibitiv für die Anwendung des KM in dem vorgesehenen diagnostischen Dosisbereich.

Diese Bewertung von GdDTPA wird durch die bisher gewonnenen Erkenntnisse über die Pharmakokinetik unterstützt: überwiegend extrazelluläre Verteilung, keine Passage der intakten Blut-Hirn-Schranke, Ausscheidung durch glomeruläre Filtration, keine Hinweise auf Abspaltung von Gd aus dem Komplex und Ablagerung des Komplexes in bestimmten Organen [30].

Zusammenfassung

Kontrastmittel (Röntgen-, Ultraschall-, NMR-KM) sind im Prinzip wie Arzneimittel für den kurzfristigen, in der Regel einmaligen Gebrauch vorklinisch zu untersuchen. Das Prüfprogramm muß sich jedoch im einzelnen an den Besonderheiten des jeweiligen KM, der darzustellenden Hohlräume und Gewebe, der Anwendungssituation in der Klinik und der bisher vorliegenden Erfahrung am Menschen orientieren.

Der Mechanismus, der den seltenen und z. T. schweren anaphylaktoiden Reaktionen nach jodhaltigen RKM beim Menschen zugrunde liegt, ist nach wie vor ungeklärt.

Dementsprechend ist die Bedeutung der Untersuchung von Lipophilie, Proteinbindung, Komplementaktivierung und Histaminfreisetzung für die Risikoabschätzung vorsichtig zu bewerten. Eine ganze Reihe vorwiegend durch Hyperosmolarität bedingter Veränderungen (z.B. Gefäßschäden, Kreislaufveränderungen, Diurese, Neurotoxizität), die überwiegend dosis- und konzentrationsabhängig sind, kann durch geeignete toxikologische und pharmakologische Untersuchungsmethoden erfaßt werden.

Als Ultraschallkontrastmittel wird z.Z. eine Formulierung entwickelt, die aus einer Suspension luftbeladener Saccharid-Mikrokristalle in Saccharidlösung besteht und intravenös zu verabreichen ist. Als besonderes Risiko wurde eine Mikroembolisierung von Kapillargebieten (Lunge, Myocard, Gehirn) vermutet. Trotz erheblicher Überdosierung wurden jedoch keine Hinweise auf funktionelle oder morphologische Veränderungen erhalten, die diese Vermutung rechtfertigen würden.

Mit der Verwendung von Gadolinium in komplexer Bindung an DTPA als NMR-Kontrastmittel wird ein relativ neues Gebiet sowohl in der Kontrastmittelentwicklung als auch in der Verträglichkeitsprüfung betreten. Über die Toxikologie der „seltenen Erden", zu denen das Gadolinium gehört, ist noch wenig bekannt. Der Gadolinium-DTPA-Komplex ist im Tierexperiment nach bisher vorliegenden Ergebnissen ähnlich gut verträglich wie jodhaltige RKM zur Uro-/Angiographie und zeigt ein gleichartiges pharmakokinetisches Verhalten. Umfangreichere Erfahrungen am Menschen, die diese Prognose bestätigen, liegen noch nicht vor.

Literatur

[1] Biamino, G., I. Kruck, U. Schwietzer, et al.: Erste klinische Erfahrungen mit einem neuen Kontrastmittel für die Echokardiographie. Z. Kardiol. **74**, Suppl. 3 (1985) 11.

[2] Biamino, G., Lange, L.: Echokardiographie. Stellenwert in der kardiologischen Diagnostik, S. 10. Hoechst Aktiengesellschaft 1983.

[3] Bielke, G.: Einführung in die Nuklear-Magnetische Resonanztomographie und Spektroskopie. In: Die NMR-Tomographie; Klinischer Einsatz und Wirtschaftlichkeit. Symposium Wiesbaden, Mai 1984. (P. Pfannenstiel, M. Meves, Hg.), S. 2–9. G. Thieme-Verlag, Stuttgart, New York 1984.

[4] Bommer, W. J., P. M. Shah, H. Allen, et al.: The safety of contrast echocardiography: report of the Committee on Contrast Echocardiography for the American Society of Echocardiography. J. Am. Coll. Cardiol. **3** (1984) 6–13.

[5] Burchhardt, U.: Alaninaminopeptidaseausscheidung mit dem Harn und osmotische Nephropathie. Z. Inn. Med. **30** (1975) 65–69.

[6] DiScala, V. A., W. Mautner, J. A. Cohen, et al.: Tubular alterations produced by osmotic diuresis with mannitol. Ann. Int. Med. **63** (1965) 767–775.

[7] Fournier, A., J.-M. Watchi, R. J. Reveillaud: La néphrose dite osmotique on vacuolisation hydropique des tubes proximaux. Presse. Med. **77** (1969) 1987–1990.

[8] Fritzsch, Th., L. Lange, M. Sehartl, et al.: The characteristics of the new safe non-lung-crossing echocontrast agent SH U 454 for reproducible and homogeneous opacification of blood and myocardium. Abstract. Eur. Heart J. 5 Suppl. 1 (1984) 197.

[9] Giromini, M., P. Jungers, H. Ducrot: Anurie provoquée par la perfusion de dextran de faible poids moléculaire. Presse Med. **75** (1967) 2561–2562.

[10] Golden, K. F., J. T. Prior: Glucose nephrosis with renal failure in a patient with Laennec's cirrhosis. Ann. Int. Med. **39** (1953) 1308–1315.

[11] Goodwin, W. E., H. Latta: Focal osmotic nephrosis due to the therapeutic use of mannitol: A case of perirenal hematoma after renal biopsy. J. Urol. **103** (1970) 11–14.

[12] Hannerz, L., I. Wikstad, O. Broberger, et al.: Influence of diuresis on the degree of vesicoureteral reflux. An experimental investigation in rats. Acta Radiol. [Diagn.] (Stockh.) **24** (1983) 395–399.

[13] Helmholz, H. F., J. L. Bollmann: The intravenous administration of sucrose solutions as a means of producing intense diuresis. J. Lab. Clin. Med. **25** (1939) 1180–1187.

[14] Hofmeister, R.: Persönliche Mitteilung. Dissertation in Vorbereitung. 1985.

[15] Lanz, K., H. U. Zollinger: Ein Fall von postoperativer Anurie bei hydropischer Degeneration der Nierentubuli durch Zuckerspeicherung. Schweiz. Med. Wochenschr. **44** (1955) 1078–1080.

[16] Lasser, E. C.: Contrast material toxicity – 1977 concepts. In: ‚Neue Aspekte des Kontrastmittelzwischenfalls'. Symposium, Berlin, 14. Nov. 1977 (E. Zeitler, Hg.), S. 7–13. Schering AG, Berlin/ Bergkamen 1977.

[17] Lee, F., L. Ginzton: A central nervous system complication of contrast echocardiography. J. Clin. Ultrasound **11** (1983) 292–294.

[18] Meltzer, R. S., E. G. Tickner, K. L. Popp, et al.: The source of echocardiographic contrast. In: Contrast echocardiography. Developments in Cardiovasular Medicine, Bd. 15 (R. S. Meltzer, J. Roelandt, Hg.), S. 7–16. Martinus Nijhoff Publishers, The Hague, Boston, London 1982.

[19] Monserrat, A. J., A. E. Chandler: Effects of repeated injections of sucrose on the kidney. Virchows Arch. B. Cell Path. **19** (1975) 77–91.

[20] Monserrat, A. J., C. Gotelli, R. Garay: Sequential histochemical features in experimental osmotic nephrosis. Virchows Arch. B. Zellpath. **3** (1969) 365–367.

[21] Moreau, J.-F., D. Droz, L.-H. Noel, et al.: Tubular nephrotoxicity of water-soluble iodinated contrast media. Invest. Radiol. **15** (1980) S54–S60.

[22] Niendorf, H. P., H. J. Weinmann: Ansatzmöglichkeiten für Kontrastmittelanwendungen in der Kernspin-Tomographie. In: Kernspin-Tomographie in der Medizin (S. Wende, M. Thelen, Hg.), S. 123–129. Springer-Verlag Berlin, Heidelberg, New York, Tokyo 1983.

[23] Prát, V., H. Losse, L. Koničová, et al.: Experimental ascending Escherichia coli pyelonephritis in the rat. Invest. Urol. **8** (1970) 311–318.

[24] Roelandt, J.: Contrast echocardiography. Ultrasound Med. Biol. **8** (1982) 471–492.

[25] Salvesen, S.: Local toxicity of metrizamide on intravascular injection. Effect on kidney, liver and blood brain barrier. Acta Radiol. Suppl. **335** (1973) 166–174.

[26] Sarre, H., R. Knorr: Führt die sog. osmotische Nephrose oder Zuckerspeicherniere zur Niereninsuffizienz? Klin. Wochenschr. **41** (1963) 311–317.

[27] Schöbel, Ch.: Combined systemic and local tolerance study of SH L 437 A by weekly subaracheno-idal injection in dogs over a period of 4 weeks. Schering Pharma Research Report No. 5136, 20. 4. 1982.

[28] Speck, U., P. Günzel: Tierexperimentelle Prüfung von Röntgenkontrastmitteln. In: Besondere Toxizitätsprüfungen bei Arzneimitteln und Biomaterialien. AMI-Berichte 1/81 (P. Grosdanoff et al., Hg.), S. 75–78. Dietrich Reimer Verlag, Berlin 1981.

[29] Speck, U., W. Mützel, H.-J. Weinmann: Chemistry, physicochemistry and pharmacology of known and new contrast media for angiography, urography and CT-enhancement. Fortschr. Geb. Röntgenstr. Nuklearmed., Ergänzungsband 118 (1983) 2–10.

[30] Speck, U., H.-J. Weinmann: Kontrastmittel in der Protonen-Kernspintomographie. In: ‚Die NMR-Tomographie – Klinischer Einsatz und Wirtschaftlichkeit'. Symposium, Wiesbaden, Mai 1984, (P. Pfannenstiel, M. Meves, Hg.), S. 59–66, G. Thieme Verlag, Stuttgart, New York 1984.

Zur Problematik der toxikologischen Prüfung biotechnisch hergestellter gentechnologischer Substanzen

Ch. Hohbach, F. W. Koss

Abstract

In reference to the problems existing in toxicological testing of gentechnological substances

Presently there is some danger that gentechnology is going to render itself from a scientific concept to a political issue. The comparison of a synthetic-chemical substance and a genetechnically engineered drug shows differences which have influence on recombinant substances – especially concerning security aspects. Experience shows, that through animal experiments side effects of recombinant drugs in the human being cannot be detected, or only be uncovered to a limited degree. Thus, a routine toxicology is only of limited use. First of all, the identity and purity of the recombinant product has to be defined with the natural active agent and must be guaranteed by using biotechnology. On this basis individual substance and indication related experimental strategies, as well as test parameters have to be determined for toxicological experiments. These should be supplemented by biochemical and pharmacological tests, in order to make early tests of therapeutic efficiency of a recombinant substance possible in clinics. A discussion between health departments, universities and industries is requested in order to establish guidelines which enable us to deal with the problems associated with gentechnology.

Einleitung

Kaum eine an der Arzneimittelentwicklung beteiligte Fachdisziplin ist durch einen Verhaltenskodex vom Typ der Good Laboratory Practice (GLP) und durch zahlreiche länderspezifische behördliche Vorschriften in seiner Denk- und Arbeitsweise so reglementiert worden, wie die Toxikologie. Dieser Prozeß dauert an. Die Rigidität der Spielregeln wird erhöht, als könne Arzneimittelsicherheit hierdurch vorprogrammiert werden und als würde sie zwangsläufig durch Flexibilität ausgehöhlt.

Dennoch bleibt festzustellen: Schon die klassische Arzneimittelherstellung hat Unzulänglichkeiten unserer präklinischen Entwicklungsstrategien aufgezeigt. Konfliktpunkte, wie etwa die Relevanz von tierexperimentellen Befunden für den Menschen, LD_{50}-Versuche, Art und Umfang versuchstierfreier Methoden – um nur einige zu

Tabelle 1 Anwendungsbereiche für Gentechnologie

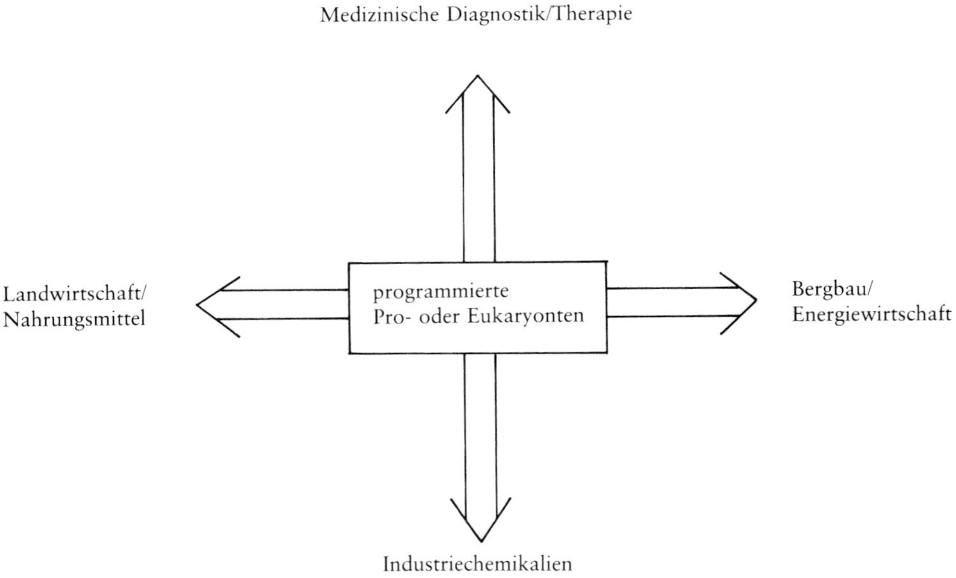

nennen – sind nicht beigelegt [21]. Die Diskussion hat eher an Schärfe zugenommen, ist politisiert worden.

Vor diesem Hintergrund müssen wir fragen: Wie tragfähig ist unser bisheriges Konzept für den Neuling Gentechnologie, die – obgleich erst in den Kinderschuhen – in Verbindung mit Biotechnik aus unserem täglichen Leben kaum noch wegzudenken ist (Tab. 1); oder müssen wir nach bisherigen Erfahrungen über Korrekturen nachdenken?

Versuch einer Standortbestimmung

Zur Beantwortung dieser Frage ist eine Standortbestimmung notwendig. Hierbei stoßen wir auf zwei Antipoden, zwischen denen – nicht untypisch für die gegenwärtige Phase – Gentechnologie hin- und hergezogen wird: Auf der einen Seite eine definierte naturwissenschaftliche Basis dieser neuen Technologie, auf der anderen Seite ihr schwer kalkulierbares pharma-politisches Umfeld. Dieses Spannungsfeld ist alt und Toxikologen oder staatlichen Kontrollorganen wohl vertraut. Es enthält jetzt neue Akzente, und es ist von Interesse, zu sehen, ob und wie hierdurch die Substanzentwicklung beeinflußt wird.

Die naturwissenschaftliche Basis der Gentechnologie

Es ist nicht Aufgabe dieses Beitrages, gentechnologische Details abzuhandeln, die bereits ausführlich publiziert sind [10]. Wir wollen uns auf einige Berührungspunkte mit der Toxikologie und dem Aufgabenbereich von Behörden beschränken, die im pharmazeutischen Anwendungsbereich liegen.

Was ist neu an dieser Technologie? Aufregend und beängstigend für die einen, zukunftsträchtig und erfolgversprechend für die anderen?

Vereinfacht dargestellt, nutzt die Gentechnologie (Tab. 2) die Möglichkeit [25], genetisches Material zu gewinnen, seine Information zu entziffern und diese zwischen Zellen – Prokaryonten oder Eukaryonten – auszutauschen [9, 16]. Damit schafft sie für die Biotechnologie die Voraussetzung, mit geeigneten Zellsystemen entsprechende rekombinante Substanzen, wie z. B. Interferone [22], Insulin [12], Gewebe-Plasminogenaktivator [5] oder Tumor-Nekrose-Faktor [1, 13] zu produzieren.

Tabelle 2 Biotechnologische Prinzipien und Produkte

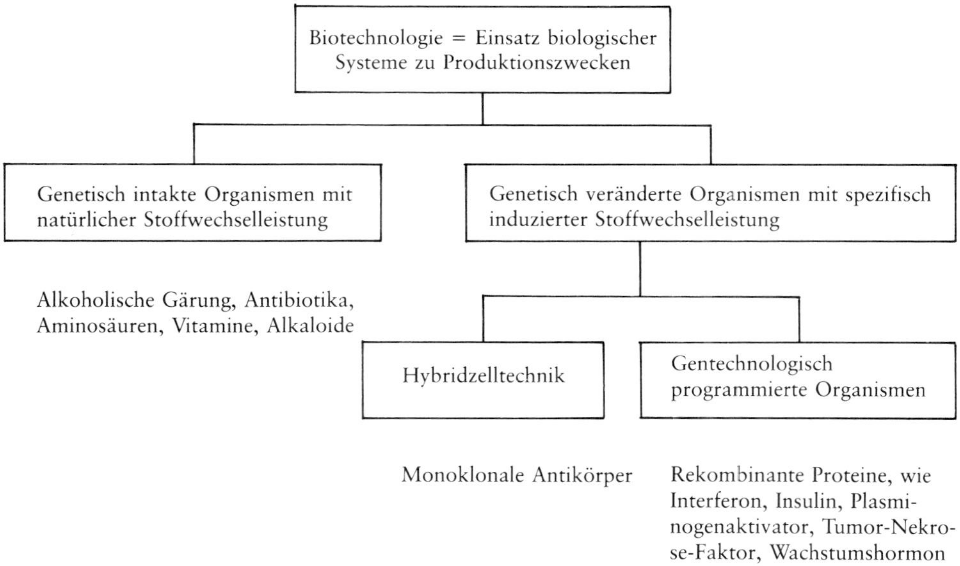

Unter dem Aspekt Arzneimittelsicherheit haben wir uns also mit zwei biologischen Endpunkten auseinanderzusetzen: Die biotechnische Produktionseinheit, das zelluläre Substrat, auf der einen und das rekombinante Endprodukt auf der anderen Seite. Bei der reinen chemischen Synthese steht statt dessen die Substanz im Vordergrund. Technische Details rangieren hinter der Substanz.

Biotechnisches Verfahren

Von Good Manufactory und Laboratory Practice (GMP, GLP) sind wir gewohnt, eine chemisch synthetisierte Substanz und ihre Herstellung genau zu charakterisie-

Tabelle 3 Beispiele von Prüfparametern der chemischen Synthese

Herstellung	
Reaktionsdauer/-temperatur	
Druck, Vakuum, Schutzgas zur Inertisierung	
Reaktionskinetik, Thermodynamik	
Definierte Ausgangsstoffe und Hilfsstoffe	
Inprozeßkontrolle:	
– Reaktionsprodukte	
– Ausbeutestatistik	
Charakterisierung von Wirksubstanz/Hilfsstoffen und fester Arzneiform	
Beschreibung:	Aussehen, Geruch, Homogenität
Identität/Struktur:	IR-Spektrum, UV-Spektrum, NMR-Spektrum Massen-Spektrum, Röntgenstrukturanalyse, Elementaranalyse, Farb- und Füllungsreaktionen etc.
Physik. Daten:	Brechungsindex, Dichte, pH-Wert, Schmelzpunkt, Erstarrungs-Fließpunkt, Lösungsverhalten, Teilchengröße etc.
Reinheit:	HPLC, Zersetzungsprodukte/Verunreinigungen aus Synthese oder galenischer Aufbereitung
Gehalt:	chromatographisch spektrometrisch etc.
Stabilität/Lagerung/Mikrobiologische Unbedenklichkeit	
Galenische Aufbereitung:	Einzelgewicht, Härte, Zerfall, Viskosität, Füllvolumen

ren (Tab. 3), um im eigentlichen in vivo- oder in vitro-Experiment ihre toxikologischen, pharmakologischen und biochemischen Eigenschaften optimal definieren zu können.

Grundsätzlich ist diese Vorgehensweise auch auf gentechnologische Substanzen anzuwenden. Die Checkliste (Tab. 4) erhält jedoch ein gänzlich anderes Gesicht, bedingt durch das biotechnische Herstellungsverfahren [6, 7, 19]. Angaben zur Konstruktion von Plasmiden, Beschreibung einer Masterzellbank, sind zwangsläufig in der chemischen Synthese nicht erforderlich. Umgekehrt wird in der biotechnischen Entwicklung niemand nach dem Schmelzpunkt eines rekombinanten Humanproteins fragen. Zwischen beiden Bereichen – biotechnischem Verfahren und dem daraus resultierenden gentechnologischen Endprodukt – finden sich häufige Überschneidungen. So wird die Aussage über Expressionssysteme natürlich auch zur Charakterisierung des Endproduktes beitragen, wie die Beschreibung des Endproduktes qualitative Rückschlüsse auf die Produktion zuläßt. Es bestehen Schnittpunkte zwischen unterschiedlichen Disziplinen, wie Mikrobiologie, molekularbiologischer Analytik und Toxikologie, beispielsweise beim Ausschluß von Kontaminationen. Wer immer hier fachspezifische Aussagen trifft, berührt zu einem sehr frühen Zeitpunkt der Wirkstoffentwicklung gleichzeitig toxikologische Fragestellungen.

In zwei weiteren behördlichen Bekanntmachungen [24, 33] nimmt die FDA gesondert Stellung zum Einsatz von tierischen oder humanen Zell-Linien. Sie werden zur

Tabelle 4 Prüfparameter der biotechnischen Produktion

Biotechnisches Verfahren
prokaryontische (E. coli) oder eukaryontische (Tier/Mensch) Zell-Linie Expressionssystem: – Beschreibung der c-DNA – Herkunft der genetischen Information – Art des Vektors (Plasmid, Phage, Cosmid) – Wirtszell-System (Stamm, Transfer des Vektors, Lage des Vektors) Stabilität der Master Cell Bank (MCB) Homogenität der MCB Produktionsablauf mit Inprozeßkontrollen – Fermentationsbedingungen – Wirkstoffisolierung – Reinigung
Gentechnologischer Wirkstoff
Identität, Reinheit, Aktivität – physiko-chemische Eigenschaften (c-DNA-Sequenz, C- und N-terminale Aminosäurensequenz, peptide mapping, Molekulargewicht, Glykosylierung, Löslichkeit, HPLC/PAGE-Verfahren etc. – Immuno- und/oder Bioassay – Ausschluß von Kontaminationen (Pyrogene, Antigene, Viren, Fremd-DNA, Mikroben, Medienzusätze, onkogene Faktoren) Sterilität Haltbarkeit/Lagerung

Gewinnung komplexer Glykoproteine benutzt, zu deren Synthese Bakterien nicht fähig sind. Dies betrifft ältere Herstellungsverfahren von Interferonen [23] mit lymphoblastoiden Zell-Linien und Fibroblasten-Zellkulturen oder auch neue rekombinante Substanzen, wie Gewebe-Plasminogen-Aktivator [5].

Die Testparameter von Tabelle 4 bleiben prinzipiell erhalten. Da jedoch nicht selten Tumorzell-Linien zum Aufbau einer „manufacturer's working cell bank" (MWCB) dienen, werden die Prüfung einer tumorigenen Wirkung gefordert und verschiedene Testmodelle an endogen oder iatrogen immundefizienten Nagern vorgeschlagen (Tab. 5). Hierbei handelt es sich letztlich um eine Reinheitskontrolle von Zell-Linien/Mikroorganismen und ihrem Endprodukt zum Ausschluß onkogener Nukleinsäure.

Der Aufbau dieser Modelle, der Einsatz von Positivkontrollen (z. B. Helazellen, Helazell-DNA, aktivierten und inaktivierten Onkogenen), die entsprechende Präparation des produzierenden Zellklons, seiner Subklone und des Endproduktes (Tab. 6) geben diesem Experiment jedoch einen Umfang, der es deutlich über die routinemäßige Untersuchung unter dem Aspekt „general safety" oder toxikologisches Screening hinaushebt. Um diese Prüfung durchzuführen, sind erhebliche

Tabelle 5 Modelle für Tumorigenitätsteste (nach [24])

1. Nackte Maus
2. Neugeborene Nager nach Behandlung mit Antithymocytenserum (ATS)
3. Thymektomierte und bestrahlte Mäuse, nachfolgende Transplantation von Knochenmark gesunder Mäuse

Tabelle 6 Beispiel einer Tumorigenitätsprüfung

Spezies:	neugeborene Nager (Ratte), Immunsuppression durch Antithymozytenserum (ATS)
Dauer:	28 Tage
Applikation:	subakute Inokulation
Bestimmung/Auswertung:	Tumorzahl/-größe/-typ pro Tier
Gesamt-Tierbedarf:	ca. 500
Kontrolle:	Helazellen
	Helazell-DNA ± ATS, ± Onkogenaktivator
Onkogene:	Aktivator ± ATS
	onkogenhaltige DNA ± ATS ± Aktivator
	isolierte Onkogene + ATS
Zellklone:	Stammzell-Linie ± ATS
	freien Vektor tragende Zell-Linie ± ATS
	produzierende Zell-Linie ± ATS
	verschiedene Subklone ± ATS
	DNA der Zell-Klone ± ATS, ± Onkogenaktivator
Prüfsubstanz:	verschiedene Chargen ± ATS

finanzielle Aufwendungen, Kapazität und know-how im Bereich experimenteller Onkologie, Immunologie und Immuntoxikologie erforderlich [6].

Fassen wir bis hierher zusammen, so bedingt die biotechnische Herstellung einen deutlichen Mehraufwand gegenüber einer chemischen Synthese, weil vor allem die Anforderungen an Reinheit und Identität größer und schwieriger zu definieren sind.

Das gentechnologische Arzneimittel

Führen wir den Vergleich einer beliebigen Substanz der chemischen Synthese mit einem rekombinanten Arzneimittel fort, fallen uns weitere Unterschiede auf, die Art und Umfang toxikologischer Prüfungen beeinflussen (Tab. 7). Insbesondere schränkt die potentielle Antigenität eines rekombinanten makromolekularen Humanproteins im Tierversuch – oft, wie bei Interferonen, noch mit einer weitgehend artspezifischen Wirkung verbunden – die Relevanz toxikologischer Versuche für die Klinik ein [20]. Ist die Resorption des Wirkstoffes über die Nasen-Rachen-Schleimhaut nicht möglich, bleibt a priori nur die parenterale Applikation übrig. Auf das

Tabelle 7

Chemisch-synthetische Substanz	Rekombinantes Protein
Chemische Synthese	Biotechnische Produktion durch genetisch programmierte Pro- oder Eukaryonten
Einzelnes, chemisch definiertes Molekül	Aufgrund des Glykosylierungsmusters heterogene Moleküle, weitgehend artspezifisch (z. B. Interferone)
Hohe Strukturvarianz	Protein mit Primär-Sekundär-Tertiär-Quarternär-Struktur
Verunreinigung aus Synthese (strukturgebunden) oder galenischer Aufbereitung	Verunreinigung durch zelluläre Komponenten oder Metaboliten des Wirtsorganismus (Bakterien- oder Zellkultur), Substrate aus dem Kulturmedium
Mikrobielle Kontamination durch Produktionsweg weitgehend ausgeschlossen	Produktion unter physiologischen Bedingungen begünstigt Kontamination mit unerwünschtem biologischem Material
Meist niedermolekular, Xenobiotikum für Mensch und Tier	meist hochmolekular, Xenobiotikum für Tiere, humanspezifische Wirkung
Immunreaktion eher selten, meist über haptene Eigenschaft	heterologes Protein und potentielles Vollantigen für Tiere, hohe Wahrscheinlichkeit einer Antigen-Antikörperreaktion
Meist oral applizierbar mit enteraler Resorption	orale Applikation nicht sinnvoll
Metabolismus mit Phase I, II (Reduktion, Oxidation, Konjugation)	Proteolyse
Ausscheidung von Metaboliten	Resorption von Aminosäuren
Meist substanz- oder metabolitenspezifisches toxikologisches Profil definierbar	Fehlendes oder unscharfes toxikologisches Profil bei multifaktorieller Wirkung (Interferone), übersteigerte pharmakologische Wirkung bei unphysiologischer Dosierung (Insulin) mit sekundärtoxischen Effekten

toxikologisch bedeutsame und vergleichsweise hohe Risiko von Kontaminationen biotechnisch hergestellter Wirkstoffe wurde bereits hingewiesen.

Stellen wir die im Vergleich genannten rekombinanten Substanzen Insulin und Interferon einander gegenüber, so prallen hier zwei konträre Auffassungen aufeinander:
Nach der einen sind in vitro- und in vivo-Prüfungen in bezug auf Arzneimittelsicherheit wertlos, da wir bereits über ausreichende klinische Erfahrungen mit beiden Substanzen beim Menschen verfügen. Die andere Meinung ist, daß Interferon – im Gegensatz zu Insulin – von der applizierten Menge, den Indikationen und der Anwendungsdauer her in unphysiologischer Weise – etwa in der Tumortherapie oder bei viralen Erkrankungen – eingesetzt wird und deswegen zu prüfen sei [23].

Die Wirkungsweise der Interferone ist multifaktoriell. In vitro-/in vivo-Modelle bringen im wesentlichen wirkungsmechanistische Aussagen zu einzelnen Teilaspekten und bieten nur grobe Orientierungshilfen für die toxikologische und klinische

Tabelle 8 Klinisch beobachtete Nebenwirkungen von Interferonen

Schüttelfrost/*Fieber**
Myalgien/Arthralgien
Malaise
Anorexie
Müdigkeit
Kopfschmerz
Erbrechen
*Leukopenie**
Thrombozytopenien
*Transaminasenerhöhung**
Zentral-nervöse Beschwerden
periphere Neuropathie
fragliche Kardiomyopathie
Hypokalzaemie, Hyperkaliaemie

* Im Tierversuch an Schimpansen in mäßigem Umfang reproduzierbar [26]

Dosisfindung. Auch die Bestimmung der endogenen Interferonspiegel beim Menschen [18] sagt wenig aus über einen tatsächlichen therapeutischen Interferonbedarf [17]. Das Ausloten des therapeutisch Machbaren bleibt im wesentlichen der Klinik selbst vorbehalten.

Hier besteht ein deutlicher Unterschied zum rekombinanten Insulin, mit dem man substituiert in Kenntnis und Kontrollmöglichkeit des Insulin-Glukose-Regelkreises. Die blutzuckersenkende Wirkung ist speziesunabhängig reproduzierbar, eine Dosis-Wirkungs- bzw. Nebenwirkungs-Kurve im Tierversuch gut definierbar.

Gerade die klinische Erfahrung hat gezeigt, daß keine der Interferon-typischen Nebenwirkungen (Tab. 8), insbesondere das grippeähnliche Syndrom, mit den üblichen Tierspezies eindeutig reproduzierbar waren [23, 29]. Möglicherweise stellen Schimpansen gegenüber anderen Primaten und Nagern hier eine Ausnahme dar, was die Sensitivität gegenüber humanem Interferon betrifft [26, 27]. Sie sind jedoch aus mancherlei Gründen – Problem des Artenschutzes, hoher Substanzbedarf, Haltungsbedingungen etc. – keine Spezies der Wahl für toxikologische Experimente.

Pharmapolitisches Umfeld

Trotz des relativ klaren molekularbiologischen Hintergrundes [10] und daraus abzuleitender Möglichkeiten und Einschränkungen [28] ist der Einsatz gentechnologischer Methodik zur biotechnischen Produktion von Arzneimitteln zu einem Zankapfel der öffentlichen Meinung geworden. Es werden ähnlich polare Gegensätze in undifferenzierter Weise vertreten, wie in der Diskussion um Kernenergie, wobei oft nicht zwischen Gentechnik, Genetik, Gentherapie und -chirurgie unterschieden wird.

Der Gesetzgeber sieht sich zunehmend einem Druck der Öffentlichkeit ausgesetzt, in irgendeiner Weise tätig zu werden. Dieser Druck wird besonders von Kreisen ausgeübt, die kaum mit Genforschung zu tun haben [4]. So meint Hickel [15] von der Fraktion der Grünen bei der Debatte im Bundestag über die Einsetzung der Enquête-Kommission „Gentechnologie", daß Gentherapie den Zusammenbruch des christlichen und abendländischen Weltbildes bedeutet und Forschungsstipendien nur noch vergeben werden, wenn gleichzeitig gentechnologische Forschung akzeptiert wird.

Genscher [11] stellt für die FPD und Böckle [2] für die Theologie fest, daß die Diskussion über die Herausforderungen der Gentechnologie – Chancen und Risiken – eine politische Diskussion sei, in deren Zentrum eindeutig ethisch-moralische Probleme stünden. Genscher spricht die Verantwortlichkeit von Industrie und Behörden an, wenn er sagt: „In der jetzt beginnenden Phase der industriellen Anwendung der Gentechnologie geht es im Sicherheitsbereich vor allem um die Frage, ob die bisher überwiegend Empfehlungscharakter tragenden nationalen Sicherheitsrichtlinien Gesetzeskraft und damit allgemein Verbindlichkeit erhalten sollen. Bei einer Entscheidung für gesetzliche Allgemeinverbindlichkeit müssen Überregulierungen vermieden werden. Zum Ausschluß von Wettbewerbsverzerrungen müssen darüber hinaus auch international abgestimmte Regeln angestrengt werden." Dies ist eine wichtige politische Feststellung, die klarstellt, daß mindestens Teile der politischen Öffentlichkeit emotionalen Pressionen widerstehen. In dieser Aussage des Bundesaußenministers wird eindeutig die überwachende Funktion des Staates bzw. seiner zuständigen Behörden hervorgehoben, den wissenschaftlichen sowie kommerziellen Belangen von Hochschule und Industrie gegenübergestellt und zu einem besonnenen Dialog aller Beteiligten aufgefordert.

Die Reihe zustimmender oder ablehnender Kommentare ließe sich beliebig fortsetzen.

Realistischerweise zwingt uns also das pharmapolitische Umfeld, Gentechnologie nicht mehr nur als wissenschaftliches Phänomen, sondern als Problemfall zu begreifen, eingereiht in die anfangs erwähnten Beispiele, wie die Relevanz von Tierversuchen etc. Der immer stärker werdende politische Akzent in der Diskussion hat die Gentechnologie der wissenschaftlichen Unschuld beraubt.

Auswirkungen auf Prüfstrategien zur Wirkstoffentwicklung

Betrachten wir den Status praesens, so registrieren wir Unsicherheit und Verwirrung sowohl bei Behörden als auch seitens der Toxikologen. Hierzu zwei Beispiele: Der pragmatischen Haltung der FDA steht die rigide Auffassung der japanischen Behörde gegenüber, die sich im wesentlichen auf die Notification Nr. 118 zurückzieht, in der aber gentechnologische Substanzen kaum untergebracht werden können. Als

Ausnahme erkennen die Japaner lediglich rekombinante Produkte an, deren Identität bewiesen ist und deren humanes Gegenstück ausreichend untersucht und geprüft ist. In diesem Fall signalisieren sie in der Notification 243 Diskussionsbereitschaft, wenigstens auf dem Papier.

Die Folge ist ein relativ begrenzter Aufwand bei toxikologischen Untersuchungen von rekombinantem Insulin in den USA, ein vergleichsweise großer Prüfkatalog mit rekombinantem α-Interferon in Japan einschließlich oraler (!) Substanzgabe und chronischer (!) Toxizitätsprüfung über 6 Monate (Tab. 9 und 10). Kosten und Tierverbrauch von α-Interferon liegen um mindestens das Dreifache über dem von Insulin.

Tabelle 9 Toxizitätsprüfung mit rekombinantem Insulin (E. coli)

Akute Toxizität	
Spezies:	Ratte, Maus, Hund, Rhesus
Applikation:	s. c. (Ratte, Maus, Hund), i. v. (Rhesus)
Dauer:	2 Wochen
Dosis:	*1 × 10 I. U./kg rekombinantes Insulin im Vergleich zu Schweineinsulin*
Subakute Toxizität	
Spezies:	Ratte, Hund (2 ×)
Applikation:	s. c. (Ratte, Hund), i. v. (Hund)
Dauer:	1 Monat
Dosis:	s. c. Ratte *1* × 2.4 I. U./kg Hund *1* × 2.4 I. U./kg i. v. Hund *1* × 2.4 I. U./kg
Antigenitätsprüfung (E. coli-Protein)	
Spezies:	Ratte, Meerschweinchen
Pyrogenitätstest	
Spezies/Modell:	Kaninchen/Limulus-amoebocyte-lysate assay
Mutagenitätstest	
Ames-Test	
DNA-repair-Test	
SCE-Test	

Die klinische Entwicklung des rekombinanten Insulins hat der FDA und dem Hersteller für ihre problemorientierte Vorgehensweise bisher recht gegeben. Interferone konkurrieren in der Tumortherapie mit ungleich nebenwirkungsreicheren Zytostatika, was wir weltweit bei dieser Indikation tolerieren. Der prädiktive Wert des monumentalen Untersuchungsprogramms mit α-Interferon in Japan war, gemessen an den bereits erwähnten, im wesentlichen nur klinisch aufgedeckten Nebenwirkungen der Interferone gleich Null.

Die japanischen Behörden schlagen für Interferone sogenannte Simulationsversuche, toxikologische Untersuchungen mit spezieseigenem Interferon vor, um Substanzef-

Tabelle 10 Toxizitätsprüfung mit rekombinantem α-Interferon (E. coli) JAPAN

Akute Toxizität	
Spezies:	Ratte, Maus
Applikation:	*p. o.!*, i. v., s. c.
Dauer:	2 Wochen
Dosis:	*2 Dosen*
Subakute Toxizität	
Spezies:	Ratte, Affe
Applikation:	i. m. (Ratte, Affe), i. v. (Ratte)
Dauer:	5 Wochen, Ratte, i. v. 5 Wochen, Ratte, i. m. *26 Wochen*, Ratte, i. m. 13 Wochen, Affe, i. m.
Dosis:	*3 Dosen*
Reproduktionstoxizität	
Segment I:	Spezies: Ratte, i. m., 3 Dosen
Segment II:	Spezies: Ratte, Kaninchen, i. m., 3 Dosen
Segment III:	Spezies: Ratte, i. m., 3 Dosen
Antigenitätsprüfung	
Spezies:	Maus, Meerschweinchen, Kaninchen
Pyrogenitätstest	nach Notification No. 243
Mutagenitätstest	vom 30. März 1984 erforderlich

fekte zu erfassen. Es ist gegenwärtig eine offene Frage, ob etwaige Befunde vom Tier auf den Menschen extrapoliert werden können, nachdem das Umgekehrte – die Reproduzierbarkeit der menschlichen Ergebnisse im Tier – nicht gelungen ist, mit Ausnahme einiger Befunde des Schimpansen [26]. Es sei daran erinnert, daß es sich z. T. um Wiederholungsversuche toxikologischer Prüfungen handelt, die bereits außerhalb Japans durchgeführt wurden.

Konsequenzen aus der bisherigen Entwicklung

Aus den Erfahrungen mit Insulin und Interferonen folgt, daß im toxikologischen Experiment eine differenzierte, dem Wesen der biotechnisch hergestellten gentechnologischen Substanz und ihrer klinischen Anwendung angemessene Vorgehensweise nötig ist, die von Toxikologen und Behörde akzeptiert wird. Dies entspricht auch den Vorstellungen der FDA im Sinne einer case-by-case-Entscheidung [7, 19] und unseren Erfahrungen im Gespräch mit dem Bundesgesundheitsamt (BGA).

Die öffentliche Diskussion könnte entkrampft werden, wenn seitens der Industrie und der Hochschule der Erwartung des Bundesministers für Forschung und Technologie entsprochen wird, Richtlinien zum Schutz vor Gefahren durch rekombinante Technologie im Wege der erklärten freiwilligen Selbstbindung einzuführen. Schritte in diese Richtung werden derzeit durch Arbeitsgruppen von Industrie/Hochschule und Gesundheitsbehörde gemeinsam beispielsweise im EG-Bereich unternommen. In einer eigenen Arbeitsgruppe treffen sich Toxikologen deutscher und schweizerischer Unternehmen, um ein Strategiepapier als Diskussionsgrundlage für einen Gedankenaustausch mit Gesundheitsbehörden zu entwerfen, das in Kürze publiziert wird.

Weitere Voraussetzungen, die den Umfang toxikologischer Prüfungen nicht ausufern lassen und z. T. schon angedeutet wurden (Tab. 2 und 5), sind die möglichst genaue Definition von Reinheit und Identität des Endproduktes mit dem natürlichen Protein. Dies wird inzwischen von diskussionsbereiten Behörden, wie dem BGA, als Conditio sine qua non eines substanzadaptierten Maßnahmenkatalogs zum Nachweis der Unbedenklichkeit von rekombinanten Stoffen gefordert.

Die mögliche Antigenität des Humanproteins im Tier macht außerdem immunologische Untersuchungen sinnvoll, um beispielsweise Titeranstiege neutralisierender Antikörper nachzuweisen, welche die Bioverfügbarkeit eines gentechnologischen Produktes herabsetzen. Man könnte den Versuch beenden, da keine weiteren toxikokinetischen und toxikodynamischen Befunde mehr zu erwarten sind, die das toxikologische Profil der Substanz definieren. In diesem Sinn haben sich neben dem BGA auch die französischen Behörden geäußert. Der Untersuchungsaufwand wird hierdurch allerdings erheblich gesteigert.

Manche biotechnisch hergestellten Substanzen, wie Interferone oder Tumor-Nekrose-Faktor, sind von ihrer komplexen Wirkungsweise immunologisch aktive, sogenannte biologische Responsmodifikatoren (BRM) bei Mensch und Tier. Neben der Antigenität muß dann auf weitere Reaktionen immunkompetenter Gewebe und Organe im Tierversuch geachtet werden, die sich nicht vom Humanprotein im Tier, sondern vom pharmakologischen Profil der Substanz herleiten [8, 31, 32].

Dagegen ist die Beschreibung etwaiger sekundär-toxischer Effekte durch Antigen-Antikörper-Reaktionen, z. B. Glomerulonephritiden, Hypersensitivitätsangitiden, mehr von akademischem Interesse, als daß sie der Arzneimittelsicherheit dient. Ihre Relevanz für den Menschen ist bei einem hochgereinigten human-identischen Protein nicht gegeben.

Bei homologen Serumpräparaten, die für Tiere heterolog-immunogen sind, wird keine chronischeToxizitätsprüfung durchgeführt. An deren Stelle hat der Hersteller die dieser Prüfung gleichgestellte „weitgehende Anwendung in der Krankenbehandlung“ des Menschen einschließlich der Beschreibung und Diskussion schädlicher Wirkungen zu dokumentieren [3]. Die Vergleichbarkeit dieser Situation zu therapeutisch nutzbaren rekombinanten Humanproteinen ist augenfällig. Insbesondere

Langzeit-Versuche entbehren daher einer vernünftigen Grundlage. Reproduktionstoxikologische Untersuchungen sind bei gegebener Antigenität von fragwürdigem Wert.

Mutagenitätsteste sollten ebenfalls mehr unter dem Aspekt „Nachweis bzw. Ausschluß von Verunreinigungen" gesehen werden. Bislang liegen keinerlei Hinweise vor, daß natürliche Proteine oder ihre rekombinanten Analoga mit genetischem Material interagieren. Sensitivität und Spezifität proteinchemischer und immunologischer analytischer Methoden sind zudem oft größer als die Bioassays in der Mutagenese. Kulturmedienzusätze, wie z. B. Antibiotika, die aus technischen Gründen im Medium mancher Zell-Linien enthalten sind, im Ames-Test zu prüfen, ist absurd.

Soweit nicht ohnehin im toxikologischen Experiment enthalten, sollte dieses durch ausführliche sicherheitspharmakologische Untersuchungen ergänzt werden [14, 30]. Bei biotechnisch hergestellten gentechnologischen Stoffen charakterisieren pharmakologische/biochemische in vitro-/in vivo-Modelle eine Substanz für die Klinik besser, als routinemäßig nach Guideline durchgeführte toxikologische Prüfungen. Es bietet sich grundsätzlich an, die zum Wirkungsnachweis eingesetzte Spezies auch im toxikologischen Versuch zu prüfen. Die Sensitivität und Validität in einem Modell zur Beschreibung der Wirkungsweise ist die Voraussetzung für die Sensitivität und Validität des anderen Modells zur Definition des toxikologischen Profils.

Zusammenfassung

Gentechnologie als eine Voraussetzung zur biotechnischen Herstellung von Arzneimitteln läuft gegenwärtig Gefahr, sich von einem naturwissenschaftlichen Begriff zu einem Politikum zu verselbständigen. Der Vergleich einer chemisch-synthetischen Substanz und eines biotechnisch gewonnenen, gentechnologischen Wirkstoffes zeigt Unterschiede, die auf die Entwicklung rekombinanter Stoffe – speziell unter Sicherheitsaspekten – Einfluß nehmen. Vorrangig muß die Identität und Reinheit des rekombinanten Produktes mit dem natürlichen Wirkstoff definiert werden und durch das biotechnische Verfahren garantiert sein. Auf dieser Basis sind dann substanz- und indikationsbezogene Prüfstrategien und Untersuchungsparameter für das toxikologische Experiment festzulegen. Diese sollten durch biochemische/pharmakologische Untersuchungen so ergänzt werden, daß die frühzeitige Überprüfung des therapeutischen Nutzens eines rekombinanten Wirkstoffes in der Klinik ermöglicht wird. Gesundheitsbehörden, Hochschule und Industrie sind zu einem gemeinsamen Dialog aufgefordert, um Richtlinien zu erarbeiten, die einen problemfreien Umgang gentechnologischer Methoden gewährleisten, ohne diese neue Technologie durch Überregulierungen zu torpedieren (Tab. 11).

Tabelle 11 Konsequenzen aus bisherigen Erfahrungen mit gentechnologischen Wirkstoffen

1. Konzertierte Aktion von Behörden, Hochschulen und Industrie bei der Formulierung von Richtlinien für biotechnisch produzierte, gentechnologische Wirkstoffe
2. Möglichst genaue Definition und Garantie von Identität und Reinheit des gentechnologischen im Vergleich zu dem natürlichen Wirkstoff
3. Substanz- und indikationsbezogene Prüfstrategie und Untersuchungsparameter (Immunologie!) in der Toxikologie
4. Toxikologie durch biochemische/pharmakologische Untersuchungen (Sicherheitspharmakologie) ergänzen, um frühzeitige Überprüfung des therapeutischen Nutzens in der Klinik zu ermöglichen.

Literatur

[1] Aggarwal, B. B., W. J. Kohr, Ph. E. Hass, et al.: Human Tumor Necrosis Factor, Production, Purification, and Characterization. J. Biol. Chemist. **260** (1985) 2345–2354.

[2] Böckle, F.: Gentechnologie – heute. Grundlagen und Anwendungen aus ethischer Sicht. Pathologe **5** (1984) 293–297.

[3] Brede, H. D., H. Göing: Besonderheiten der Sera, Impfstoffe und Testallergene bei Prüfung auf Toxizität. In: Besondere Toxizitätsprüfungen bei Arzneimitteln und Biomaterialien. Wissenschaftliches Seminar des Instituts für Arzneimittel des Bundesgesundheitsamtes Berlin, 1.–2. März 1979. (P. Grosdanoff, F. H. Kemper, D. Lorke, G. Stille, Hg.), S. 97–99. Dietrich Reimer Verlag, Berlin 1981.

[4] D. v. Bülow: Fragen der Gentechnologie aus juristischer Sicht. 25. Arbeitstagung des Deutschen Juristinnenbundes Berlin, 13.–15. Okt. 1985. In: Gentechnologie, (Friedrich-Naumann-Stiftung, Hg.), S. 111–116, J. Schweitzer Verlag, München 1985.

[5] Collen, D., J. M. Stassen, B. J. Marafino, et al.: Biological Properties of Human Tissue-Type Plasminogen Activator. Obtained by Expression of Recombinant DNA in Mammalian Cells. J. Pharmacol. Exp. Ther. **231** (1984) 146–152.

[6] D'Agnolo, G.: The control of drugs obtained by recombinant DNA and other biotechnologies. In: Current Problems in Drug Toxicology (G. Zbinden, F. Cohadon, J. Y. Detaille, G. Mazué, Hg.), S. 241–247. Libbey Eurotext: Paris, London 1983.

[7] Esber, E. C.: Points to Consider in the Production and Testing of New Drugs and Biologicals Produced by Recombinant DNA Technology. Public Health Service, Food and Drug Administration, Bethesda. 10. April 1985.

[8] Falchetti, R., S. Silvestri, A. Battaglia, et al.: Toxicological evaluation of immunomodulating drugs. In: Current Problems in Drug Toxicology (G. Zbinden, F. Cohadon, J. Y. Detaille, G. Mazué, Hg.), S. 248–263. Libbey Eurotext: Paris, London 1983.

[9] Feder, J., W. Tolbert: Säugerzellen in Massenkultur. In: Industrielle Mikrobiologie. (P. Gruss, R. Herrmann, A. Klein, H. Schaller, Hg.), S. 134–143. Spektrum-der-Wissenschaft-Verlagsgesellschaft 1984.

[10] Gassen, H. G., A. Martin, S. Bertram: Gentechnik, Einf. in Prinzipien und Methoden. (H. G. Gassen, Hg.), S. 1–356. Gustav Fischer Verlag, Stuttgart 1985.

[11] Genscher, H. D.: Brief des Bundesvorsitzenden Hans-Dietrich Genscher an die Funktions- und Mandatsträger der F.D.P. vom 18. 7. 1984. In: Gentechnologie (Friedrich-Naumann-Stiftung, Hg.), S. 117–120. J. Schweitzer Verlag, München 1985.

[12] Gilbert, W., L. Villa Komaroff: Fremde Proteine aus Bakterien. In: Industrielle Mikrobiologie (P. Gruss, R. Herrmann, A. Klein, H. Schaller, Hg.), S. 112–122. Spektrum-der-Wissenschaft-Verlagsgesellschaft 1984.

[13] Gray, P. W., B. B. Aggarwal, Ch. V. Benton, et al.: Cloning and expression of cDNA for human lymphotoxin, a lymphokine with tumour necrosis activity. Nature **312** (1984) 721–724.

[14] Grosdanoff, P., G. Stille: Sicherheitspharmakologie. In: Besondere Toxizitätsprüfungen bei Arzneimitteln und Biomaterialien. Wissenschaftliches Seminar des Instituts für Arzneimittel des Bundesgesundheitsamtes Berlin, 1.–2. März 1979 (P. Grosdanoff, F. H. Kemper, D. Lorke, G. Stille, Hg.), S. 15–16. Dietrich Reimer Verlag, Berlin 1981.

[15] Hickel, E.: Debatte im Deutschen Bundestag, Tagesordnungspunkt: Einsetzung einer Enquête-Kommission „Gentechnologie", Plenarprotokoll 10/72, Stenographischer Bericht der 72. Sitzung vom 25. 5. 1984. In: Gentechnologie (Friedrich-Naumann-Stiftung, Hg.), S. 131–134. J. Schweitzer Verlag, München 1985.

[16] Hopwood, D. A.: Genetische Programmierung von Mikroorganismen. In: Industrielle Mikrobiologie (P. Gruss, R. Herrmann, A. Klein, H. Schaller, Hg.), S. 98–111. Spektrum-der-Wissenschaft-Verlagsgesellschaft 1984.

[17] Krieger, B. Z., T. Calvelli, A. Kadish, et al.: Interferonopathy in the bare lymphocyte syndrome. Pediat. Res. **19** (1985) 284 (Abstr. 1042).

[18] Levin, S., R. Hahn: Interferon deficiency syndrome. Clin. Exp. Immunol. **60** (1985) 267–273.

[19] Liu, D. T.: Points to Consider in the Production and Testing of New Drugs and Biologicals Produced by Recombinant DNA Technology. Public Health Service, Food and Drug Administration, Bethesda. 18. November 1983.

[20] Mihich, E., P. M. Kanter: The toxicology of biological response modifiers. International seminar on the immunological system as a target for toxic damage. Luxembourg, 6.–9. November 1984.

[21] Neubert, D.: Prospektive in vitro-Modelle als Ersatz für Langzeituntersuchungen. In: Zur Problematik von chronischen Toxizitätsprüfungen. Wissenschaftliches Symposium des Instituts für Arzneimittel des Bundesgesundheitsamtes Berlin, 26.–28. Februar 1979 (B. Schnieders, P. Grosdanoff, Hg.), S. 277–287. Dietrich Reimer Verlag, Berlin 1980.

[22] Pestka, S.: Interferon für klinische Tests. In: Industrielle Mikrobiologie (P. Gruss, R. Herrmann, A. Klein, H. Schaller, Hg.), S. 124–133. Spektrum-der-Wissenschaft-Verlagsgesellschaft, 1984.

[23] Petricciani, J. C.: An Overview of Safety and Regulatory Aspects of the New Biotechnology. Reg. Toxicol. Pharmacol. **3** (1983) 428–433.

[24] Petricciani, J. C.: Points to consider in the characterization of cell lines used to produce biological products. Public Health Service, Food and Drug Administration, Bethesda, USA, 1. Juni 1984.

[25] Schaller, H.: Einführung. In: Industrielle Mikrobiologie (P. Gruss, R. Herrmann, A. Klein, H. Schaller, Hg.), S. 7–9. Spektrum-der-Wissenschaft-Verlagsgesellschaft 1984.

[26] Schellekens, H., A. de Reus, P. H. v. d. Meide: The Chimpanzee as a Model to Test the Side Effects of Human Interferons. J. Med. Primatol. **13** (1984) 235–245.

[27] Schellekens, H.: The Toxicity of Human Interferons in Nonhuman Primates. In: Interferons (Merigan and Friedmann, Hg.), S. 387–392. Academic Press 1982.

[28] Starlinger, P.: Gentechnologie – heute und morgen. Möglichkeiten und Grenzen aus naturwissenschaftlicher Sicht. Pathologe **5** (1984) 298–304.

[29] Stewart, W. E.: Heterogeneities of human interferons. In: Biological Responses in Cancer: Progress Toward Potential Applications. Vol. 2 (E. Mihich, Hg.), S. 19–44. Plenum Publ. Co., New York 1984.

[30] Stille, G.: Zur präklinischen Prüfung von Pharmaka. In: Besondere Toxizitätsprüfungen bei Arzneimitteln und Biomaterialien. Wissenschaftliches Seminar des Instituts für Arzneimittel des Bundesgesundheitsamtes Berlin, 1.–2. März 1979 (P. Grosdanoff, F. H. Kemper, D. Lorke, G. Stille, Hg.), S. 163–165. Dietrich Reimer Verlag, Berlin 1981.

[31] Vos, J. G.: The Pathology of Immunotoxicology. International seminar on the immunological system as a target for toxic damage. Luxembourg, 6.–9. November 1984.

[32] Zbinden, G.: A Toxicologist's View of Immunotoxicology. International seminar on the immunological system as a target for toxic damage. Luxembourg, 6.–9. November 1984.

[33] Zoon, K.: Interferon Test Procedures: Points to Consider in the Production and Testing of Interferon Intended for Investigational Use in Humans. Office of Biologics National Center for Drugs and Biologics. 29. Juli 1983.

Zur toxikologischen Prüfung von Biomaterialien

G. Zbinden

Abstract

Toxicological evaluation of biomaterials

The toxicologic evaluation of biomaterials cannot be based on generally accepted guidelines and regulatory requirements developed for drugs. Nevertheless, it is essential that these materials are subjected to a set of safety evaluations prior to application in humans. For the planning of the testing program detailed knowledge on the chemical composition and the physical properties of the biomaterials is essential. It is also very important to know the use of the materials in human beings, the site of application and the duration of the contacts with the human organism. These factors must be analysed in collaboration with a clinical pharmacologist and a list of toxicological priorities must be established.

Experience has shown that the organism reacts in many different ways against implanted biomaterials. Therefore, such polymeres cannot be considered as inert foreign materials which are all more or less identical. Chemical properties, size, form and surface qualities have an important influence on local tolerance of biomaterials. It is also important to remember that biopolymeres usually contain certain amounts of small molecules some of which are not known to the manufacturer. However, these substances can be chemically reactive and potentially toxic. With special animal experiments the toxic hazards of these materials must be evaluated.

Umschreibung der Problematik

Es gibt heute kaum ein Gebiet der Medizin, in dem nicht Kunststoffe eine wichtige Rolle spielen. Zuerst waren es die Chirurgen, die Naht- und Füllmaterialien, Tampons, Prothesen, Katheter und neuerdings auch künstliche Herzen implantierten. Inzwischen sind auch andere medizinische Spezialisten zunehmend auf Kunststoffe angewiesen. Eine besonders schnelle Entwicklung ist bei den Abgabesystemen für Arzneimittel festzustellen. Dazu gehören epikutan applizierte oder implantierte Trägermaterialien, Mikrosphären zur subkutanen, intramuskulären und intravenösen Injektion und komplexere Vorrichtungen wie extrakorporal getragene oder implantierte Pumpen mit und ohne Chemosensoren zur Steuerung der Medikamentabgabe. Ebenfalls eine sehr große Bedeutung haben Kunststoffe als Behälter für Infusionsflüssigkeiten und Blut, als Injektionsspritzen und Infusionsbestecke und als

Verpackungsmaterialien von Arzneimitteln und Instrumenten. Schließlich werden sie zur Herstellung von Endoskopen, Dialysegeräten und Herz-Lungenmaschinen verwendet.

Da viele der in der Medizin eingesetzten Kunststoffe direkt oder indirekt mit dem menschlichen Organismus in Kontakt kommen, muß die Möglichkeit einer toxischen Wirkung in Erwägung gezogen werden. Gleichzeitig stellt sich auch die Frage, welche experimentellen Untersuchungen durchgeführt werden sollten, bevor ein aus Kunststoffen („Biomaterialien") bestehendes Objekt beim Menschen klinisch geprüft und für den Verkauf freigegeben werden darf.

Von seiten der Behörden und der Hersteller besteht ein großes Bedürfnis nach verbindlichen Richtlinien für die toxikologische Prüfung der Kunststoffe und der daraus hergestellten Präparationen und Vorrichtungen. Diesem an sich verständlichen Begehren stehen aber viele Schwierigkeiten gegenüber. Zum einen ist die Zahl der verwendeten Substanzen und der zu ihrer Herstellung eingesetzten Hilfsstoffe wie Stabilisatoren, Katalysatoren und Weichmacher sehr groß. Zum andern sind die Anwendungen so verschiedenartig und die Kontaktmöglichkeiten mit dem menschlichen Organismus so unterschiedlich, daß eine einheitliche Richtlinie für die toxikologische Prüfung, wie sie beispielsweise für Arzneimittel besteht, nicht in Frage kommt. Es ist deshalb nur möglich, allgemeine Grundsätze aufzustellen. Die toxikologischen Prüfprogramme müssen für jedes Präparat und jede Vorrichtung den besonderen Verhältnissen angepaßt werden.

Allgemeine Grundsätze der toxikologischen Prüfung

Unerwünschte Wirkungen von Biomaterialien

Bevor man über toxikologische Testverfahren diskutiert, sollte man sich über die möglichen Gefahren klar sein [9]. Die Risiken bei der Anwendung von Biomaterialien sind sehr unterschiedlich:
- Gefahren der Applikation
- mangelhafte Leistung
- Verschleiß
- lokale Gewebsverträglichkeit
- Sensibilisierung
- Hämolyse
- Präzipitation von Bluteiweißen
- thrombogene Wirkung
- systematische Toxizität
- karzinogene Wirkung
- Kombinationseffekte.

Für Biomaterialien, welche chirurgisch implantiert werden, z. B. Gefäßprothesen, Herzklappen, Linsen und Hüftgelenksprothesen, steht das Applikationsrisiko oft an erster Stelle der möglichen Gefahren. Ist das Implantat erfolgreich eingesetzt, ist als weiteres Problem die Zuverlässigkeit der gewünschten Leistung zu beachten. Der bestverträgliche Herzschrittmacher ist gefährlich, wenn seine Batterie versagt. Schließlich muß auch das Problem des Verschleißes im Auge behalten werden. Es spielt bei mechanisch stark belasteten Implantaten wie Hüftgelenksprothesen, Zahnfüllungen und Herzklappen eine wichtige Rolle. Aber auch ohne mechanische Belastung können Biopolymere durch verschiedene chemische Reaktionen wie Hydrolyse, Oxidation, Dekarboxylierung etc. wesentlich verändert werden [3].

Die lokale Gewebsverträglichkeit (Histokompatibilität) ist für alle Biomaterialen von größter Bedeutung. Da es sich in der überwiegenden Mehrzahl der Fälle um unlösliche Polymere handelt, werden Biomaterialien vom Organismus in der Regel als Fremdkörper behandelt. Die lokale Reaktion gegen solche Fremdkörper ist einerseits abhängig von den chemischen Eigenschaften der Substanzen. Andererseits spielen aber auch die Größe und die Konfiguration des Implantats und die physikochemischen Eigenschaften der Oberfläche eine sehr wichtige Rolle.

Die Fremdkörperreaktion des Organismus gegenüber Biomaterialien äußert sich im Prinzip als Entzündung. Dabei können aber die verschiedenen Komponenten des Entzündungsgeschehens sehr unterschiedlich ausgebildet sein. In manchen Fällen findet man vor allem exsudative Prozesse mit Ödembildung und Infiltration von neutrophilen Granulozyten. In anderen Fällen überwiegt die proliferative Reaktion mit Bildung von Granulationsgewebe und Narben mit markanter Faserproduktion. Gelegentlich dominieren Fremdkörperriesenzellen, manchmal auch muzinöse Umwandlung des Bindegewebes das Bild der Fremdkörperentzündung [12].

Besondere Probleme ergeben sich, wenn Biomaterialien mit Schleimhäuten in Berührung kommen. Das ist beispielsweise bei Vaginalringen, intrauterinen Spiralen und bei Arzneimittelbehältern für die Applikation in den Konjunktivalsack der Fall. Hier spielt neben den physikochemischen Eigenschaften der Oberfläche und der chemischen Zusammensetzung auch die mechanische Einwirkung auf die Schleimhaut eine Rolle. Bei Applikation der Biopolymeren auf die Haut, z. B. bei Verwendung als Arzneimittelreservoir, sind die primär irritierenden und mechanischen Einflüsse von untergeordneter Bedeutung. Unter Umständen besteht aber die Möglichkeit einer Sensibilisierung.

Bei Biomaterialien, die mit Blut in Kontakt kommen, besteht die Gefahr einer hämolytischen Wirkung. Unter Umständen werden Bluteiweiße präzipitiert oder an die Polymeroberfläche adsorbiert. Außerdem können je nach Beschaffenheit der Oberfläche Thrombozyten anhaften und durch Freisetzung von Faktoren wie ADP und Plättchenfaktor 3 zu Thrombozytenaggregaten, Thrombosen und Mikroembolien führen.

Systematische toxische Wirkungen sind nur mit kleinmolekularen Substanzen zu erwarten, welche aus den Biomaterialien herausgelöst werden. Von besonderer Bedeutung sind beispielsweise die Phthalsäureester, welche als Weichmacher in den zur Herstellung von Behältern und Infusionsschläuchen verwendeten Kunststoffen enthalten sind [8]. In Biomaterialien findet man außerdem noch eine große Zahl anderer, kleinmolekularer Bestandteile, z. B. Katalysatoren, Stabilisatoren, Farbstoffe etc. Auch sie können aus den Polymergerüsten herausdiffundieren. Ein Spezialfall sind kleinmolekulare Verbindungen, welche durch enzymatische oder nichtenzymatische Degradation von biologisch abbaubaren Polymeren entstehen. Auch sie können in die allgemeine Zirkulation gelangen und zu systematischen toxischen Reaktionen führen.

An Kombinationseffekte muß man besonders bei Polymeren, die als Träger von Arzneimitteln verwendet werden, denken. Da die pharmakologisch wirksame Substanz kontinuierlich aus dem Polymer diffundiert, entsteht an der Oberfläche des Trägers eine ungewöhnlich hohe Konzentration. Die chemische Wirkung trifft dabei ein Gewebe, das bereits den mechanischen und physikochemischen Kräften des Fremdkörpers ausgesetzt ist. Es ist bekannt, daß Zellen, die sich in rascher Teilung befinden, beispielsweise gegenüber mutagenen und kanzerogenen Einflüssen wesentlich empfindlicher sind als ruhende Zellpopulationen [5, 11]. Ein durch Fremdkörperreiz induziertes Granulationsgewebe ist deshalb ein besonders kritisches Zielgewebe für chemische Einflüsse.

Toxikologische Testverfahren

Die Beurteilung des Applikationsrisikos und der gewünschten Leistung der aus Biomaterialien bestehenden Objekte gehört nicht in den Aufgabenbereich der experimentellen Toxikologie. Dagegen hat die Problematik des Verschleißverhaltens auch toxikologische Konsequenzen [10]. Es wird deshalb später bei der Besprechung des „Gebrauchstests“ darauf zurückgekommen.

Die wichtigsten toxikologischen Untersuchungen von Biomaterialien betreffen die Gewebsverträglichkeit, die hämolytischen und thrombogenen Wirkungen und die systematische Toxizität von Bestandteilen, die in die allgemeine Blutzirkulation gelangen [1, 10].

Gewebsverträglichkeit

Bei der Prüfung ist zwischen Tests über die eigentliche lokale Verträglichkeit (Histokompatibilität an sich) und denjenigen des aus Biomaterialien hergestellten Objekts (Gebrauchstest) zu unterscheiden. Für die Untersuchung der Histokompatibilität an sich werden die Biomaterialien oft zuerst an Zellkulturen, z. B. Fibroblasten oder einfachen Organismen wie Flagellaten, auf zytotoxische Wirkungen geprüft. Ausgesprochen stark zytotoxische Stoffe können damit meistens erkannt werden.

In vitro-Tests können jedoch nur als orientierendes Vorscreening betrachtet werden. Zur weiteren Charakterisierung der lokalen Verträglichkeit müssen die Biomaterialien Laboratoriumstieren in möglichst reiner Form und in einer Konfiguration, die eine große Kontaktfläche zwischen Gewebe und Testsubstanz ermöglicht (Pulver, Lamellen), einmal subkutan oder intramuskulär injiziert werden. Die amerikanische Pharmakopoe [7] spezifiziert Implantation von Streifen von mindestens 1 × 10 mm Größe in Kaninchen. Die lokale Reaktion wird beobachtet. Um über den Verlauf der Gewebsreaktion und das weitere Schicksal des implantierten Materials Auskunft zu erhalten, werden Versuchstiere zu verschiedenen Zeitpunkten getötet. Die Injektionsstelle und die regionären Lymphknoten werden histopathologisch untersucht. Die Dauer der Beobachtung richtet sich nach dem Verlauf: Bei nicht bioabbaubaren Stoffen sind die Tiere mindestens bis zum Verschwinden aller akut entzündlichen Erscheinungen zu kontrollieren. Bei bioabbaubaren Polymeren kann der Versuch erst dann als abgeschlossen betrachtet werden, wenn bei histopathologischen Untersuchungen keine Reste des Implantats mehr nachzuweisen sind.

Da bei lokalen Reaktionen auf Fremdkörper große Speziesunterschiede bestehen, sollen bei den Verträglichkeitsversuchen als Kontrolle immer Biomaterialien mitgeführt werden, deren Eigenschaften bei Implantation beim Menschen bereits bekannt sind.

Im Gebrauchstest werden die Biomaterialien bei Laboratoriumstieren möglichst in der für den klinischen Gebrauch vorgesehenen Weise verwendet. So werden beispielsweise Gefäßprothesen, Herzklappen, Linsen, Knochenersatz, Herzschrittmacher, Medikamententräger etc. in sterilen Operationen eingepflanzt. Für die Prüfung der Wirkung neuer Zahnfüllmaterialien auf die Zahnpulpa empfiehlt der Council on Dental Materials and Devices [4] das Einbringen mehrerer Füllungen in die Zähne von Versuchstieren, am besten Makaken. Für Objekte, bei denen eine genaue Anpassung an die anatomischen Verhältnisse notwendig ist, z. B. bei Herzklappen, intrauterinen Spiralen, Pessaren etc. dürfen nicht die für den Menschen vorgesehenen Objekte verwendet werden. Es ist deshalb meist notwendig, für den Tierversuch spezielle Vorrichtungen anzufertigen.

Als wichtigstes Maß der Verträglichkeit ist auch im Gebrauchstest die lokale Gewebsreaktion zu betrachten. Da die Biomaterialien beim Gebrauchstest oft mit Geweben in Kontakt kommen, welche beim Histokompatibilitätstest an sich nicht betroffen waren (Aorta, Knochen, Zahnpulpa, Uterusschleimhaut etc.), muß ein Teil der Tiere bei vielen Untersuchungen bereits nach kürzerer Zeit getötet und histopathologisch untersucht werden. Von Bedeutung sind aber auch die Fragen, ob die Biomaterialien langfristig gut vertragen werden, ob sie am Ort der Applikation einheilen oder zu dauernder Irritation der umgebenden Strukturen Anlaß geben.

Dazu sind die Implantate längere Zeit im Versuchstier zu belassen. In vielen Fällen geben derartige Langzeituntersuchungen auch über das Verschleißverhalten der Biomaterialien Auskunft.

Einer besonderen Erwähnung bedarf die Frage der Kanzerogenese. Es ist bekannt, daß die Implantation von Fremdkörpern bei Nagetieren häufig zu lokalen Sarkomen führt („solid state carcinogenesis", Oppenheimer Effekt). Dabei spielen aber nicht die chemische Zusammensetzung, sondern die Größe, Form und Oberfläche des Objekts die entscheidende Rolle. Aus langjähriger klinischer Erfahrung ist bekannt, daß die „solid state carcinogenesis" beim Menschen, wenn sie überhaupt vorkommt, eine sehr seltene Erscheinung ist [3]. Es hat deshalb keinen Zweck, mit größeren Objekten aus Biopolymeren an Nagetieren Kanzerogeneseversuche durchzuführen. Es wurde vorgeschlagen, in den Langzeitversuchen die Biomaterialien in einer Form zu verwenden, bei der eine „solid state carcinogenesis" nach unseren heutigen Kenntnissen nicht vorkommt, z. B. als Pulver [9]. Derartige Versuchsmodelle sind noch nicht validiert, so daß man sie nicht als Standardtests betrachten darf. Auch Kanzerogenesestudien an Nichtnagern kämen in Frage, wobei wohl als beste Lösung eine Langzeitbeobachtung von Tieren, welchen das Material im Gebrauchstest eingepflanzt wurde, zu betrachten ist.

Hämolytische und thrombogene Wirkungen

Bei Biomaterialien, die mit Blut in direkten Kontakt kommen, besteht die Möglichkeit einer Schädigung der Erythrozytenmembran. Diese Gefahr kann durch in vitro-Methoden abgeklärt werden. Da die Resistenz der Erythrozytenmembran bei den verschiedenen Tierarten sehr unterschiedlich ist, empfiehlt es sich, die Untersuchungen mit menschlichen Zellen vorzunehmen.

Auch im Gebrauchstest soll auf die Möglichkeit einer hämolytischen Wirkung geachtet werden. Wohl die empfindlichste Methode ist die Bestimmung der Überlebenszeit radioaktiv markierter Erythrozyten. Dagegen wären ein positiver Hämoglobinnachweis im Serum oder eine Retikulozytose nur bei beträchtlichen hämolytischen Wirkungen zu erwarten.

Die Möglichkeit einer Schädigung der Thrombozyten kann auch in in vitro-Tests beurteilt werden. Dazu wird das Biopolymer mit antikoaguliertem Frischblut oder mit plättchenreichem Plasma in Kontakt gebracht. Der Nachweis einer Plättchenzerstörung oder einer Plättchenadhäsion an das Testmaterial erfolgt durch Zählung der Thrombozyten vor und nach der Kontaktphase, durch Bestimmung von Plättcheninhaltsstoffen wie ADP, Plättchenfaktor 3 und 4 in der Flüssigkeit oder durch elektronenmikroskopische Betrachtung der Polymeroberfläche. Auch bei der Thrombozytenadhäsion- und -aggregation gibt es markante Speziesunterschiede. Die Versuche sollen deshalb mit menschlichen Zellen durchgeführt werden.

Im Gebrauchstest kann die thrombogene Wirkung eines Implantats durch Bestimmung der mittleren Lebenszeit der Thrombozyten geprüft werden.

Systematische Toxizität

Die wichtigste Voraussetzung für eine vernünftige Prüfung der in Biomaterialien enthaltenen kleinmolekularen Verbindungen ist eine genaue Spezifikation der zur Herstellung verwendeten Chemikalien und der im Endprodukt enthaltenen Kontaminantien. In Modellexperimenten muß anschließend die Möglichkeit des Übertritts dieser Stoffe aus dem Polymer in die flüssige Phase (Migrationsfähigkeit) bestimmt werden. Über das praktische Vorgehen gibt beispielsweise die US Pharmakopoe [7] einige Hinweise.

Aufgrund der Ergebnisse dieser Voruntersuchungen wird bestimmt, welche weiteren toxikologischen Untersuchungen durchzuführen sind. Die dabei verwendeten Testmethoden unterscheiden sich nicht von den für Arzneimittel, Pestizide und pharmazeutische Hilfsstoffe gebräuchlichen Testverfahren. Wenn über die genaue Zusammensetzung der kleinmolekularen Stoffe (Hilfsstoffe und Kontaminantien) in den Biomaterialien nichts bekannt ist, kann man toxikologische Untersuchungen auch mit den Extrakten durchführen. Die US Pharmakopoe schlägt beispielsweise einen intravenösen akuten Toxizitätstest an Mäusen und einen intrakutanen Injektionstest an Kaninchen vor.

Besondere Verfahren sind für die Prüfung bioabbaubarer Biomaterialien in Erwägung zu ziehen. Solche Stoffe kann man beispielsweise einer enzymatischen oder nichtenzymatischen Degradation unterziehen und kann die dialysierbaren Bruchstücke (Mono- und Oligomere) im Standardverfahren toxikologisch prüfen. Wichtig ist auch die Kenntnis des Metabolismus der Polymere und ihrer Bruchstücke.

Prioritäten der toxikologischen Prüfung

Bei der Vielfalt der möglichen Testverfahren ist es notwendig, in jedem Fall die Prioritäten festzulegen und sich auf diejenigen Risiken zu konzentrieren, welche für ein bestimmtes Material am relevantesten sind. So ist beispielsweise die Prüfung der systematischen Toxizität von Weichmachern in Plastikbehältern, die zur Aufbewahrung von Blut verwendet werden, ein sehr dringendes und jahrelang sträflich vernachlässigtes Anliegen [8]. Dagegen ist die systematische Toxizität kleinmolekularer Hilfsstoffe und Kontaminantien, die in einem winzigen und nur ein einziges Mal im Leben implantierten Kunststoffobjekt enthalten sind, (z. B. einer Augenlinse) irrelevant.

In vielen Fällen ist die lokale Verträglichkeit von Biomaterialien das einzige, wirklich interessierende toxikologische Problem. Besonders für Objekte, die an kritischen Stellen eingepflanzt werden, ist sie oft von entscheidender Bedeutung. Dabei muß man sich auch klar sein, daß selbst scheinbar triviale Veränderungen die Reizwirkung von Biomaterialien drastisch verändern können. So berichtet Meltzer [6] über eine Erfahrung mit implantierbaren Linsen, die mit einer natriumhydroxydhaltigen

Salzlösung sterilisiert wurden und beim Menschen reaktionslos vertragen wurden. Um noch eine zuverlässigere Keimfreiheit der Linsen zu garantieren, wurde eine Sterilisation mit Gammastrahlen durchgeführt. Dadurch kam es zu geringgradigen Veränderungen, die aber große biologische Auswirkungen hatten: Bei einem großen Teil der Patienten entwickelte sich ein steriles Hypopion. Dies deutet darauf hin, daß durch die Bestrahlung in der Linse oder in der Suspensionsflüssigkeit eine toxische Substanz gebildet wurde, welche auf Leukozyten chemotaktisch wirkte.

Schlußbemerkungen

Bei der toxikologischen Beurteilung von Biomaterialien kann man sich nicht auf allgemein anerkannte Richtlinien und gesetzliche Vorschriften stützen. Um aber trotzdem unerwünschte Reaktionen oder gar schwere Schädigungen zu vermeiden, müssen Sicherheitsuntersuchungen durchgeführt werden. Für die Planung der Testprogramme ist eine genaue Kenntnis der chemischen Zusammensetzung und der physikalischen Eigenschaften der Biomaterialien unerläßlich. Ebenso wichtig sind die Informationen über den Verwendungszweck am Menschen, den Ort der Anwendung und die Dauer des Kontakts mit dem menschlichen Organismus. Durch genaue Analyse dieser Daten soll in Zusammenarbeit mit dem klinischen Pharmakologen eine Liste der toxikologischen Prioritäten erstellt werden. Und erst aufgrund dieser Vorgaben sind die zu verwendenden experimentellen Modelle auszuwählen.

Die Erfahrung hat gezeigt, daß der Organismus gegenüber Biomaterialien außerordentlich vielfältig und differenziert reagiert. Man darf deshalb nicht etwa die Auffassung vertreten, daß wasserunlösliche, großmolekulare Polymere einfach inerte Fremdkörper seien, die alle mehr oder weniger gleichartig wirken. Vielmehr muß man sich bewußt sein, daß sowohl die chemischen Eigenschaften, als auch die Größe, Form und Oberflächenbeschaffenheit auf die lokale Verträglichkeit medizinisch verwendeter Kunststoffe einen wesentlichen Einfluß ausüben. Gut geplante und kompetent durchgeführte Toxizitätsprüfungen sind deshalb für die Weiterentwicklung dieser wichtigen Materialien von großer Bedeutung.

Nicht vergessen darf man auch, daß Biopolymere immer mehr oder weniger große Mengen kleiner Moleküle enthalten. Da sie in der Regel nicht deklariert, häufig sogar nicht einmal bekannt sind, wird ihre toxikologische Bedeutung meistens vernachlässigt. Oft handelt es sich aber um chemisch reaktive und deshalb potentiell gefährliche Stoffe. Bei der toxikologischen Untersuchung von Biomaterialien müssen deshalb die Gefahren durch kleinmolekulare Bestandteile mit gezielten Untersuchungen, und wenn dies nicht möglich ist, mit Hilfe von Screeningtests erfaßt werden.

Literatur

[1] Autian, J.: Biological model systems for the testing of the toxicity of biomaterials. In: Polymers in Medicine and Surgery (R. L. Kronenthal, Z.).

[2] Oser, E. Martin, Hg.), S. 181–203, Polymer Science and Technology, Vol. 8. Plenum Press, New York, London 1975.

[3] Bischoff, F.: Organic polymer biocomatibility and toxicology. Clin. Chem. **18** (1972) 869–894.

[4] Council on Dental Materials and Devices. Recommended standard practices for biological evaluation of dental materials. JADA **84** (1972) 51–56.

[5] Frei, J. V., I. Harsono: Increased susceptibility to low doses of carcinogen of epidermal cells in stimulated DNA synthesis. Cancer Res. **27** (1967) 1482–1484.

[6] Meltzer, D. W.: Gamma-ray sterilization and its effect on intraocular lenses. Am. Intraocular Implant. Soc. J. 7 (1981) 126–129.

[7] The United States Pharmacopeia, IXth Revision, S. 644–648. United States Pharmacopeial Convention Inc. Rockville MD, 1975.

[8] Thomas, J. A., M. J. Thomas: Biological effects of di-(2-ethyl-hexyl)phthalate and other phthalic acid esters. CRC Crit. Rev. Toxicol. **13** (1984) 283–317.

[9] Zbinden, G.: Toxikologische Prioritäten bei der Prüfung implantierter Kunststoffe. In: AMI-Berichte 1/81. S. 153–156. 1981.

[10] Zbinden, G.: Gedanken zur toxikologischen Prüfung von Biopolymeren. AMI-Berichte 1/81, S. 181–182. 1981.

[11] Zbinden, G., P. Maier, S. Alder: Granuloma pouch assay III. Enhancement of the carcinogenic effect of N-methyl-N'-nitro-N-nitrosoguanidine. Arch. Toxicol. **45** (1980) 227–232.

[12] Zbinden, G., A. Studer: Experimentelle Untersuchungen über die Resorption und lokale Verträglichkeit implantierter blutstillender Schaumpräparate. Schweiz. Z. Pathol. Bakteriol. **20** (1957) 710–715.

Spezifische toxikologische Prüfungen bei Chemikalien und Pflanzenschutzmitteln

M. Herbst, W. Mayr

Abstract

Specific toxicological tests of chemicals and pesticides

The studies for safety evaluation of chemicals and pesticides are regulated by legal provisions for notification respectively registration, but differ with regard to the requirements as to test strategy and evaluation dependent on the intended use.

For the *testing of chemical substances* and preparations a list of methods for the assessment of physical properties and of short-term/long-term and eco-toxicology has been established on an international level (OECD, EEC) as well as on a national level (Chemicals Act, Germany) to obtain guidelines as uniform as possible for the evaluation of chemicals to the protection of man and environment.

The extent and sequence of the various test requirements are primarily determined by the quantities placed on the market and are specified in a socalled "Step System". Each step shall allow to evaluate the potential hazards of a substance with a view to health protection, industrial hygiene and environment protection.

The tests of the "Base Set" comprise studies on acute toxicity with two different routes of administration, a 28-day toxicity study as well as tests for skin and eye irritation, skin sensitisation, two mutagenicity tests and ecotoxicity studies which are not dealt with here.

Level I and II provide for gathering additional knowledge based on the findings of the Base Set, thus requiring close communication between applicant and registration authority. These levels call for more detailed tests, among others for chronic toxicity, reproduction toxicity, mutagenicity and carcinogenicity as well as biotransformation, toxicokinetics and behavioural effects of the test substance.

The possible legal consequences ensuing from the assessment of the test results are specific classification, labelling (assignment of hazard symbols), packaging, limitations or prohibitions for manufacturing and use.

Testing of pesticides has to cover the investigation of the toxic potential of the product in the field of manufacture and industrial use (user protection) as well as its residues with a view to possible impairment to human health by consumption of contaminated food (consumer protection). (Investigation on environmental behaviour or other interactions are not dealt with here.)

Within the range of user toxicology, animal experimental studies include tests for acute and subchronic toxicity with oral and inhalation administration, and in particular for dermal application. In addition to tests for skin and eye irritation and skin sensitisation the product has to be investigated, if indicated, for its neurotoxic potential and in simultaneous administration with other active principles (combination toxicity).

To extend the risk assessment to human use with its possibly unlimited exposure, additional toxicity studies are required for long-term toxicology (two species) and reproduction toxicology as well as for the mutagenic and carcinogenic potential of pesticides. Whenever one or more metabolites appear in quantities of 10% or more of the test compound, additional studies will be necessary.

Starting from the assessment of toxicity data the product has to be classified and preventive protective measures have to be proposed. Additionally, it should be established for the consumer an Acceptable Daily Intake (ADI).

Einleitung

Die Sicherheitsuntersuchungen vor der Ausbietung von Arzneimitteln, Chemikalien und Pflanzenschutzmitteln sind weitgehend über gesetzliche Vorschriften zur Anmeldung/Registrierung geregelt [1, 2, 8, 11, 13]. Obwohl Chemikalien, Pestizide und Arzneimittel im allgemeinen synthetisierte oder definierte chemische Verbindungen darstellen, unterscheiden sich die Prüfanforderungen und die Bewertungen der Stoffe durch unterschiedliche Zweckbestimmungen. Von diesen sind deutlich verschiedene Produktionsmengen ebenso abhängig wie unterschiedliche Verteilung und differente Belastungen definierter oder weniger klar charakterisierter Zielgruppen.

Zunächst sollen die dem experimentellen und bewertenden Toxikologen bekannten und wesentlichen Besonderheiten der zu besprechenden Stoffgruppen für den Aufbau von Prüf- und Bewertungsstrategien gegenüber Pharmazeutika aufgezeigt werden. Hinsichtlich Verteilung, pharmakodynamischer Wirkung, Schutzobjekten, Herstellungsmengen und Umweltbelastung ergeben sich ebenso erhebliche Diskrepanzen wie für die Expositionsmöglichkeiten (Tab. 1).

Verallgemeinernd kann angemerkt werden, daß bei Arzneimitteln ein aktiver und gezielter Einsatz mit pharmakodynamisch wirksamen Dosen an limitierten Personenzahlen (Patienten) über eine definierte Zeit vorgesehen ist. Dagegen ist bei Chemikalien und Pflanzenschutzmitteln am Menschen prinzipiell weder ein gewollter und kontrollierter Einsatz noch eine pharmakodynamische Wirkung beabsichtigt. Der kontaminierte Personenkreis ist oft zahlenmäßig nicht begrenzbar, ebensowenig wie die Expositionszeiten oder Kontaminationen im einzelnen eindeutig vorhersehbar sind. Während die Kontrolle von Patienten bei oder nach Arzneimittelgabe schon bei der klinischen Prüfung erfolgt, entzieht sich der Pestizid- oder Chemikalien-Exponierte, außer in der Herstellung und eventuell bei der Anwendung, weitestgehend gezielten Überwachungsmaßnahmen. Für Pflanzenschutzmittel

Tabelle 1 Unterschiedliche Expositionen bei der Anwendung von Arzneimitteln, Chemikalien (CH), Pflanzenschutzmitteln (PSM)

Exposition	Arzneimittel	CH/PSM
Absicht	aktiv/kontrolliert	ungewollt passiv/unkontrolliert
Art	vorgesehene Therapie, meist oral	vorwiegend dermal und inhalativ (Herstellung und Anwendung) Konsument – oral
Dosis	hoch	niedrig-hoch (Anwender) niedrig (Konsument)
Dauer	definiert	undefiniert
Zahl der expon. Personen	limitiert	größerer Personenkreis
Population	Mensch (Haustier)	Mensch, Haus- und Wildtiere, Wasser, Boden, Luft, terrestrische und aquatische Systeme
Metaboliten	aus eigenem Stoffwechsel	eig. Stoffwechsel sowie Tiere, Pflanzen, Wasser, Boden, Luft (biotischer und abiotischer Abbau)

und Chemikalien kommen noch weitere schützenswerte Lebewesen im Wasser, im Boden und in der Luft hinzu. Ferner spielen quantitative Belastungen und stattfindende Umbauvorgänge in der uns umgebenden Materie für die Gefahrenabwägung eine bedeutende Rolle.

Für die Bewertung möglicher Umweltrisiken sind behördlicherseits zahlreiche Untersuchungen zur Ökotoxikologie vorgeschrieben, auf die wir hier nicht detailliert eingehen können, da die Gesamtphilosophie der Ökotoxizitätsprüfungen selbst einer umfangreicheren Darstellung bedürfte. Es soll zu dieser recht jungen, interdisziplinären Wissenschaft nur kurz bemerkt werden, daß sie sich mit den Effekten chemischer Substanzen auf Organismen in Populationen und Ökosystemen befaßt, soweit potentiell daraus direkt oder indirekt Schäden entstehen können. Diese nachteilige Beeinflussung kann akut durch kurzdauernde Einwirkung einer hohen Dosis der ökologischen Fremdsubstanzen oder ihrer Abbauprodukte bedingt sein. Häufiger ist die chronische Belastung mit kleinen Mengen und die daraus resultierenden vielfältigen Effekte auf aquatische und terrestrische Systeme Gegenstand der Überlegungen. Kompliziert wird die Aufdeckung von Schäden dann, wenn nicht nur direkte Wirkungen auf Zielorganismen zur Untersuchung anstehen, sondern Auswirkungen auf ganze Ökosysteme zu prüfen sind. Bei unseren Betrachtungen lassen wir also bewußt die derzeit üblichen Testansätze zur ökotoxischen Charakterisierung einer Substanz, die meist an Einzelspezies als Indikatororganismen und selten an Modellökoystemen durchgeführt werden, weitgehend außer acht.

Prüfungen von Chemikalien

Die Anforderungen zur Prüfung von chemischen Stoffen und Zubereitungen im Chemikalien-Gesetz [1] sind in einer EG-Richtlinie, der sog. 6. Änderungsrichtlinie [11], enthalten, die in nationales Recht umgesetzt wurde. Danach sollen Mensch und Umwelt in gleichem Maße vor schädlichen Einwirkungen gefährlicher Stoffe geschützt werden.

Die internationale Zusammenarbeit von Expertenkommissionen auf OECD- und EG-Ebene führte nicht nur zu einer weitgehenden internationalen Harmonisierung der nationalen Gesetzgebungen in der EG, sondern auch zur Erarbeitung eines Prüfmethodenkatalogs, in dem Umfang, Ausführung und Qualität der Einzelprüfungen angegeben sind [6].

Die Zielrichtung der präklinischen Prüfung von Arzneimitteln ist die Umsetzung von Ergebnissen aus Toxizitätsversuchen für die Risikoabschätzung der prospektiven Therapie am Menschen. Sinn und Zweck der Pflanzenschutzmittel- und Chemikaliengesetzgebung sind weiter gefaßt, da nicht nur die Gefährlichkeit eines Stoffes isoliert in direktem Bezug auf den menschlichen Organismus gesehen wird, sondern zusätzlich mögliche Gefahren abzuschätzen sind, die durch Herstellung und Anwendung in der Umwelt entstehen können. Dazu wurden praktikable Laborprüfstandards für folgende wissenschaftliche Gebiete von der OECD erarbeitet:

- physikalisch-chemische Eigenschaften,
- Kurzzeittoxizität,
- Langzeittoxizität,
- Abbau/Akkumulation,
- Ökotoxizität.

Stufenplan

Umfang und Reihenfolge der Prüfanforderungen auf obengenannten Gebieten werden primär von der hergestellten Menge bestimmt und sind im sog. Stufenplan festgelegt (Tab. 2). Der Stufenplan ist so angelegt, daß auf jeder Stufe eine Bewertung der Gefährlichkeit eines Stoffes oder einer Zubereitung anhand der Ergebnisse der einzelnen Untersuchungen aus der Sicht des Gesundheits-, Arbeits- und Umweltschutzes möglich sein sollte, wenn auch qualitative Bewertungsunterschiede infolge der protrahierten Beibringung von Versuchsergebnissen bestehen. Soll ein neuer Stoff in einer Menge von mehr als einer Tonne jährlich produziert werden, muß er einem Anmeldeverfahren unterzogen werden. Dazu ist eine Reihe von Testergebnissen vorzulegen, die in der sog. Grundprüfung (Stufe 0, Base Set) angegeben sind.

Werden die Vermarktungsgrenzen 100 Jahrestonnen oder seit Beginn der Herstellung die Gesamtmenge von 500 Tonnen bzw. 1000 Jahrestonnen oder kumulativ

Tabelle 2 Prüfumfang in Abhängigkeit vermarkteter Mengen (Stufenplan)

Menge, jährlich	Menge, kumulativ	Prüfnachweis
weniger 1 t	–	(Mitteilung)
ab 1 t	–	Grundstufe
100 t	500 t	Stufe 1
1000 t	5000 t	Stufe 2

5000 Tonnen überschritten, müssen entsprechend den Prüfprogrammen der Stufen 1 und 2 weitere Prüfnachweise der Anmeldestelle vorgelegt werden.

Von der Anmeldepflicht ausgenommen sind:

- Polymere Stoffe mit < 2% Gewichtsteilen an Monomeren;
- Stoffe, die sich noch in der Entwicklung befinden für längstens 1 Jahr;
- Stoffe, die in Mengen von weniger als 1 Tonne pro Jahr hergestellt werden. Für diese Stoffe besteht, außer für Stoffe, die ausschließlich im Labor Verwendung finden, lediglich eine Mitteilungspflicht (§ 16, Abs. 3, ChemG).

Bei der Festlegung der Reihenfolge und des Umfanges der Prüfungen auf den einzelnen Stufen ließ sich der Gesetzgeber nicht nur von der Bedeutung einzelner gefährlicher Eigenschaften und der wissenschaftlichen Folgerichtigkeit beeinflussen, sondern es fanden auch wirtschaftliche Gesichtspunkte wie Zeit und Kostenaufwand für die Durchführung der einzelnen Prüfpunkte Berücksichtigung.

Dieses Stufenkonzept, das auf sogenannte „Normalstoffe" zugeschnitten ist, stieß zum Teil auf heftige Kritik, da z. B. hoch- und mindertoxische Stoffe gleichartig der stufenweisen Prüfung unterliegen. Im Gegensatz zu den Arznei- und Pflanzenschutzmitteln liegen bei Chemikalien die Ergebnisse aller auf den verschiedenen Stufen durchzuführenden Tests erst Jahre nach Beginn der Vermarktung vor. Eine abschließende Gefährlichkeitsbewertung, wie sie für Arznei- und Pflanzenschutzmittel bei deren Zulassung durchgeführt wird, kann bei den Chemikalien erst erfolgen, wenn mehr als 1000 jatos oder kumulativ mehr als 5000 t anfallen. Es ist anzunehmen, daß für die meisten der in den Verkehr gebrachten Stoffe diese 5000-t-Grenze nie erreicht wird, eine endgültige Bewertung demzufolge wegen fehlender Daten nicht möglich ist.

Neben der geplanten bzw. bisher produzierten Menge eines Stoffes, die entscheidet, ob Prüfungen der Stufe 0, 1 oder 2 durchzuführen sind, spielen noch weitere Randbedingungen bei der Wahl der einzelnen toxikologischen Tests eine Rolle, z. B.
exponiertes bzw. gefährdetes Personenkollektiv (Allgemeinbevölkerung, Arbeitnehmer),
Dauer der Exposition (evtl. zeitliches Vorziehen einer erst auf Stufe 1 oder 2 vorgesehenen Langzeitstudie),
Art und Weise der Expositionsmöglichkeit (Wahl der Applikationsart),
Physikalisch-chemische Eigenschaften (Wahl der Applikationsart).

Grundstufe

Das Ziel, das auf der Grundstufe im wesentlichen erreicht werden soll, ist ein Sich-Herantasten an das toxische Wirkprofil des anzumeldenden Stoffes (Tab. 3).

Dazu müssen zunächst Prüfnachweise auf akute Toxizität an einer Nagetierart, in der Regel an der Ratte, auf oralem und mindestens einem weiteren Verabreichungsweg, d. h. dermal oder inhalativ, durchgeführt werden. Bei der Wahl dieses 2. Applikationsweges spielen neben der Expositionsmöglichkeit bei bestimmungsgemäßer Verwendung physikalisch-chemische Eigenschaften eine Rolle. So ist bei flüchtigen Flüssigkeiten neben der oralen Verabreichung auch die inhalative, bei Gasen ausschließlich die inhalative Exposition zu prüfen.

Tabelle 3 Prüfnachweise auf der Grundstufe (Produktionsmenge: > 1 jato)

1. phys., chem. und phys.-chem. Eigenschaften (13 verschiedene Parameter) Hilfsstoffe, Verunreinigungen
2. Prüfungen auf Toxizität akute Toxizität (Ratte, 2 Appl.-wege) subakute Toxizität (Ratte, 28 Tage) Reiz-/Ätzwirkung (Haut, Auge) sensibilisierende Wirkung mutagene/cancerogene Wirkung (Anhaltspunkte)
3. Prüfungen auf Ökotoxizität akute Toxizität (Fisch, Daphnien) abiotischer/biotischer Abbau

Die gleichen Kriterien gelten auch bei der Wahl der Applikationsart für die subakute Toxizitätsstudie, die die einzige Untersuchung mit wiederholter Gabe auf der Grundstufe ist. Sie ist mindestens über 28 Tage an der Ratte durchzuführen.

Auf eine Besonderheit, sogenannte Limittests durchführen zu können, sei hingewiesen. Bewirkt bei der akuten Toxizitätsprüfung z. B. die orale Gabe von 5000 mg/kg keine Letalität bzw. treten nach wiederholter oraler bzw. dermaler Verabreichung bei einer Dosis von 1000 mg/kg keine Toxizitätszeichen auf, brauchen keine weiteren Dosierungen geprüft zu werden.

Die mögliche Gefährdung bei direktem Kontakt der Prüfsubstanz mit Haut und Auge soll durch Prüfungen auf reizende, ätzende sowie auf sensibilisierende Eigenschaften abgeklärt werden.

Stufe 1 und 2

Während auf der Grundstufe die Durchführung der Prüfungen eindeutig und klar formuliert ist, trifft dies für die Stufen 1 und 2 (Tab. 4) nur bedingt zu. Bei der

Planung dieser weiterführenden Studien ist ein Dialog zwischen Hersteller und Bewertungs- bzw. Anmeldestelle unbedingt nötig, da im Gesetz Spielraum für die Prüfanordnungen gegeben und zum zeitlichen Verlauf keine Angaben gemacht sind. Da z. B. für eine Kanzerogenitätsstudie einschließlich Auswertung drei bis vier Jahre anzusetzen sind, ist es vorstellbar, daß bei zunehmender Produktion eines Stoffes die Mengenschwellen schneller überschritten werden, als die Prüfungen durchgeführt und die Unterlagen eingereicht werden können.

Tabelle 4 Prüfnachweise der Stufen 1 und 2

Stufe 1 (> 100 jato bzw. 500 t kumulativ):
subchronische Toxizität (Ratte, 90 Tage)
Beeinträchtigung der Fruchtbarkeit (1–2 Generationen)
fruchtschädigende Eigenschaften (Teratogenität i. a. an Nagern)
krebserzeugende und erbgutverändernde Eigenschaften
umweltgefährliche Eigenschaften
Stufe 2 (> 1000 jato bzw. 5000 t kumulativ):
chronische Toxizität
krebserzeugende Eigenschaften (Kanzerogenitäts-Studie)
fruchtbarkeitsverändernde und fruchtschädigende Eigenschaften (3 Generationen/Teratogenität an Nichtnagern)
verhaltensstörende Eigenschaften
biotransformatorische und toxikokinetische Eigenschaften
akute und subakute Toxizität an zwei weiteren Spezies
weitere umweltgefährliche Eigenschaften

Auf der Stufe 1 sollen Erkenntnisse über mögliche toxische Wirkungen vertieft und erweitert werden, während nach Abschluß der Prüfungen der Stufe 2 eine abschließende Bewertung der Gefährlichkeit des betreffenden Stoffes, auch auf der Basis subchronischer und chronischer Toxizitätsversuche, möglich sein sollte (Risikoabschätzung/Risk Assessment).

In allen Stufen werden Aussagen auf erbgutverändernde und – krebserzeugende Eigenschaften gefordert (Tab. 5). Die Grundstufe verlangt ein reines Prescreening-Verfahren, da laut Rechtsverordnung [14] lediglich zwei Mutagenitätstests durchzuführen sind. Dabei sollen ein bakterieller Test mit und ohne Stoffwechsel-Aktivierung, z. B. der Ames-Test, und ein nicht bakterieller Test, z. B. der Mikronukleus-Test, durchgeführt werden. Da nur das Mutagenitätsscreening in der Grundstufe vorgeschrieben ist, muß dieses auch für die Interpretation potentieller krebserzeugender Eigenschaften herangezogen werden. Die Behörde kann daraus präventive Maßnahmen ableiten und z. B. Nachforderungen stellen. Zur endgültigen Abklärung des mutagenen Potentials sind auf der Stufe 1 weitere Mutagenitätstests vorgesehen.

Tabelle 5 Prüfnachweise auf erbgutverändernde und krebserzeugende Eigenschaften

Grundstufe:	Prescreening (nur Mutagenitätstests) – ein bakterieller Test – ein cytogenetischer Test
Stufe 1:	a) erbgutverändernde Eigenschaft: – mindestens ein weiterer Test b) krebserzeugende Eigenschaft: – längerfristige Untersuchung (keine Kanzerogenitätsstudie; Notlösung Mutagenitätstest, Zelltransformationstest)
Stufe 2:	krebserzeugende Eigenschaft: – Langzeituntersuchung am Tier (Kanzerogenitätsstudie) – epidemiologische Untersuchungen

Auch auf der Stufe 1 gibt das Chemikaliengesetz keinen Hinweis, wie die Kanzerogenitäts-Prüfung auszusehen hat, noch macht eine Rechtsverordnung dazu eine gültige Aussage. Erst auf der Stufe 2 ist das krebserzeugende Potential eines Stoffes durch einen Kanzerogenitätsversuch abzuklären.

Die möglichen Wirkungen eines Stoffes auf Fruchtbarkeit und Nachkommen sollen weitgehend auf der Stufe 1 abgklärt werden (Tab. 4). Dazu ist die Beeinträchtigung der Reproduktion an einer Tierart und einer Generation zu prüfen, wobei bei zweifelhaften Ergebnissen die Untersuchung auch auf die zweite Generation auszudehnen ist. Zusätzlich müssen Hinweise auf das teratogene Potential gewonnen werden.

Haben sich auf der Stufe 1 kritische Prüfergebnisse ergeben, müssen auf Stufe 2 eine weitere Fortpflanzungsstudie über drei Generationen sowie die Prüfung auf teratogene Eigenschaften an einer Nichtnagerspezies durchgeführt werden.

Zu den ebenfalls zu charakterisierenden verhaltensstörenden Eigenschaften auf der Stufe 2 gibt es noch keine ausgearbeitete Prüfrichtlinie. Unter dieser Prüfung ist eine Untersuchung von Verhaltensstörungen im Sinne einer erweiterten Neurotoxizitätsprüfung zu verstehen [12].

Die Darstellung von biotransformatorischen und toxikokinetischen Eigenschaften wird bei der Prüfung von Chemikalien erst auf der Stufe 2 notwendig. Es wäre sicher von Vorteil, wenn diese Untersuchungen schon bei einer geringeren Vermarktungsgrenze, d. h. zu einem früheren Zeitpunkt vorliegen würden. Wenn sich Anhaltspunkte ergeben, daß der Mensch einen chemischen Stoff signifikant verschieden von der Tierart mit erfolgter Toxizitätsprüfung metabolisiert, sind spätestens bei Errei-

chen der Stufe 2 weitere Untersuchungen zur akuten und subakuten Toxizität an zwei weiteren Tierarten notwendig.
Grundsätzlich soll zur Erfüllung der Prüfvorschriften festgehalten werden, daß auf eine Einzelprüfung nur verzichtet werden kann, wenn sie technisch nicht durchführbar oder nach dem Stand der wissenschaftlichen Erkenntnisse nicht erforderlich ist. Auf der anderen Seite ist im Gesetz vorgesehen, daß auch zusätzliche Tests von der Behörde nachgefordert werden können, unabhängig von den Mengenschwellen des Stufenplanes, wenn dies aufgrund der vorliegenden Prüfergebnisse für die Beurteilung eines Stoffes nötig erscheint.

Gesetzliche Konsequenzen

Die regulatorischen Konsequenzen, die sich aus den Ergebnissen dieser Prüfnachweise ergeben, unterscheiden sich im Vergleich zu Pharmaka erheblich. Außer der Möglichkeit der Beschränkung oder des Verbotes der Vermarktung gibt es in Abhängigkeit von den Prüfergebnissen für gefährliche Stoffe die Pflicht zur Einstufung, Verpackung und Kennzeichnung.

Anhand der Ergebnisse der Prüfungen muß, entsprechend dem Kennzeichnungsleitfaden [4], kein bzw. das entsprechende Gefährlichkeitsmerkmal zugeordnet werden. Diese sog. Einstufung stellt die kürzeste Form der Gefährlichkeitsbeschreibung eines Stoffes dar. Als Beispiel dient die in Tabelle 6 wiedergegebene Einstufung in Giftklassen anhand der LD/LC-50-Werte. Weitere Gefährlichkeitsmerkmale, die durch toxikologische Prüfergebnisse festzulegen sind, lassen sich in Tabelle 7 unter den Buchstaben d und e sowie k bis n finden.

Abschließend soll zur Prüfung von Chemikalien erwähnt werden, daß auch im Chemikaliengesetz ein Qualitätssicherungsprogramm verankert wurde, um einerseits internationalem Niveau zu entsprechen und andererseits die Voraussetzungen für eine weltweite Anerkennung von Studien zu schaffen [5].

Tabelle 6 Einstufung anhand von akuten Toxizitätsdaten (LD/LC 50-Werte)

Gefährlichkeitsmerkmal:		sehr giftig	giftig	mindergiftig (gesundheitsschädlich)
LD 50 mg/kg	Ratte oral	≤25	25–200	200–2000
LD 50 mg/kg	Ratte oder Kaninchen dermal	≤50	50–400	400–2000
LC 50 mg/l/4h	Ratte inhalativ	≤0.2	0.5–2	2–20

Tabelle 7 Gefährlichkeitsmerkmale (ChemG § 3, Nr. 3)

a)	sehr giftig,	
b)	giftig,	akute Toxizität
c)	mindergiftig,	
d)	ätzend,	akute Reiz-/Ätzwirkung
e)	reizend,	an Haut und Auge
f)	explosionsgefährlich,	
g)	brandfördernd,	physikalisch-chemische
h)	hochentzündlich,	Messungen
i)	leichtentzündlich,	
j)	krebserzeugend,	Kanzerogenitätsstudie
l)	fruchtschädigend,	Teratogenitätsstudie
m)	erbgutverändernd,	Mutagenitätstests
n)	sonstige chronisch	subakute, subchronische und chronische Studien
	schädigende Eigenschaften	Hautsensibilisierung
		Verhaltenstests

Prüfung von Pflanzenbehandlungs- und Schädlingsbekämpfungsmitteln

Die häufig geäußerte Meinung, daß der Einsatz von Pestiziden neben unkontrollierter Belastung von Menschen, Tieren und Umwelt keine wirkliche Begründung hat, läßt sich mit publizierten Daten widerlegen. Augenblicklich gehen noch mindestens 30% der Welternte jährlich verloren, und die Ernteverluste würden sich bei Nichteinsatz dieser Mittel verdoppeln. Diese positive Bilanz für den Einsatz von Pflanzenschutzmitteln bedingt zwangsläufig die Forderung nach weiterem intensiven Gebrauch dieser Mittel im Bereich der pflanzlichen Nahrungsgewinnung und der Vorratshaltung [9]. Für zahlreiche der eingesetzten Mittel steht damit auch die Rückstandsbildung in der Nahrung zur Diskussion. Deshalb muß in diesem Kontext die Frage nach der Bewertung dieser Rückstände im Hinblick auf eine mögliche Beeinflussung der menschlichen Gesundheit durch den Verzehr rückstandsbehafteter Nahrungsmittel gestellt werden. Vor der Vermarktung kann es zur Kontamination der in Produktion und Anwendung dieser Stoffe tätigen Personen kommen, für die ebenfalls eine Risikoabschätzung vorgenommen werden muß. Beide Zielgruppen werden terminologisch als „Anwender" und „Verbraucher" subsumiert, für deren Schutz eine aus toxikologischer Sicht vertretbare Belastung bestimmt werden muß.

Untersuchungen zum Anwenderschutz

Grundsätzlich ist davon auszugehen, daß in der Produktion und in der gewerblichen Anwendung substanzbezogene Informationen und Überwachungen durch Festlegung in der Arbeitsstoffverordnung für die exponierten Personen gegeben sind, so daß Sachkunde und entsprechende Vorsicht unterstellt werden können. Die am

Arbeitsplatz in der Industrie und bei intensiver Spritztätigkeit von gewerbsmäßigen Anwendern vorhandene Belastung dürfte vergleichbar hoch sein, während beim Hobbygärtner mangelnde Sachkunde und weitgehend fehlende Schutzmaßnahmen unterstellt werden. Trotzdem wird der Belastungsgrad des gewerbsmäßigen Anwenders infolge der längeren Einsatzperiode als höher eingeschätzt, wie das auch seitens der Deutschen Forschungsgemeinschaft in der Publikation „Zur Bewertung gesundheitlicher Gefahren für den Anwender von Pflanzenschutzmitteln" ausgeführt wird [17].

Die unter dem Begriff der Anwendertoxikologie [3] aufzulistenden tierexperimentellen Untersuchungen umfassen akute Toxizitätsprüfungen, bei denen orale, dermale und inhalative Verabreichungen für den aktiven Wirkstoff und Formulierungen geprüft werden (Tab. 8). Haut- und Augenreiztests sowie Prüfung auf sensibilisierende Eigenschaften sind diesem Testpaket ebenso zuzurechnen wie die gleichzeitige Applikation anderer aktiver Wirkstoffe (sog. Kombinationstoxizitätsprüfungen) zur Abklärung möglicher additiver, potenzierender oder antagonistischer Wirkungen.

Subchronische Toxizitätsversuche bis zu drei Monaten Dauer an Ratten und Hunden dienen insbesondere auch zur Untersuchung des kumulativen Verhaltens des Stoffes und der Auffindung von Targetorganen.

Tabelle 8 EPA Pesticide Assessment Guidelines (1982), Data Requirements

Test	techn. chemical	manufacturing-use product	end-use product
Acute toxicity			
oral	×	×	×
dermal	×	×	×
inhalation	×	×	×
delayed neurotoxicity	×		
eye irritation		×	×
dermal irritation		×	×
dermal sensitization		×	×
Subchronic toxicity			
oral	×		
dermal	×		
inhalation	×		
neurotoxicity	×		
Chronic toxicity	×		
Oncogenicity	×		
Mutagenicity	×		
Teratogenicity	×		
Reproduction	×		
Special studies			
metabolism	×		
domestic animal safety testing	×		
dermal absorption	×		

Besonders bedeutsam sind die Ergebnisse der dermalen Toxizitätsprüfungen, da beim Anwender die dermale Belastung 95–99,8% beträgt, während inhalative und orale Kontaminationen vergleichsweise minimal sind [17]. Für die Berechnung der Gesamtbelastung ist somit die Kenntnis über die dermale Absorptionsquote für den Wirkstoff von besonderer Relevanz.

Für Phosphorsäureester soll nicht nur auf die Notwendigkeit einer gezielten Antidotsuche, sondern auch auf die Verpflichtung zur Neurotoxizitätsprüfung derartiger Substanzen hingewiesen werden. Da Verbindungen dieser Substanzklasse neurotoxische Eigenschaften besitzen können, ist diese Forderung in den Prüfrichtlinien der EPA und der japanischen Behörde [2, 8] verankert. Die gleichen Prüfrichtlinien lassen die Durchführung von Limittests, wie zuvor bei den Chemikalien erwähnt, für akute, subchronische und zusätzlich für reproduktionstoxikologische Versuche zu.

Untersuchungen zum Verbraucherschutz

Um die Risikoabschätzung nicht nur für den Anwender von Pflanzenschutzmitteln, sondern auch für den Verbraucher rückstandshaltiger Nahrungsmittel durchführen zu können, bedarf es erweiterter Toxizitätsuntersuchungen. So sind zur umfassenden Charakterisierung des Toxizitätsprofiles Versuche zur Langzeittoxikologie an zwei Tierspezies (davon ein Nichtnager), zur Reproduktionstoxikologie inklusive Generationsversuch, zur Kanzerogenität und zur Mutagenität weltweit notwendig. Die Untersuchungen zur Mutagenität haben zum Teil zahlenmäßig deutlich unterschiedliche Versuchsansätze in den Forderungskatalogen, jedoch sind Prüfungen mit gen- und chromosomenmutagenen Endpunkten vorzulegen, eventuell sind andere genotoxische Mechanismen wie Spindelhemmungen oder DNA-Interaktionen zu prüfen. Da diese kurz zusammengefaßten Versuche in Planung, Ansatz und Ausführung den toxikologischen Sicherheitsprüfungen mit Chemikalien und Pharmaka weitestgehend entsprechen, sollen keine einzelnen versuchstechnischen Aspekte besprochen werden, sondern noch kurz auf die spezifischen Toxizitätsversuche mit Pflanzenschutzmitteln bei wiederholter Applikation eingegangen werden (Tab. 9). Diese betreffen subchronische dermale, inhalative, neurotoxische und gegebenenfalls Metaboliten-Toxizitätsprüfungen, die – abhängig von Anwendungspraxis, chemischer Struktur oder dem Auftreten besonderer Metaboliten in oder auf Pflanzen – notwendig werden können.

Metaboliten kommt als Rückständen dann Bedeutung zu, wenn sie quantitativ relevant sind, d. h. etwa 10% der Ausgangssubstanz übersteigen, oder im Warmblütermetabolismus nicht oder in wesentlich geringerer Menge auftreten. Somit wird einer möglichen indirekten Intoxikation weitestgehend vorgebeugt.

Die spezifischen Prüfungen zur möglichen Umweltbeeinflussung werden, wie zu Anfang erwähnt, nicht beleuchtet.

Tabelle 9 Vergleich ADI – tatsächliche Aufnahme, USA 1976–1979 (Auszug aus GIFAP, 1984)

	ADI (µg/kg body-weight	Fraction of ADI Consumed (appr.)
aldrin + dieldrin	0,1	1/6–1/2
heptachlor + heptachlor-epoxide	0,5	1/90–1/60
chlordane + oxychlordane	1,0	1/600–1/250
endosulfan (total)	7,5	1/750
lindane	10	1/4000–1/2500
DDT + DDE + TDE	5	1/100–1/50
methoxychlor	100	1/30 000–1/10 000
dicofol	25	1/6000–1/2500
parathion	5	1/5000–1/1000
parathion-methyl	1	1/1700
malathion	20	1/150–1/75
diazinon	2	1/500–1/200
phosalone	6	1/10 000–1/300
ethion	1	1/1600–1/40

Bewertung der toxikologischen Versuchsergebnisse

Da die Bewertung der Toxizitätsdaten von Pflanzenschutzmitteln besonderen Verfahren unterliegt, soll kurz auf dieses Procedere eingegangen werden. Vorwiegend dienen kritische Ergebnisse aus akuten Toxizitätsversuchen dazu, um Warnhinweise für den Umgang in Produktion und Anwendung zu geben. Die potentielle Gefährlichkeit wird, wie bei der Kennzeichnung von Chemikalien, durch Symbole sowie Angabe von sogenannten R- und S-Sätzen auf den Etiketten ausgewiesen. Mit der Angabe dieser Sicherheitsratschläge (S-Sätze) und der Bezeichnung der besonderen Gefahren (R-Sätze) wird der Arbeitsstoffverordnung entsprochen [10, 15]. In der Produktion wird durch verschiedene Maßnahmen, z. B. Herstellung in geschlossenen Systemen, Tragen geeigneter Schutzkleidung u. a., und für die Anwender durch Entwicklung spezifischer Ausbringtechniken die Exposition minimiert. Zusätzlich werden gezielte gewerbehygienische Prüfungen zur Gesundheitskontrolle durchgeführt.

Für den Konsumenten rückstandsbehafteter Nahrung einschließlich Risikogruppen wie Kranke, Alte, Kleinkinder, Schwangere u. a. muß eine tolerierbare Fremdstoffbelastung bestimmt werden, die gesundheitliche Schädigungen praktisch ausschließt. Dazu haben verschiedene Verbände und Behörden unterschiedliche Bewertungsschemata entwickelt. So wird seitens der WHO ein Sicherheitsfaktor von 100 zum „no toxic effect level" der empfindlichst reagierenden Spezies in chronischen Toxizitätsversuchen zur Festlegung des „acceptable daily intake" (ADI) herangezogen und die Resultate dieser Evaluationen periodisch publiziert [16]. Seitens der Deutschen Forschungsgemeinschaft gehen neben Zahl und Umfang der vorgelegten

Studien auch deren Qualität in die Bewertung ein und bedingen den einzusetzenden Sicherheitsfaktor zur Festlegung der „duldbaren täglichen Aufnahmemenge" (DTA) [7]. Daß sich in der Praxis diese Verfahren bewährt haben, zeigt die Tabelle 9, in der eine Gegenüberstellung der erlaubten täglichen Aufnahmemenge (ADI) und der tatsächlichen Aufnahme von Rückständen mit der Nahrung wiedergegeben ist. Selbst für die chlorierten Kohlenwasserstoffverbindungen, die als stärkste Rückstandsbilder anzusehen sind, bestehen zwischen erlaubter und tatsächlicher Aufnahme z. T. erhebliche Spannen.

Literatur

[1] Gesetz zum Schutz vor gefährlichen Stoffen. Chemikalien-Gesetz (ChemG) vom 16. 9. 1980. BGBl. **1** (1980) 1718.

[2] Guidelines for Preparation of Pesticide Toxicological Study Data (Translation, draft). Japan 1983.

[3] Herbst, M.: Toxikologische Untersuchungen von Pflanzenbehandlungs- und Schädlingsbekämpfungsmitteln als Voraussetzung der Risikobewertung für Menschen. Mitt. Biol. Bundesanst. Land-Forstwirtsch. Berlin **191** (1979) 35.

[4] Leitfaden für die Einstufung und Kennzeichnung von gefährlichen Stoffen und Zubereitungen und Auswahlkriterien für Bezeichnung der besonderen Gefahren (R-Sätze) und Sicherheitsratschläge (S-Sätze). Amtsblatt der EG Nr. L 257/13 vom 16. 9. 1983.

[5] OECD-Grundsätze der guten Laboratoriumspraxis. Bundesanzeiger Nr. 42, 357-5724-03 Bonn, 4. 2. 1983.

[6] OECD Guidelines for Testing of Chemicals. OECD. 1981.

[7] Ohnesorge, F. K.: The Concept of Risk Calculation for Pesticides in the „Deutsche Forschungsgemeinschaft" (DFG). In: Registration and Decision-Making Processes for Drugs, Pesticides and Chemicals (M. Herbst, D. Neubert, Hg.). Proceedings of the 2nd International RCC-Symposium, Basel, 17.–18. Mai 1984.

[8] Pesticide Assessment Guidelines, Subdivision F, Hazard Evaluation: Human and Domestic Animals. EPA, Paris.

[9] Pesticide Residue in Food. GIFAP, Brüssel. März 1984.

[10] Pesticides, 6th edition. Council of Europe, Strasbourg 1984.

[11] Richtlinie des Rates vom 18. 9. 1979 zur 6. Änderung der Richtlinie 67/548/EWG zur Angleichung der Rechts- und Verwaltungsvorschriften für die Einstufung, Verpackung und Kennzeichnung gefährlicher Stoffe (79/831/EWG). Amtsblatt der EG Nr. L 259/10 vom 15. 10. 1979.

[12] Roll, R.: Prüfung und Bewertung von chemischen Stoffen im Hinblick auf den Gesundheitsschutz im Rahmen des Chemikaliengesetzes. Bundesgesundhbl. **27** (1984) 329.

[13] Unterlagen zur Toxikologie eines Pflanzenschutzmittels im Rahmen des Zulassungsverfahrens. Richtlinien des Bundesgesundheitsamtes. Biologische Bundesanstalt für Land- und Forstwirtschaft, Merkblatt Nr. 33, 2. Aufl., 1975.

[14] Verordnung über Anmeldeunterlagen und Prüfnachweise nach dem Chemikaliengesetz (ChemG Anmelde- und Prüfnachweis V) vom 30. 11. 1981. BGBl. **1** (1981) 1234.

[15] Verordnung über gefährliche Arbeitsstoffe (Arbeitsstoffverordnung – ArbStoffV) vom 11. 2. 1982. BGBl. **1** (1982) 145.

[16] Vettorazzi, G. J.: In: Evaluation of Toxicological Data for the Protection of Public Health. Proc. Intern. Coll. Luxembourg, Dez. 1976 (W. J. Hunter, J. G. P. M. Smeets, Hg.). Pergamon Press, Oxford.

[17] Zur Bewertung gesundheitlicher Gefahren für den Anwender von Pflanzenschutzmitteln. Mitteilung 13 der Kommission für Pflanzenschutz-, Pflanzenbehandlungs- und Vorratsschutzmittel der Deutschen Forschungsgemeinschaft. VCH Verlagsgesellschaft, Weinheim 1985.

Tierversuchsrelevante Angaben in der tierexperimentellen Literatur

C. Messow, Y. Crooks, S. Naumann

Abstract

Statements relating to experiments on animals in the laboratory animal science literature

This contribution aims to find out to which extent statements relating to experiments on animals have been described in original publications (German as well as English journals) in order to guarantee useful test results. With such an analysis of the contents qualitative and quantitative results can be achieved. Statements out of the laboratory animal science literature become important for different reasons:

1. Possibility to compare the received results with other experiments.
2. Possibility to repeat the experiments exactly, perhaps in order to revise the results.
3. Statements regarding planning and organisation in the management of animal experiments (animal laboratories, breeders).
4. Datas with respect to the training program for the people occupied in experiments on animals (experimentators, additional helpers).
5. Statistic datas for animal protection (number of various used animal species, classification of the experiments on animals according to the grade of stress for each animal).

The following journals were checked: "Zeitschrift für Versuchstierkunde", Verlag VEB Fischer, Jena; Virchow Archiv Abt. A, Springer, New York, Heidelberg, Berlin; Archives of Pathology and Laboratory Medicine, American Medical Association, Chapel Hill, North Carolina; American Journal of Pathology, Haper & Co, Philadelphia and Montpelier; Laboratory Animals, Journal of the Laboratory Animal Science Association (LASA), Laboratory Animals Ltd., London.

All original publications of the years 1976, 1977, 1978, and 1981 out of these journals were checked in order to find out how many of these were publications on animal experiments. Out of 2097 publications 918 (= 43,8%) relating to experiments on animals were examined with the aid of a questionnaire catalogue, obtaining scientific data on experiments on animals and laboratory animal science in the form of describing statistics. The laboratory animal species is the only parameter stated in each publication. The animal strain, the number of animals, age and sex were mentioned at least in every second publication. Body weight, housing and feeding were described less than 50% in the majority of the experiments. The choice of the method of killing was stated in approximately every third publication. The statements varied often quite considerably not only in the journals reviewed, but also with regard to the discipline. On the whole, the statements describing laboratory animals themselves, their environment as well as the manipulations performed on them are not always adequate to justify the demand for standardization and reproduction. For reasons of animal protection, editors and authors should endeavour the produce the relevant data more completely.

Über die Frage der Notwendigkeit tierexperimenteller Arbeiten ist ohne Zweifel gerade in den letzten Jahren viel gesagt und auch geschrieben worden. Nun wird aber nach Walter [21] ein Experiment durch seine Beschreibung definiert. Als Beschreibung habe aber nur das zu gelten, was ausdrücklich formuliert ist.

Nach Holsti [11] ist die Inhaltsanalyse eine „Methode um Aussagen zu gewinnen, indem man systematisch und objektiv zuvor festgelegte Merkmale von Inhalten erfaßt". Dabei werden nicht nur qualitative, sondern auch quantitative Ergebnisse erzielt. Unter dieser Prämisse werden aber die Angaben in der tierexperimentellen Literatur aus verschiedenen Gesichtspunkten von Wichtigkeit:

1. Möglichkeit der Vergleichbarkeit der erzielten Ergebnisse mit anderen Experimenten;
2. Möglichkeit der exakten Wiederholbarkeit, eventuell zum Zweck der Überprüfbarkeit der Ergebnisse;
3. Angaben zur Planung und Organisation des versuchstierkundlichen Management (Tierlaboratorien, Züchter);
4. Daten für den Umfang der Ausbildung für tierexperimentell Tätige (Experimentatoren, Hilfskräfte);
5. Statistisches Datenmaterial für Tierschutzfragen (zahlenmäßige Verwendung einzelner Tierarten, Einstufungen der Tierversuche nach ihrem Schweregrad der Belastung für das Einzeltier).

In der Literatur gibt es nur wenige Beiträge, die in derartiger Weise die Angaben in den tierexperimentellen Publikationen analysieren (Tab. 1).

Die Übersicht der Tabelle 1 zeigt, daß die bisherigen Veröffentlichungen mit einer Analyse der tierversuchsrelevanten Angaben sehr unterschiedlich angelegt sind. Ein Teil der Arbeiten hat als Basis ihrer Analyse nicht bestimmte Zeitschriften gewählt, sondern sind von einer Tierart [5] oder allgemeinen Gesichtspunkten ausgegangen [7, 1]. Lang und Vesell [12], die zwar aus einer Reihe von Zeitschriften ihre zur Analyse bestimmten Veröffentlichungen entnommen hatten, beziehen sich bei der Wiedergabe der Ergebnisse ihrer Analyse nicht auf bestimmte Zeitschriften, sondern stellen diese in einem Code-System dar. Haas [9] untersuchte Veterinärmedizinische Dissertationen der Bundesrepublik Deutschland auf tierversuchskundlich notwendige Angaben, wobei er zwei Zeiträume (1965–1971 und 1973–1979) verglich, um den Einfluß des Tierschutzgesetzes der Bundesrepublik Deutschland vom 24. 7. 1972 zu überprüfen.

Wenn man bedenkt, daß jährlich etwa 2 Millionen wissenschaftliche Publikationen in etwa 15 000 medizinischen Fachblättern erscheinen und in dem Zeitraum von

Tabelle 1 Tierversuchsrelevante Angaben in der tierexperimentellen Literatur

	Bisherige Literatur
Lang und Vesell (1976)	4080 Publikationen aus 10 diversen med. amerikanischen Zeitschriften 1972–1974
Dietzel und Lörcher (1977)	keine eigene Analyse Allgemeine Hinweise zur Thematik
Gamble (1979)	180 Publikationen aus medizinischen britischen Zeitschriften 1973–1974
Clough (1982)	250 Publikationen aus medizinischen britischen u. amerikanischen Zeitschriften 1980
Haas (1982)	297 Vet. med. Dissertationen der BRD mit tierexperimenteller Thematik 1965–1971; 1973–1979
Faensen (1983)	a) 49 Publikationen aus Laboratory Animals Science 1971–1976 b) 212 Publikationen Ratte/Pharmakologie Stichprobe aus 26166 gespeicherten tierexperimentellen Arbeiten 1971–1976

1971–1976 in der Datenbank ISI (Institute for Scientific Information) 600 000 Arbeiten über Versuchstiere gespeichert wurden, dann sind die Schwierigkeiten der Auswahl der zu analysierenden Arbeiten offenkundig. Weder die Bevorzugung einer Tierart noch die einzelner Zeitschriften kann zu allgemeingültigen Schlüssen führen. Bei der Wahl einer Tierart können bestimmte Faktoren, die vornehmlich oder sogar ausschließlich für diese Tierart zutreffen (z. B. Wahl der Tierart für bestimmte Untersuchungen), eine Einseitigkeit bedingen. Bei der Auswahl nach Zeitschriften werden die Zeitschriften im Interesse der Analyse stehen, in denen vorrangig tierexperimentelle Arbeiten veröffentlicht werden. Diese werden dann aber auch die größere redaktionelle Erfahrung auf diesem Gebiet besitzen. Es ist also bei verallgemeinernden Schlußfolgerungen immer Vorsicht geboten. Durch die starken Schwankungen der Angaben in den bisher analysierten Zeitschriften wird die Schwierigkeit der Auswahl offenkundig.

So unterschiedlich wie die Basis der analysierten Artikel ist, so verschieden sind auch die Gesichtspunkte, nach denen die Analysen vorgenommen wurden. Es ist trotzdem festzustellen, daß gewisse „Grundblöcke" in allen Arbeiten auftauchen, so daß ein Vergleich im gewissen Rahmen möglich wird.

Für unsere eigene Analyse wählten wir – trotz mancher Bedenken – Zeitschriften, die dem Bereich der Versuchstierkunde und der Pathologie entstammen. Diese wurden durchgesehen und die Artikel mit tierexperimenteller Thematik dann berücksichtigt. Die übrigen Beiträge wurden zahlenmäßig erfaßt und in Fallbeschreibungen, systematische Untersuchungen ohne tierexperimentelle Grundlage und nicht-tierexperimentelle Arbeiten allgemeiner Thematik unterteilt. Damit bekamen wir einen Überblick über die Häufigkeit tierexperimenteller Publikationen in den betreffenden Zeitschriften (s. Tab. 2).

Tabelle 2 Gesamtzahl der Arbeiten

Zeitschrift	Gesamtzahl	Tierexperim. Arbeiten	Fallbeschreibung	System. Untersuchung	Sonstiges
Zeitschrift f. Versuchstierkunde	136	97 (71,3%)	1 (13,2%)	–	38 (27,9%)
Virchow Archiv Abt. A	356	74 (20,8%)	126 (35,4%)	141 (39,6%)	15 (4,2%)
Archives of Pathology	587	102 (17,4%)	256 (43,6%)	170 (29,0%)	59 (10,1%)
American Journal of Pathology	722	431 (59,7%)	12 (1,7%)	138 (19,1%)	141 (19,5%)
Laboratory Animals	296	214 (72,3%)	20 (6,8%)	44 (14,9%)	18 (6,1%)
Gesamtzahl	2 097	918 (43,8%)	415 (19,8%)	493 (23,5%)	271 (12,9%)

Folgende Zeitschriften wurden bearbeitet:

1976–1978:	Zeitschrift für Versuchstierkunde (Verlag: VEB Fischer, Jena) Virchow Archiv, Abt. A (Verlag: Springer, New York, Heidelberg, Berlin)
1976–1978, 1981:	Archives of Pathology and Laboratory Medicine (Verlag: American Medical Association Chapel Hill, North Carolina) American Journal of Pathology (Verlag: Haper & Row, Philadelphia and Montpelier) Laboratory Animals Journal of the Laboratory Animal Science Association (LASA) (Verlag: Laboratory Animals Ltd., London)

Methode der Analyse

Um die Analysenergebnisse deuten und eventuell werten zu können, wurde bei jeder berücksichtigten Veröffentlichung die Disziplin erfaßt, wie sie nach der Thematik bzw. Versuchsziel bzw. Versuchsansatz einzuordnen war. Hierdurch sollte die Möglichkeit geschaffen werden, unterschiedliche Angaben bei einzelnen Fakten nicht nur auf die betreffenden Zeitschriften zurückführen zu können, sondern auch auf Eigenarten und Schwerpunkte der themenbezogenen Disziplin. Es ist dabei die von uns eingruppierte themenbezogene Disziplin keineswegs immer identisch mit der Disziplin der Institution, in der diese Veröffentlichung angefertigt worden ist.

Aufgliederung der Disziplinen:

1. Morphologische Disziplinen
   Anatomie, Histologie, Embryologie, Teratologie
   Pathologie
   Hämatologie
2. Funktionelle Disziplinen
   Physiologie, Ernährungsphysiologie, Reproduktionsphysiologie
   Ethologie
   Physiologische Chemie
   Radiologie, Autoradiographie
   Pharmakologie, Toxikologie
3. Infektions- und Invasions-Disziplinen
   Mikrobiologie, Mykologie
   Virologie
   Parasitologie
   Immunologie
4. Sonstige Disziplinen
   Tierzucht, Tierhaltung
   Entwicklung neuer Operationsmethoden, Injektions- und Infusionsverfahren

Bei der Analyse der herangezogenen Zeitschriftenartikel wurde ein Fragebogen verwendet, der vorher festgelegte Stichpunkte enthält, die bei der Analyse anzukreuzen waren, sofern Angaben vorlagen. Die Artikel mußten dabei vollständig durchgearbeitet werden, da oftmals in „Material und Methode“ fehlende Angaben sich erst aus dem Ergebnisteil z. T. mit seinen Tabellen ergaben.

Die in dem Fragebogen erfaßten Fakten können in folgende Blöcke zusammengefaßt bzw. aufgeteilt werden:

1. Charakterisierung des verwendeten Versuchstieres
   Art, Stamm, Geschlecht, Alter, Gewicht;
   Anzahl der Tiere;
2. Haltung und Fütterung
   Es wurden keine Einzelheiten vermerkt; es wurde aber angekreuzt, ob zu folgen-

den Fakten Angaben vorlagen: Käfiggröße, Besatzdichte, Einstreu, Hell-Dunkel-Rhythmus;

3. Laboruntersuchungen
   Blut- und Lymphuntersuchungen, Harn- und Kotuntersuchungen, biochemische Untersuchungen, serologische, mikrobiologische, virologische, parasitologische Untersuchungen;
4. Besondere Angaben zum Versuchsablauf
   Adaptationszeit (Gewöhnungszeit an Umwelt bzw. Pfleger), Vorversuche durchgeführt, Tageszeit, Jahreszeit, Häufigkeit der Manipulationen, Versuchsdauer, Kontrollgruppe, Bewußtsein der Tiere ist erhalten;
5. Manipulationen am lebenden Tier
   Injektionen, Ort der Injektion, Blutgefäß ist nicht angegeben; Blutentnahme, Blutgefäß ist nicht angegeben; Blutdruckmessung, Manipulationen an den verschiedenen Organsystemen;
6. Narkose
   Narkoseart nicht angegeben, Allgemeinnarkose, lokale Anästhesie, Narkosearten;
7. Manipulationen am narkotisierten Tier
8. Tötung
   Tötungsart nicht angegeben,
   die einzelnen Tötungsmethoden;
9. Manipulationen am toten Tier bzw. entnommenen Gewebe
   pathologisch-anatomische Untersuchungen,
   histologische Untersuchungen,
   Laboruntersuchungen.

Eine statistische Wertung der Ergebnisse aus der Analyse der Zeitschriftenartikel erfolgte nicht, da die einzelnen Gesichtspunkte eine sehr unterschiedliche Gewichtung durch eine sehr variable Mengenverteilung haben.

Analysenergebnisse

Es kann im Rahmen dieses Beitrages keineswegs das gesamte erarbeitete Material dargestellt werden, sondern es muß eine Beschränkung auf einige Punkte erfolgen. Dabei ist wohl nicht zu vermeiden und verständlich, daß eine Auswahl subjektiven Einflüssen unterliegt. Ausführlichere Darstellungen finden sich in der Arbeit von Crooks [2].

Die Tabelle 2 weist die *Gesamtzahl der analysierten Arbeiten* nach und gibt die Verteilung von tierexperimentellen und nicht-tierexperimentellen Arbeiten im Verhältnis zu der Gesamtzahl der Artikel in den einzelnen Zeitschriften wieder. Dabei ist ersichtlich, daß in den ausgewählten Zeitschriften der Anteil der tierexperimentellen Arbeiten stark schwankt. Während in den beiden versuchstierkundlichen

Periodica zwei Drittel der Veröffentlichungen tierexperimenteller Thematik gewidmet sind, finden sich in den Zeitschriften der Pathologie in einer zur Hälfte tierexperimentelle Beiträge; in den beiden anderen ist ungefähr jeder Fünfte auf dieser Grundlage. Bei der Aufgliederung in tierexperimentelle und nicht-tierexperimentelle Artikel unter den 435 gezogenen Stichproben aus 26 166 Veröffentlichungen zum Thema Ratte in der Pharmakologie waren 48,7% tierexperimentelle Arbeiten [5].

Die Tabelle 3 zeigt unabhängig von den Zeitschriften die Verteilung der analysierten 918 tierexperimentellen Arbeiten auf die einzelnen *Disziplinblöcke.*

Tabelle 3 Aufgliederung nach Disziplinen der 918 analysierten Arbeiten

Disziplin	Anzahl	Prozent (%)
morphologische Disziplinen	548	59,69
funktionelle Disziplinen	104	15,25
Infektions- u. Invasionsdisziplinen	162	17,65
sonstige Disziplinen	68	7,41

Wir halten die Unterteilung in Disziplinen bei den Arbeiten für wichtig, da die unterschiedlichen Angaben tierversuchsrelevanter Fakten in den analysierten Veröffentlichungen nicht nur von Zeitschrift zu Zeitschrift schwanken, sondern wohl ganz entscheidend von der themenbezogenen Disziplin des Artikels abhängen und damit von der Arbeitsrichtung des bzw. der Verfasser. Die zahlenmäßige Verteilung auf die einzelnen Disziplinen ist stark abhängig von der Grundgesamtheit der analysierten Artikel. Haas [9] fand bei den von ihm analysierten Dissertationen folgende Verteilung: Morphologische Disziplinen 15,8%, funktionelle Disziplinen 47,3%, Infektions- und Invasions-Disziplinen 24,2%, sonstige Disziplinen 12,4%. Damit wird aber offenkundig, daß eine themenbezogene Auswahl der zu analysierenden Arbeiten auch zu einseitigen Angaben und damit Aussagen führen wird.

Tabelle 4 Verwendete Tierarten in 918 experimentellen Arbeiten

Tierart	Zschrift f. Versuchs-tierkunde	Virch. Arch. Abt. A	Archives Pathology	Amer. J. Pathology	Laboratory Animals	Haas (1982) Vet. Diss.
Ratte	33,0%	41,0%	29,4%	33,6%	22,9%	51,9%
Maus	25,0%	14,0%	17,6%	21,3%	28,5%	35,7%
Kaninchen	9,0%	16,0%	15,7%	13,5%	12,1%	22,9%
Meerschweinchen	4,0%	5,0%	2,9%	4,9%	9,3%	10,1%
Hamster	7,0%	–	4,9%	3,7%	4,7%	3,4%
Hund	–	7,0%	7,8%	9,0%	0,5%	6,4%
Katze	–	–	–	1,9%	0,9%	2,4%
Affe	–	–	6,9%	3,9%	9,8%	–

Die Verwendung der einzelnen *Versuchstierarten* wird in der Tabelle 4 dargelegt. Hieraus ist ersichtlich, daß Ratte, Maus und Kaninchen am häufigsten in die Versuche einbezogen sind. Auf der anderen Seite sind aber Tierarten wie Hund, Katze oder gar Affen, die in den Tierschutzdiskussionen immer besondere Beachtung finden, nur selten (in knapp 10% der Tierversuche) eingesetzt worden. Mit vorhandenen Literaturangaben lassen sich unsere Ergebnisse ohne weiteres in Einklang bringen. Auch aus anderen Veröffentlichungen zur Verwendung einzelner Versuchstierarten geht hervor, daß Ratte, Maus und Kaninchen die am häufigsten herangezogenen Tierarten sind [6]. In der Analyse von 297 Veterinärmedizinischen Dissertationen der Bundesrepublik Deutschland mit tierexperimenteller Thematik von Haas [9] sind ähnliche Verteilungen zu finden wie in unserer Analyse von Zeitschriften. Die drei am häufigsten verwendeten Tierarten sind Ratte, Maus und Kaninchen; erst mit Abstand folgt das Meerschweinchen. Zu gleichartigen Angaben kommt Faensen [5] aufgrund von einer tierartlich bezogenen Aufgliederung der gespeicherten Veröffentlichungen in den Datenbanken ISI und BIOSIS (ISI = Institute for Scientific Information; BIOSIS = Biological Scientific Informationsystem). Zu 75% werden die Versuche an sog. kleinen Versuchstierarten durchgeführt. Die tierartliche Verteilung sah dabei so aus: Ratte 43,3%, Maus 19,2% und Kaninchen 8,7%.

Betrachtet man die Verwendung der Tierarten in den einzelnen Disziplinen, so finden sich dort allerdings beachtenswerte Unterschiede. Die Relation von Ratte: Maus verhält sich bei den morphologischen Disziplinen 2 : 1, bei den funktionellen Disziplinen 1 : 1 und bei den Infektions- und Invasions-Disziplinen 1 : 2 (Tab. 5).

Den folgenden Ausführungen und Tabellen ist eine Bemerkung vorauszuschicken. Eine Analyse der Veröffentlichungen kann den Zweck haben, zu erfassen, welche Faktoren genannt sind und zum anderen, welche Angaben über die Einzelfakten vorliegen. Am besten läßt sich dieser Unterschied an der Nennung „Stamm" erläutern. Zum einen kann gefragt werden, ist *eine* Stammbezeichnung erfolgt und

Tabelle 5 Verwendete Tierarten in 918 experimentellen Arbeiten nach Disziplinen geordnet

Tierart	morphologische Disziplinen	funktionelle Disziplinen	Infektions- u. Invasionsdisziplinen
Ratte	34,9%	24,5%	17,5%
Maus	19,1%	21,7%	35,0%
Kaninchen	12,7%	14,2%	15,3%
Meerschweinchen	4,4%	8,5%	9,5%
Hamster	5,5%	1,9%	2,2%
Hund	8,3%	4,7%	3,6%
Katze	1,3%	1,9%	0,7%
Affe	4,2%	11,3%	8,8%

Tabelle 6 Angaben zum Einzeltier (Angaben in %)

Fakten Einzeltier	eigene Analysen					fremde Analysen					
	Zeitschrift f. Versuchstierk.	Virchow Arch. Abt. A	Archives of Pathology	Americ. Journ. of Pathology	Laboratory Animals	Lang u. Vesell (1976)	Gamble (1979)	Clough (1982)	Haas (1982)	Faensen (1983) Lab. Anim. Sc.	Faensen (1983) Stichproben
Tierart	100	100	100	100	100	99,8	100	100	100	100	100
Stamm (angegeben)	84	58	85,3	87,9	80,8	58,3	91	81	75	91	82
Geschlecht (Angabe)	63	72	62,7	61,7	58,9	45,5	79	68	67	61	78
männliche Tiere	38	54	34,3	27,4	12,6						55
weibliche Tiere	22	26	11,8	16,7	7,0						20
männliche *und* weibliche Tiere	37	20	15,7	17,6	38,8						
Alter (angegeben)	37	31	41,2	49,2	63,6	19,4	38	33	38	80	22
Gewicht (Angabe)	28	49	45,1	44,8	34,6	50,3	50	52	62	31	67
Gewicht *und* Alter (Angabe)	16	12	14,7	14,8	22,9						
Anzahl der Tiere (Angabe)	67	79	82,4	56,6	75,2					94	74,5

zum anderen wird erfaßt, welche Stämme verwendet worden sind. Beide Fragestellungen zu kombinieren erscheint über die gesamte Reichweite der Fakten, die für und im Versuch von Bedeutung sind, nicht möglich. Wir haben uns in unserer Analyse weitgehend auf die Frage beschränkt „Ist der Faktor genannt ja – nein".

In der Tabelle 6 sind die Faktoren aufgeführt, die das Versuchstier als solches charakterisieren. Die tabellarische Zusammenstellung zeigt die Angaben sowohl der fremden Analysen als auch die eigenen Untersuchungen. Die *Tierart* ist immer angegeben worden.

Stammbezeichnungen sind durchschnittlich zu 80% genannt worden. Eine Aufgliederung nach der Häufigkeit der verwendeten Stämme ist von uns nicht durchgeführt worden. Derartige Angaben finden sich bei der Analyse von Faensen [5]. Wir haben auch nicht die Angabe der Nennung der Stämme nach Tierarten aufgeschlüsselt vorgenommen, was eine Verbesserung der Zahlen bei der Ratte und der Maus bringen würde. Nicht aufgenommen haben wir die Frage nach der Herkunft der Tiere. Faensen [5] fand in seiner Analyse, daß nur 16% der verwendeten Ratten aus eigener Zucht stammten. Die Angaben *Alter* bzw. *Gewicht* werden gleich häufig gemacht. Allerdings ist hier die Schwankungsbreite der Angabenhäufigkeit beträchtlich (20–80%). Untersucht man aber, inwieweit Alter *und* Gewicht gleichzeitig in einer Publikation angegeben sind, verringert sich die Zahl enorm (Durchschnitt ungefähr 15%). Eine derartige Nennung wäre aber dringend erforderlich, da beide Fakten für die Charakterisierung des Einzeltieres notwendig sind. Bei den Angaben zum *Geschlecht* ist beachtlich, daß in nur ungefähr 60% der Publikationen das Geschlecht überhaupt angegeben worden ist; obwohl doch geschlechtsspezifische Reaktionen vielmals bekannt sind. Interessant ist ferner, daß vorwiegend männliche Tiere verwendet werden. Das steht in Einklang mit den Angaben von Haas [9]. Aber auch Faensen [5] kann für die Ratte das gleiche feststellen. Trotzdem wäre eine Aufschlüsselung nach Tierarten nachzuholen. Besonders für Tierschutzfragen aber auch für die Organisation von Tierlaboratorien und nicht zuletzt für die Züchter ist die Frage nach der *verwendeten Tierzahl* von außerordentlicher Bedeutung. Nur in einem Viertel der Fälle fehlt die Angabe zu der verwendeten Tierzahl. In den Versuchen sind nach unseren Analysen in der überwiegenden Zahl der Versuche (ungefähr 60%) weniger als 50 Tiere pro Versuch eingesetzt worden. Somit sind die von Tierversuchsgegnern immer wieder aufgeführten „großen Zahlen" nicht relevant. Wesentliche Unterschiede ergeben sich bei den Angaben zur Charakterisierung des Einzeltieres auch nicht durch die Aufschlüsselung nach Disziplinen (Tab. 7). Die Tabelle 7 weist aber in den Infektions- und Invasions-Disziplinen bei den meisten Faktoren die wenigsten Angaben auf.

Tabelle 7 Angaben zum Einzeltier

Fakten Einzeltier	morphologische Disziplinen	funktionelle Disziplinen	Infektions- u. Invasionsdisziplinen
Tierart	100%	100%	100%
Stamm (angegeben)	89,7%	75,5%	77,4%
Geschlecht			
keine Angabe	33,3%	34,9%	64,2%
Angabe	66,7%	65,1%	35,8%
männliche Tiere	28,9% (43,4%)	24,5% (37,7%)	8,8% (24,5%)
weibliche Tiere	17,3% (26,1%)	7,5% (11,6%)	5,1% (14,3%)
männliche *und* weibliche Tiere	20,2% (30,3%)	32,1% (49,3%)	21,9% (61,2%)
Kastrate	0,2% (0,3%)	0,9% (1,4%)	–
Alter (angegeben)	51,3%	49,1%	55,5%
Genaue Altersangabe	12,9%	8,5%	8,0%
Gewicht (Angabe)	46,3%	47,2%	19,0%
Alter *und* Gewicht (Angabe)	16,7%	20,8%	9,5%
Alter *oder* Gewicht (Angabe)	64,3%	54,7%	55,5%
Alter *und* Gewicht nicht angegeben	19,1%	24,5%	35,0%
Anzahl der Tiere (nicht angegeben)	32,2%	38,7%	38,7%
50	48,2% (71,2%)	33,0% (53,8%)	30,7% (50,1%)
51–200	15,1% (22,2%)	13,2% (21,5%)	19,0% (33,3%)
201	4,2% (6,1%)	12,3% (20,0%)	5,1% (8,3%)
Keine genaue Angabe d. Zahl	0,2% (0,3%)	2,8% (4,5%)	5,1% (8,3%)

(%) = ausgehend von erfolgten Angaben

Ein Vergleich der eigenen Angaben mit den Literaturangaben zu dem Fragenkomplex „Umweltfaktoren" ist äußerst schwierig und kaum durchführbar. Hier ist häufig durch die Interessenlage des analysierenden Autors eine besonders starke Aufgliederung und Aufschlüsselung gegeben. Ein detaillierter Hinweis auf die Bedeutung der physikalischen Umweltfaktoren für den Versuchsablauf und die Versuchsergebnisse ist in diesem Rahmen nicht möglich und wohl auch nicht nötig. In der Tabelle 8 sind unsere Analysenergebnisse zu dieser Thematik nach den Zeitschriften aufgeschlüsselt wiedergegeben.

Tabelle 8 Haltung und Fütterung

Haltung/Fütterung	Zeitschrift f. Versuchstierk.	Virch. Arch. Abt. A	Archives of Pathology	Amer. Journ. Pathology	Laboratory Animals
Haltung	73,0%	36,0%	23,5%	22,7%	61,7%
Fütterung	67,0%	24,0%	38,2%	32,3%	52,3%
Haltung *und* Fütterung	65,0%	18,0%	18,6%	19,0%	47,7%
Haltung *und* Fütterung *nicht* angegeben	31,5%	58,7%	56,9%	64,0%	33,6%

Unsere Angaben lassen sich gut bei der „Fütterung" mit den anderen Autoren vergleichen; sie finden sich dabei in weitgehender Übereinstimmung. Es erfolgen Angaben zur Fütterung bei Lang und Vesell [12] 27%, Gamble [7] 37%, Clough [1] 44%, Hass [9] 67%, Faensen [5] a) 49%, b) 40%. Bei dem Futter kann zwar in vielen Fällen die Angabe „Standarddiät" als positiv vermerkt werden; es findet sich aber häufig kein Hinweis auf den Hersteller, so daß auf die unterschiedlichen Futterzusammensetzungen nicht rückgeschlossen werden kann. Bei der Aufgliederung nach Disziplinen ergeben sich keine großen Diskrepanzen im Vergleich zu der Zeitschriften-Aufteilung (Tab. 9). Auch hier zeigt sich wiederum die geringe Anga-

Tabelle 9 Haltung und Fütterung

Haltung/Fütterung	morphologische Disziplinen	funktionellen Disziplinen	Infektions- u. Invasionsdisziplinen
Haltung			
angegeben	28,3%	39,6%	33,6%
nicht angegeben	71,7%	60,4%	66,4%
Fütterung			
angegeben	40,4%	34,9%	25,5%
nicht angegeben	59,6%	65,1%	74,5%
Haltung *und* Fütterung	23,2%	33,0%	21,9%
Haltung *oder* Fütterung	22,1%	8,5%	15,3%
Haltung *weder* Fütterung	54,6%	58,5%	62,8%

benhäufigkeit bei den Infektions- und Invasions-Disziplinen. Bei einem Vergleich der Angaben in den Dissertationen zu „Fütterung und Haltung“ sind diese Fakten meist eingehender beschrieben als in den anderen Veröffentlichungen, die Angaben reichen nach Haas [9] aber immer noch nicht aus.

Einen sehr wesentlichen Einfluß auf die gesamten Ergebnisse des Versuches und damit das Zustandekommen abweichender Aussagen können neben physikalischen Umweltfaktoren die *zeitlichen Abläufe des Versuches* nehmen. In den Tabellen 10 und 11 sind diese Faktoren aufgeführt. Diese Tabellen zeigen besonders deutlich die fehlerhafte bzw. mangelhafte Versuchsdarstellung. *Faensen* [5] stellte fest, daß bei seinen analysierten Publikationen in 10% die Tageszeit für die Untersuchung bzw. Manipulation angegeben war. Auf die Bedeutung der Chronobiologie für die Tierversuche kann nur pauschal verwiesen werden und bezüglich ihrer Auswirkung auf die Versuchsergebnisse an die umfangreichen Untersuchungen von v. Mayersbach im Rahmen des Sonderforschungsbereichs der Deutschen Forschungsgemeinschaft „Versuchstierforschung“ erinnert werden. Die geringe Zahl zur Dauer des Versuches kann hier nur festgehalten werden, findet aber von unserer Seite keine Erklärung. Aus der Analyse von Faensen [5] geht hervor, daß bei Verwendung der Ratte in der Pharmakologie ein Viertel der Versuche länger als einen Monat gedauert haben.

Es kann und soll nicht auf Einzelheiten bei den Angaben zu den *Manipulationen* am lebenden, narkotisierten oder toten Tier eingegangen werden. Herausgegriffen haben wir lediglich die *Injektionen, Blutentnahme* und die *Tötung* (Tab. 12 u. 13).

Tabelle 10 Versuchsablauf

Versuchsablauf	Zeitschrift f. Versuchstierk.	Virch. Arch. Abt. A	Archives of Pathology	Amer. Journ. Pathology	Laboratory Animals
Adaptationszeit	2,0%	–	1,0%	5,1%	1,4%
Tageszeit	8,0%	2,0%	2,0%	2,8%	8,4%
Jahreszeit	–	–	–	0,2%	4,2%
Versuchsdauer	2,0%	24,0%	16,7%	17,9%	31,3%

Tabelle 11 Versuchsablauf

Versuchsablauf	morphologische Disziplinen	funktionelle Disziplinen	Infektions- u. Invasionsdisziplinen
Adaptationszeit	3,9%	2,8%	–
Tageszeit	3,1%	8,5%	–
Jahreszeit	0,4%	3,8%	1,5%
Versuchsdauer	20,2%	18,9%	24,1%

Tabelle 12 Manipulationen am lebenden Tier

Manipulationen	Zeitschr. f. Versuchstierk.	Virch. Arch. Abt. A.	Archives of Pathology	Amer. Journ. Pathology	Laboratory Animals
Injektionen					
durchgeführt	16,5%	69,6%	17,7%	28,8%	7,1%
Gefäß *nicht* angegeben	1,7% (6,3%)	8,1% (11,8%)	9,8% (56,0%)	23,0% (80,0%)	6,5% (93,0%)
Blutentnahme					
durchgeführt	15,5%	4,1%	2,9%	11,8%	9,8%
Gefäß *nicht* angegeben	7,2% (46,7%)	1,4% (33,3%)	–	4,6% (39,2%)	2,8% (28,6%)
Narkose					
durchgeführt	22,0%	35,0%	46,1%	44,6%	29,4%
Narkoseart *nicht* angegeben	5,6% (18,3%)	12,4% (23,8%)	17,6% (38,3%)	11,4% (25,5%)	4,7% (15,9%)
Tötung					
durchgeführt	95,6%	94,6%	89,2%	88,2%	46,3%
Tötungsart *nicht* angegeben	41,9%	57,1%	59,3%	39,7%	59,6%
Tötungsmethoden					
Mechanische Tötungsmethode	15,1% (26,0%)	15,7% (36,6%)	12,1% (29,6%)	24,7% (41,0%)	11,1% (27,5%)
Injektion	8,1% (14,0%)	4,2% (10,1%)	21,9% (54,1%)	25,8% (42,7%)	18,2% (45,0%)
Inhalation	34,8% (60,0%)	12,8% (30,0%)	1,1% (2,7%)	2,6% (4,3%)	10,1% (25,0%)
Kombination Narkose + Entbl.	–	10,0% (23,3%)	5,5% (13,5%)	7,1% (11,7%)	1,0% (2,5%)

(%) Prozentangabe ausgehend von den durchgeführten Manipulationen

Auf die Wichtigkeit der *Angabe des Gefäßes,* in das eine Injektion erfolgt bzw. aus dem die Blutentnahme ausgeführt wird, braucht wohl nicht besonders hingewiesen werden. Zahlreiche Untersuchungen haben gravierende Unterschiede bei den Ergebnissen je nach dem gewählten Gefäß gezeigt. Die Ergebnisse unserer Analyse stehen im krassen Widerspruch zu der Notwendigkeit der Gefäßangaben für eine Vergleichbarkeit oder Reproduzierbarkeit des Versuches. Auch bei den Narkosen wird die *Narkoseart* nur in ungefähr dreiviertel der durchgeführten Narkosen angegeben. Hierbei sind allerdings nicht quantitative Angaben berücksichtigt. Derartige Mitteilungen finden sich nur äußerst selten.

Aufgrund der eigenen wissenschaftlichen Arbeiten in den letzten Jahren [13] interessierte uns vor allem die Frage nach der *Tötung der Versuchstiere* als Abschluß eines Versuches. In den Tabellen 11 und 12 sind die entsprechenden Angaben aufgelistet. In rund 50% der Versuche ist bei durchgeführter Tötung die Tötungsmethode nicht mit angegeben. Diese Tatsache trifft in gleicher Weise für die einzelnen Zeitschriften wie für die Disziplinen zu. Akzeptiert man unsere Ergebnisse des signifikanten Einflusses der Tötungsart auf die diversen morphologischen Parameter, so erscheint diese zahlenmäßig geringe Angabenhäufigkeit sehr bedenklich. Nach Haas [9] ist die Zahl der Angaben zur Tötungsart in den Veterinärmedizinischen Dissertationen der Bundesrepublik Deutschland von 45% nach Inkrafttreten des Tierschutzgesetzes (24. 7. 1972) auf 74% angestiegen. Wichtig erscheint auch noch die zahlenmäßige Verteilung der einzelnen Tötungsmethoden sowohl in der Auflistung nach Zeitschriften als auch nach Disziplinen. In der überwiegenden Anzahl werden die Tiere

Tabelle 13 Manipulationen am lebenden Tier

Manipulationen	Morphologische Disziplinen	Funktionelle Disziplinen	Infektions-Invasions-Disziplinen
Injektionen			
durchgeführt	21,5%	11,3%	23,4%
Gefäß *nicht* angegeben	19,5% (90,8%)	6,6% (58,3%)	16,8% (71,9%)
Blutentnahme			
durchgeführt	7,9%	10,4%	16,8%
Gefäß *nicht* angegeben	1,9% (25,0%)	4,7% (45,5%)	5,8% (34,8%)
Narkose			
durchgeführt	46,3%	36,8%	26,3%
Narkoseart *nicht* angegeben	14,3% (30,8%)	6,6% (17,9%)	9,5% (36,1%)
Tötung			
durchgeführt	89,1%	57,6%	64,9%
Tötungsmethode *nicht* angegeben	44,1%	40,9%	59,6%
Tötungsmethoden			
Mechanische Tötungsmethode	20,2% (36,1%)	24,6% (41,7%)	16,9% (41,6%)
Injektion	25,9% (46,2%)	26,2% (44,4%)	15,7% (38,8%)
Inhalation	4,2% (7,4%)	1,6% (2,8%)	2,3% (5,6%)
Kombinaton Narkose + Entblut	5,7% (10,1%)	6,6% (11,1%)	5,6% (13,9%)

(%) Prozentangabe ausgehend von den durchgeführten Manipulationen

gleich häufig mittels mechanischer Methoden (Dekapitation, Dislokation des Atlanto-Okzipital-Gelenkes) bzw. Injektionen von Narkotika getötet. Selten werden Inhalationen als Tötungsmethoden verwendet. Auch die Entblutung unter Narkose (kombiniertes Verfahren) wird relativ selten als gewählte Methode angegeben. Auffällig sind die starken Abweichungen in den Angaben zwischen den Disziplinen und den einzelnen Zeitschriften. An diesem Beispiel wird wiederum die Bedeutung der Auswahl der zu analysierenden Artikel deutlich.

Zusammenfassung

Zusammenfassend führt die Analyse von tierexperimentellen Veröffentlichungen im Hinblick auf tierversuchsrelevante Angaben zu dem Ergebnis, daß in großem Umfang die Darstellung von Versuchsplan und Versuchsablauf nur notdürftig ist und keinesfalls ausreichend erscheint. Während die meisten Autoren gegenüber ihren Labormethoden äußerst kritisch sind und diese auch oft ausführlich beschreiben, vernachlässigen sie die Angaben über das Tier und seine Umgebung, und damit das „biologische Meßinstrument" [17], als Grundlage ihres gesamten Versuches oft sträflich. Es erscheint daher dringend notwendig, verstärkt auf die Beachtung der bestehenden Empfehlungen für tierexperimentelle Veröffentlichungen hinzuwirken [International Committee of Laboratory Animals (ICLA), 1978; Gesellschaft für

Versuchstierkunde (GV), 1979, 1981; GLP der Food and Drug Administration (FDA), 1976; Deutsche Forschungsgemeinschaft (DFG), 1981]. Nur so werden in Zukunft die Möglichkeiten der Vergleichbarkeit und der Reproduktion von Versuchsergebnissen gegeben sein, die als Voraussetzung für tierexperimentelle Versuchsvorhaben angesehen werden [u. a. 22, 17, 14, 16, 10, 3]. Die Wichtigkeit der Standardisierung des Versuchstieres und seiner Umgebung für Versuchsanstellung und Versuchsergebnis haben die jahrelangen Untersuchungen der verschiedenen Forschungsgruppen im Rahmen des Sonderforschungsbereiches der Deutschen Forschungsgemeinschaft „Versuchstierforschung“ untermauert [20]. Diese Beachtung einer exakten und ausführlichen Darstellung der tierversuchsrelevanten Angaben erscheint nicht nur vom wissenschaftlichen Standpunkt notwendig, sondern ist auch für die ethische Grundlage der Berechtigung des Tierversuches erforderlich [Russel].

Literatur

[1] Clough, G.: Environmental effects on animals used in biomedical research. Biol. Rev. 57 (1982) 487–523.

[2] Crooks, Y.: Versuchsrelevante Angaben in tierexperimentellen Publikationen englischer und amerikanischer Fachzeitschriften der Veterinär- und Humanmedizin. Vet. Diss., Tierärztliche Hochschule Hannover. 1984.

[3] Deutsche Forschungsgemeinschaft (DFG): Kommission für Versuchstierkunde. Mitteilung III: Tierexperimentelle Forschung und Tierschutz. Verlag Harald Boldt, Boppard 1981.

[4] Dietzel, L., K. Lörcher: Anforderungen von Experimentatoren an Versuchstieren auf der Grundlage von Publikationen. Tierlaboratorium **4** (1977) 94–98.

[5] Faensen, J.: Beschreibung von Tierversuchen – Eine Untersuchung der wissenschaftlichen Literatur am Beispiel der Ratte. Vet. Diss., Fachbereich Veterinärmedizin der Freien Universität Berlin, 1983.

[6] Gärtner, K.: Zur tierexperimentellen Forschung aus der Sicht des Tierschutzes. Du und das Tier **3** (1971) 84–87.

[7] Gamble, M. R.: Effects of noise on laboratory animals. Ph. D. Thesis University, London 1979.

[8] Gesellschaft f. Versuchstierkunde: Richtlinie für die Publikation von Ergebnissen von Tierversuchen. Basel 1979, 1981.

[9] Haas, L. W.: Untersuchungen über den Einfluß des neuen Tierschutzgesetzes vom 24. 7. 1972 auf die Beschreibung von Versuchstieren und Versuchsabläufen in tierexperimentellen Dissertationen der Veterinärmedizinischen Bildungsstätten der Bundesrepublik Deutschland. Vet. Diss., Fachbereich Veterinärmedizin der Freien Universität Berlin 1982.

[10] Heinecke, H.: Das Versuchstier als Modell. Ergeb. Exp. Med. **35** (1980) 31–37.

[11] Holsti, O. R.: Content analysis. In: Handbook of social psychology. Vol. 2 (G. Lindzey et al., Hg.) 1968, zit. nach 5.

[12] Lang, C. M., E. S. Vesell: Environmental and genetic factors affecting laboratory animals: impact on biomedical research. Fed. Proc. **35** (1976) 1123–1124.

[13] Messow, C. (1985).

[14] Müller, G., R. Kiessig: Einführung in die Versuchstierkunde Band I: Allgemeine Versuchstierkunde. Verlag VEB Gustav Fischer, Jena 1977.

[15] Russel, W. M. S., R. L. Burch: The principles of human experimental techniques. Methuen, London 1959.

[16] Schnappauf, H.: DVG-Symposion, Oberschleißheim 1978. In: Tierversuche (H. Stern, Hg.). Verlag Kinder, München 1971.

[17] Spiegel, A.: Über Versuchstiere und Tierversuche. Ärztl. Lab. **11** (1965) 337–343.
[18] Spiegel, A.: Versuchstiere. Verlag Gustav Fischer, Stuttgart 1976.
[19] Spiegel, A.: ICLA recommendations of the specification of the animals, the husbrandy, and the techniques used in animal experimentation. ICLA Bulletin Nr. **42** (1978) 222–223.
[20] Sonderforschungsbereich 146 „Versuchtierforschung" der Deutschen Forschungsgemeinschaft: Abschlußberichte 1974, 1977, 1981, 1984.
[21] Walter, E.: Biomathematik für Mediziner. Verlag Teubner, Stuttgart 1975.
[22] Weihe, W. H.: Einrichtung und Bedeutung eines Institutes für Versuchstierkunde. Wien. Tierärztl. Monatsschr. **58** (1971) 235–241.
[23] Weihe, W. H.: Das Tier im Experiment. Verlag Huber, Bern 1978.

V Klinische Pharmakologie

Zur Bedeutung der Pathophysiologie bei Herz- und Hochdruckerkrankungen*

B. E. Strauer

Einleitung

Die Bedeutung pathophysiologischer Grundlagen für die Abschätzung und Bewertung pharmakologischer Wirkungen und Nebenwirkungen liegt in der Aufdeckung der zur Krankheitsentstehung und Krankheitsabwendung führenden Mechanismen begründet. Aus Gründen der Übersichtlichkeit sollen im folgenden – entsprechend neueren Erkenntnissen – die pathophysiologischen Prinzipien bei der Herzinsuffizienz (Myokardfaktor), bei der hypertensiv verursachten Herzhypertrophie und Herzinsuffizienz (Myokardfaktor, Koronarfaktor) sowie bei den koronaren Mikrozirkulationsstörungen (Koronarfaktor, Rheologie des Koronarkreislaufes) dargestellt werden.

Pathophysiologie bei Herzerkrankungen

Herzinsuffizienz

Die Herzinsuffizienz ist durch das Unvermögen des Myokards gekennzeichnet, infolge Kontraktionsinsuffizienz eine ausreichende nutritive Organdurchblutung für sich selbst und die extrakardialen Stromgebiete aufrechtzuerhalten.

Die Myokardfunktion wird im wesentlichen von vier ventrikeldynamischen Größen bestimmt: der Vorlast (preload), der Nachlast (afterload), der Kontraktilität und der Herzfrequenz (Tab. 1). Die Vorlast repräsentiert den Grad der aktuellen Muskelfaserdehnung und läßt sich klinisch durch die Ventrikelgröße, das enddiastolische Volumen bzw. die enddiastolische Wandspannung abschätzen. Die ventrikuläre Nachlast ist in der Bilanz mit den systolischen Lastfaktoren, d. h. mit der Summe der systolischen Auswurfwiderstände, gleichzusetzen und ist vom peripheren Widerstand, der Impedanz, der Blutviskosität und dem intraaortalen Blutvolumen abhängig. Ihr repräsentatives und klinisch meßbares Korrelat ist die integrierte systolische Wandspannung, die sich aus den Beziehungen von systolischem Blutdruck, Ventri-

* Mit Unterstützung der Deutschen Forschungsgemeinschaft.

kelmasse und Volumen ergibt. Die Kontraktilität umfaßt Änderungen von Kontraktionsgrößen bei gegebenen Ausgangsbedingungen (Vorlast, Nachlast, Herzfrequenz). Klinische Meßgrößen sind u. a. isovolumetrische Geschwindigkeitsindices sowie zeit- bzw. geschwindigkeitsnormierte Parameter der auxotonen Auswurfphase.

Bei abnormen Änderungen einer oder mehrerer dieser vier ventrikulären Funktionsdeterminanten ist mit dem Auftreten einer Myokardinsuffizienz zu rechnen.

Tabelle 1 Klinische Meßgrößen der Herzdynamik

	Abgeleitete Meßgröße
Vorlast (preload)	Enddiastolisches Volumen
	Enddiastolischer Druck
	dV/dp (diast), dp/dt (diast)
	Diastolische Wandspannung
Nachlast (afterload)	Peripherer Widerstand
	Systolisches Druck-Frequenz-Produkt
	Systolisches Wandspannungs-Zeit-Integral
	Maximale systolische Wandspannung
Kontraktilität	Auswurffraktion
	Zeitnormierte Auswurfparameter
	Isovolumetrische Geschwindigkeitsindizes
	Endsystolische Druck-Volumen-Beziehung

Pathogenese der Herzinsuffizienz

Die Pathogenese der Herzinsuffizienz beinhaltet eine abnorme Änderung einer oder mehrerer Determinanten der Herzfunktion (Tab. 2): Bei abnormen Änderungen des Preload (extreme Volumenbelastung bzw. Volumenentlastung) wird der Herzauswurf verringert (Aderlaß, Volumenentzug; Transfusion, Aorten- und Mitralklappenregurgitation u. a.). Abnorme Zunahmen der Nachlast verursachen durch entsprechende Zunahmen der systolischen Wandspannung eine Abnahme der Auswurffraktion (Ventrikeldilatation bei chronischen Druck- und Volumenbelastungen des Herzens u. a.). Abnorme Abnahmen der Kontraktilität führen über eine Änderung der Kontraktionsfähigkeit des Ventrikelmyokards, d. h. des kontraktilen Proteins, zu einer auch von Änderungen des Pre- und Afterload unabhängigen Abnahme der Ventrikelfunktion, meßbar durch Abnahmen der Muskelverkürzung (Schlagvolumen), maximalen Spannungsentwicklung (Wandspannungsreserve) und isometrischen wie auch auxotonen Kontraktionsgeschwindigkeiten. Abnorme Änderungen der Herzfrequenz schließlich können durch abnorme kurze, diastolische Füllungszeiten zu ungenügender Ventrikelfüllung und zur Verringerung des Herzauswurfs führen (Tachykardie, Tachyarrhythmie, ventrikuläre Extrasystolie mit und ohne Digitalisintoxikation). Umgekehrt kann es bei Bradykardie zu einer Verringerung

Tabelle 2 Pathogenese der Herzinsuffizienz

I. Abnorme Änderungen der Vorlast (preload)
- Herzklappenregurgitationen (Aorteninsuffizienz, Mitralinsuffizienz u. a.)
- Intra- und extrakardiale Kurzschlußverbindungen (Ventrikel- und Vorhofseptumdefekt, Ductus arterius Botalli apertus u. a.)
- Hypervolämie (Überwässerung, Niereninsuffizienz u. a.)
- Hypovolämie (Aderlaß, Blutungen u. a.)

II. Abnorme Änderungen der Nachlast (afterload)
- Intrakardiale Druckbelastung (Aortenstenose, hypertrophische obstruktive Kardiomyopathie u. a.)
- Extrakardiale Druckbelastung (arterielle Hypertonie, Cor pulmonale u. a.)
- Inadäquate Ventrikelhypertrophie (ungenügender Hypertrophiegrad, Abnahme der Masse – Volumen – Relation u. a.)
- Abnorme Druckentlastung (Aderlaß, überschließende Vasodilatation u. a.)

III. Abnorme Änderungen der Kontraktilität
- Myokardiale Kontraktilitätsstörungen (primäre Cardiomyopathien, Funktionsänderungen von kontraktilen Proteinen und Kontraktionsenzymen)
- Pharmakologische Eingriffe (negativ inotrop wirkende Pharmaka, Intoxikationen u. a.)
- Koronare Durchblutungsstörungen (Koronarinsuffizienz, Myokardinfarkt u. a.)
- Extrakardiale Faktoren (Anämie, Hypoxie, Viskositätsstörungen u. a.)

IV. Abnorme Änderungen der Herzfrequenz
- Abnorm schnelle Herzschlagfolge (ventrikuläre und supraventrikuläre Tachykardien)
- abnorm langsame Herzschlagfolge (extreme Bradykardien)

des Sauerstoffangebotes an das Herz mit konsekutiver Myokardsischämie und Kontraktionsinsuffizienz kommen.

Ventrikelgröße und Ventrikelfunktion

Ventrikelgröße und Ventrikelfunktion sind aus geometrischen und energetischen Gründen eng miteinander verknüpft. Mit zunehmender Ventrikelgröße nimmt die Ventrikelfunktion regelhaft ab. Umgekehrt gehen therapeutisch induzierte Abnahmen der Ventrikelgröße meist mit einer Steigerung der Ventrikelfunktion einher.

Die Ursache der ventrikelgrößenabhängigen Änderung der Ventrikelfunktion liegt in der inversen Beziehung zwischen systolischer Wandspannung und Ventrikelfunktion begründet. Mit steigender Wandspannung nimmt die Auswurffraktion konsekutiv ab (Abb. 1). Auch bei schwerer Druckbelastung und Hypertrophie kann die Auswurffraktion normal sein, solange die Wandspannung normal ist. Dagegen kommt es bei Ventrikeldilatation, wie bei dekompensierten Hochdruckherzen und Herzklappenvitien, im Gefolge der Wandspannungszunahme zu einer progredienten Abnahme der Auswurffraktion. Umgekehrt läßt sich unter nachlast-, d. h. wandspannungssenkenden Pharmaka eine Verbesserung der Ventrikelfunktion entsprechend dem umgekehrten Verlauf der Wandspannungs-Funktions-Beziehung errei-

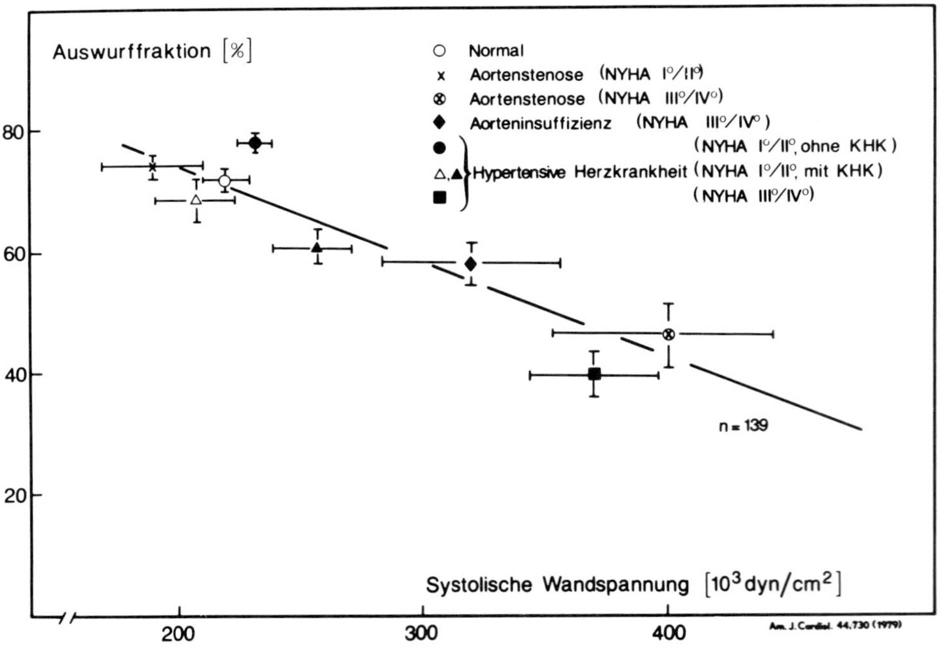

Abb. 1 Beziehung zwischen der systolischen Wandspannung (Abszisse) und der Ventrikelfunktion.

chen. Die Beziehung zwischen beiden Variablen kann daher als eine ventrikelgeometrisch determinierte Funktionsbeziehung des Herzens angesehen werden.

Die systolische Wandspannung determiniert nicht nur die Funktion, sondern auch den myokardialen Energiebedarf. Mit steigender Wandspannung nimmt der Sauerstoffverbrauch annähernd linear zu. Vergrößerte Herzen mit hoher systolischer Wandspannung haben daher im allgemeinen einen erhöhten myokardialen Sauerstoffverbrauch. Ein vergrößerter linker Ventrikel ist daher mindestens auf zweierlei Art und Weise benachteiligt: einmal ist die Ventrikelfunktion herabgesetzt, zum anderen ist der myokardiale Sauerstoffverbrauch erhöht und die Ischämiegefährdung gesteigert. Therapeutisches Ziel sollte daher entsprechend den pathophysiologischen Kriterien stets die Verkleinerung der Ventrikelgröße und Abnahme der Wandspannung sein.

Koronare Auswirkungen der Myokardhypertrophie und -insuffizienz

Die koronaren Auswirkungen der Herzhypertrophie und Ventrikeldilatation werden u. a. vom Ausmaß der myokardialen, d. h. extravasalen Komponente des Koronarwiderstandes bestimmt und lassen sich durch Ermittlung der Koronarwiderstände und Koronarreserve quantifizieren. Bei mittelgradigen Aortenstenosen als auch bei hypertrophischer obstruktiver Kardiomyopathie mit normaler oder erniedrigter

Wandspannung ist die Koronarreserve weitgehend normal, so daß eine alleinige Ventrikelhypertrophie zu keiner abnormen Erhöhung des minimalen Koronarwiderstandes führen muß. Dagegen geht bei kongestiver Kardiomyopathie mit normalem Koronarangiogramm die Erhöhung des intramyokardialen Druckes und Steigerung des koronaren Widerlagers mit einer pathologischen Erhöhung der myokardialen Komponente des Koronarwiderstandes einher, die ihrerseits eine erhebliche Einschränkung der Koronarreserve verursachen kann. Der Anteil der myokardialen Komponente an der Einschränkung der Koronarreserve ist wahrscheinlich geringer als z. B. der Anteil der vasalen Komponente bei koronarer Herzkrankheit. Quantitativ beträgt die Koronarreserveeinschränkung infolge Erhöhung der myokardialen Komponente des Koronarwiderstandes am Beispiel der kongestiven Kardiomyopathie nach unseren bisherigen Erfahrungen bis zu 40% der Norm.

Ätiologische Gesichtspunkte der Herzinsuffizienz

Eine Herzinsuffizienz kann durch kardiale und extrakardiale Erkrankungen entstehen. Die häufigste kardiale, zur Herzinsuffizienz führende Erkrankung ist die koronare Herzkrankheit; die häufigste extrakardiale Erkrankung mit myokardialer Folgesymptomatik ist die arterielle Hypertonie (Tab. 3). Zwei Drittel aller Patienten mit Herzinsuffizienz entwickeln das kardiale Symptomenbild auf dem Boden einer koronaren und hypertensiven Herzerkrankung, wobei dem arteriellen Bluthochdruck eine ätiologisch vorrangige Rolle zukommt. Bei arterieller Hypertonie selbst wiederum sterben ca. 40% bis 50% der Hypertoniker an den Folgen der Herzhypertrophie und Herzinsuffizienz, und ca. 30 bis 40% sterben an den Folgen der Koronarinsuffizienz. Die Summe der extrakardial ausgelösten Herzinsuffizienz beträgt bilanzmäßig ca. 60%, die der kardial induzierten Herzinsuffizienz etwa 40%.

Tabelle 3 Ätiologische Gesichtspunkte der Herzinsuffizienz

I. Kardiale Erkrankungen:
– Ventrikelmyokard: Primäre (und sekundäre) Kardiomyopathien
– Koronararterien: Koronare Herzkrankheit
– Herzklappen: Herzklappenstenosen- und Insuffizienzen
– Perikard: Perikarderguß, Perikardkonstriktion
– Erregungsbildung- und Leitung: Brady-Tachykardie
II. Extrakardiale Erkrankungen mit kardialer Organmanifestation:
– Sekundäre Kardiomyopathien: Hyperthyreose, Hypothyreose, Anämie, Polyglobulie, Paraproteinanämie u. a.
– Hypertensive Herzerkrankung: Herzhypertrophie- und Insuffizienz (Hochdruckherz)
– Systemische Kollagenosen und Immunopathien: Lupus erythematodes, progressive Sklerodermie, Periarteriitis nodosa u. a.
– Generalisierte Angiopathie: Diabetes mellitus (?), Hochdruck, Immunkomplexvaskulitis
– Niereninsuffizienz: Überwässerung, kongestives Herzversagen

Zu weiteren kardialen Erkrankungen, die zu einer Herzinsuffizienz führen, gehören Herzklappenstenosen und -insuffizienzen, intrakardiale Kurzschlußverbindungen, Störungen der Erregungsbildung und -leitung (Bradykardie-Tachykardie-Syndrom) und primäre Kardiomyopathien.

Zu den extrakardialen Ursachen der Herzinsuffizienz (Tab. 3) zählen alle Erkrankungen, die zu einer Verminderung des Sauerstoffangebotes an das Herz bzw. zur Entstehung eines Mißverhältnisses von Sauerstoffangebot und Sauerstoffbedarf führen; ferner sekundäre Kardiomyopathien im Gefolge internistischer Allgemeinerkrankungen (arterielle Hypertonie, Hyperthyreose, Hypothyreose, Hämochromatose, Azidose, Hyperkaliämie, Urämie, Oxalase, Diabetes mellitus, Hyperlipoproteinämie, Amyloidose), systemische Kollagenosen mit vaskulärer und/oder myokardialer Involvierung (Immunkomplexvaskulitis, Immunkardiomyopathie) sowie das Spektrum der durch die Pharmaka und toxischen Eingriffe möglichen Formen der Myokardinsuffizienz. Wesentliches diagnostisches Ziel ist hierbei die Erkennung der Grundkrankheit, das als therapeutische Konsequenz die stets vorrangige Basistherapie beinhaltet.

Pharmakologisch-toxisch induzierte Herzinsuffizienz

Viele Pharmaka zeigen akute und chronische negativ inotrope Nebenwirkungen, die insbesondere am vorgeschädigten koronarkranken, hypertrophierten und dilatierten Herzen die Entstehung einer Herzinsuffizienz auslösen und zu begünstigen vermögen (Tab. 4). Die Kenntnis der myokardialen Wirkungen dieser Substanzen ermöglicht oft eine rationale Differentialdiagnostik und Kausaltherapie der Herzinsuffizienz.

Die negativ inotrope Eigenwirkung der Betarezeptorenblocker, die bei der koronaren Herzkrankheit zur Senkung des myokardialen Sauerstoffverbrauches erwünscht

Tabelle 4 Pharmakologisch-toxisch induzierte Kontraktilitätsabnahme

u. a.	ß-Rezeptorenblocker (Pindolol < Toliprolol < Propranolol)
	Barbiturate
	Antiarrhythmika (Ajmalin, DPH, Lidocain)
	Inhalationsnarkotika (z. B. Halothan)
	Analgetika (z. B. Pethidin)
	trizyklische Antidepressiva (z. B. Amitriptylin)
	Adriamycin
	Phenothiazine
	Kalziumantagonisten (z. B. Prenylamin, Verapamil)
	Katecholamin-Exzess
	Kohlenoxyd
	Kortikosteroide (chronisch)
	Äthanol

ist, kann bei Überdosierung, am vorgeschädigten Myokard, bei vorbestehender Bradykardie und bei kombiniertem Einsatz mit anderen negativ inotrop wirksamen Pharmaka zur akuten Herzinsuffizienz führen. Unter den klinisch gebräuchlichen Betarezeptorenblockern kommt dabei dem Propanolol die wohl stärkste relativ kontraktilitätshemmende Potenz zu (= 1), während sie z. B. für Toliprolol 0,5, für Pindolol 0,2 und für Oxprenolol ca. 0,15 beträgt. Zahlreiche Antiarrhythmika zeigen im therapeutisch wirksamen Bereich nahezu regelhaft eine negativ inotrope Eigenwirkung. Nach pharmakologisch-experimentellen Befunden haben Lidocain und Mexiletin eine eher geringere kardiodepressive Wirkung, während unter Verapamil (i. v.), Diphenylhydantoin (i. v.) und Disopyramid (oral, i. v.) mit einer starken negativ inotropen Wirkung zu rechnen ist. Die Indikation zum Einsatz dieser Antiarrhythmika bei vorgeschädigtem Herzen sollte daher zurückhaltend gestellt werden. Die bei akuten kardialen Schmerzzuständen (akuter Myokardinfarkt, Perikarditis) klinisch gebräuchlichen Analgetika gehen mit zum Teil erheblichen Abnahmen der kontraktilen und Pumpfunktion einher. Nach experimentellen und klinischen Untersuchungen sind Morphin, Piritramid, Fentanyl und Tilidin nahezu ohne Einfluß auf die kardialen Funktionsgrößen (Herzindex, Schlagvolumen, Füllungsdruck u. a.), während unter Pethidin (Dolantin) erhebliche Abnahmen (18 bis 32%) linksventrikulärer Pumpgrößen und Kontraktilitätsindizes auftreten können. Diese Wirkungen sind bereits unter klinischen Steady-state-Bedingungen meßbar, so daß bei einer der Hauptindikationen, dem akuten Myokardinfarkt, eine noch stärkere kardiodepressive Wirkung auftreten könnte.

Der Spättyp der Adriamycintoxizität ist durch eine meist irreversible Herzinsuffizienz gekennzeichnet. Durch chronische Glukokortikoidapplikation (z. B. Dexamethason) ist infolge Verlustes an kontraktiler Myokardsubstanz (antianabole Steroidwirkung) mit einer schweren Steroidkardiomyopathie zu rechnen. Exzessiv hohe Katecholaminmengen können zu Myokardnekrosen führen. Weitere Pharmaka bzw. Substanzgruppen mit negativ inotroper Wirkung sind trizyklische Psychopharmaka, Inhalationsnarkotika, Äthanol, Kalziumantagonisten u. a.

Zellphysiologische Gesichtspunkte

Die aus Gründen der klinischen Praktikabilität in den Vordergrund gerückte Pathogenese der Herzinsuffizienz nach ventrikeldynamischen, ätiologischen und pharmakologisch-toxischen Aspekten darf nicht darüber hinwegtäuschen, daß die Mehrzahl der gezeigten Noxen und Auslösungsbedingungen einer Herzinsuffizienz auf eine Störung der elementaren Zellfunktion auf der Ebene der Membran, des sarkoplasmatischen Retikulums, der Mitochondrien, des Kalziumtransportes, der Kontraktionsenzyme und der kontraktilen Proteine zurückgeführt werden kann (Tab. 5). Der Pathomechanismus der Zellfunktionsstörung ist meist nur unvollständig bekannt und klinisch in den wenigsten Fällen objektivierbar. Zudem schließt eine zellphysiologisch gesicherte Wirkung einer Substanz (z. B. Digitalisglykoside) an

Tabelle 5 Zellphysiologische Gesichtspunkte der Herzinsuffizienz

1. Beeinflussung zellmembranständiger Rezeptoren für Hormone oder Pharmaka (z. B. Schilddrüsenhormone, STH, Betablocker, Glykoside)
2. Beeinflussung der passiven Permeabilität der Zellmembranen für Ionen (z. B. Lidocain, Anticholinergika, Kalziumantagonisten, Urämietoxine, Nickel, Saponine, diverse Schlangengifte, Bienen-/Wespengifte)
3. Beeinflussung des aktiven Ionentransportes (z. B. Glykoside, Lithium, Kalium)
4. Funktionsänderungen des sarkoplasmatischen Retikulums (z. B. durch Senkung der extrazellulären Kalziumkonzentration, nach Blockierung der oxidativen Phosphorylierung (s. 5.) nach Freisetzen membranschädigender Enzyme aus Lysosomen (s. 8.). Membranschädigung durch Schlangengifte)
5. Störungen der oxydativen Phosphorylierung (O_2-Mangel, DNP, Oligomycin, Kobalt, Blei, Thallium, CN, CO, Halothan)
6. Regulatorische und kontraktile Proteine: Veränderungen der Sarkomeren (z. B. Vorlast); abnormes Myofibrillenwachstum (z. B. hypertr. obstrukt. Kardiomyopathie)
7. Verminderung der Kalzium**-abhängigen ATPase-Aktivität (Azidose, Kobalt, Nickel, Chlorpromazin, Halothan)
8. Schädigung der Lysosomen mit Freisetzen lysosomaler Enzyme (Blei, Schlangengifte, Viren)
9. Änderungen der Proteinsynthese (z. B. hohes Lebensalter, Antimetaboliten, Viren, Antiarrhythmika, Alkohol, Diphtherietoxin, ionisierende Strahlen)

einer Struktur (z. B. Membran-ATPase) weitere Wirkungen der gleichen Substanz an anderen Zellstrukturen (z. B. sarkoplasmatisches Retikulum, Kontraktionsenzyme) nicht aus. Ein Einblick in die zellphysiologischen Möglichkeiten, die einer Herzinsuffizienz zugrunde liegen können, ist daher abschließend anhand experimenteller und auch einiger klinisch-relevanter Beispiele dargestellt.

Hochdruckherz

Der arterielle Bluthochdruck ist aufgrund seiner hohen Inzidenz und Morbiditätspotenz die häufigste Ursache einer Druckbelastung des linken Ventrikels mit konsekutiver, hypertensiver Herzhypertrophie, Herzdilatation und Herzinsuffizienz. Neben der Auslösung myokardialer Organmanifestationen stellt er einen der gravierenden Risikofaktoren der koronaren Herzkrankheit dar. In Anbetracht der multifaktoriellen Herzbeteiligung und der hohen Gesamtmortalität der kardialen Hochdruckfolgen gewinnt die Erkennung und therapeutische Beeinflußbarkeit einer hypertensiven Herzerkrankung besondere klinische Bedeutung. Eine wirksame Diagnostik und Behandlung der essentiellen Hypertonie ist somit gleichbedeutend mit einer wirksamen Prophylaxe und Therapie der hypertensiven kardialen und extrakardialen Organmanifestationen.

Entsprechend den kardialen Auswirkungen sind prinzipiell der Grad der Hypertonie, das Ausmaß, die Lokalisation und die Schwere der resultierenden Herzmuskelhypertrophie (= Myokardfaktor) sowie andererseits die Summe der koronaren

Manifestationsmöglichkeiten (= Koronarfaktor) voneinander abzugrenzen. Beide Faktoren können sich unabhängig entwickeln, führen allerdings bei länger dauernder und höhergradiger hypertensiver Herzbeteiligung fast stets zu gegenseitigen ventrikelmechanischen und koronaren Auswirkungen.

Ventrikelmasse und Hypertrophieentwicklung

Morphologisch zeigt das Hochdruckherz ein kompensatorisches Myokardwachstum, das nach dem Konzept von Linzbach bis zu einem Gewicht des linken Ventrikels von etwa 200 bis 250 g als harmonisch einzustufen ist. Makroskopisch ist die kompensierte Druckhypertrophie durch eine dicke Kammerwand, ein verdicktes Kammerseptum, ein normales oder kleines Kammerinnenvolumen (hohe Masse-Volumen-Relation) und eine verlängerte Ausflußbahn des linken Ventrikels gekennzeichnet. Dagegen treten im dekompensierten Stadium große Ventrikel mit hohem enddiastolischen Volumen und konsekutiv abnehmender bzw. numerisch normalisierter Masse-Volumen-Relation auf.

Ausmaß, Art und Dauer der Druckbelastung des linken Ventrikels sowie humorale, Herzfrequenz- und Kontraktionseinflüsse und genetische Determinanten sind wesentliche Faktoren der Hypertrophieentwicklung. Bei lange bestehendem und stabil erhöhtem Blutdruck ist eine stärkere Massenzunahme als bei labilem Bluthochdruck mit kurzer Hochdruckperiode zu erwarten. Darüber hinaus nimmt die absolute Ventrikelmasse mit zunehmenden kardialen Hochdruckmanifestationen (koronare Herzkrankheit, Ventrikeldilatation) zu.

Epidemiologische Kenndaten des Hochdruckherzens

In der Bundesrepublik Deutschland wird die Zahl der Hypertoniker auf ca. 9 Mio. geschätzt, entsprechend 15% der Gesamtbevölkerung. Davon dürften ⅔ bekannt und ca. ⅓ dürfte Dunkelziffer sein. Nahezu alle Hypertoniker weisen eine Herzbeteiligung im Sinne einer hypertensiven Hypertrophie auf, und etwa jeder zweite Hypertoniker hat kardiale Organmanifestation von Krankheitswert. Die Gesamtletalität an Bluthochdruck betrug 1983 etwa 25%. Damit ist der Bluthochdruck mit seinen Folgeerkrankungen eine der häufigsten Erkrankungen bzw. Todesursachen überhaupt.

Wie lebenswichtig bzw. krankheitswertig die Herzbeteiligung bei Hochdruck ist, verdeutlichen Zahlen, nach denen bei nicht ausreichend therapierter Hypertonie 43% der Hypertoniker am globalen myogenen Pumpversagen und 36% an den Folgen der Koronarinsuffizienz starben, d. h. ⅘ der Hypertoniker starben am Herzen. Demgegenüber waren die Letalitätsraten aus zerebralen (14%) und renalen Ursachen (7%) deutlich geringer.

Symptomatik des Hochdruckherzens

Das führende klinisch-kardiale Symptom des symptomatischen arteriellen Bluthochdruckes ist die Angina pectoris, der führende klinisch-kardiale Befund ist die Herzmuskelhypertrophie. Aus einer von uns konsekutiv nachuntersuchten Gruppe von insgesamt 113 essentiellen Hypertonikern waren 81 Patienten, entsprechend 72%, d. h. mehr als ⅔ des gesamten Patientengutes, aufgrund der Beschwerdensymptomatik koronartherapiepflichtig. An klinisch-kardialen Befunden prävalierte die linksventrikuläre Hypertrophie mit 83% bzw. die Vorhofhypertrophie mit 74%. Abnorme Herzgeräusche kamen in mehr als der Hälfte vor. Herzrhythmusstörungen, ältere Myokardinfarkte, Herzvergrößerungen und abnorme Herztöne fanden sich in 15–42%.

Ventrikeldynamik und Hypertrophiegrad

Das Hochdruckherz manifestiert sich ventrikeldynamisch, funktionell, diagnostisch und damit dem klinischen Untersucher in prinzipiell drei unterschiedlichen Hypertrophieformen (Abb. 2). Im Gefolge der arteriellen Druckbelastung kommt es zunächst zu einer konzentrischen Myokardhypertrophie mit Vermehrung der Wanddicke, der linksventrikulären Muskelmasse, mit Zunahme der Masse-Volumen-Relation des Ventrikels bei konsekutiver Konstanz der systolischen Wandspannung (afterload). Herzindex und Auswurffraktion sind normal. Signifikante Änderungen des myokardialen Sauerstoffverbrauches treten nicht auf. Allerdings ist bereits der Koronarwiderstand erhöht und die Koronarreserve auch beim jugendlichen hypertrophierten Hochdruckherzen deutlich eingeschränkt.

In 14% aller Hypertoniker entwickelt sich eine irreguläre Hypertrophie mit asymmetrischen Hypertrophiearealen, die im Bereich der Vorderwand, Hinterwand, Herzspitze, Herzbasis und des Septums lokalisiert sein können. Die Wand ist regional erheblich verdickt, die Masse-Volumen-Relation ist erheblich vermehrt und die systolische Wandspannung ist erniedrigt. Ventrikuläre Funktionsgrößen bleiben weitgehend normal, der pro Gewichtseinheit relativierte myokardiale Sauerstoffverbrauch ist normal oder herabgesetzt. Wie bei der harmonischen konzentrischen Hypertrophie ist der Koronarwiderstand erhöht und die Koronarreserve erniedrigt. Beiden Formen (konzentrische Hypertrophie, irreguläre Hypertrophie) ist eine Konstanz (konzentrische Hypertrophie) oder gar Abnahme (irreguläre Hypertrophie) der globalen bzw. regionalen Wandspannung (afterload) gemeinsam.

Bei starker und langdauernder Druckbelastung mit fortschreitender Herzmuskelhypertrophie und interstitieller Bindegewebsvermehrung, bei koronaren und extrakardialen Zweiterkrankungen sowie bei begleitender Myokarditis und pharmakologisch-toxischen Wirkungen kann es zu einer myokardialen Schädigung mit Zunahme des Ventrikelradius, Zunahme des enddiastolischen Volumens und Zunahme der systolischen Wandspannung kommen. Der Ventrikel dilatiert definitionsgemäß

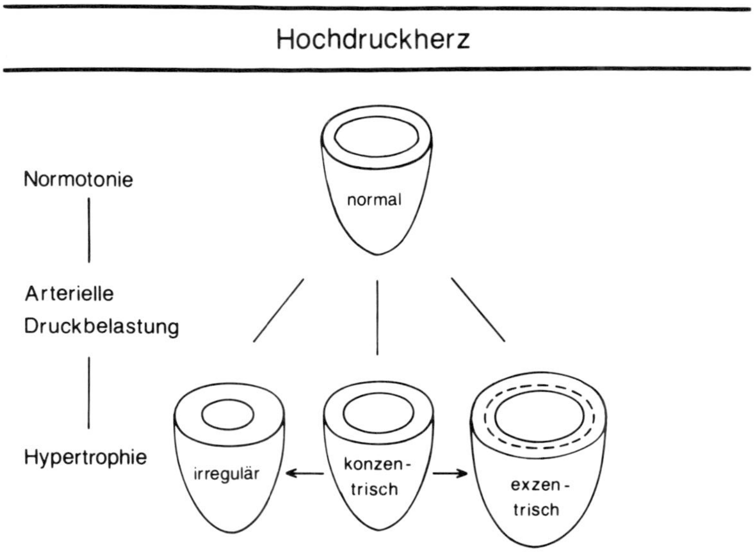

Blutdruck	↑	↑	↑
Wanddicke	↑↑	↑	→↑
Ventrikelmasse (LVMM)	↑	↑	↑
Ventrikelradius	↓	→	↑
Enddiastolisches Volumen (EDV)	→↓	→↓	↑
LVMM/EDV	↑↑	↑	→↓
Systolische Wandspannung	↓	→	↑
Herzindex	→	→	↓
Auswurffraktion	→(↑)	→	↓
Myokardialer Sauerstoffverbrauch	→↓	→	↑
Koronarwiderstand	↑	↑	↑
Koronarreserve	↓	↓	↓↓

Springer Verlag (1983)

Abb. 2 Diagrammatische Darstellung der 3 möglichen Hypertrophieformen des Hochdruckherzens (irregulär, konzentrisch, exzentrisch). Die 3 Hypertrophieformen können sich sowohl primär (normal-irregulär, normal-konzentrisch, normal-exzentrisch) als auch konsekutiv (normal-irregulär-exzentrisch, normal-konzentrisch-exzentrisch) entwickeln. → normal, ↑ erhöht, ↓ erniedrigt.

exzentrisch. Die ventrikulären Pumpgrößen (Herzindex, Auswurffraktion) nehmen ab, und der myokardiale Sauerstoffverbrauch pro Gewichtseinheit ist gesteigert. Wie bei den anderen hypertensiven Hypertrophieformen ist der Koronarwiderstand infolge Zunahme der vasalen Komponente (hypertensive Makro- und Mikroangiopathie) erhöht, die Koronarreserve ist jetzt allerdings, infolge zusätzlicher Erhöhung der myokardialen Komponente des Koronarwiderstandes, beträchtlich eingeschränkt.

Die drei Hypertrophieformen können sich konsekutiv entwickeln (z. B. konzentrisch – irregulär; konzentrisch – exzentrisch; irregulär – exzentrisch), sie können aber auch jeweils primär entstehen, so daß gerade in Anbetracht der diagnostischen und therapeutischen Konsequenzen stets mit der Existenz einer dieser drei Hypertrophieformen bei jedem Hypertoniker zu rechnen ist.

Kardiale Auswirkungen bei Hochdruckkrisen

Die Hochdruckkrise gehört u. a. wegen ihrer myokardialen (akute Linksherzinsuffizienz) und koronaren Auswirkungen (Koronarinsuffizienz, Myokardinfarkt) zu einem der bedrohlichsten Krankheitsbilder der inneren Medizin. Die hohe Krankheitswertigkeit resultiert aus der im Gefolge der akuten Blutdruckerhöhung resultierenden Steigerung der ventrikulären Nachlast (afterload). Abnorme Änderungen der Nachlast (abschätzbar aus der Ventrikelgröße und meßbar durch Bestimmung der systolischen Wandspannung) verursachen im Gefolge abnormer intra- oder extrakardialer Druckbelastungen sowie inadäquater Myokardhypertrophie eine durch Drucküberlastung induzierte Myokardinsuffizienz. Klinischer Prototyp ist die hypertensive Herzkrankheit auf dem Boden chronischer Druckbelastung und akuter Hochdruckkrisen.

Wie im Rahmen unserer Studien über das Hochdruckherz und die nichthypertensiven Hypertrophien an über 400 Patienten gezeigt werden konnte, nimmt die systolische Wandspannung, das Äquivalent der myokardialen Nachlast, mit steigender Masse-Volumen-Relation, d. h. mit steigendem Hypertrophiegrad des linken Ventrikels, ab. Diese inverse, unlineare Beziehung bleibt auch für Bereiche unterschiedlicher systolischer Drücke (Isobaren) qualitativ erhalten. Die systolische Wandspannung ist bei vergleichbarer Masse-Volumen-Relation bei höherem systolischen Druck größer, so daß eine Aufwärtsverlagerung der Isobaren resultiert. Dieser quantitativ unterschiedliche Isobarenverlauf, der jedoch nicht parallel, sondern bei abnehmender Masse-Volumen-Relation wandspannungsbezogen ausgeprägter als mit zunehmender Masse-Volumen-Relation erfolgt, hat erhebliche klinische Konsequenzen (Hochdruckherz, Hochdruckkrise, Therapie der hypertensiven Herzerkrankung): Ein gleich starker Anstieg des systolischen Druckes, z. B. um 80 mm Hg, d. h. von 120 auf 200 mm Hg (im Rahmen einer Hochdruckkrise), führt bei einem konzentrisch oder überproportional hypertrophierten Herzen zu einem Anstieg der systolischen Wandspannung um z. B. 80 Einheiten (10^3 dyn/cm^2), während der gleich hohe Blutdruckanstieg bei einem dilatierten Hochdruckherzen zu einem weitaus größeren Wandspannungsanstieg führt, z. B. um 180 Einheiten. Daraus folgt, daß ein gleich hoher Blutdruckanstieg bei einem bereits dilatierten Herzen (hohe Ausgangswandspannung, niedrige Masse-Volumen-Relation) zu einer weitaus höheren Zunahme der systolischen Wandspannung und konsekutiv zu einer stärkeren Abnahme der Ventrikelfunktion führt als bei einem nichtdilatierten, konzentrisch hypertrophierten Herzen mit niedriger Ausgangswandspannung und hoher Masse-Volumen-Relation. Ebenso steigt der myokardiale Sauerstoffverbrauch bei bereits bestehender Herzdilatation unter vergleichbarer Druckbelastung wesentlich stärker an als bei konzentrisch hypertrophierten, nichtdilatierten Herzen.

Die ventrikeldynamische Ausgangslage (Masse-Volumen-Relation, systolische Wandspannung) ist somit für die Entstehung einer Myokardinsuffizienz und ihre differentialdiagnostische Schweregradeinstufung unter veränderter Nachlast von wesentlicher Bedeutung. Entsprechendes gilt umgekehrt für therapeutisch induzierte Drucksenkungen, da ein dilatiertes Hochdruckherz bei gegebener Drucksenkung eine wesentlich stärkere Wandspannungsabnahme und Verbesserung der Ventrikelfunktion erreicht als ein konzentrisch hypertrophierter Ventrikel.

Koronare Hämodynamik

Der koronarwirksame Perfusionsdruck (+ 56%), der Koronarwiderstand (+ 38%) und die Koronardurchblutung des linken Ventrikels (+ 16%) sind gegenüber der Norm bei weitgehend normaler arteriokoronarvenöser Sauerstoffdifferenz signifikant erhöht. Die Koronarreserve des linken Ventrikels ist bei Hypertonikern mit signifikanten Koronarstenosen hochgradig (von 4,8 ± 1,99) (normal) auf 2,01 ± 0,12 (p 0,001), d. h. wie bei normotoner koronarer Herzkrankheit mit vergleichbaren Koronarstenosen, eingeschränkt. Allerdings zeigen bereits jugendliche und kardial kompensierte essentielle Hypertoniker mit normalem Koronarangiogramm eine deutliche Einschränkung der Koronarreserve des linken Ventrikels (von 4,8 ± 1,99 (normal) auf 3,2 ± 0,31 (p 0,01), ein Befund, der das koronare Risiko bereits beim normal großen Hypertonikerherzen mit normalem Koronarangiogramm demonstriert und möglicherweise auf eine organisch fixierte oder funktionelle Einbeziehung der kleinen, im Koronarangiogramm nicht erkennbaren Herzkranzgefäße entsprechend einer hypertensiven Mikroangiopathie zurückzuführen ist.

Als Ursache der bereits bei jugendlichen Hypertonikern eingeschränkten Koronarreserve des linken Ventrikels kommen u. a. eine druckinduzierte Mediahypertrophie der arteriolären Widerstandsgefäße mit konsekutiver Zunahme der Wanddicke-Radius-Relation der Koronararteriolen, ein vermehrter intramuraler Wassergehalt (10–15%) der Arterien und Arteriolen, eine abnorm elongierte Arteriolenstrombahn und eine veränderte Vasoreaktivität auf physiologisch relevante Transmitter der Koronarregulation in Betracht.

Myokardialer Sauerstoffverbrauch

Der Sauerstoffverbrauch des linken Ventrikels pro Gewichtseinheit ist bei der Gesamtgruppe der Hypertoniker im Mittel um 21% erhöht. Es besteht eine lineare

Beziehung zur systolischen Wandspannung, die die wesentliche Determinante des myokardialen Sauerstoffverbrauches darstellt. Da die systolische Wandspannung mit zunehmender Ventrikeldilatation zunimmt, stellt die Ventrikelgröße beim essentiellen Hochdruck nicht nur ein klinisch brauchbares Korrelat zur Erfassung der Ventrikelfunktion dar, sondern repräsentiert darüber hinaus einen Index zur Abschätzung des myokardialen Sauerstoffverbrauches und der Ischämiegefährdung des linken Ventrikels.

Therapeutische Konsequenzen

Die positiv inotrope Wirkung von Digitalisglykosiden läßt sich am dekompensierten Hochdruckherzen in eine signifikante Verbesserung der Pumpfunktion mit Zunahme von Herzindex und Schlagindex umsetzen. Dagegen kommt es am kompensierten Hochdruckherzen zwar zu einer positiv inotropen Wirkung, meßbar an den Änderungen isovolumetrischer Geschwindigkeitsindizes, jedoch werden die für die Pumpfunktion wesentlichen Größen der auxotonen Auswurfphase (Herzindex, Schlagindex usw.) nicht nur nicht gesteigert, sondern oft sogar gesenkt. Ursächlich kommt eine durch Digitalisglykoside zusätzliche Steigerung des peripheren Widerstandes in Betracht. Zudem nimmt die Koronardurchblutung ab und der Koronarwiderstand zu, so daß bei annähernd gleichbleibendem Sauerstoffverbrauch eine Verschlechterung des Sauerstoffangebotes an das Herz auftreten kann. Die Indikation zur Anwendung von Digitalisglykosiden sollte daher beim kompensierten Hochdruckherzen zurückhaltend gestellt werden.

Unter Betarezeptorenblockern werden Blutdruck und Herzfrequenz wirksam gesenkt, so daß Koronardurchblutung und myokardialer Sauerstoffverbrauch abnehmen. Die pharmakologisch erschließbare Koronarreserve wird unter therapeutischer Dosierung um etwa 20 bis 30 Prozent erhöht. Das kompensierte Hochdruckherz kann somit unter Betarezeptorenblockern ventrikeldynamisch (systolischer Druck, Wandspannung usw.) und metabolisch (Sauerstoffangebot, Sauerstoffbedarf usw.) entlastet werden. Allerdings ist die Anwendung von Betarezeptorenblockern beim nicht digitalisierten dekompensierten Hochdruckherzen infolge negativ inotroper Einwirkung limitiert bzw. kontraindiziert.

Eine wirksame Verbesserung der Ventrikelfunktion läßt sich beim kompensierten und dekompensierten Hochdruckherzen durch arteriolär angreifende Vasodilatatoren erreichen, die infolge Afterload-Reduktion (Wandspannung, peripherer Widerstand, Impedanz) zu einer Zunahme von Pumpgrößen führen. Darüber hinaus wird die Koronardurchblutung gesteigert. Der myokardiale Sauerstoffverbrauch bleibt bilanzmäßig annähernd unverändert, so daß das Hochdruckherz pro vergleichbarem Energiebedarf mehr Pumparbeit zu verrichten vermag. Ursache ist die Einsparung an Sauerstoffverbrauch durch Afterload-Reduktion, ein Prinzip, das für die Therapie des kompensierten und dekompensierten Hochdruckherzens zunehmend klinische Bedeutung erlangt.

Neue Entwicklungen in der Pharmakotherapie des Hochdruckherzens

Für die chronische Therapie der hypertensiven Herzkrankheit (kompensiertes/dekompensiertes Hochdruckherz) lassen sich aufgrund neuerer Vorstellungen über die Entwicklung und Regression der hypertensiven Herzhypertrophie einerseits und neuerer Pharmakaentwicklungen andererseits folgende therapeutische Weiterungen umreißen.

- Positiv inotrop wirkende β_1-Adrenozeptor-Agonisten beim dekompensierten Hochdruckherzen (z. B. Prenalterol),
- Converting-Enzym-Inhibitoren bei therapierefraktärer Hypertonie und Herzinsuffizienz (z. B. Captopril),
- Kalzium-Antagonisten in der antihypertensiven Behandlung des kompensierten Hochdruckherzens (z. B. Nifedipine),
- Mono- und Kombinationstherapie eines β-Blockers und Vasodilatators zur Induktion einer Hypertrophieregression am kompensierten und dekompensierten Hochdruckherzen (z. B. Hydralazin plus Metoprolol, Clonidin, Nifedipin u. a.).

Die Voraussetzung für eine praktikable Langzeitbehandlung ist die Wirksamkeit bei oraler Applikation. Converting-Enzym-Inhibitoren sind bei therapierefraktärer Hypertonie und Herzinsuffizienz (dekompensiertes Hochdruckherz) im Einzelfall unter Abwägung der Nebenwirkungen (Veränderungen an Blutbild, Leber- und Nierenfunktion u. a.) gerechtfertigt. In letzter Zeit ist auch über deren erfolgreichen Einsatz bei normotensiver, refraktärer Herzinsuffizienz berichtet worden.

Nifedipine besitzt in sehr hoher Dosierung (40–160 mg/Tag) deutlich drucksenkende Wirkungen, die mit einer Zunahme der Ventrikelfunktion einhergehen können. Die Gefahr eines signifikanten und den therapeutischen Einsatz in Frage stellenden negativ inotropen Effektes ist bei Unterlassen einer gleichzeitigen Therapie mit Betarezeptorenblockern gering. Zudem wird für die hypertensive Herzhypertrophie bei Langzeittherapie eine Hypertrophieregression diskutiert.

Die Kombinationstherapie, bestehend aus einem β-Blocker und einem Vasodilatator, sowie Therapie mit Clonidin, Nifedipine und Prazosin scheinen nach experimentellen und ersten klinischen Studien eine deutliche Verhinderung bzw. Rückbildung der hypertensiven Herzhypertrophie aufzuweisen. Diese Wirkung ist nicht unbedingt mit dem Ausmaß der arteriellen Drucksenkung korreliert. Die wesentlichen Ventrikelfunktionsgrößen einschließlich der Wandspannungsreserve bleiben unter der Voraussetzung gut eingestellter systolischer Blutdruckwerte weitgehend unverändert, so daß eine antihypertensive Wirkung parallel zu einer ventrikeldynamischen Verbesserung langanhaltend erreichbar ist.

Die aufgezeigten pharmakotherapeutischen Neuerungen mögen demonstrieren, daß es neben dem „gesicherten" therapeutischen Wissen in der Behandlung der hypertensiven Herzkrankheit zahlreiche neue Wege mit dem teilweise bereits jetzt vielversprechenden Ziel gibt, neben einer „kausalen" Blutdrucksenkung auch die kardialen Auswirkungen, d. h. die myokardialen und koronaren Hochdruckmanifestationen wirksam zu behandeln.

Koronare Mikrozirkulationsstörungen

Pathophysiologie

Die Koronardurchblutung wird vom koronaren Perfusionsdruck, von der Blutviskosität und von der geometrisch bestimmten Leitfähigkeit der Koronargefäße bestimmt. Die Bedeutung humoraler bzw. rheologischer Faktoren für den Koronarkreislauf liegt darin, daß sie bei Konstanz der Weite der Koronargefäße und des Perfusionsdrucks durch Veränderung der Blut- bzw. Plasmaviskosität den koronaren Blutfluß beeinflussen. Seitdem rheologische Meßmethoden für menschliches Blut zur Verfügung stehen, hat sich gezeigt, daß Einschränkungen der Fließfähigkeit des Blutes die koronare Leitfähigkeit (reziproker Koronarwiderstand) erheblich beeinträchtigen und zu Koronarinsuffizienz und Myokardischämie auch bei normalem Koronarangiogramm führen können und daß umgekehrt eine Normalisierung abnorm erhöhter Blut- und Plasmaviskositäten zu einer kausalen Therapie koronarer Durchblutungsstörungen beitragen kann. Die durch Viskositätsänderungen induzierten koronaren Durchblutungsstörungen äußern sich in allen koronaren Gefäßsegmenten, hauptsächlich in der koronaren Endstrombahn, also im arteriolären Widerstandssystem und postarteriolären Kapillarnetz des Koronarkreislaufes. Eine Analyse rheologisch bedingter koronarer Durchblutungsstörungen muß somit neben der Beeinflussung der Durchblutungsreserve der großen, normalen oder stenotischen Koronararterien besonders auch das Spektrum der koronaren Mikrozirkulationsstörungen berücksichtigen.

Definition koronarer Mikrozirkulationsstörungen

Koronaren Mikrozirkulationsstörungen liegen Durchblutungsstörungen der kleinen ($\leq$ 200 μm) intramuralen, arteriolären Widerstandsgefäße und (oder) des koronaren Kapillargefäßsystemes zugrunde, die eine Koronarinsuffizienz bei normalem Koronarangiogramm zur Folge haben können. Dieses koronare Syndrom hat im Unterschied zu den ausschließlich morphologischen Läsionen der kleinen Herzkranzgefäße („small vessel disease", „Syndrom X") sowohl vaskuläre, rheologische als auch metabolische Ursachen (Tab. 6). Es ist somit keine morphologische und klinische Krankheitseinheit, sondern die Summe der funktionellen Manifestationen ätiologisch verschiedenartiger koronarer Durchblutungsstörungen.

Tabelle 6 Ursachen koronarer Mikrozirkulationsstörungen

Vaskuläre Ursachen
– arterielle Hypertonie (hypertensive Mikroangiopathie)
– bakterielle Endokarditis (nekrotisierende Vaskulitis)
– vaskuläre Beteiligung bei Endomyokardfibrose, Colitis ulcerosa, Amyloidose
Gemisch vaskulär-rheologische Ursachen
– systemische Kollagenosen (Lupus erythematodes, progressive Sklerodermie, Dermatomyositis, Periarteriitis nodosa)
– Immunkomplexvaskulitiden (viral, toxisch, medikamentös)
– Diabetes mellitus (diabetische Mikroangiopathie)
Rheologische Ursachen
– Paraproteinämie (M. Waldenström, Plasmozytom)
– Polyglobulien (Polyzythämie, symptomatische Polyglobulien)
– Hyperlipoproteinämie (Hypertriglyceridämie, Hyperchylomikronämie)
– koronare Mikrothromben bei Verbrauchskoagulopathie mit disseminierter intravaskulärer Gerinnung
– Plättchen-Mikroembolien
Metabolische Ursachen
– Störungen von O_2-Diffusion und Transport (CO-Intoxikation, Methämoglobinämien, Hyperlipoproteinämien)

Ätiologie und klinische Bedeutung

Am häufigsten dürften die vaskulären Erkrankungen (entzündlich, nichtentzündlich) sein, zum Beispiel bei der arteriellen Hypertonie (hypertensive Mikroangiopathie), aber auch bei der diabetischen Mikroangiopathie, bei Amyloidosen, bakterieller Endokarditis und Kardiomyopathien. Die Ruhedurchblutung ist meist normal, die Koronarreserve des linken Ventrikels im allgemeinen erheblich eingeschränkt.

Die rheologisch bedingten koronaren Mikrozirkulationsstörungen betreffen nach bisheriger Kenntnis überwiegend Paraproteinämien, Hyperlipoproteinämien, Polyzythämien und Polyglobulien. Bei normalem Koronarangiogramm sind bereits unter Ruhebedingungen eine Abnahme der Durchblutung des Koronargefäßsystems mit kritisch hoher Sauerstoffextraktion sowie meist eine deutliche Einschränkung der Koronarreserve nachweisbar. Ursache ist eine abnorme Erhöhung der Plasma- bzw. Gesamtviskosität des Blutes, bei Paraproteinämien bis auf das Doppelte der Norm, wobei der Anteil der pathologisch gesteigerten Plasmaviskosität an der Einschränkung der Leitfähigkeit der koronaren Mikrozirkulation um so größer ist, je kleiner die Gefäße sind. Hierbei gibt im Unterschied zu den vaskulär bedingten Mikrozirkulationsstörungen bereits die Bestimmung der Ruhe-Koronardurchblutung ätiologisch und therapeutisch weiterführende Aussagen, und es sind die „rheologischen" Erkrankungen, die erstmals gezeigt haben, daß

1. eine erhebliche Zunahme der Koronardurchblutung des menschlichen Herzens auch durch viskositätsmindernde Therapiemaßnahmen unter Umgehung vaskulä-

rer Eingriffe erreichbar ist, der Viskosität somit eine wesentliche Bedeutung in der koronaren Mikrozirkulation zukommen kann,

2. eine Zunahme der Ruhe-Koronardurchblutung und äquivalente Abnahme der koronaren Sauerstoffextraktion bei Konstanz des myokardialen Sauerstoffverbrauches mit einer wirksamen Steigerung der Koronarreserve einhergehen kann, auch wenn die pharmakologisch bestimmbare Koronarreserve unverändert bleibt, und
3. somit eine Steigerung der Koronarreserve auch unabhängig von der vasalen Komponente des Koronarwiderstandes, das heißt ausschließlich rheologisch bedingt, therapeutisch erreichbar ist.

Ferner kann über eine Verminderung der O_2-Verfügbarkeit (CO-Intoxikation, Methämoglobinämien) wie auch durch Viskositätserhöhung mit gleichzeitiger Abnahme der Sauerstoffdiffusion (Hyperlipoproteinämien) eine Störung der koronaren Mikrozirkulation auftreten, die eine Verschlechterung des Sauerstoffangebotes an das Herz nach sich zieht, und schließlich wird bei allen kardialen oder extrakardialen Erkrankungen mit erhöhtem Ruhe-Sauerstoffverbrauch des Myokards (Druck-, Volumen- und Frequenzbelastungen) eine Abschöpfung, das heißt metabolisch bedingte Erniedrigung der Koronarreserve infolge abnorm erhöhter Ruhe-Koronardurchblutung wirksam.

Die klinische Bedeutung koronarer Mikrozirkulationsstörungen liegt darin, daß etwa 10–20% aller Patienten mit typischer, belastungsinduzierter Koronarinsuffizienz ein normales Koronarangiogramm aufweisen und daß die Koronarinsuffizienz in der Mehrzahl dieser Fälle auf Störungen der koronaren Mikrozirkulation (vaskulär, rheologisch) beruht. Seitdem Verfahren zur Verfügung stehen, die eine Messung der Koronardurchblutung erlauben, ist die Bestimmung der koronaren Hämodynamik im gesamten klinischen Bereich möglich.

Symptomatik

Rheologisch und vaskulär bedingte Formen der „Koronarinsuffizienz bei normalem Koronarangiogramm" sprechen meist, in 80–90% der Fälle, auf Nitroglyzerin an. Spezifische Risikofaktoren bestehen nicht. Bei 53 (58%) unserer 92 Patienten waren elektrokardiographisch Kammerendteilveränderungen (ST-Streckensenkung, T-Abflachung, T-Negativierung) nachweisbar, 27 Patienten (29%) hatten elektrokardiographisch nicht-transmurale Infarkte; regionale Wandkontraktionsstörungen fanden sich bei 25 (27%), Herzinsuffizienz bei 21 (23%) und Kardiomegalie bei 15 Patienten (16%). Transmurale Infarkte sind selten (3%), so daß sich das Verteilungsmuster der koronaren und myokardialen Folgeerkrankung bei den koronaren Mikrozirkulationsstörungen sehr zugunsten der regionalen und globalen Koronarinsuffizienz des linken Ventrikels verlagert. Das führende klinisch-kardiale Symptom ist daher die Angina pectoris, der führende klinische Befund die elektrokardiographisch faßbare, belastungsinduzierte Koronarinsuffizienz.

Diagnostik

Die Diagnostik koronarer Mikrozirkulationsstörungen beruht auf der Erfassung der internistischen, kardialen oder extrakardialen Grundkrankheit. Neben Anamnese, körperlicher Untersuchung, Anfertigung von Elektrokardiogramm und Thorax-Röntgenaufnahmen sowie Ermittlung klinisch-chemischer Allgemeinbefunde erlangt der Ausschluß oder Nachweis von Systemerkrankungen diagnostische Bedeutung. Anhand langjähriger Verlaufsbeurteilungen sowie aus Gründen der therapeutischen Konsequenzen hat sich ein diagnostischer Untersuchungsgang bewährt, der besonders die Erkennung therapeutisch zugänglicher entzündlicher und nicht entzündlicher Gefäßerkrankungen zum Ziel hat durch

- Serum- und Blutuntersuchungen,
- Bestimmung der koronaren Hämodynamik,
- bioptische Methoden.

Die Serum- und Blutuntersuchungen dienen der Erfassung degenerativer, entzündlicher und immunologisch bedingter Gefäßerkrankungen, unter anderem durch Bestimmung sogenannter Risikofaktoren (Cholesterin im Serum, Triglyzeride, Blutzucker, Harnsäure), Bestimmung von Hämatokrit und Blutviskosität bei Polyglobulie und Polyzythämie, Messung der Blut- und Plasmaviskosität bei Paraproteinämien, Analyse der Makroglobulinkomponenten des Blutes bei Diabetes mellitus und Paraproteinämien, Nachweis antinukleärer Antikörper, zirkulierender Immunkomplexe und Komplementverbrauch bei systemischen Immunkomplexvaskulitiden sowie Nachweis extrahierbarer nukleärer Antikörper (Sharp-Syndrom).

Die sicherste klinisch-diagnostisch weiterführende Methode zum Nachweis rheologisch bedingter koronarer Mikrozirkulationsstörungen ist die funktionelle Quantifizierung der koronaren Hämodynamik durch Bestimmung der Koronardurchblutung und Koronarreserve. Aus Gründen der Meßgenauigkeit, Praktikabilität und Kosten-Nutzen-Relation hat sich besonders die Argon-Fremdgasmethode bewährt.

Zur Durchblutungsmessung erfolgt zunächst die Sondierung des Sinus coronarius. Der Patient atmet dann über 5 Min. ein Argon-Sauerstoff-Gemisch. Während dieser Zeit wird fortlaufend arterielles und koronarvenöses Blut simultan entnommen. Nach Beendigung der ersten Messung wird Dipyridamol 8–10 Min. lang intravenös unter fortlaufender Kontrolle von Herzfrequenz und arteriellem Druck injiziert. Die Dipyridamol-Menge beträgt 0,5 mg/kg. Die Verwendung höherer Dipyridamol-Dosen ergibt im allgemeinen keine höhere Durchblutungsreserve. Individuelle Änderungen und Refraktärität der koronaren Vasoreaktivität auf Adenosin und adenosinvermittelte Koronardilatatoren sind bislang nicht mitgeteilt worden. Die Herzfrequenz nimmt nach eigenen Erfahrungen bei rund 500 Koronardurchblutungsmessungen im Mittel um 12/Min. zu, während der mittlere Aortendruck im Mittel um 7 mm Hg abnimmt. Die Nebenwirkungen und Komplikationen der Dipyridamol-Injektion sind somit unter Berücksichtigung der angegebenen Kautelen vernachlässigbar gering. Das Verfahren ist für den Patienten nicht belastend, die für eine Doppelmessung abzunehmende Blutmenge beträgt 60 ml. Eine Argonaufsättigung mit Blutentnahmen dauert 5 Min., die Bestimmung der Koronarreserve (Ruhedurchblutung, Dipyridamol-Durchblutung) etwa 20–25 Min.

Die gesamte technische Ausrüstung (Gas-Chromatograph, Extraktionskammer, Blutentnahmepumpen usw.) ist im Vergleich mit anderen Methoden der Messung der Koronardurchblutung äußerst preisgünstig, so daß die Kosten-Nutzen-Relation derzeit unübertroffen ist.

Die Koronarreserve wird unter Einbeziehung von Koronardurchblutung und mittlerem diastolischen Aortendruck als das Verhältnis des Koronarwiderstandes unter Ausgangsbedingungen zum Koronarwiderstand unter maximaler Koronardilatation mittels Dipyridamol ermittelt. Normalerweise beträgt die Koronarreserve 4 bis 5, d. h. der Koronarwiderstand kann auf ein Viertel bis ein Fünftel der Ausgangswerte gesenkt werden. Das entspricht etwa einem Durchblutungsanstieg um das Vier- bis Fünffache der Ausgangswerte. Bei koronarer Herzkrankheit und koronaren Mikrozirkulationsstörungen ist die Koronarreserve meist auf mehr als die Hälfte der Norm eingeschränkt und in einer beträchtlichen Anzahl koronarer Mikrozirkulationsstörungen (Immunkomplexvaskulitiden, Paraproteinämien) oft nahezu aufgehoben.

Zu den bioptischen Methoden, die über die Erkennung einer systemischen Vaskulitis zur Verdachtsdiagnose einer koronaren Mikrozirkulationsstörung auf dem Boden einer koronaren Vaskulitis führen, gehören vorrangig Beckenkammbiopsie, arterielle Gefäßbiopsie und Hautbiopsie mit histologischer und immunhistologischer Untersuchung von Arteriolen und Kapillaren. Die Trefferquote von Blutgefäßen im Biopsiematerial (Beckenkamm, Haut) ist hoch (mehr als 90%), ähnlich die Inzidenz von systemischer Vaskulitis und positiver Knochenmarkshistologie. In etwa zwei Drittel der Fälle dürften systemische extrakardiale sowie koronare Vaskulitiden gemeinsam vorliegen. Die Myokardbiopsie hat sich zur Erkennung koronarer Vaskulitiden bislang nicht bewährt; sie könnte allerdings dann aussichtsreich sein, wenn eine ausreichende Gewinnung von Blutgefäßen im Biopsiematerial, die Erfassung repräsentativen linksventrikulären Myokards und insbesondere eine adäquate immunhistologische Aufarbeitung möglich wären. Zur Diagnostik koronarer Mikrozirkulationsstörungen auf vaskulitischer Basis stellt somit die Synopsis aus Symptomatik (Anamnese, Elektrokardiogramm, Nitroglyzerinansprechbarkeit), Funktionsdiagnostik (Koronardurchblutung, arteriokoronarvenöse Sauerstoffdifferenz, Koronarreserve), Serologie, Histologie und Immunhistologie (Haut, Beckenkamm, Arterien) die Basis einer klinisch weiterführenden Diagnostik dar.

Therapeutische Konsequenzen

Die aus dem diagnostischen Spektrum ableitbaren therapeutischen Konsequenzen bei koronaren Mikrozirkulationsstörungen betreffen

- zytostatische Maßnahmen und Plasmapheresen bei Paraproteinämien (Morbus Waldenström, Plasmozytom),
- Aderlaßtherapie (Polyglobulie), gegebenenfalls radioaktive Maßnahmen und Zytostatika bei Polyzythämie, Behandlung der kardialen und pulmonalen Ursache bei Polyglobulien,
- Blut- und Sauerstoffzufuhr bei vermindertem Sauerstoffangebot an das Herz,
- antihypertensive Therapie bei hypertensiver Herzhypertrophie mit koronarer Mikroangiopathie,
- Beseitigung der Grundursache bei medikamentös, toxisch und viral induzierten Immunkomplexvaskulitiden,
- immunsuppressive Behandlung koronarer Mikrozirkulationsstörungen bei systemischen Kollagenosen (Lupus erythematodes, progressive Sklerodermie, Periarteritis nodosa).

Mit diesen Maßnahmen wird auf der Basis ätiologisch begründbarer und funktionsbezogener Diagnostik eine rationale Kausaltherapie angestrebt. Bei erklärbarer und diagnostizierbarer Grundkrankheit ist durch die gezielte Therapie mit einem hohen therapeutischen Nutzen zu rechnen, der die zum Teil aufwendigen diagnostischen Maßnahmen rechtfertigt. Eine persistierende Angina pectoris trotz normalen Koronarangiogramms bedeutet daher nicht etwa den Abschluß der koronaren Diagnostik, sondern vielmehr die gedankliche und klinische Aufforderung zur Anwendung neuer diagnostischer Möglichkeiten, die eine funktionelle und therapiebezogene Erfassung der koronaren Mikrozirkulation ermöglichen.

Die Bedeutung von Pharmakokinetik und Metabolismus für die Risikoermittlung und -bewertung

D. Henschler

Abstract

Significance of pharmacokinetics and metabolism for risk assessment and risk evaluation

Conventional strategies of risk assessment of new drugs and chemicals, as required by legislation and policies of regulatory authorities, pay little attention, if any, to modern pharmacokinetics and xenobiotic metabolism. The reason for this conservatism lies in difficulties to press experimental designs for the conduct of these new categories into handsome rules and conventional protocols. The ever increasing costs of drug development, and newly introduced legislation call for the elaboration, validation and introduction of new strategies which allow for a reduction of overall costs, decisions at earlier stages of testing, and for improvement of predictability of untoward toxicity to man.

To achieve this, a series of biochemically and genetically based methods (short-term tests) to detect cell toxicity and genotoxicity are recommended to be performed at the early stage of toxicological safety testing, right after the introductory set of experiments on acute toxicity. In parallel to this, the pharmacokinetic and metabolic profile of the compound under scrutiny should be determined; different from the classical approach, not only the fate of the pharmacologically active molecule should be followed but also – and much more important for toxicity assessment purposes – or metabolites and/or their reaction products with biomolecules should be characterized to allow for the identification of reactive intermediates which produce toxic reactions, although their rate of formation is often very small as compared to the main pathways of metabolism. By this, an early insight into the molecular mechanism(s) of toxicity should be obtained to a) reduce the proportions of false negative and false positive results from short-term tests and b) to facilitate decisions at the early stages of drug and chemical development whether or not further tests, particularly long-term bioassays should be carried out, or for early rejection or even acceptance of a new chemical for certain types of exposure (e. g. diagnostic drugs with single application only).

The advantage of such type of new strategies is to be seen in the possibility of saving time, money, manpower and experimental animals, and maybe in an improvement of prediction of toxic effects in humans. A disadvantage is that this system calls for flexible arrangements and decisions, thus substituting inflexible protocols which seemingly provide for perfectionism by number and type of tests, and that a considerable proportion of responsibility is put on the scientists in industry which is not favored by the usual administrator in the regulatory agencies.

Eine Fehleinschätzung und ihre Gründe

Die Bedeutung von Pharmakokinetik und Metabolismus für die Entwicklung, Einführung und die Überprüfung von Wirksamkeit und Unbedenklichkeit neuer Arzneimittel und deren fernere Überwachung ist größer, als es der Plazierung in Form eines Kurzvortrages innerhalb eines dreitägigen Symposiums entspricht. Daß der Stellenwert dieser Prüfelemente bei der Arzneimittelbewertung allgemein zu gering angesetzt wird, hat zunächst historische Gründe. Risikodaten wurden und werden praktisch ausschließlich mit deskriptiven Methoden gewonnen; in der präklinischen Prüfung beherrscht die Pathologie das Feld, in der Klinik das diagnostische Spektrum der jeweiligen Disziplin. Eine heute übliche Überbetonung statistischer Methoden, welche nicht nach dem Warum fragen, tut ein Übriges. Wir werden sehen, daß eine solch einseitige Vorgehensweise überholt ist und daß die Strategie der Risikoermittlung einer Revision bedarf. Sind doch gerade durch die rasche Entwicklung und Verbesserung von Methoden und Kenntnissystemen der Pharmakokinetik und des Metabolismus entscheidende Fortschritte in der Ursachenaufklärung erzielt worden.

Neues Gesetz – neue Strategien

Eine neue Arzneimittelgesetzgebung schreibt den Nachweis der therapeutischen Wirksamkeit vor. Dieser ist mit heutigen Methoden um so leichter zu führen, je stärker ein pharmakologischer Effekt ausgebildet ist. Um im Markt bestehen zu können, sollte ein neu eingeführtes Arzneimittel die bereits vorhandenen an Wirksamkeit möglichst übertreffen. So schafft das neue Gesetz einen Trend zu wirksameren Medikamenten. Damit ist aber auch das Risiko unerwünschter Wirkungen erhöht.

Riskante Nebenwirkungen sollten schon bei der präklinischen und der klinischen Prüfung erkannt werden. Dies bleibt indessen oft ein Wunsch. Die vorgeschalteten Filter können nur erfassen, was schon in unseren Kenntnissystemen verankert ist. Innovationen bringen aber auch Unbekanntes, Überraschendes. Auf der anderen Seite führt der durch Gesetz und Erkenntnisfortschritt erzeugte Innovationsdruck zu kürzerer Lebensdauer der Medikamente. Sie haben geringere Bewährungschancen als früher. Damit bleibt manches Risiko der Pharmakotherapie unerkannt. Dies, sowie das allgemeine, ethisch begründete Bestreben nach Risikominimierung führen zur Forderung, unerwünschte Nebenwirkungen schon vor der Anwendung der Stoffe am Menschen in Tierversuchen und verwandten Methoden aufzudecken.

Mangelnde Vorhersehbarkeit: Gründe

Besonderer Nachholbedarf besteht hier in Feldern, wo die Vorhersehbarkeit aus Tierversuchen traditionell als gering gilt. Dies sind vor allem: Fruchtschädigungen, Allergien und Schäden am Nervensystem. Der Grund: Die Mechanismen und die Speziesunterschiede werden nicht oder nur unvollkommen verstanden. Diese aufzuhellen, sind gerade Pharmakokinetik und Metabolismus die geeignetsten Instrumente.

Es gibt eine Reihe von Gründen für die unterschiedliche Reaktionsweise auf Pharmaka zwischen den verschiedenen Arten unserer Versuchstiere und zwischen Tier und Mensch. Zur Erleichterung operationaler Ansätze bewährt sich die seit längerem übliche Unterteilung in zwei große Kategorien, wie sie sich in der Allgemeinen Pharmakologie eingebürgert haben:

1. Unterschiede im Ansprechen der für den Effekt verantwortlichen Rezeptoren (Pharmakodynamik);
2. Unterschiede in der Einwirkung des Organismus auf die Pharmaka, umfassend die Aufnahme, Verteilung, den Metabolismus, die Exkretion und eventuell die Speicherung (Pharmakokinetik).

Nur von der zweiten Kategorie soll in diesem Beitrag die Rede sein und nur im Hinblick auf das therapeutische Risiko, dessen weitaus wichtigste Komponente die unerwünschten Nebenwirkungen sind.

Aussagemöglichkeiten von Pharmakokinetik und Metabolismus

Die Pharmakokinetik beschreibt den Transport körperfremder Stoffe durch den Organismus. Sie soll Auskunft geben über die aktuelle Konzentration der wirksamen Fremdstofform nach gegebener Dosis und Applikationsform in allen Geweben, insbesondere dem Zielgewebe einer Wirkung, und dort auch an der entscheidenden subzellulären Struktur, eben am Rezeptor.

Aus dieser Definition wird bereits deutlich, daß im Falle toxischer Nebenwirkungen die Aussage nur gewonnen werden kann, wenn die Biotransformation des Fremdstoffes einbezogen wird. Denn in der überwiegenden Zahl der Fälle wird der toxische Effekt von metabolisch gebildeten Intermediaten erzeugt, und gerade für die spektakulärsten Nebenwirkungen hat man chemisch stark reaktive Metaboliten verantwortlich machen können. Das – für unsere Betrachtung untrennbare – Zusammenspiel von Pharmakokinetik und Metabolismus wird auf einfache Weise durch das Flußschema auf Seite 372 verdeutlicht.

Aus dem Schema wird deutlich, daß der toxische Effekt nicht nur durch die geradlinig auf dem Hauptwege ablaufenden Vorgänge der enzymatischen Aktivierung und der Reaktion des Metaboliten mit dem kritischen Target (Rezeptor)

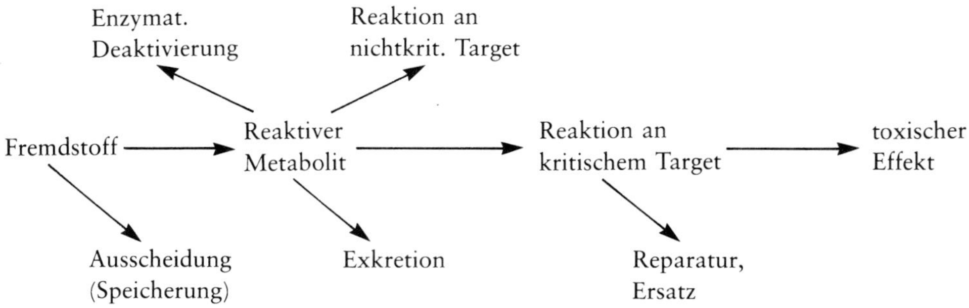

bestimmt wird. Vielmehr laufen diesem Hauptweg mehrere andere Vorgänge entgegen: Exkretion von Muttersubstanz und Metabolit(en), enzymatische Inaktivierung und Reaktion auch an nichtkritischen (stummen) Orten, und Reparatur des Primärschadens, bevor der toxische Effekt sich manifestiert. Sie können in ihrer Gesamtheit als Deaktivierungsreaktionen bezeichnet werden.

Das Ausmaß der Schadwirkung wird deshalb von den relativen Geschwindigkeiten der aktivierenden und deaktivierenden Reaktionen abhängen. Man kann sie auf allen Stufen messen und daraus die Größe des Endeffektes abschätzen. Die Messung kann den Schwund des Ausgangsstoffes (oder dessen Konzentration), die Entstehung der Reaktionsprodukte oder beides erfassen. Die Erfassung der Reaktionsprodukte hat sich als besonders hilfreich erwiesen, wie im folgenden an Beispielen zu erläutern sein wird.

Meßparameter

Die Messung von Metaboliten und deren Reaktionsprodukten setzt die Kenntnis der Metabolisierungsmechanismen voraus. Fremdstoffmetabolisierungen sind eines der aktuellsten Forschungsgebiete der modernen Toxikologie. Sie sind als Wissensgebiet nach chemischen Kriterien gut systematisiert. Ihre Vermittlung kann nicht Aufgabe des vorliegenden Kurzreferates sein. Verwiesen sei auf ausführliche Monographien [1, 2, 5, 6]. Hier sollen nur die wesentlichen Zugänge für unsere Fragestellung beispielhaft angesprochen werden.

Viele Metabolisierungswege führen nicht nur zur besseren Wasserlöslichkeit und zur beschleunigten Ausscheidung der Fremdstoffe und damit zu deren Wirkungsabbau; sie können auch zur Ausbildung stärker reaktionsfähiger Zwischenstufen führen. Diese können mit löslichen Nukleophilen in der Zelle im Sinne der Deaktivierung reagieren und nach weiteren Umsetzungen in Harn und Galle ausgeschieden werden. Sie können aber auch als Reaktionsprodukte mit (fest im Gewebe gebundenen bzw. nicht ausscheidbaren) Makromolekülen erfaßt werden. Schließlich besteht die Möglichkeit, daß von solchen chemisch veränderten Makromolekülen charakteristische Bruchstücke sequestriert und als Harnausscheidungsprodukte gefaßt werden.

Harnausscheidungsprodukte elektrophiler Intermediate

Typische Endprodukte der Entgiftungsreaktionen mit dem löslichen, zellulären Nukleophil Glutathion sind Merkaptursäuren. Die Kopplung von Glutathion an den elektrophilen Metaboliten kann enzymatisch (durch GSH-Transferasen) oder nicht-enzymatisch geschehen. Eine Voraussetzung für die Reaktion ist eine bestimmte Elektrophilie des Reaktionspartners von Glutathion. Art und Menge der ausgeschiedenen, für einen Fremdstoff charakteristischen Merkaptursäuren ist daher ein wichtiges Indiz für das Auftreten toxischer Metabolite und für die Intensität der metabolischen Entgiftung. Zwei Beispiele sind in Abbildung 1 und 2 aufgeführt.

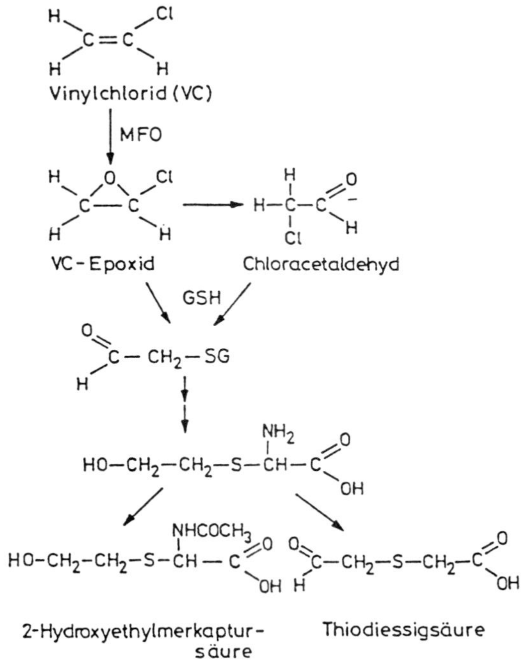

Abb. 1 Hauptwege des Metabolismus von Vinylchlorid zur Bildung harnfähiger Merkaptursäuren. GSH = Glutathion, nach [3].

Bindungsprodukte an Makromoleküle

Besonders wichtig ist diese Möglichkeit für die chemische Mutagenese und Kanzerogenese geworden, indem Bindungsprodukte an die Träger der genetischen Informationen, DNA-Basen, nachgewiesen werden können. Für eine Vielzahl von Kanzerogenen ist das bereits erarbeitet. Der Nachweis und die Quantifizierung solcher DNA-Addukte im Biopsiematerial gibt Hinweise auf den Mechanismus der Aktivierung und auf das kanzerogene Potential eines Fremdstoffes. In Abbildung 3 ist ein gut erarbeitetes Beispiel wiedergegeben.

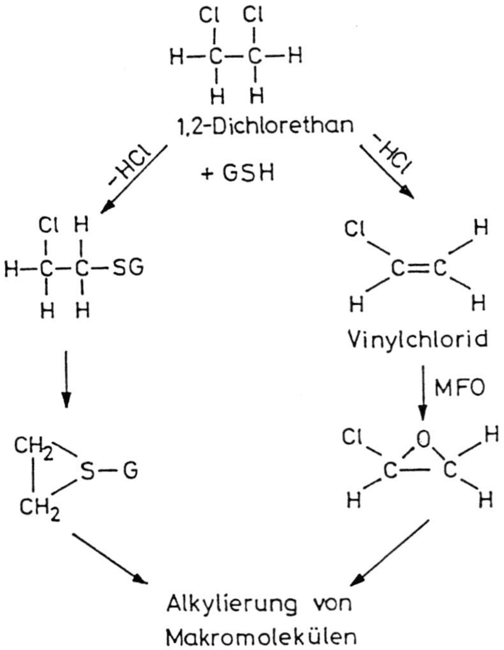

Abb. 2 Metabolische Bildung elektrophiler Intermediate aus 1,2-Dichlorethan durch Kopplung an Glutathion (GSH), nach [1].

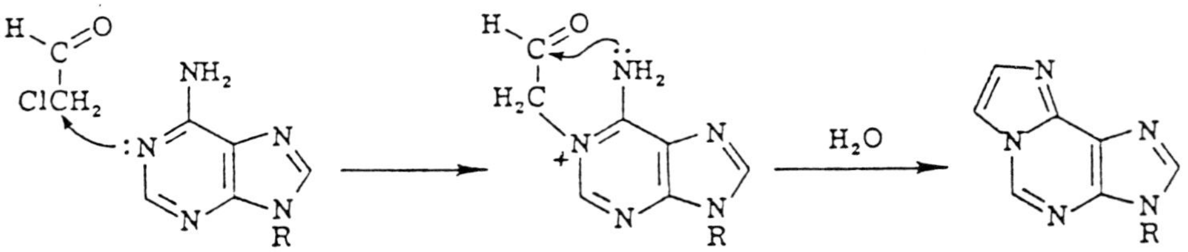

Abb. 3 Reaktion von Chlorazetaldehyd als Metabolit von Vinylchlorid mit Adenin unter Bildung eines zyklischen Derivates, nach [3].

Man kann aber solche Bindungsprodukte auch an geeigneten Markerproteinen des zirkulierenden Blutes nachweisen, z. B. am Hämoglobin. So kann im Falle chemischer Kanzerogene der in einem Individuum durch metabolische Aktivierung zur Reaktion gekommene Anteil eines aufgenommenen Fremdstoffes quantifiziert werden. Diese Möglichkeit wird heute schon für Zwecke des biologischen Monitoring praktisch erprobt [Übersicht bei 7].

Exkretion von Abbauprodukten chemisch veränderter Makromoleküle

Veränderte DNA-Basen werden durch Reparaturenzyme sequestriert und durch funktionsfähige Einheiten ersetzt. Die Abfallprodukte können als Harnausscheidungsprodukte gefaßt werden. Im Falle des Aflatoxin B1 ist daraus eine interessante Methode des Biomonitoring entwickelt worden.

Diese wenigen Beispiele von praktischer Bedeutung sollen zeigen, welche Möglichkeiten Pharmakokinetik und Metabolismus zur Aufklärung von Wirkungsmechanismen erlangen können. Die Kenntnis der molekularen Mechanismen der Schadstoffwirkungen ist die wichtigste Voraussetzung für gezielte Maßnahmen der Therapie und der Verhütung. Es gilt ja, bei Bekanntwerden von schwerwiegenden Nebenwirkungen, nach unbedenklichen Alternativen zu suchen. Alternativverbindungen können nur dann identifiziert werden, wenn die Aufklärung des Wirkungsmechanismus die für den Schadeffekt verantwortliche Molekülstruktur aufgezeigt hat.

Bedeutung von Pharmakokinetik und Metabolismus für neue Prüfstrategien

Studien zum Metabolismus und zur Pharmakokinetik sind bisher nur in beschränktem Umfang und spät im Zuge einer Arzneimittelentwicklung durchgeführt worden. Ihr Wert besteht aber gerade darin, daß sie bei frühzeitigem Einsatz die Gründe für Speziesunterschiede aufklären können und den Einsatz der bestgeeigneten Tierarten für weitergehende Untersuchungen ermöglichen; Tierarten, die in ihren pharmakokinetischen Eigenschaften dem Menschen am nächsten kommen. Damit erhöht sich die Voraussagewahrscheinlichkeit entscheidend. Das Schema auf Seite 376 soll die sinnvolle Einbindung in eine moderne Strategie erläutern [vgl. 4].

Jede Verträglichkeitsprüfung beginnt mit der Ermittlung der akuten Toxizität. Sie liefert Basisdaten für die wichtigsten nachfolgenden Untersuchungen. Bereits hier kann eine sehr hohe Toxizität die Anwendung eines Stoffes bei bestimmter Indikation als zu risikoreich erscheinen lassen; er wird von den weiteren Untersuchungsgängen ausgeschlossen. Danach werden parallel die heute so wichtig gewordenen in vitro-Mutagenitätstests auf gentoxisches, also auch kanzerogenes Potential, und die Prüfungen der Pharmakokinetik und des Metabolismus durchgeführt, und zwar vergleichend an mehreren Tierarten und am Menschen, so daß für die weitergehenden tierexperimentellen Studien die geeignetsten, d. h. dem Menschen am nächsten kommenden Spezies ausgewählt werden können. Zugleich ermöglicht die frühzeitig eingeschaltete Entscheidungsstufe, im Falle zu hohen Risikos die weitere Entwicklung abzubrechen, oder unter Umständen auch die Unbedenklichkeit zu bestätigen, etwa für die einmalige oder kurzfristige Anwendung eines Arzneimittels, sofern keine reaktiven Metaboliten entstehen und keine Gentoxizität besteht. Nur wenn die Datenlage derartige Schlüsse noch nicht zuläßt, oder wenn langfristige Anwendung geplant ist, schließen sich Untersuchungen zur subchronischen und chronischen Toxizität, unter Umständen zur Teratogenität und zur Kanzerogenität an.

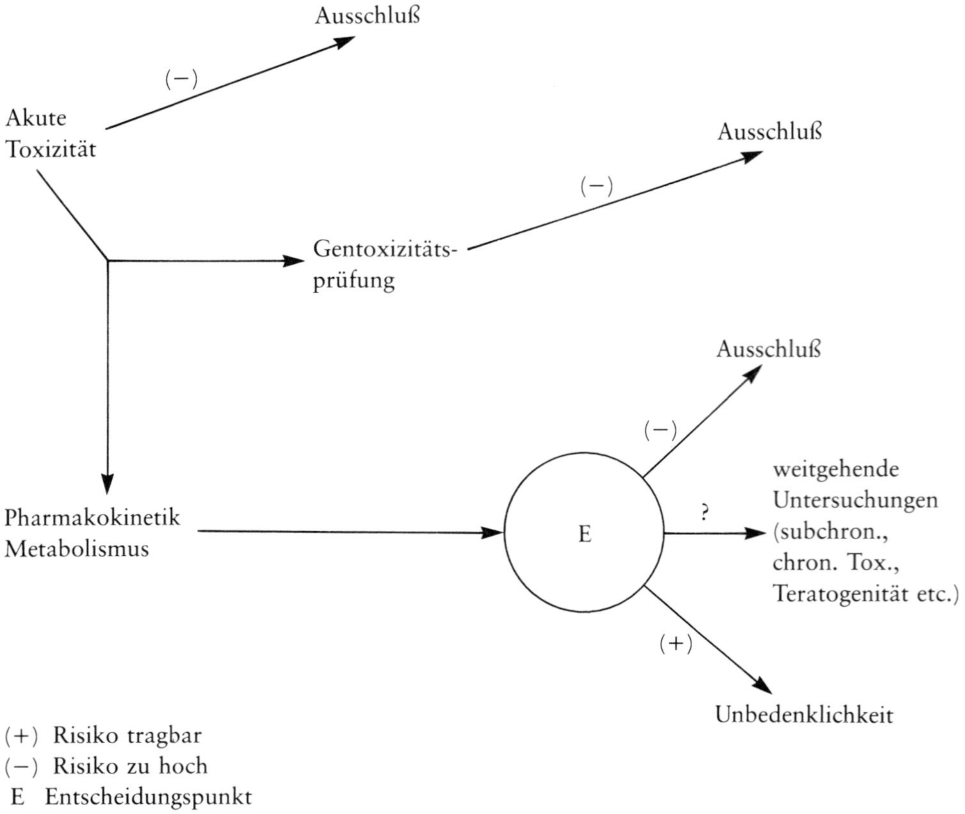

Die frühzeitige Durchführung von Pharmakokinetik- und Metabolismusstudien schränkt so die zeit-, geld- und personalaufwendigen Langzeitstudien maßgeblich ein. Mit der Erforschung der molekularen Mechanismen, die eng mit dem Fremdstoffmetabolismus verbunden sind, wird aber auch die Kenntnis über die Wirkungsbedingungen und damit die Brauchbarkeit von Arzneimitteln entscheidend verbessert, im Einzelfalle wie in der Gesamtheit, und die Tätigkeit derer, die Arzneimittel zu entwickeln, zu bewerten und zuzulassen haben, gestaltet sich wesentlich attraktiver als nach herkömmlichen Prüfmustern, die sich nur nach der Beschreibung, nicht aber an der Analyse beobachteter Schadwirkungen orientieren.

Literatur

[1] Anders, M. W. (Hg.): Bioactivation of foreign compounds. Academic Press, New York 1985.

[2] Bonse, G., M. Metzler: Biotransformation organischer Fremdsubstanzen. Thieme Verlag, Stuttgart 1978.

[3] Henschler, D.: Halogenated alkenes and alkynes. In: Bioactivation of foreign compounds (W. M. Anders, Hg.). Academic Press, New York 1985.

[4] Henschler, D.: Toxikologische Voraussetzungen. In: Grundlagen der Arzneimitteltherapie, (Dölle, W., Müller-Örlinghausen, B. u. Schwabe, Hg.), Bibliographisches Institut, Mannheim 1985.

[5] Jakoby, W. B., J. R. Bend, J. Caldwell (Hg.): Metabolic basis of detoxication. Academic Press, New York 1982.

[6] Jenner, P., B. Testa (Hg.): Concepts in drug metabolism. Marcel Dekker, Inc., New York 1980.

[7] Neumann, H.-G., Analysis of hemoglobin as a dose monitor for alkylating and arylating agents. Arch. Toxicol. **56** (1985) 1.

Biometrische Planung klinischer Studien

P. Bauer

Die Geschichte der Biometrie ging von bloßen *Beobachtungen* der Natur aus, wenn etwa ein Priester in Florenz über die Jahre 1336–1338 das Geschlechtsverhältnis aller in seiner Kirche getauften Kinder dadurch registrierte, daß er bei Geburt eines Knaben eine schwarze, bei der eines Mädchens eine weiße Bohne in einen Krug warf. Erst viel später erfolgte die Entwicklung statistischer Verfahren auf der Basis wahrscheinlichkeitstheoretischer Gesetze. Die Anwendung dieser Verfahren auf bloße Beobachtungen erlaubt allerdings im allgemeinen keine kausalen Schlüsse, sie kann zu Fehlschlüssen führen: So gibt es immer wieder medizinische Behandlungsmethoden, die bei den behandelten Patienten rein zufällig bessere Ergebnisse erbrachten, als bei den Patienten, die diese Behandlungsmethoden nicht erhielten. Häufig ist jedoch die Anwendung einer Behandlung an bestimmte Voraussetzungen gebunden; bei Operationen werden etwa Bedingungen an den körperlichen Gesamtzustand gestellt, so daß die Gruppe der operierten Patienten sich von vornherein in ihrer Prognose von den nichtoperierten Patienten unterscheidet.

Die Einsicht in die Grundlagen der Logik des statistischen Schließens hat insbesondere in jüngster Zeit die Forderung nach der Durchführung von *Versuchen* oder Experimenten verstärkt. Solche Experimente versuchen durch bewußten Eingriff in den „natürlichen" Ablauf der Natur Bedingungen zu schaffen, die kausale Schlüsse ermöglichen.

Wovon kann man nun die Berechtigung für „Experimente" an Menschen ableiten. Eine Grundvoraussetzung ist der *Zweifel des Arztes,* welche der zur Verfügung stehenden Behandlungsmethoden gegen eine bestimmte Erkrankung vorzuziehen ist. Es wird auch radikaler formuliert, daß wegen der ethischen Pflicht einer bestmöglichen Behandlung des Patienten aus dem Zweifel für den Arzt geradezu eine Verpflichtung zur Durchführung eines Experiments erwächst, um die bestmögliche Behandlung festzustellen.

Es gibt einige Einwände gegen diese streng „ideologische" Interpretation. Zunächst ist es nicht von vornherein gesichert, daß der Zweifel des Arztes auf dem umfassenden, aktuellen Wissensstand basiert. Die in jüngster Zeit vermehrt eingerichteten Ethikkommissionen, an die sich der einzelne Arzt zur Beurteilung eines projektierten Versuchs wenden kann, versuchen die ethische Berechtigung, zum Teil unter Beiziehung von Nichtmedizinern, auf breiterer Basis zu untersuchen.

Schließlich wird auch den Patienten im allgemeinen das Recht verbindlich zugesichert, nach ausführlicher, nachweislicher Information über den geplanten Versuch (wobei naturgemäß die Art der Information für einen speziellen Versuch konkret vom Gesetz nicht festgelegt werden kann) selbst entscheiden zu können (oder zu müssen), ob er an dem Versuch teilnimmt oder nicht. Grundsätzlich erwächst dem Patienten kein medizinischer Nachteil, weil ja die beste Behandlungsmethode nicht feststeht. Allerdings besteht bezüglich der neuen Therapie das Problem der Unausgewogenheit des Wissens im Vergleich zu den herkömmlichen Standardtherapien, über die im allgemeinen längerfristige ausführliche Erfahrungen vorliegen.

Mit diesem grundsätzlichen wissenschaftstheoretischen Dilemma muß die Medizin leben können, will sie ein Fach bleiben, das die eigenen Methoden laufend kritisch in Frage stellt, um sie weiterzuentwickeln. Die Forderung nach umfassender Information des Patienten ist im übrigen immer dann problematisch, wenn sie üblicherweise aus menschlichen Gründen, z. B. wegen der Schwere der Erkrankung, nicht gegeben wird. In der Geschichte der Medizin tauchen schon sehr früh Beispiele für geplante Experimente auf. So hat in einem berühmten Versuch der Schiffsarzt J. Lind im Jahre 1747 an je zwei skorbutkranken Matrosen die folgenden sechs täglichen Therapien erprobt:

1 Quart Apfelmost; 3 × 2 Tropfen Vitriol-Elexier; 2 × 2 Löffel Essig; ½ Nößel Seewasser; 2 Orangen und 1 Zitrone; 3 × eine Mischung aus Knoblauch, Senfsamen, Meerrettich, Perubalsam und Myrrhe.

Die therapeutische Überlegenheit der Orangen und Zitronen stellte sich bald heraus. Angeblich soll noch früher am schwedischen Königshof ein Versuch durchgeführt worden sein, bei dem mit einem straffällig gewordenen männlichen Zwillingspaar die Frage untersucht werden sollte, was nun schädlicher wäre, Tee oder Kaffee. Einer der beiden hatte täglich einen Liter Tee, der andere einen Liter Kaffee zu trinken. Der Ausgang des Experiments ist nicht bekannt, doch ist beiden dieser Beispiele gemeinsam, daß man aufgrund der spezifischen Geplantheit des Experiments annahm, mit sehr wenigen Individuen eine Antwort zu finden.

Diese Aufgabe, Schlüsse mit möglichst geringer Belastung von Individuen zu gewährleisten, ist heute eine der wesentlichen Aufgaben der Versuchsplanung in der medizinischen Statistik. Abgesehen von dem in allen Wissenschaftsbereichen zu beobachtenden Faktor der Kosten, ist diese Aufgabe in erster Linie ein Anliegen der Ethik in der Medizin.

Es muß jedoch auch klar festgestellt werden, daß es viele Fragestellungen in der Medizin gibt, die sich einer Beantwortung durch ein geplantes Experiment entziehen. Taucht z. B. bei einer Therapie ein Verdacht auf eine schwerwiegende Nebenwirkung auf, so ist man aus ethischen Gründen im allgemeinen nicht berechtigt, diese Frage im Rahmen eines kontrollierten Experiments zu untersuchen; man muß sich dann mit den Methoden der retrospektiven Datenanalyse behelfen.

Im folgenden soll nun kurz auf einige Punkte eingegangen werden, zu denen der Biometriker oder Statistiker in der Planungsphase eines Experiments zumindest angehört werden sollte.

Zielsetzung

Der Biometriker muß dahingehend einwirken, daß eine klare, möglichst einfache Zielsetzung festgelegt wird. Der Einschluß zu vieler Fragestellungen in ein Experiment, die dann in einem vernünftig beschränkten Zeitraum zu große Stichprobenanzahlen erforderlich machen, ist ein häufiges Problem in der medizinischen Versuchsplanung.

Definition der Grundgesamtheit

Bei der Festlegung der Grundgesamtheit, auf die sich das Experiment beziehen soll, sind zwei gegenläufige Trends zu beachten: je eingeschränkter die Grundgesamtheit, desto geringer im allgemeinen auch die biologische Variabilität; entsprechend höher ist auch die Chance, bestehende Unterschiede zu entdecken. Allerdings ist dann die induktive Basis reduziert, der Schluß bezieht sich nur auf die eingeschränkte Grundgesamtheit.

Behandlung

Die Behandlung soll klar definiert sein. Dabei ist jedoch zu bedenken, daß Experimente oft nicht den tatsächlichen in der Routine auftretenden „pragmatischen" Vorteil einer Behandlung aufdecken, sondern nur den „ideologischen" unter streng kontrollierten Bedingungen, wenn z. B. die chirurgische Behandlung von äußerst geübten Spezialisten ausgeführt wird oder die Therapie unter genauer Einhaltung eines Zeitplans verabreicht wird, wie er in der Routine nicht gewährleistet werden kann. Häufig wird daher von zu großer Einschränkung der Therapie Abstand genommen.

Versuchsanordnung

Zu diesem Punkt sind einige grundsätzliche Fragen zu klären: Soll der Versuch als Blockversuch geplant werden, bei dem jedes Individuum mehr als eine Behandlung erhält, oder soll der Versuch in Parallelgruppen geführt werden, in denen jedes Individuum nur genau eine der zu vergleichenden Behandlungen erhält?

Bei vielen medizinischen Fragestellungen ist diese Entscheidung vorgegeben: Wenn etwa eine Erkrankung durch einen chirurgischen Eingriff behandelt wird und geprüft werden soll, welche Art des Eingriffs günstiger ist, kommt kein Blockplan in Frage. Ein Patient kann nur eine Behandlung erfahren.

Besondere Situationen für die Möglichkeit von Blockversuchen treten dann auf, wenn z. B. ein Patient an beiden Augen erkrankt ist. Die Grundidee für den Blockversuch ist dabei, daß er eine Verringerung der biologischen Variabilität erbringt. Im Vergleich innerhalb der Individuen erwartet man, eher relevante Unterschiede entdecken zu können.

Häufig wurde – und wird auch immer noch – die Blockanordnung durch zeitliche Aufeinanderfolge der Behandlung beim selben Patienten erreicht. Hier muß eingewendet werden, daß immer dann, wenn durch eine Behandlung eine Wirkung erzielt wird, der Patient nachher nicht mehr die gleiche Krankheitslage aufweist, so daß innerhalb des Blocks größere Variabilität auftreten kann als zwischen den Blöcken. Damit ist jedoch der ursprüngliche Sinn der Blockbildung verlorengegangen.

Blockversuche werden in der Humanmedizin heute hauptsächlich für Studien bei gesunden, freiwilligen Probanden angewandt, wo nur kurzfristige Effekte zu erwarten sind. Aus der Theorie der Blockversuchspläne, wie lateinische Quadrate, haben für die Praxis solche, bei denen Nachbarschaftseffekte ausbalanciert werden, große Bedeutung erlangt.

Offene Studien – Blindstudien

Es gibt viele Fragestellungen, bei denen sich das Problem der Blindbedingungen nicht ergibt, die Art eines chirurgischen Eingriffs muß wohl dem Operateur bekannt sein, dem Patienten wird sie im allgemeinen spätestens nach der Durchführung bekannt werden.

Bei Einfachblindversuchen ist es dem Patienten unbekannt, welche der untersuchten oder in welcher Abfolge er die untersuchten Therapien erhält, um eine psychologische Beeinflussung zu vermeiden.

Da auch die Beurteilung und Zuordnung durch den Arzt vom Wissen über die Art der verabreichten Therapie abhängen könnte, sollte auch der Arzt nicht wissen, welche Therapie oder Therapiefolge der Patient erhält. Hierbei kann die Verabreichung einer von der echten Therapie ununterscheidbaren Placebotherapie angebracht sein. Das Argument, man müsse etwa Patienten, die eine neue Therapie erhalten, wegen möglicher unerwünschter Effekte besondere Aufmerksamkeit zuwenden, kann nicht als Argument gegen Doppelblindbedingungen angeführt werden. Die besondere Aufmerksamkeit ist dann auf den gesamten Versuch auszudehnen.

Randomisierung

Die Randomisierung, die zufällige Zuteilung der Patienten auf die Behandlungen, soll die Voraussetzung dafür schaffen, daß sich die Behandlungsgruppen systematisch nur bezüglich der Therapien unterscheiden. Die zufällige Zuteilung ist die Voraussetzung für die Ableitung schlüssiger Ergebnisse.

Um möglichst gleiche Ausgangslagen in den verschiedenen Behandlungsgruppen zu erreichen, wird häufig eine stratifizierte Randomisierung durchgeführt; d. h. es wird

z. B. getrennt in Gruppen der Patienten mit Stadium I, II oder III einer Erkrankung eine Randomisierung ausgeführt. Dabei kommt bei medizinischen Experimenten zumeist die Form der eingeschränkten Randomisierung zur Anwendung, um eine ausgewogene Anzahl von Patienten pro Therapie zu gewährleisten. Im einfachsten Fall ohne Stratifizierung liegt beim Doppelblindversuch für den Arzt nur die mit einer Patientennummer versehene Therapie vor, bei offenen Studien stehen dem Arzt zumeist Randomisierungslisten zur Verfügung. Hier ist etwa bei Stratifizierung zu bedenken, daß das Wissen um die nächste Behandlung pro Stratum bei der Selektion (unbewußt) Einfluß haben könnte.

Da in der Medizin im allgemeinen die Zahl der Einflußfaktoren oder Stratifizierungsmerkmale sehr groß ist und häufig die Strata sehr klein werden, was wieder zu unterschiedlichen Ausgangslagen führen kann, hat man als Alternative die sogenannte „sequentielle Randomisierung" ins Spiel gebracht. Dabei hängt die Zuordnung des Patienten von seinen Risikofaktoren ab; der Patient wird fest (oder mit höherer Wahrscheinlichkeit) jener Behandlung zugeordnet, die eine möglichst homogene Verteilung der Risikofaktoren gewährleistet.

Lange theoretische Tradition haben Verfahren, die noch einen Schritt weitergehen und die Zuordnung zu einer Behandlung von den laufenden Ergebnissen abhängig machen. Ziel dieser adaptiven Verfahren ist es, die Zahl der mit den schlechteren Therapien behandelten Patienten im Durchschnitt möglichst gering zu halten. Eines dieser Verfahren ist die sogenannte „Play-the-Winner"-Regel bei zwei zu vergleichenden Behandlungen. Solange eine Behandlung erfolgreich ist, wird sie weiter angewendet; bei Mißerfolg wird auf die andere Behandlung gewechselt. Diese Play-the-Winner-Zuordnung erfüllt jedoch nicht die Bedingung der asymptotischen Optimalität: Wenn die Beurteilung einer Behandlung nach „Erfolg" oder „Mißerfolg" durchgeführt wird, so soll im „long run" die Bevölkerung so behandelt werden, daß ihr Erfolgsanteil der besseren der zwei zu vergleichenden Behandlungen entspricht. Anwendungen solcher asymptotisch optimaler Regeln sind dem Autor aus der Praxis nicht bekannt.

Beurteilungskriterien

Bei der Festlegung der Beurteilungskriterien ist anzustreben, möglichst wenige, klar definierte Zielvariablen für die schließenden statistischen Auswertungen auszuwählen. Steigt die Anzahl der Beurteilungskriterien, die einzeln einer schließenden Auswertung unterworfen werden, so ist zu erwarten, daß auch die Zahl der Fehlschlüsse steigt. Berücksichtigt man jedoch etwa beim Signifikanzniveau die Anzahl angewandter Tests, so wächst die Chance, daß man bei jenen Beurteilungskriterien, bei denen tatsächlich Unterschiede vorliegen, diese Unterschiede übersieht.

Aber auch bei einer naheliegenden Wahl eines Beurteilungskriteriums, wie der Überlebenszeit im Falle maligner Erkrankungen, können sich Probleme ergeben, wenn etwa die „Qualität“ des Überlebens mitberücksichtigt werden soll. Hier könnte man z. B. den Zeitraum heranziehen, den der Patient in „gutem“ Zustand überlebt. Allgemein kommt man dann in das Dilemma, verschiedene Aspekte, wie Überlebenszeit gegen Belästigungsgrad, abwägen zu müssen, was im allgemeinen in ethische Überlegungen führt, deren Quantifizierung naturgemäß den Menschen überfordert.

Stichprobenumfang

Bevor zu diesem Punkt vom Biometriker Stellung genommen werden kann, muß geklärt werden, ob der Versuch mit festem Stichprobenumfang durchgeführt werden soll oder im sequentiellen Ansatz, bei dem der Stichprobenumfang eine Zufallsvariable ist. Für diese Überlegung liegen im allgemeinen klassische statistische Methoden der Hypothesenprüfung oder Schätzung zugrunde.

Beim Versuch mit festem Stichprobenumfang wird zunächst die gesamte Stichprobe untersucht und dann die Auswertung angeschlossen. Beim klassischen sequentiellen Vorgehen werden solange einzelne Stichprobeneinheiten untersucht, bis eine Entscheidung getroffen werden kann, die zu einem Abbruch des Experiments führt.

Heute wird beim sequentiellen Vorgehen praktisch immer eine maximale Stichprobenanzahl vorgegeben, bis zu der der Versuch laufen kann. Ein weiterer Nachteil des streng sequentiellen Vorgehens ist in der Praxis, daß nach jeder Einzelstichprobe das Ergebnis abgewartet werden muß.

Es ist daher im allgemeinen günstiger für den zeitlichen und organisatorischen Aufwand, die Stichproben in Gruppen zu untersuchen; diese Stichprobenentnahme in Gruppen bis zu einem vorgegebenen maximalen Stichprobenumfang ist derzeit bei klinischen Experimenten die Methode der Wahl, sie ist praktikabel, kommt den Vorstellungen des Arztes von sinnhaftem Experimentieren entgegen und benötigt im Durchschnitt weniger untersuchte Patienten als die entsprechenden Verfahren mit festem Stichprobenumfang.

Die Festlegung des (maximalen) Stichprobenumfangs setzt die Festlegung eines relevanten Unterschieds zwischen den Behandlungen voraus, der in einem derartigen Experiment mit vorgegebener, hoher Wahrscheinlichkeit $1-\beta$ entdeckt werden soll. Zusätzlich muß entschieden werden, ob eine einseitige oder zweiseitige Fragestellung gewählt wird.

Üblicherweise wird die zweiseitige Fragestellung vorgezogen, da häufig der Verdacht entsteht, daß „post festum“ die einseitige Frage ins Spiel gebracht wurde, um „signifikante“ Ergebnisse zu erhalten. Es gibt aber viele Situationen, bei denen die einseitige Fragestellung „natürlich“ ist: Hat man z. B. eine sehr erfolgreiche Standardtherapie zur Verfügung, von der man nicht annimmt, daß sie von der neuen Therapie übertroffen werden kann, es aber genügen würde, wenn die neue Therapie nicht schlechter ist, da sie für den Patienten weniger belastend ist, so ist die einseitige Fragestellung adäquat.

Schließlich muß noch das Signifikanzniveau α festgelegt werden, eine obere Grenze für die Wahrscheinlichkeit, irrtümlich z. B. einen nicht vorhandenen Unterschied zwischen zwei Behandlungen zu entdecken.

Häufig sind die benötigten Stichprobenumfänge, die für die klassischen, nichtsequentiellen Verfahren aus den verschiedensten Tabellen ablesbar sind, weit höher als vom Mediziner erwartet. Es ist daher nicht verwunderlich, daß bei vielen Experimenten in der Planungsphase ein multizentrisches Vorgehen festgelegt wird, bei dem mehrere medizinische Zentren an dem Versuch beteiligt werden, um die in einem vernünftigen Zeitraum erreichbare Stichprobenanzahl zu vergrößern. Es sollte immer danach getrachtet werden, medizinische Experimente in möglichst kurzer Zeit durchzuführen: dauert der Versuch zu lange, ist es schwierig, bei den Durchführenden die Motivation aufrechtzuerhalten; aber auch die Ergebnisse könnten aufgrund neuer medizinischer Erkenntnisse schließlich nicht mehr relevant sein. Üblicherweise wird das Zentrum auch als stratifizierendes oder „prognostisches" Kriterium mit einbezogen, da durch die Unterschiedlichkeit der Zentren ein Vergleich „innerhalb" der Zentren möglich sein sollte.

Nur bei Teilnahme einer sehr großen Zahl von Zentren (oder Ärzten) ist es zu vertreten, eine Randomisierung der Behandlungen auf ganze Zentren (oder Ärzte) durchzuführen.

Abbruchkriterien

Neben den aufgrund eines eventuellen sequentiellen Vorgehens festgelegten Abbruchkriterien wegen der Wirksamkeit sind bei Experimenten im allgemeinen auch Bedingungen für einen Abbruch beim Auftreten unerwünschter Effekte festzusetzen. Hier werden im Versuchsplan zumeist genaue Bedingungen vorgeschrieben, die zu einem Abbruch des Experiments führen müssen. Darüber hinaus sollten laufende Konsultationen der am Experiment verantwortlichen Mitwirkenden vorgesehen werden, die über nicht vorher festgelegte Eventualitäten entscheiden können. Es besteht ja das grundlegende Problem, daß die Versuchsplanung nicht alles vorwegnehmen kann, was während des Versuchs auftreten könnte; das beschränkte Wissen ist ja zumeist der Anlaß für einen Versuch.

Versuchsprotokoll

Nicht zu unterschätzen für das Gelingen eines Experiments ist die genaue Abfassung eines Versuchsprotokolls, in dem der Ablauf des Experiments ebenso beschrieben ist wie die in der statistischen Auswertung zu beantwortenden Fragestellungen.

Durchführung

Bei der Durchführung eines Experiments zeigt sich etwa bei Multizenterstudien, daß eine genaue Überwachung durch eine verantwortliche Person wichtig ist. Es ist wesentlich, daß in der Planung übersichtliche Erhebungsbögen vorliegen oder für eine direkte EDV-Aufbereitung der Daten vorgesorgt wurde. Außerdem muß durch behutsame Planung von seiten der Beteiligten dem Versuch gegenüber eine positive Einstellung erreicht werden. Ein theoretisch noch so optimaler Versuchsplan hat wenig Chancen auf genaue Durchführung, wenn er die medizinischen Zentren in der Organisation überfordert. Man hat nie zu vergessen, daß der Versuch an Menschen durchgeführt wird, und zwar von Menschen, die zumeist in einen ärztlichen Routinebetrieb eingebunden sind.

Auswertung

Zu diesem Punkt sei abschließend nur soviel gesagt: Ein gut geplanter Versuch ist meist leicht auszuwerten. Ein schlecht geplanter Versuch erfordert häufig kompliziertere Auswertungsmethoden, wobei für den Außenstehenden meist ein Unbehagen bleibt. Ein falsch geplanter Versuch, bei dem systematische Fehler in der Planung übersehen werden, wird auch durch noch so komplizierte Auswertungen nicht schlüssig interpretierbar.

Dies unterstreicht die Bedeutung der Planungsphase bei Experimenten. Einige Stunden oder Tage der gemeinsamen Überlegungen von Medizinern und Statistikern stehen in keinem Verhältnis zu dem, was durch schlechte Planung verloren werden kann. Hier ist noch viel Erziehungsarbeit zu leisten, damit der Mediziner schon vor Beginn eines Experiments den Biometriker kontaktiert. Erst durch den Dialog können die verschiedenen Ansprüche und Denkweisen von Patient, Arzt und Biometriker aufeinander so abgestimmt werden, daß ein Versuch erfolgversprechend ausgeführt werden kann.

Literatur

Umfangreiche Literatur zu den einzelnen Punkten finden sich in der Arbeit: Bauer, P.: Grundlagen der Versuchsplanung in der Medizin. ZSI 2/3 (1985).

Zur Problematik der Dosisfindung in der Klinik

U. Gundert-Remy

Abstract

Dose-finding in clinical trials

Therapeutic success and therapeutic failure are generally though to be related to a substance rather than to a specific dose range although, some centuries ago, the essential that the dose is responsible for the effect was known („sola dosis fecit venenum", Paracelsus).

Before initial clinical trials in man are permitted the full pharmacological and toxicological spectrum of a new drug must be explored in animals enabling to find out the safe dose for the first application in man.

According to roules of thumb doses are recommended which cover $1/600$ of the minimal lethal dose in the most sensible animal species (in cases in which no pharmacological model in animal exist) over $1/60$ of the minimal effective dose in the most sensible animal species up to $1/5$ to $1/10$ of a relative effective dose (minimal effective dose of the new substance in animals/minimal effective dose of a structurally related substance in animals, which is in therapeutic use x dose of this structurally related substance in humans). Intravenous administration as continous infusion should be preferred as the safest route of administration if ever possible.

In the initial clinical trials the dose is gradually increased in order to find out the maximal tolerable dose or the dose which elicit a defined intensity of desired effect. Evaluation of the substance's pharmacokinetic is helpful for calculating multiple dosage schemes.

In phase II starting with the tolerable and – in cases in which pharmacological models in humans exist – the effective dose found in phase I it has to be find out which dose has a beneficial effect in patients with a defined disease.

When the therapeutic effect has been demonstrated and the therapeutic dose range has been established in some 100 highly selected patients trials in phase III will be performed in order to prove safety and efficacy of the doses in a selected but not highly selected patient population and special subgroups of patients (e. g. diabetics, hypertensive patients, patients with congestive heart failure, older patients, children). Even if safety and efficacy seem to be established in a broader population, there are examples, however, that on the basis of experiences from post-marketing studies the recommended dose has to be modified (e. g. captopril as being to high or oral bromhexin as being to low).

Therapeutische Erfolge – aber auch Mißerfolge – werden im allgemeinen einem Arzneistoff ohne Berücksichtigung der verfügbaren Dosis zugeschrieben. Aber schon von Paracelsus ist der Satz überliefert, daß alleine die Dosis für eine Wirkung eines Stoffes in günstiger oder ungünstiger Richtung verantwortlich sei. Damit ist die

Frage nach der „richtigen" Dosis angesprochen, deren Beantwortung mit Hilfe empirisch gewonnener Daten im Verlauf der klinischen Prüfungen neuer Pharmaka ermöglicht werden muß.

Auf dem Weg mit dem Ziel, den wirksamen und gleichzeitig unbedenklichen Dosisbereich definieren zu können, sind an einigen Punkten Entscheidungen zu fällen, denen, um ein Bild zu gebrauchen, Wegweiser-Funktion zukommt.

Beginn der klinischen Prüfung – Phase-I-Prüfung

Wahl der ersten Dosis

Einer dieser Entscheidungspunkte befindet sich am Beginn dieses Weges, bei Beginn der klinischen Prüfung: aus den bislang vorliegenden tierexperimentellen Daten ist *die* Dosis festzusetzen, die als erste Dosis am Menschen angewandt werden soll. Die Dosisbemessung der ersten Dosis setzt die Kenntnis der gesamten präklinischen Unterlagen, der pharmakologischen wie der toxikologischen Ergebnisse voraus. Zusätzlich ist eine profunde Sachkenntnis notwendig, um Analogieschlüsse aus Kenntnis von Literaturdaten ziehen zu können.

Man unterscheidet drei Situationen (Tab. 1, 2):

Tabelle 1 Theoretisch mögliche Situationen bei Beginn der klinischen Prüfung. Die Möglichkeit, daß ein Strukturanalogon in klinischem Gebrauch und ein tierexperimentelles Modell nicht vorhanden sind, ist nicht realisiert.

Dosiswahl bei Beginn der klinischen Prüfung		
Strukturanalogon in klinischem Gebrauch (A)	vorhanden	nicht vorhanden
tierexperimentelles Modell (B)	vorhanden	nicht vorhanden

Tabelle 2 Wahl der ersten Dosis bei den realisierten Möglichkeiten zu Beginn der klinischen Prüfung (Phase I)

Option	Dosis
B nicht vorhanden A vorhanden	1/600 der LD_{50} der toxokologisch empfindlichsten Spezies
B vorhanden A nicht vorhanden	1/60 der minimalen effektiven Dosis der empfindlichsten Spezies
B vorhanden A vorhanden	1/5 bis 1/10 der Relativdosis ($B_I/B_{II} \times A_I$)

- Ein pharmakologisches Modell am Tier ist nicht bekannt.
  In diesem Fall muß die Kenntnis der effektiven Dosis einer strukturanalogen Verbindung im therapeutischen Einsatz weiterführend sein, wobei unterstützend zur Dosisfindung vergleichende Plasmaspiegel bezüglich der Verträglichkeit beim Tier herangezogen werden können. In der Literatur werden für diesen Fall $^1/_{600}$ der LD_{50} der empfindlichsten Tierspezies [5, 8] als erste Dosis empfohlen. Andere Autoren geben $^1/_{100}$ der mittleren oder besser minimalen letalen Dosis/kg Körpergewicht der empfindlichsten Tierspezies, bezogen auf den ganzen Menschen, als erste Dosis an [7].
- Ein tierexperimentelles Modell ist bekannt, eine strukturanaloge Verbindung in therapeutischem Einsatz existiert nicht. Hier wird nach der Literatur ein Bruchteil der minimalen effektiven Dosis der am empfindlichsten reagierenden Tierspezies, z. B. $^1/_{60}$ eingesetzt [8].
- Ein tierexperimentelles Modell ist bekannt, eine strukturanaloge Verbindung im therapeutischen Einsatz existiert. Für diesen Fall wird empfohlen, $^1/_5$ bis $^1/_{10}$ der vergleichbaren Dosis einzusetzen [7].

Wahl der Applikationsform

In der Regel werden Substanzen, deren systemische Anwendung vorgesehen ist, per os verabreicht [5, 7]. Dies geht kongruent mit der landläufigen Annahme, daß dies der sicherste Applikationsweg sei. Hierzu ist jedoch zu bedenken, daß bei oraler Verabreichung nicht die gegebene Dosis, sondern der Anteil der Dosis, der resorbiert wird, und in vielen Fällen die Geschwindigkeit der Resorption, d. h. die Höhe des erreichten Spiegels, für das Ausmaß von erwünschten und unerwünschten Wirkungen verantwortlich ist. Bei Übertragung der Dosis aus dem Tierexperiment können Schwierigkeiten dadurch entstehen, daß oft erhebliche Unterschiede zwischen Mensch und Tier hinsichtlich des resorbierten Anteils der Dosis vorhanden, jedoch in ihrem Ausmaß vorher nicht bekannt sind. Als Problem der alternativ zur Wahl stehenden intravenösen Bolus-Verabreichung, bei der der Nachteil der Unkenntnis des resorbierten Anteils nicht besteht, wird oft ins Feld geführt, daß die auf diese Weise zugeführte Dosis definitiv in den Körper gelangt und bei Auftreten einer unerwünschten Wirkung keine Möglichkeit besteht, einen Teil der Dosis wieder aus dem Körper zu entfernen. Dieses Argument gilt jedoch auch für die orale Verabreichung. Treten ausgeprägte unerwünschte Wirkungen oder die pharmakologisch erwünschte Wirkung in einer unerwünscht starken Intensität auf, ist in der Regel das oral verabreichte Arzneimittel in einem Abschnitt des Magen-Darm-Traktes angelangt, aus welchem es nicht mehr entfernt werden kann. Als weitere Alternative, die jedoch oft nicht bedacht wird, steht die Möglichkeit zur Verfügung, das potentielle Arzneimittel in Form einer intravenösen Dauerinfusion zu geben [8]. Bei dieser Applikationsweise kann die Zufuhr des Arzneimittels beim Auftreten unerwünschter Erscheinungen jederzeit gestoppt werden. Aus diesem Grunde erscheint diese Applikationsform als die sicherste und sollte, wenn möglich, bei Phase-I-Studien angewendet werden.

Dosissteigerung und Endpunkt

Die Frage nach der Steigerung der Dosis, sofern die erste gegebene Dosis bei einer Anzahl von Probanden vertragen wurde, ohne erwünschte oder unerwünschte Wirkungen auszulösen, ist nicht generell zu beantworten. Ein übliches Vorgehen ist die Verdopplung [8] oder die Gabe des eineinhalbfachen [5] der Dosis. Es sollte jedoch darauf hingewiesen werden, daß dieses Vorgehen dazu führt, daß die absolut zugeführten Mengen sich in einer geometrischen Reihe erhöhen. Es erscheint deswegen wünschenswert, Zwischenschritte der Dosis einzuführen, wobei dann beispielsweise lediglich um eine fixe absolute Menge erhöht wird.

Als Endpunkt für eine Steigerung der Dosis ist das Auftreten nicht tolerabler subjektiver oder objektiver unerwünschter Wirkungen zu sehen. Der von manchen Autoren als Endpunkt angegebene Eintritt des erwünschten Effektes bedarf einer eindeutigen Definition in dem Sinne, daß z. B. die Intensität des Effektes in Prozent des Ausgangswertes oder als maximal erreichbarer Effekt vorab festgelegt wird.

Aufgrund des komplizierten Protokolls zur Erfassung von erwünschten und unerwünschten Wirkungen bei der Dosisfindung in Phase I kann eine komplette pharmakokinetische Studie oft nicht durchgeführt werden; jedoch sollten orientierende Bestimmungen von Plasmaspiegeln vorgenommen werden, um einen Anhalt für die mit der gegebenen Dosis ereichten Spiegel zu erhalten. Wenn irgend möglich, sollten die Ergebnisse der Plasmaspiegelbestimmungen so frühzeitig vorliegen, daß sie als unterstützende Information für eine weitere Dosissteigerung herangezogen werden können.

Häufigkeit der Applikation

Die Erstanwendung beim Menschen sollte stets eine einmalige Gabe darstellen. Umstritten ist die Frage, ob ein Proband/Patient nach einem aus der Halbwertszeit der Substanz im Tierversuch und später im Humanexperiment abgeleiteten Intervall mit steigenden Dosen belastet werden soll ober ob für jede Dosisstufe erneut Probanden herangezogen werden sollen. Aus statistischen Überlegungen ist letzteres Verfahren zu bevorzugen, da dann Berechnungen von Dosis-Wirkungs-Kurven unter Zugrundelegung von statistischen Modellen, die mit unabhängigen Stichproben arbeiten, vorgenommen werden können und Diskussionen um Wechselwirkungen und carry-over-Effekte entfallen.

Vor der mehrfachen, repetitiven Anwendung sollten zumindest erste Schätzungen der Halbwertszeit einer Substanz vorliegen, um daraus bei einem vorgesehenen

Dosierintervall den Kumulationsfaktor und den Zeitpunkt des Erreichens des Steady-States berechnen zu können. In diesem Rahmen soll nur angedeutet werden, daß eine entsprechende Dauer von Toxizitätsstudien am Tier Voraussetzung für die mehrfache Verabreichung sind [8].

Die Kenntnis der kompletten pharmakokinetischen Daten erleichtert das Übertragen von Dosen aus Phase I auf Phase II. Aus diesem Grunde ist es sinnvoll, am Ende der Phase I mit Dosen, die im intendierten Phase-II-Bereich liegen, pharmakokinetische Studien vorzunehmen, um auf Linearität der Kinetik, Hauptausscheidungswege und eventuell kumulierende Metaboliten Rückschlüsse ziehen zu können.

Aus den bisherigen Ausführungen zur Dosisfindung in Phase I könnte der Verdacht entstehen, daß die Teilnahme an einer Phase-I-Studie mit großen Risiken für den beteiligten Probanden/Patienten verbunden sei. Demgegenüber stehen jedoch Angaben aus der Literatur [6]. Bei der Prüfung von 157 neuen Einzelsubstanzen wurde kein einziger tödlicher Zwischenfall und keine einzige Dauerschädigung beobachtet. Aus amerikanischen Übersichten [2, 9] geht hervor, daß schwerwiegende unerwünschte Wirkungen extrem selten sind: lediglich eine Arzneimittelbezogene nichtreversible unerwünschte Wirkung auf 29 162 Probanden.

Übergang von Phase I auf Phase II

Allgemeine Überlegungen

Am Ende der Phase I ist die Entscheidung zu fällen, ob eine Fortführung der klinischen Prüfung erfolgen kann oder ob die bisherigen Ergebnisse eher für einen Abbruch der klinischen Prüfungen votieren lassen. Der Entschluß für eine erfolgreiche Weiterführung der klinischen Prüfung kann aufgrund der vorgegebenen Möglichkeiten mit mehr oder weniger Sicherheit gefällt werden.

Bei der Bewertung der in Phase-I-Studien gewonnenen Ergebnisse sollte man sich bewußt sein, daß diese Ergebnisse zwar an der Spezies Mensch gewonnen wurden, jedoch in ihrer Verallgemeinerung über die Population hinaus, die an Phase-I-Studien teilnimmt, problematisch ist. In der Regel werden Phase-I-Studien an Probanden durchgeführt, die als jung, gesund und männlich definiert sind. Diese Population ist für die Population der Patienten, die in Phase II einbezogen wird, nur wenig repräsentativ. Aus diesem Grunde haben Studien der Phase I in analoger Weise wie tierexperimentelle Studien den Charakter von Modellen; ihre Ergebnisse sowohl hinsichtlich der erwünschten Wirkung, aber auch der unerwünschten Wirkung können nur unter Berücksichtigung der Limitationen des humanpharmakologischen Modells auf die Situation beim Patienten übertragen werden. Insbesondere ist hinsichtlich der Aussagen zur Verträglichkeit die geringe Zahl der Untersuchten (meistens 20 bis 40) zu berücksichtigen.

Dosiswahl

Hat man sich zur Fortsetzung der klinischen Prüfung entschlossen, ist die Frage der in Phase II zur Anwendung kommenden Dosis zu klären. Verallgemeinernde Angaben, auf welche Weise von Dosen, die als verträglich und – falls ein humanpharmakologisches Modell existiert – als effektiv in Phase-I-Studien bestimmt wurden, auf die Dosen, die in Phase-II-Studien eingesetzt werden sollen, zu schließen ist, existieren in der Literatur nicht. Es können jedoch analoge Überlegungen, wie sie bei dem Übertragen aus dem tierexperimentellen Modell auf das humanpharmakologische Modell angestellt werden, bei der Festsetzung der Dosis für die Phase II angewendet werden.

Für die Wahl der in Phase II zu verwendenden Dosis aus den Ergebnissen der Phase I sind sechs unterschiedliche Situationen denkbar (siehe Tab. 3). Für alle der sechs denkbaren Fälle wurde die verträgliche Dosis – mit den erwähnten Einschränkungen – bestimmt und ist bekannt.

Tabelle 3 Theoretisch mögliche Situationen bei Übergang von Phase I auf Phase II. Von den acht theoretischen Möglichkeiten sind sechs realistisch (siehe Tab. 4 und 5)

Dosiswahl für Phase II/intendierter Endpunkt Phase I		
Strukturanalogon in klinischem Gebrauch (A)	vorhanden	nicht vorhanden
tierexperimentelles Modell (B)	vorhanden	nicht vorhanden
humanpharmakologisches Modell (C)	vorhanden	nicht vorhanden

- Ein humanpharmakologisches Modell ist nicht bekannt (Tab. 4).
  In diesem Fall kann die Kenntnis der effektiven Dosis an der strukturanalogen Verbindung im therapeutischen Einsatz weiterführend sein. Vergleichende Plasmaspiegel beider Verbindungen aus der Humanpharmakologie liegen zur Unterstützung in dieser Entscheidungsphase vor. Erleichtert wird die Entscheidung für die Fälle, in denen ein tierexperimentelles Modell vorhanden ist (z. B. infektiologisches Modell) und die im Tierexperiment effektiven Spiegel nach Dosen, die in humanpharmakologischen Studien verträglich waren, erreicht wurden. Dann können diese Dosen direkt in die therapeutischen Studien übernommen werden. Falls keine strukturanaloge Verbindung existiert, wird man unter Berücksichtigung der effektiven Konzentration im Tierexperiment die Dosis wählen, die in der Humanpharmakologie entsprechende Spiegel erzeugt hat, wenn diese Dosis verträglich war. Ansonsten wird man mit der Dosis die therapeutischen Studien beginnen, die lediglich geringfügige tolerable subjektive unerwünschte oder objektive unerwünschte Wirkungen hervorgerufen hat.

- Ein humanpharmakologisches Modell ist bekannt.
  Die effektive Dosis ist in den Fällen bekannt, in denen humanpharmakologische Modelle existieren. Ihre Schätzung kann durch Kenntnis der Dosen analoger Substanzen im therapeutischen Gebrauch oder aus tierexperimentellen Modellen unterstützt werden (Tab. 5).

Tabelle 4 Wahl der Dosis für Phase II beim Fehlen eines humanpharmakologischen Modells

Option	Dosiswahl
A vorhanden	verträgliche Dosis: aus Phase I
B nicht vorhanden	
C nicht vorhanden	effektive Dosis: Orientierung an Dosis/Spiegel aus A
A nicht vorhanden	verträgliche Dosis: aus Phase I
B vorhanden	
C nicht vorhanden	effektive Dosis: Orientierung an Dosis/Spiegelrelation von B
A vorhanden	verträgliche Dosis: aus Phase I
B vorhanden	
C nicht vorhanden	effektive Dosis: Orientierung an Dosis/Spiegelrelation A zu B

Tabelle 5 Wahl der Dosis für Phase II bei Vorhandensein eines humanpharmakologischen Modells

Option	Dosiswahl
A vorhanden	verträgliche und effektive Dosis: aus Phase I
B nicht vorhanden	
C vorhanden	zusätzliche Information aus Dosis/Spiegel von A
A nicht vorhanden	verträgliche und effektive Dosis: aus Phase I
B vorhanden	
C vorhanden	zusätzliche Information aus Dosis/Spiegelrelation von B
A vorhanden	verträgliche und effektive Dosis: aus Phase I
B vorhanden	
C vorhanden	zusätzliche Information aus Dosis/Spiegelrelation A zu B

Dosissteigerung

Die Dosissteigerung wird unter den gleichen Aspekten vorgenommen, wie sie für die Phase-I-Studie vorgestellt wurden. Jedoch ist ein weiterer Aspekt zu berücksichtigen. Stellt der therapeutische Effekt einen akuten pharmakologischen Effekt dar, wird man den Versuch, eine Dosis-Wirkungs-Beziehung zu finden, an verschiedenen kleineren Patientenkollektiven (z. B. pro Dosis sechs Patienten) vornehmen, die das Präparat eventuell nur einmal, gelegentlich über wenige Tage erhalten.

Ist ein therapeutischer Effekt erst nach längerer Gabe zu erwarten (z. B. Antidepressiva), wird man eine Dosiserhöhung beim einzelnen Patienten nach einer längerfristigen (z. B. wenige Tage bis zweiwöchiger) Gabe vornehmen, um so die wirksame Dosis beim einzelnen Patienten zu titrieren.

Eine weitere Dosiserhöhung kann dann nicht erfolgen, wenn, wie bei Phase-I-Studien, bei Dosiserhöhung unvertretbare Unverträglichkeitserscheinungen auftreten oder der erwünschte Effekt in einer vorher festgelegten Intensität auftritt.

Abbruch der Prüfung

Die Prüfung in Phase II muß dann abgebrochen werden, wenn bei Dosiserhöhung Unverträglichkeitserscheinungen unvertretbarer Art auftreten und eine effektive Dosis nicht gefunden werden konnte.

Übergang auf Phase III

Die Wahl der Dosis für Phase-III-Studien gestaltet sich im allgemeinen unproblematisch. Aus Phase I und Phase II liegen Daten zur Verträglichkeit von mindestens 100 bis 300 Probanden/Patienten vor, die eine Beurteilung hinsichtlich häufiger und gelegentlich autretender unerwünschter Wirkungen, also solcher mit einer Häufigkeit von mehr als 2 bis 5%, erlauben. Die therapeutisch effektive Dosis wurde gefunden, wobei die strengen Ein- und Ausschlußkriterien, die üblicherweise in Phase-II-Studien angewendet werden, ein inhomogeneres Ansprechen in Phase III wahrscheinlich machen. Dadurch wird in den Studien der Phase III der wirksame Dosisbereich oft weiter ausgedehnt werden müssen.

Daß auch nach ausgedehnten Phase-III-Studien gelegentlich der Dosisbereich, der für wirksam gehalten wird, nicht immer in Phase-IV-Studien als zutreffend gefunden wird, belegen verschiedene Beispiele, von denen lediglich Bromhexin als ein Beispiel einer möglichen zu geringen Dosierung nach oraler Gabe und Captopril als Beispiel eines Arzneimittels mit einer anfänglich zu hohen empfohlenen Dosis genannt sein mögen.

Aus den Ausführungen ist zu entnehmen, daß das Herausfinden eines effektiven und gleichzeitig verträglichen Dosisbereiches eines erheblichen experimentellen Aufwandes bedarf. Das Finden einer therapeutisch effektiven Dosis ist in den Fällen erleichtert, in denen klinisch-pharmakologische Modelle zur Verfügung stehen, die sehr früh eine Orientierung der Dosis nicht nur an der Verträglichkeit, sondern auch am gewünschten Effekt ermöglichen.

Literatur

[1] Blackwell, B.: For the first time in man. Clin. Pharmacol. Ther. **13** (1972) 812–823.

[2] Cardon, P. V., F. W. Dommel, R. R. Trumble: Injuries to research subjects – a survery of investigators. New Engl. J. Med. **295** (1976) 650–654.

[3] Imhof, P.: Erwünschte und unerwünschte Wirkungen von Prüfpräparaten bei Phase-I-Studien. Arzneimittelforsch. **23** (1973) 1147–1150.

[4] Kleinsorge, H.: Erstanwendung von Pharmaka am Menschen. Med. Klin. **71** (1976) 1093–1108.

[5] Kuemmerle, H. P.: Einführung in die Grundlagen der klinisch-pharmakologischen und klinisch-therapeutischen Forschung. In: Klinische Pharmakologie (H.-P. Kuemmerle, G. Hitzenberger, K. H. Spitzy, Hg.) II–1.1. Ecomed, Landsberg 1984.

[6] Schmidt, W.: Diskussionsbemerkung zum Vortrag K. H. Kimbel, Klinisch-Pharmakologische Prüfung neuer Arzneimittel auf potentiell unerwünschte Wirkungen. In: Klinische Arzneimittelprüfung (K.-W. von Eickstedt, F. Gross, Hg.) S. 57. Fischer Verlag, Stuttgart 1975.

[7] Stille, G.: Pharmakologische, toxikologische und klinische Befunde. In: Arzneimittelprüfung durch den niedergelassenen Arzt (G. Fülgraff, H. Kewitz, Hg.) S. 31–74. Fischer Verlag, Stuttgart 1979.

[8] Weber, E.: Phase-I-Prüfung. In: Klinische Arzneimittelprüfung (K.-W. von Eickstedt, F. Gross, Hg.) S. 86–99. Fischer Verlag, Stuttgart 1975.

[9] Zarafonetis, C. J. D., P. A. Riley, Jr., P. W. Willis III, et al.: Clinically significant adverse events in a Phase I testing program. Clin. Pharmacol. Ther. **24** (1978) 127–132.

Zur klinischen Prüfung von Arzneimitteln in der Pädiatrie

E. Gladtke

Abstract

Testing of drugs in pediatrics

Testing of drugs in children involves some pecularities, that can facilitate, as well as impede, the procedure. It is beyound discussion that the dependent child and, in particular, the infant incapable of speech needs a special protection.

Testing of drug in phase I, that is the first testing in healthy subjects, is not allowed in children. Thus, new drugs can only be tested in children after adult probands has been subjected to the application of the drugs under testing conditions. This guarantees that effects and side effects of a drug have been adequately studied in adults to reduce unforseen events. But this may be a disadvantage for the children to obtain true innovations only after a considerable time delay, but the therapist is authorized to proceed faster if the drug to be tested promises a major therapeutic effect. At any case the approval of the parents or the guardian, respectively, has to be obtained.

A question is the consent of dependent children. A child under the age of 7 is legally incapacitated and therefore not able to provide an efficient authorisation. Children between 7 and 18 years of age who are minor according to the civil law, the approval of the legal representative, is also generally required. Children over 14 years of age who are able to conceive the rationality of the therapeutic intervention may give their own consent, without the parent's competence being affected.

In our opinion a physician should feel obliged to test recently developed drugs in children. The Helsinki-Declaration unequivocally states that a physician must have the option to apply new diagnostic and therapeutic techniques if they appear to be adequate, in his judgement, to save the life, restitute the health, or alleviate the pain of a patient. Without following this principle the progress in modern medicine would have never reached the actual standard. A physician is obliged to search for new methods to fight disease and suffering, even if this should inevitably involve certain hazards. Ethical commissions may help to direct the decisions of the investigator. Notwithstanding the important help obtained from these commitees is the director of the group of investigators who bears full responsibility for the examination and treatment of the patients attending his department. The ethical commission may grant support to a physician undertaking a certain project, it may not, however, relieve him from his responsibility. If the advance into new grounds promises success the procedure should be thoroughly discussed with the parents in order to obtain their approval. It has to be considered that incompetent parents decide over weal and woe of their minor child. From the legal point of view the parents unambigously bear the responsibility, although the physician should feel responsible. Parents will generally approve of a procedure if it evidently contributes to the well-being of their child. In case of non-invasive diagnostic procedures, such as the examination of urine, ECG, EEG, an agreement will be easily reached.

The less our knowledge and rational considerations are, the more our conscience and responsibility will be challanged. However, one should not fall into the other extreme: an exaggerated care for security and bureaucratic thinking must not impede the initiative, creativity, and activity of the researcher. Future generations have the right to take advantage of today's achievements, just as we are the beneficiaries of yesterday's medical progress.

The therapist may be confronted with the problem that he is not authorised to apply promising new methods which have not yet received the official approval. On the other hand, from the ethical point of view, it has to be considered wrong to abandon these methods after a positive relation of benefit versus risk has been demonstrated. This problem obviously represents a dilemma; it is a noble and exciting task for the physician to take advantage of his scope of judgement in favour of the wellfare of his patients.

It should be denoted that, in most instances, clinical pharmacology is not concerned with the testing of entirely new drugs, aimed at speculative findings and a profound improvement of a current medical therapy. Instead it tries to gradually improve therapeutic success. This success has not been achieved all at once, but developed slowly in small steps.

It is legally approved to discuss the application of a new method and the monitoring of its effects with the parents of the child to settle their doubts and obtain their consent. At the same time it is correct from the medical point of view to be thoroughly convinced of contributing to the benefit of the ailing child. If both of these conditions coincide the problem underlying the testing of drugs in children is settled.

Die Prüfung von Arzneimitteln am Menschen ist ohne Zweifel eine problematische Angelegenheit. Ärztliche, rechtliche und ethische Fragen müssen bedacht werden, und zwar sowohl als hemmende als auch als fördernde Faktoren. Es heißt nicht nur: darf ich dieses Mittel bei diesem Kranken einsetzen bzw. erproben, sondern oft genug auch: kann ich dieses noch wenig oder kaum erprobtes Mittel diesem meinem Patienten vorenthalten.

Wenn ich mich als Arzt zum Einsatz entschlossen habe, ergibt sich die nächste Frage: wieviel an zusätzlichen Untersuchungen darf ich meinem Patienten zumuten, um Auskunft über die Wirkung und über die Wirksamkeit zu erhalten, oder aber wieviel muß ich ihm zumuten, um das Risiko des neuen Mittels bei diesem Patienten zu minimieren.

Und nicht zuletzt: bin ich so sicher davon überzeugt, daß die Maßnahme sinnvoll und von Nutzen ist, daß ich es dem Patienten erklären und auch seine Einwilligung erhalten kann? Im übertragenen Sinn sollten diese Fragen auch bei der Prüfung in der Phase 1 am Gesunden gestellt werden.

Die Prüfung am Kind ist mit einigen Besonderheiten verbunden, die das Vorgehen zum Teil erleichtern, zum Teil jedoch erheblich erschweren können. Das unmündige

Kind und insbesondere der sich noch nicht verbalisierende Säugling bedarf eines besonderen Schutzes, das steht außerhalb jeder Diskussion.

Gesetzlich wurde 1976 im Arzneimittelgesetz für die Prüfung an Minderjährigen folgendes festgelegt (§ 40, Abs. 4, Satz 1–4) [1]:

1. Das Arzneimittel muß zum Erkennen oder zum Verhüten von Krankheiten bei Minderjährigen bestimmt sein.
2. Die Anwendung des Arzneimittels muß nach den Erkenntnissen der medizinischen Wissenschaft angezeigt sein, um bei dem Minderjährigen Krankheiten zu erkennen oder ihn vor Krankheiten zu schützen.
3. Die klinische Prüfung an Erwachsenen darf nach den Erkenntnissen der medizinischen Wissenschaft keine ausreichenden Prüfergebnisse erwarten lassen.
4. Die Einwilligung wird durch den gesetzlichen Vertreter oder Pfleger abgegeben. Sie ist nur wirksam, wenn dieser durch einen Arzt über Wesen, Bedeutung und Tragweite der klinischen Prüfung aufgeklärt worden ist. Ist der Minderjährige in der Lage, Wesen, Bedeutung und Tragweite der Prüfung einzusehen und seinen Willen hiernach zu bestimmen, so ist auch seine schriftliche Einwilligung erforderlich.

Da aber alle kinetischen Daten bei Kindern und vor allem bei Säuglingen Abweichungen von den Werten Erwachsener erfahren, ist mit Sicherheit auch eine Prüfung am Kind erforderlich, wenn das Mittel beim kindlichen Patienten zum Einsatz kommen soll.

Die Prüfung eines Arzneimittels in Phase 1, also die erstmalige Testung am gesunden Menschen, ist beim Kind schlechterdings nicht zulässig. Eigentlich können Arzneimittel bei Kindern erst dann geprüft werden, wenn auch in Phase 3 eine größere Anzahl von Kranken der Behandlung mit dem neuen Arzneimittel unter Prüfbedingungen unterzogen wurden. Ich sehe darin den großen Vorteil, daß Wirkung und Nebenwirkung beim Erwachsenen bereits untersucht wurden und bekannt ist, daß Kontrollen gezielter durchgeführt werden können und Überraschungen seltener sein werden. Andererseits, und das kann ein großer Nachteil sein, kommen Kinder erst mit einer gewissen Verzögerung in den Genuß wirklicher Innovationen, wenn man hier auch in Auslegung des Satzes (3) des § 28 des Arzneimittelgesetzes – wenn nämlich das Arzneimittel einen großen therapeutischen Wert zu haben verspricht – durchaus etwas zügiger bei der Erprobung an Kindern vorzugehen berechtigt ist.

Auf jeden Fall ist aber die Erlaubnis der Eltern bzw. der Sorgeberechtigten einzuholen. Diese Erlaubnis wird ohne weiteres zu erhalten sein, wenn der Arzt davon überzeugt ist, daß das neue Mittel für seinen Patienten von Nutzen sein wird. Sie wird zu erhalten sein, wenn der Patient sehr ernst erkrankt ist und eine Reihe von Therapieversuchen keinen Erfolg gezeigt hat. Und sie wird zu erhalten sein, wenn über dieses neue Mittel in der Laienpresse bereits positiv berichtet worden und eine positive Erwartungshaltung aufgebaut worden ist.

Da es sich in aller Regel um eine Phase-III-Prüfung handelt, halten wir im allgemeinen eine mündliche Zustimmung der Eltern für ausreichend, die allerdings in Gegenwart eines Zeugen, z. B. einer Schwester, einzuholen ist [3].

Uhlenbruck [6] befaßt sich ausdrücklich mit der Frage, wann bei Heileingriffen (nicht bei Arzneimittelerprobung, dieses ist aber hier analog zu sehen) die Einwilligung bei minderjährigen Patienten einzuholen ist. Er schreibt, daß ein Kind, das das 7. Lebensjahr noch nicht vollendet hat, geschäftsunfähig ist, eine wirksame Einwilligung also nicht zu erteilen vermag. Hat das Kind das 7., aber noch nicht das 18. Lebensjahr vollendet, so ist es nach den Vorschriften des BGB minderjährig. Bei diesen Kindern ist grundsätzlich die Zustimmung des gesetzlichen Vertreters erforderlich. Ausnahmen sind zugelassen, wenn der Minderjährige nach seiner geistigen und sittlichen Reife die Bedeutung und Tragweite des Eingriffs und dessen Gestattung zu ermessen vermag. Nach Vollendung des 14. Lebensjahres kann allerdings ein Kind, wenn es fähig ist, Grund und Bedeutung der Heilbehandlung einzusehen und seinen Willen hiernach zu bestimmen, die Einwilligung selbst erteilen. Die Befugnis der Eltern, in die Behandlung einzuwilligen, bleibt allerdings unberührt. Hier besteht rechtlich und auch ärztlich sicher ein gewisser Ermessensspielraum oder auch eine gewisse Rechtsunsicherheit. Man sollte also die Beteiligten, das Kind und die Eltern, fragen und orientieren. Es ist auf jeden Fall zu empfehlen, die Entscheidung der Eltern und des Kindes im Krankenblatt schriftlich festzuhalten, auch bei einer Arzneimittelprüfung sollte dies gelten.

Wir sind als Ärzte andererseits durchaus verpflichtet, auch neue Arzneimittel beim Kinde zu prüfen, denn die Deklaration von Helsinki fordert eindeutig: der Arzt muß bei der Behandlung eines Kranken die Freiheit haben, neue diagnostische und therapeutische Maßnahmen anzuwenden, wenn sie nach seinem Urteil die Hoffnung bieten, das Leben des Patienten zu retten, seine Gesundheit wieder herzustellen oder seine Leiden zu lindern.

Invasive Herzdiagnostik, Herzchirurgie, Intensivtherapie Neu- und Frühgeborener, Therapie der Leukämie und vieles andere mehr wären ohne Anwendung dieses Prinzips nicht zum heutigen Stand gelangt. Der Arzt hat die Pflicht, nach neuen Wegen in der Bekämpfung von Krankheit und Leiden zu suchen, auch wenn dies unabdingbar mit einem Wagnis verbunden ist.

Für das praktische Vorgehen bei der Prüfung von Arzneimitteln müssen allerdings Richtlinien aufgestellt werden, die einen maximalen Schutz für das Individuum, vor allem für das schutzbedürftige Kind garantieren und gleichzeitig im Einklang mit den berechtigten ethischen Forderungen der Gesellschaft stehen [3, 5].. Da zu unterstellen ist, daß kein Untersucher, der eine Studie plant, frei von Eigeninteressen ist, erscheint jedes Vorgehen gerechtfertigt, das zusätzliche Entscheidungshilfen mit einbezieht. Sogenannte ethische Kommissionen können hierzu einen Beitrag leisten. Allerdings hat in jedem Fall der ärztliche Leiter der klinischen Einheit die volle

Verantwortung für jede Behandlung und Untersuchung der Patienten seiner Einrichtung zu tragen. Das gilt sowohl für bewährte und fachlich übliche als auch für alle abweichenden neuen und noch nicht erprobten oder nicht zugelassenen Verfahren. Ein Ethikkommitee kann dem Arzt bei einem entsprechenden Projekt Hilfestellung gewähren, kann aber auch bei Zustimmung ihn nicht von der Verantwortung entbinden [4].

Keiner Diskussion bedarf es, daß bei Arzneimitteln mit geringer therapeutischer Breite, vor allem bei Langzeittherapie, die Konzentration des Mittels im Serum und eine Reihe von weiteren biochemischen Laborparametern laufend zu überwachen sind, um die Dosierung anpassen oder die Therapie ändern zu können, wie es bei Antikonvulsiva, Antimetaboliten, herzwirksamen Glykosiden und einigen Antibiotika üblich ist.

Erwartet der behandelnde Arzt für seinen Patienten von einem neuen Mittel einen deutlichen Vorteil im Vergleich zum bisher üblichen Vorgehen, so wird er dieses Mittel auch anwenden. Aus ethischen Gründen kann er gar nicht anders handeln. Da Ethik, vor allem spezifisch ärztliche Ethik und geltendes Recht nicht deckungsgleich sind [3, 5], sollte mit den Eltern ausführlich darüber gesprochen werden, daß eben ein Vorstoß in Neuland erfolgversprechend zu sein scheint, und die Zustimmung sollte dann eingeholt werden.

Es ist aber immerhin daran zu denken, daß sachunkundige Eltern über Wohl und Wehe eines nichtmündigen Dritten zu entscheiden haben. Rechtlich ist diese Situation eindeutig, die Verantwortung liegt bei den Eltern, verantwortlich fühlen muß sich aber der Arzt. Im allgemeinen werden Eltern dem Vorgehen zustimmen können, wenn ihrem Kind ein echter Vorteil zugute zu kommen scheint. Für harmlos erscheinende Untersuchungen macht der Konsens erfahrungsgemäß kaum Schwierigkeiten: Harnuntersuchungen, EKG, EEG usw. wird zugestimmt. Auch Blutentnahmen, wenn sie zugleich mit anderen diagnostischen oder therapeutisch notwendigen Maßnahmen erfolgen, werden toleriert. Der behandelnde Arzt wird die bei diesem und für dieses Kind gewonnenen Erkenntnisse auch für weitere Patienten nutzbar machen wollen und müssen, er ist dazu verpflichtet. Hier tritt deutlich der Konflikt des forschenden Arztes zutage zwischen individuumbezogener medizinischer Betreuung und gruppenbezogener wissenschaftlicher Methodik, eines unserer grundlegenden ärztlichen Probleme [2].

Die Grenzen zwischen der Anwendung eines Arzneimittels zum Zweck der klinischen Prüfung bei einer Patientengruppe und der therapeutischen Anwendung bei einem einzelnen Kranken sind fließend. Jede Arzneiverordnung bleibt stets zu einem gewissen Quantum Prüfung mit den entsprechenden Unsicherheiten und Risiken. Insofern ist schließlich jede Arzneitherapie auch mit bereits lange eingeführten Mitteln ein biologisches Experiment. Auch eine vorausgegangene, noch so sorgfältige klinische Prüfung, die das Ausmaß an Risiko und Sicherheit statistisch weitgehend ermittelt und womöglich quantifizierbar gemacht hat, ändert daran nichts. Es basiert eben nur ein Teil unserer ärztlichen Entscheidung auf Wissen, das heißt auf Logik. Zum anderen Teil unserer ärztlichen Entscheidung gelangen wir oft nur auf verschlungenen Pfaden des Fehlens und Irrens, des Experimentierens und des Sammelns von guten und schlechten Erfahrungen. Je geringer dabei unser Wissen ist und je spärlicher demzufolge unsere rationalen Antworten ausfallen, um so stärker werden Gewissen und Verantwortung gefordert. Dabei darf das Pendel nicht in ein anderes Extrem ausschlagen. Überzogenes Sicherheitsstreben und bürokratisches, indoktriniertes Denken darf auf keinen Fall Initiative, Kreativität und Aktivität hemmen. Die Generation von morgen hat ein Recht darauf, von unseren heutigen Leistungen und Erfahrungen zu profitieren, wie wir die Nutznießer der medizinischen Erfolge von gestern sind.

Das Problem des ethischen Verhaltens kann bei der klinischen Pharmakologie in der Pädiatrie für den Arzt zu einem unüberwindbaren Hemmnis werden; denn ärztliche Ethik und geltendes Recht sind nicht deckungsgleich, wie bereits gesagt. Der Arzt kann sich dem Zwiespalt konfrontiert sehen, eine erfolgversprechende Maßnahme nicht durchführen zu dürfen, wenn sie noch nicht amtlich zugelassen ist. Sobald Erfolg und vernünftiges Nutzen-Risiko-Verhältnis nachgewiesen sind, ist es nun andererseits ethisch falsch, diese Maßnahme nicht durchzuführen. Dieser Zwiespalt ist ein echtes ärztliches Dilemma, und es ist eine hohe und reizvolle ärztliche Aufgabe, den resultierenden Ermessensspielraum sinnvoll zum Vorteil seiner Patienten bestmöglich zu nutzen.

Es ist allerdings ausdrücklich und immer wieder darauf hinzuweisen, daß die allermeisten Arzneimittelerprobungen keine Untersuchungen von grundsätzlich neuen Mitteln mit durchschlagendem Erfolg und einer wesentlichen Änderung der Behandlung der Kranken sind, sondern daß im allgemeinen nur zu hoffen ist, daß die Therapie erleichtert, daß um wenige Prozent bessere Therapieerfolge zu verzeichnen sind, daß also die allermeisten Arzneimittelprüfungen gar keine spektakulären Maßnahmen sind. Man sollte z.B. bedenken, daß die Erfolge der Behandlung der kindlichen Leukämie, die innerhalb von nur 30 Jahren eine Steigerung der Heilung von 0 auf fast 80% ermöglichten, nicht schlagartig gekommen sind, sondern daß diese Verbesserung der Heilung in ganz kleinen Schritten von Jahr zu Jahr erfolgt ist. Ähnliches ist für die meisten Arzneimittelprüfungen, für die Prüfungen von neuen oder wenig veränderten Arzneimitteln zu sagen.

Mit den Eltern des Kindes darüber zu sprechen, daß man etwas Neues einsetzen und den Einsatz kontrollieren möchte, den Konsens nach Diskussion aller Zweifel einzuholen, ist rechtlich richtig. Die Überzeugung, dem kranken Kind helfen zu können, ist ärztlich richtig. Wenn beides zusammentrifft, ist das Problem der Prüfung von Arzneimitteln bei Kindern, insbesondere das ethische Problem gelöst.

Literatur

[1] Arzneimittelgesetz 1976.
[2] Bartels, H.: Nil nocere. Probleme der Arzneimittelforschung am Kind. Der Kinderarzt **13** (1982) 1757.
[3] Gladtke, E.: Ethische Probleme der klinischen Pharmakologie in der Pädiatrie Monatsschr. Kinderheilkd. **131** (1983) 2.
[4] Samson, E.: Über Sinn und Unsinn von Ethikkommissionen. Dtsch. Med. Wochenschr. **106** (1981) 667.
[5] Schaub, J.: Ethische Gesichtspunkte in der pädiatrischen Forschung. Monatsschr. Kinderheilkd. **130** (1982) 817.
[6] Uhlenbruck, W.: Die Einwilligung in ärztliche Heileingriffe bei minderjährigen Patienten. Der Kinderarzt **8** (1977) 573.

Zur Therapie mit Antibiotika

M. Alexander

Abstract

Therapy in antibiotics

Before each antibiotic therapy the physician ought to ask the following questions:

1. Is there a bacterial infection?
2. Which substrates I can send into laboratories for examination of germs and antibiotic resistance?
3. Can I wait and see the results or have I to treat immediately?
4. Which germs are mostly probable and which antibiotics I can apply?
5. How is the pharmacokinetic of the chosen drugs in relation to the illness picture?
6. Have I to apply bacterial concentrations or are bacteriostatic concentrations sufficient?
7. Is the patient in the situation to tolerate possible side-effects?
8. Does he take other drugs by which interactions are possible?

The classicly diagnostic way of the choice of the antibiotic would be the withdrawal of cultures at least of microscopical preparations before therapy.

If it is not possible to wait and see the results of the examinations from the laboratories considerations will be made about the supposed germ.

Some remarks about the choice of the individual antibiotics in some frequent infections and also their side-effects will be made as follows:

In the operative disciplines the perioperative prophylaxis of the long-term antibiotic therapy has shown as the best one.

The beginning of the antibiotic therapy is short time before or while the operation and the drug is given all at once or at the latest over 24 to 48 hours. Advantages are lower postoperative infectious rates, shorter periods of storage of the patients and lowering of costs. The possible induction of a germ selection with increasing resistance development has least consequence in the „one shot" prophylaxis. Some traumatologists, however, have the opinion no antibiotic prophylaxis must be made but that the shortening of the time between trauma and surgical care, the asepsis, and without putting too much strain on the tissue preparation are decisive.

A new view in the chemotherapy of infectious diseases are the chinolon acid derivatives (gyrase inhibitors) which have a high effective action. They can be orally given and are not expensive.

Bei der Antibiotikabehandlung sollte man grundsätzlich zwischen der Therapie in der Praxis und derjenigen in der Klinik unterscheiden.

Vor jeder Antibiotikabehandlung sollte der Arzt sich folgende Fragen vorlegen:

1. Liegt eine bakterielle Infektion vor?
2. Welche Substrate kann ich zur Untersuchung auf Erreger und Antibiotikaresistenz einschicken?
3. Kann ich die Ergebnisse abwarten oder muß ich sofort handeln?
4. Mit welchen Erregern ist am wahrscheinlichsten zu rechnen, und welche Antibiotika kann ich dagegen einsetzen?
5. Wie ist die Pharmakokinetik der gewählten Medikamente in Relation zum Krankheitsbild?
6. Muß ich bakterizide Konzentrationen anwenden oder genügen bakteriostatische?
7. Kann der Patient die eventuellen Nebenwirkungen tolerieren?
8. Nimmt er andere Medikamente, mit denen Interaktionen möglich sind?

Die Antibiotika können eingeteilt werden in

- solche mit wirksamer Plasma- und hoher Urinkonzentration,
- solche mit geringer Plasma- und hoher Urinkonzentration und
- solche mit wirksamer Plasma- und niedriger Urinkonzentration (Tab. 1).

Bei der Auswahl des Antibiotikums wäre der klassisch-diagnostische Weg die Abnahme von Kulturen mindestens von mikroskopischen Präparaten vor Beginn der Therapie. Wenn es nicht möglich ist, die Ergebnisse dieser Untersuchungen abzuwarten, müssen Überlegungen angestellt werden, welches der mutmaßliche Erreger sein könnte (Abb. 1).

Auch die Pharmakokinetik und die Toxizität des Medikamentes sollten in die Überlegungen eingehen (Abb. 2).

In der ambulanten Praxis hat man es in der Regel mit häufig vorkommenden Erregern zu tun, die kein wesentliches Resistenzverhalten zeigen. Etwa 60% der Infektionen in der Praxis betreffen die oberen Luftwege, 24% die Harnwege. Die Angina tonsillaris wird in der Regel durch Streptokokken hervorgerufen. Bei diesem

Tabelle 1 Einteilung der Antibiotika

Gruppe 1	Gruppe 2	Gruppe 3
Wirksame Plasmaspiegel hohe Harnspiegel	Geringe Plasmaspiegel hohe Harnspiegel	Wirksame Plasmaspiegel niedrige Harnspiegel
Penicillin G und alle halbsynthetischen Penicilline Cephalosporine Aminoglykoside Vancomycin	Nalidixinsäure Nitrofurantoin Pipemidsäure Kurzzeitsulfonamide Nitrofurantoin ab 1,5, alle anderen Substanzen ab 2,5 mg% Plasmakreatinin nicht mehr anwenden	Chloramphenicol Langzeitsulfonamide Doxycyclin, Minocyclin Clindamycin Cefoperazon Dosierung wie bei normaler Nierenfunktion (besser nicht länger als 2–3 Wochen)

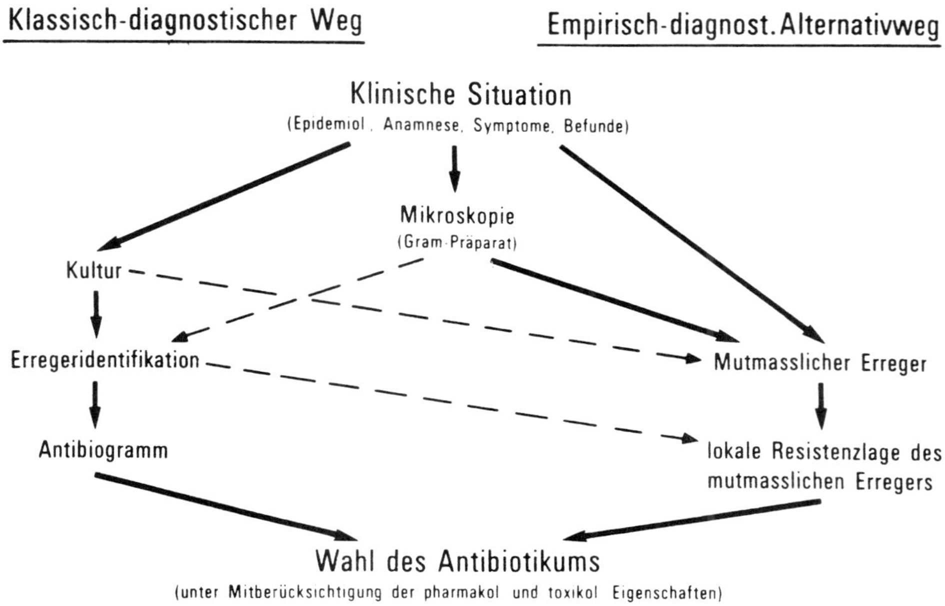

Abb. 1 Die Beziehung zwischen Patient, Krankheitserreger und Antibiotikum, nach [13].

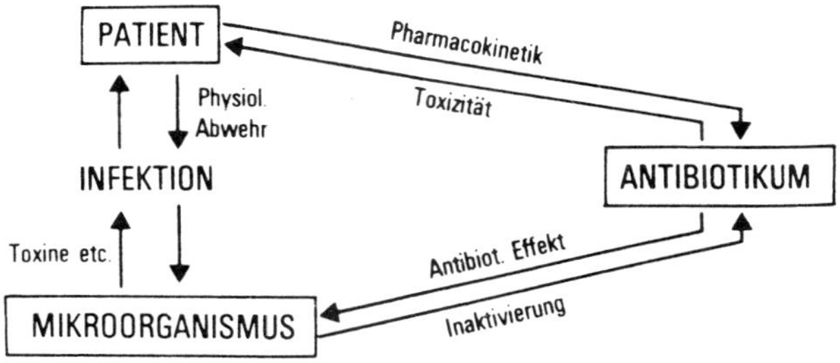

Abb. 2 Entscheidungsprozeß in der Antibiotikatherapie, nach [13].

Krankheitsbild ist immer noch Penicillin G – oder besser das orale Penicillin V oder Propicillin – in bakteriostatischen Dosen das Mittel der Wahl. Das gleiche gilt für den Scharlach und für leichtere Fälle von Erysipel und Pneumokokkenpneumonie, während man bei schweren Fällen dieser beiden Erkrankungen, besonders bei abwehrgeschwächten Personen, höhere bakterizide Dosen von Penicillin G, z. B. 3 × 4 Millionen Einheiten/die i. m. wählen soll. Bei Sinusitis, Otitis media und akuter eitriger Bronchitis kommen neben Streptokokken und Pneumokokken auch Haemophilus influenzae als auslösende Erreger in Frage, so daß sich eine Therapie mit Amoxycillin, Cotrimoxazol, Cefaclor, Cefadroxyl oder Erythromycin empfiehlt. Die Otitis externa maligna wird durch Pseudomonas aeruginosa ausgelöst.

Aminopenicilline sind hinsichtlich Wirkungsspektrum und Indikationen besonders für Enterokokken und Listerien geeignet.

Fosfomycin weist eine hohe Konzentration in der Perilymphe und auch im Augenkammerwasser auf (12% der Serumkonzentration). Die Konzentrationen im Kammerwasser entsprechen denjenigen der Aminoglykoside, in der Perilymphe ist Fosfomycin doppelt so hoch konzentriert, was Bedeutung für die Behandlung von Innenohrinfektionen hat.

Bei atypischen Pneumonien kommen Tetrazykline, oder wenn Verdacht auf eine Legionellose besteht, Erythromycin in Frage.

Bei 80% der ambulant behandelten Harnwegsinfektionen sind E. coli die auslösenden Bakterien. Bei der ersten Episode einer unkomplizierten Harnwegsinfektion bei Frauen reicht eine einmalige Dosis von 3 g Amoxycillin oder 480 mg Trimethroprim + 2400 mg Sulfamethoxazol aus. (Tetrazykline sind wegen der hohen Resistenzlage nicht angezeigt.) Bei komplizierten Harnwegsinfektionen soll je nach Erreger und Resistenz bei Frauen vier bis acht Wochen, bei Männern zwölf Wochen lang behandelt werden. Bei rezidivierenden Harnwegsinfektionen ist eine Prophylaxe mit 40 mg Trimethoprim und 200 mg Sulfamethoxazol 3 ×/Woche über sechs Monate bis zwei Jahre oder mit Nitrofurantoin 50 mg/die über sechs Monate bis zwei Jahre möglich.

Eine asymptomatische Bakteriurie ist nicht behandlungsbedürftig.

Die akute Prostatitis kann mit Cotrimoxazol behandelt werden. Trimethoprim penetriert gut in das Prostatasekret. Bei Urethritis empfehlen sich Tetrazykline, weil auch Mykoplasmen und Chlamydien auslösend sein können.

Die Enteritis infectiosa infolge von Salmonellen, Staphylokokken, Camphylobacter, Yersinien und E. coli verläuft meist so mild, daß sich eine Antibiotikatherapie auch mit Rücksicht auf die Resistenzlage erübrigt. Das gleiche gilt für die Shigellose.

Bei oraler Antibiotikatherapie ist auf Wirkungen der Nahrung auf die Resorption hinzuweisen. Große Flüssigkeitsmengen beschleunigen die Magenentleerung, während feste Nahrungsbestandteile einen gegenteiligen Effekt haben. Eine verminderte Resorption kommt besonders bei Penicillinen, Cephalosporinen und Tetrazyklinen vor.

In den operativen Fächern hat sich die perioperative Prophylaxe der langfristigen Antibiotikagabe überlegen gezeigt. Dies gilt auch für die Therapie offener Frakturen. Man beginnt die Antibiotikagabe intraoperativ und gibt das Medikament über 24 bis 48 Stunden. Einige Autoren [17, 23] sind jedoch der Meinung, daß in der Traumatologie keine Antibiotikaprophylaxe erfolgen sollte, sondern die Verkürzung der Zeit zwischen Verletzung und chirurgischer Versorgung, die Asepsis und das gewebeschonende Präparieren ausschlaggebend sind.

Bei der Chirurgie des Gastrointestinaltraktes unterscheiden Hamelmann und Erttmann [15]:

1. die Prophylaxe, welche zwölf bis zwei Stunden vor dem Eingriff beginnt und einige Tage postoperativ fortgeführt wird,

2. die Kurzzeitprophylaxe, die zwei Stunden vor der Operation beginnt und über 24–48 Stunden fortgeführt wird,
3. die Ultrakurzzeitprophylaxe, die bei der Narkoseeinleitung beginnt, (zum Operationsende wird eine zweite Dosis verabreicht),
4. die „single dose“ oder „one shot“-Prophylaxe, die eine einmalige Antibiotikagabe zum Narkosebeginn vorsieht.

Vorteile sind niedrigere postoperative Infektionsraten, kürzere Patientenliegezeiten und Einsparungen von Kosten. Die mögliche Induktion einer Erregerselektion mit ansteigender Resistenzentwicklung fällt am wenigsten ins Gewicht bei der „one shot“-Prophylaxe.

Das gewählte Antibiotikum darf nicht breit in der Therapie eingesetzt werden. Während der gesamten Operationsdauer müssen Gewebespiegel oberhalb der minimalen Hemmkonzentration der erwarteten kontaminierenden Erreger garantiert sein.

Bei Schwangerschaft und Entbindung ist die fiktive Anfangskonzentration von β-Laktamantibiotika und Sulfonamiden vermindert, der Verteilungsraum vergrößert und die totale Clearance erhöht. Die Eliminationshalbwertzeit von Ampicillin war nur unter der Geburt signifikant verlängert. Bei der Untersuchung der Konzentration der Medikamente und ihrer Metaboliten fand sich kein Hinweis auf eine veränderte Biotransformation in der Gravidität. Man sollte in der Gravidität im oberen Grenzbereich dosieren.

Bei ungezielter Therapie sollte mindestens die klinische Diagnose gesichert sein (z. B. Organbefall) oder vor Therapiebeginn Material für die bakteriologische Untersuchung gewonnen werden. Das Antibiotika-Spektrum soll so schmal wie möglich, so breit wie nötig sein. Eine intensive Behandlung verhindert chronischen Verlauf und Defektheilung.

Die Vielzahl der Cephalosporine macht es erforderlich, daß gewisse Richtlinien über ihre Anwendung bei den einzelnen Infektionen erstellt werden. So sind Cefazolin, Cefazedon, Cefamandol und Cefotiam gut anwendbar bei Staphylokokkeninfektionen, Pneumonien, Wundinfektionen und Cholangitis.

Cefuroxim und Cefoxitin gibt man bei schweren Infektionen mit Enterobakterien, z. B. Peritonitis und Sepsis und insbesondere Cefoxitin bei anaerob-aeroben Mischinfektionen.

Cefotaxim hat ein breites Spektrum, eine hohe Aktivität gegen Enterobakterien, ist gut verträglich, Betalaktamase-stabil und liquorgängig. Es hat jedoch Schwächen bei Bacteroides, Staphylokokken und Pseudomonas und ist – wie auch die anderen Cephalosporine – nicht wirksam gegen Enterokokken.

Moxalaktam hat ein breites Spektrum bei guter Pharmakokinetik, ist betalaktamasestabil und liquorgängig, hat aber ebenfalls Schwächen bei Staphylokokken und Pseudomonas und wirkt nicht bei Enterokokken.

Bei Verdacht auf Infektion mit Enterokokken, Pseudomonaden und Anaerobiern empfiehlt sich eine Kombination von neueren Penicillinen und Aminoglykosiden, bei Klebsiellen, Penicillinallergie oder Penicillinresistenz eine Kombination von Cephalosporinen und Aminoglykosiden. Die Serumkonzentration der Aminoglykoside sollte bei Gentamicin, Tobramycin, Sisomicin und Netilmicin 5–10 mg/l, bei Amikacin 15–35 mg/l betragen.

Vor Beginn der Therapie mit unbekanntem Erreger sollten mindestens drei bis vier Blutkulturen im Abstand von zwei bis vier Stunden abgenommen werden.

Bakterielle Infektionen, die schwer vom Antibiotikum erreicht werden, z. B. Osteomyelitis, Hirnabszeß, abdominaler Abszeß und Infektionen mit Ausbreitungstendenz wie Sepsis und Endocarditis dürfen nicht oral behandelt werden.

Bei Plasmakreatininwerten < 1,5 mg% können alle Antibiotika in Normdosierung verabreicht werden; über 1,5 mg% dürfen Nitrofurantoin, Nalidixinsäure, Pipemidsäure und Kurzzeitsulfonamide nicht mehr angewendet werden. Chloramphenicol, Clindamycin, Doxycyclin und Sulfamethoxydiazin können bei jeder Nierenfunktion in normaler Dosierung, jedoch bei fortgeschrittener Niereninsuffizienz nicht länger als zwei bis drei Wochen gegeben werden (Tab. 2). Orale Penicilline und Cephalosporine können bei jeder Nierenfunktion „normal" dosiert werden, da toxische Konzentrationen mit peroral verabreichten Dosen nicht erreicht werden.

Tabelle 2 Vereinfachte Empfehlungen zur antibakteriellen Therapie bei Niereninsuffizienz

1. Plasmakreatinin <1,5 mg%: alle Medikamente in normaler Dosierung.
2. Plasmakreatinin <1,5 mg%: Nitrofurantoin nicht mehr anwenden, Nalidixinsäure, Kurzzeitsulfonamide, Pipemidsäure ab Plasmakreatinin 2,5 mg% nicht mehr anwenden.
3. Chloramphenicol, Clindamycin, Doxycyclin, Cefoperazon und Durenat bei jeder Nierenfunktion in normaler Dosierung, jedoch bei fortgeschrittener Niereninsuffizienz nicht über 2–3 Wochen.
4. Orale Penicilline und Cephalosporine können bei jeder Nierenfunktion „normal" dosiert werden, da toxische Spiegel mit peroral verabreichten Dosen nicht erreicht werden.
5. Sind maximale Dosierungen der Penicilline, Aminoglykoside und Cephalosporine erforderlich, müssen detaillierte Dosierungsempfehlungen angewandt werden.

Penicillin G und Ampicillin können bei jeder Nierenfunktion bis 6 g/die verordnet werden. Fehler in der Einnahme oraler Antibiotika können durch Kontrolle des Urins mit Hilfe des Bacillus-subtilus-Hemmtestes festgestellt werden. Sind maximale Dosierungen der Penicilline, Aminoglykoside und Cephalosporine erforderlich, müssen detaillierte Dosierungsempfehlungen angewandt werden. Die Tabellen 3 bis 7 geben Übersichten über die Erreger und Therapie der primären und sekundären Pneumonien, Erreger und Therapie der Peritonitis, Erreger und Therapie der Sepsis, Erreger und Therapie der Urosepsis und der Meningitis.

Tabelle 3 Pneumonien

1. Primäre Pneumonie		2. Sekundäre Pneumonie	
Erreger:	Pneumokokken Hämophilus Staphylokokken – Mykoplasmen	Erreger:	Staphylokokken Klebsiella Pseudomonas Anaerobier
Therapie:	Penicillin G Cephalosporin Tetracyclin	Therapie:	Cephalosporin Cephhalosporin + Azlocillin Cefotaxim oder Moxalactam + Azlocillin

Tabelle 4 Peritonitis

Erreger:	Anaerobier – Bact. fragilis E. coli Klebsiella Pseudomonas
Therapie:	Cefoxitin + Azlocillin Moxalactam (+ Azlocillin) Cefotaxim + Metronidazol + Azlocillin

Tabelle 5 Sepsis

Erreger:	Staphylokokken E. coli Klebsiella Pseudomonas Enterobacter
Therapie:	Cefoxitin + Azlocillin Cefotaxim oder Moxalactam + Azlocillin

Eine Prophylaxe kommt nur in wenigen Spezialfällen in Frage (perioperativ, beim akuten rheumatischen Fieber, bei rezidivierenden Harnwegsinfektionen, z. B. bei zugrunde liegenden Stenosen und Reflux, sowie bei Pneumonien bei Beatmungspatienten).

Bei der infektiösen Endocarditis muß die Antibiotikabehandlung immer sechs Wochen lang durchgeführt werden. Man gibt bei Vorliegen von Streptococcus viridans 4 × 10 Millionen Einheiten Penicillin G in Kombination mit einem Aminoglykosid, bei Enterokokken Ampicillin + Gentamicin, bei Staphylokokken

Tabelle 6 Urosepsis

Erreger:	E. coli Proteus Enterobakterien
Therapie:	Mezlocillin Cefotaxim + Azlocillin

Tabelle 7 Meningitis

Initialtherapie: Penicillin G (+ Ampicillin)

Erreger	Häufigkeit	Therapie
Meningokokken	40–50%	)
Pneumokokken	40%	) Penicillin G
Streptokokken		)
Hämophilus	1–5%	Ampicillin (Chloramphenicol)
Staphylokokken		Penicillin G + Flucloxacillin (Vancomycin)
Enterobakterien		Moxalactam

penicillinasestabile Isoxazolylpenicilline + Gentamicin, bei Staphylococcus epidermidis Cephalosporine. Bei Nachweis gramnegativer Bakterien ist entsprechend dem Antibiogramm eine Kombinationstherapie mit einem Betalaktamantibiotikum und einem Aminoglykosid durchzuführen.

Die bakteriostatische Wirkung eines Antibiotikums im Gewebe kann die Serumkonzentration um mehrere Stunden überdauern. Dies wurde für Rifampicin, Tetrazyklin und Erythromycin sowohl gegenüber gramnegativen als auch grampositiven Keimen nachgewiesen, bei grampositiven Erregern auch für Penicillin [14].

Clindamycin hat in Kombination mit Cefoxitin, Cefotaxim, Mezlocillin, Azlocillin, Gentamicin und Amikacin gegenüber Staphylokokken, Enterokokken und E. coli eine synergistische Wirkung.

Bei der Behandlung mit Aminoglykosiden werden Bestimmungen der Serumkonzentrationen zur Überwachung der Therapie gefordert. So lagen nur bei 42,8% der Patienten die Tobramycinspitzenserumkonzentrationen im Normbereich, 53,6% im subtherapeutischen, 3,6% im potentiell toxischen Bereich, bei Amikacin 54,2% im therapeutischen, 25% im subtherapeutischen und 20,8% im potentiell toxischen Bereich.

Die Resistenzmerkmale als Bakterieneigenschaft sind genetisch fixiert. Die Steuermechanismen der Antibiotikaresistenz können entweder im Bereich der chromoso-

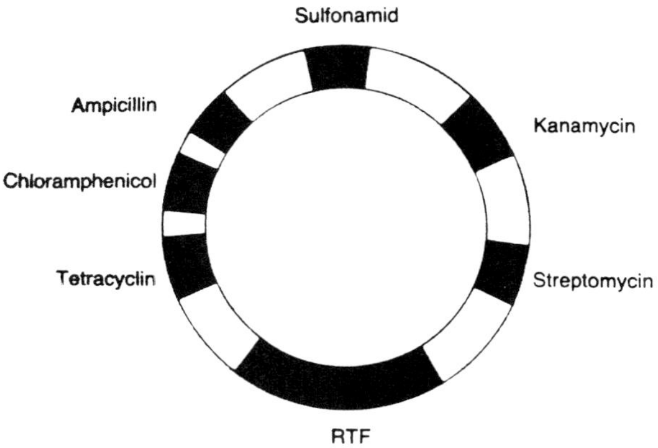

Abb. 3 Schematische Darstellung eines R-Plasmids aus gramnegativen Stäbchen mit RTF (= Resistenz-Transfer-Faktor) und verschiedenen Resistenzgenen.

malen DNS oder extrachromosomal in sogenannten Plasmiden liegen. Ein konjugierender R-Faktor verfügt neben den Resistenzgenen über einen Genkomplex zur Steuerung der Konjugation, den Resistenz-Transfer-Faktor RTF (Abb. 3).

Die Menge des Antibiotikums, das in einen Infektionsherd eindringt, ist der Fläche unter der Kurve proportional. Die maximalen Konzentrationen erscheinen im peripheren Bereich etwas später und sind etwas niedriger als im Plasma, halten aber länger an. Intermittierende Gaben erzielen höhere Konzentrationen in der Peripherie als Dauerinfusionen. Betalaktamantibiotika machen sowohl in der Roten Liste, als auch in der bundesdeutschen Verordnungshäufigkeit und beim weltweiten Antibiotikaverbrauch 50% aus. Cefalotin sowie auch Cefacetril und Cefazolin können durch Anreicherung in der Nierenrinde Nekrosen der Zellen der proximalen Tubuli hervorrufen, die an der Ausscheidung von Betalaktamantibiotika mittels eines aktiven Transportmechanismus (hemmbar durch Probenecid) neben der glomerulären Filtration beteiligt sind.

Bei Harnwegsinfektionen beträgt das durchschnittliche Nebenwirkungsrisiko der Therapie 4,4% (1–9%). Etwa die Hälfte der Nebenwirkungen ist geringfügig.

Grundsätzlich kann man bei Schädigungen durch Antibiotika und Chemotherapeutika unterscheiden:

- direkte toxische Effekte auf Nieren, Leber, Knochenmark, Gerinnungssystem und Nervensystem. Diese sind dosisabhängig und beziehen sich sowohl auf die absolut zugeführte Menge als auch auf die Ausscheidungsfunktion.
- Allergisch-immunologische Reaktionen
  Sofortreaktionen Typ I durch Immunglobuline der Klasse E (anaphylaktischer Schock),
  Typ II durch Einwirkung zytotoxischer Antikörper der Immunglobulinklassen G und M auf zellgebundene Antigene (Schäden an Blutzellen und am Knochenmark).

Typ III durch Immunglobuline G unter Mitwirkung von Komplement, Typ der Serumkrankheit mit Ablagerung von Immunkomplexen in den Gefäßwänden und Schäden an Nieren, Leber, Lungen und am Nervensystem.
Typ IV durch spezifisch sensibilisierte Lymphozyten-Reaktionen vom verzögerten Typ, Spätreaktionen, Kontaktekzeme.

- Arzneimittelinteraktionen.

Die Tab. 8 gibt eine Übersicht über die Nebenwirkungen der Penicilline, Cephalosporine, Aminoglykoside.

Tabelle 8 Toxische Nebenwirkungen

Penicilline	bei überhöhten Dosen Neurotoxizität (Stupor, Verwirrtheit, Krämpfe) und Störungen der Hämostase
Cephalosporine	bei überhöhten Dosen Nephrotoxizität und Neurotoxizität (Stupor, Verwirrtheit, Krämpfe)
Aminoglykoside	bei überhöhten Dosen Störungen des N. statoacusticus, Nephrotoxizität

Zusammenfassend kann man sagen, daß eine Vielzahl von Antibiotika – eher zu viele – zur Verfügung steht, und daß der einzelne Arzt bei genauer Kenntnis der Indikationen, Pharmakokinetik, Nebenwirkungen und Interaktionen sowie bei exakter klinischer und mikrobiologischer Diagnose in den meisten Fällen in der Lage sein wird, eine adäquate Therapie zu betreiben.

Die Resistenzentwicklung führt dazu, daß immer neue, zum Teil sehr teure und auch mit Nebenwirkungen behaftete Antibiotika auf den Markt kommen, so daß die Auswahl für den einzelnen Arzt schwierig werden kann.

Ein neuer Aspekt sind die Chinolonsäurederivate (Gyrasehemmer), die ein breites Wirkungsspektrum haben, oral verordnet werden können und kostengünstig sind.

Literatur

[1] Adam, D.: Typische Risiken und vermeidbare Fehler bei der Antibiotikatherapie. Internist **23** (1982) 163.

[2] Adam, D.: Antibiotika-Therapie bei infektiöser Endokarditis. Herz **8** (1983) 311.

[3] Adam, D., I. Nawrath: Zur Kombination von Clindamycin mit β-Laktam-Antibiotika und Aminoglykosiden. Arzneimittelforsch. **31** (1981) 1295.

[4] Ansorg, R.: Medikationskontrolle bei Chemotherapie. Deutsch. Med. Wochenschr. 109 (1984) 488.

[5] Bauer, P., A. Windorfer: Cefadroxil- weniger Einzelgaben durch bessere Bio-Verfügbarkeit. ZFA **57** (1981) 2174.

[6] Baumgärtner, M., H.-P. Müller, W. Wundt: Antibiotische Aktivität und Synergismus von Cefazidim und Netilmicin bei gramnegativen Problemkeimen. Arzneimittelforsch. **33** (1983) 1615.

[7] Bergan, T.: Die Penetration von Antibiotika in periphere Entzündungsherde. Wien. Klin. Wochenschr. **94** (1982) 331.

[8] Dietz, H. G., D. Adam, E. Mrozik: Erfahrungen mit perioperativer Kurzzeitprophylaxe bei Thoraxwandplastiken und kolorektalen Eingriffen in der Kinderchirurgie. Z. Kinderchir. **39** (1984) 3.

[9] Ecker, J., H. Erschbamer: Antibiotikaprophylaxe in der Orthopädie unter besonderer Berücksichtigung von Wirbelsäuleneingriffen. Z. Orthop. **121** (1983) 738.

[10] Federspil, P., E. Tiesler, W. Schätzle: Pharmakokinetik des Fosfomycins und Otitis media. Laryngol. Rhinol. Otol. **61** (1982) 591.

[11] Friedrich, W.: Die Behandlung erkrankter Krippenkinder – eine prospektive Analyse über die Anwendungshäufigkeit von Antibiotika. Z. Ärztl. Fortbldg. **78** (1984) 21.

[12] Gabler-Sandberger, E.: Künftig auch Serumspiegel bestimmen? Münch. Med. Wochenschr. **125** (1983) 94.

[13] Gerber, A. U.: Bestimmung der Aktivität von Antibiotika in vitro: Sinn oder Unsinn? Schweiz. Med. Wochenschr. **114** (1984) 154.

[14] Gerber, A. U., W. A. Craig: Experimentelle Studien zur Frage des optimalen Dosisintervalls in der Antibiotikatherapie. Schweiz. Med. Wochenschr. **112** (1982) 42.

[15] Hamelmann, H., M. Erttmann: Antibioticaprophylaxe in der Chirurgie des Gastrointestinaltraktes. Chirurg. **55** (1984) 218.

[16] Henker, J., A. Scherber: Theoretische Überlegungen zur Chemotherapie der Meningitis purulenta im Kindesalter. II. Spezielle Pharmakokinetik der bei der Meningitis purulenta gebräuchlichsten Chemotherapeutika. Kinderärztl. Prax. **50** (1982) 288.

[17] Hierholzer, S., G. Hierholzer: Antibioticaprophylaxe in der Unfallchirurgie. Chirurg. **55** (1984) 222.

[18] Hirsch, Z., E. Neeser: Zur Wirksamkeit der perioperativen Antibiotikaprophylaxe bei Hysterektomien und abdominalen Schnittentbindungen. Geburtsk. Frauenheilk. **44** (1984) 8.

[19] Kemmerich, B., H. Lode, O. Brückner: Diagnostik und Antibiotikatherapie von Infektionskrankheiten in der Praxis. Deutsch. Med. Wochenschr. **108** (1983) 1943.

[20] Lode, H., G. Höffken: Pharmakokinetische Aspekte der oralen Therapie mit Antibiotika. Internist **23** (1982) 624.

[21] Lode, H., F. Keller: Antibiotikatherapie bei Niereninsuffizienz. Med. Welt **34** (1983) 1356.

[22] Münch, R., R. Lüthy: Rationale und rationelle Antibiotikatherapie in Praxis und Ambulatorium. Deutsch. Med. Wochenschr. **109** (1984) 834.

[23] Naumann, P.: Aktuelle Antibiotikatherapie in der HNO-Heilkunde – Grundlagen, Möglichkeiten, Grenzen. Arch. Otorhinolaryngol. [Suppl.] (1983) 260.

[24] Nöschel, H., G. Peiker, S. Schröder, et al.: Untersuchungen zur Pharmakokinetik von Antibiotika und Sulfanilamiden in der Schwangerschaft und unter der Geburt. Zentralbl. Gynaekol. **104** (1982) 1514.

[25] Pfammatter, D., R. Lüthy: Moderne Antibiotikatherapie bei akuten Infektionen im ORL-Bereich. Schweiz. Med. Wochenschr. **112** (1982) 1230.

[26] Rojczyk, M.: Behandlungsergebnisse bei offenen Frakturen, Aspekte der Antibiotikatherapie. Hefte Unfallheilkd. **162** (1983) 33.

[27] Rojczyk, M.: Mikrobiologische und chemotherapeutische Aspekte bei offenen Frakturen. Orthopäde **12** (1983) 23.

[28] Rosin, H.: Was ist gesichert in der Therapie der Meningitis purulenta? Internist **22** (1981) 739.

[29] Shah, P. M.: Kritische und rationelle antibakterielle Chemotherapie. Internist **22** (1981) 461.

[30] Siegenthaler, W., P. Fuchs, G. Siegenthaler, et al.: Auswahl von Antibiotika in Praxis und Klinik. Verh. Dtsch. Ges. Inn. Med. **87** (1981) 162.

[31] Siegenthaler, W., P. Fuchs, G. Siegenthaler et al.: Auswahl von Antibiotika in Praxis und Klinik. Schweiz. Med. Wochenschr. **112** (1982) 358.

[32] Simon, C.: Ungezielte und gezielte Antibiotika-Therapie. Monatsschr. Kinderheilkd. **130** (1982) 359.

[33] Stark, G. B., T. Eiermann, H. Langmaack, et al.: Serumspiegelkontrollen von Tobramycin und

Amikacin unter klinischen Routine-Therapiebedingungen. Deutsch. Med. Wochenschr. **107** (1982) 1182.

[34] Stille, W., E. Helm, H. Mielenz: Untersuchungen zur antibakteriellen Aktivität von Apalcillin. Arzneimittelforsch. **32** (1982) 1128.

[35] Stolle, D., P. Naumann: Antibiotikaprophylaxe in der Traumatologie. ZFA **59** (1983) 124.

[36] Strehl, E.: Nebenwirkungen von β-Lactam-Antibiotika. Med. Monatsschr. Pharm. **5** (1982) 172.

[37] Tauchnitz, C., W. Handrick: Schädigungen durch Antibiotika und Chemotherapeutika. Z. Ges. Inn. Med. **38** (1983) 653.

[38] Wiedemann, B.: Resistenz klinischer Isolate einiger Enterobacteriaceae sowie Pseudomonas aeruginosa, Staphylococcus aureus und Streptococcus faecalis gegenüber Chemotherapeutika – Ergebnisse einer überregionalen kooperativen Studie aus den Jahren 1980 und 1981. Infection **10** (1982) 310.

[39] Wiedemann, B.: Vergleich der Aktivität von Cefaclor mit Amoxicillin, Erythromycin und Doxycyclin im In-vitro-Modell. Arzneimittelforsch. **33** (1983) 1232.

[40] Wittmann, D. H., H. H. Schassan: Bioverfügbarkeit von Antibiotika bei Peritonitis. Praxis **72** (1983) 363.

[41] Wulle, Chr.: Zur lokalen Behandlung der Osteoarthritis. Handchirurgie **13** (1981) 250.

Die antineoplastische Chemotherapie – ein therapeutisches Dilemma

W. M. Gallmeier

Die medikamentöse Krebstherapie ist eine Disziplin der Medizin, in welcher der Arzt bewußt eine toxische Nebenwirkung in Kauf nimmt, d. h. einen Schaden setzt, um seinem Patienten zu helfen. Wir können de facto niemals nützen, ohne vorher zu schaden. Das ist unser Dilemma, in dem wir in der Praxis täglich stehen. Man könnte auch fragen: Gilt für den Onkologen das Prinzip des nil nocere?

Dieser Beitrag beschäftigt sich mit der klinischen Praxis des internistischen Onkologen. Toxische Wirkungen und Nebenwirkungen stehen im Mittelpunkt der chemotherapeutischen Praxis und Forschung, sie bestimmen und begrenzen unsere therapeutischen Möglichkeiten.

Folgende Fragen stellen sich in diesem Zusammenhang:
1. Was leistet die Chemotherapie maligner Erkrankungen heute?
2. Welche Nebenwirkungen sind zu beachten?
3. Welche Grundvorstellungen leiten den Chemotherapeuten?
4. Welche Wege gehen wir bei Neuentwicklungen?
5. Ist eine atoxische Chemotherapie in Sicht?

Was leistet die Chemotherapie maligner Erkrankungen heute?

Drei Zielvorstellungen sind bei Behandlungsbeginn grundsätzlich denkbar: Beim curativen Ziel bietet die Chemotherapie auch im Stadium der Metastasierung eine Chance der Heilung. Beim palliativen Ziel hat die Medikamententherapie die Chance der Linderung von Beschwerden und Symptomen, häufig unter Verlängerung eines lebenswerten Lebens. Bei adjuvanter Therapieindikation sollen durch Medikamente die Heilungschancen einer lokalen Therapiemaßnahme, z. B. einer Operation, erhöht werden (ein Beispiel ist die noch kontroverse Diskussion beim Mammakarzinom).

Steht die Diagnose fest, muß der Arzt sich darüber klar werden, mit welcher Therapieindikation er behandeln kann. Davon hängt das Ausmaß der Toxizität, d. h. der Intensität der Behandlung ab. Spricht ein Tumor aller Wahrscheinlichkeit nach nicht auf eine Behandlung an, ist diese kontraindiziert, toxische Nebenwirkungen wären die alleinige Folge. Gehört die Tumorerkrankung zu der Gruppe, bei der palliative Chancen bestehen, dann sind Wirkung und Nebenwirkung gegeneinander abzuwägen. Das Schema mit der geringsten Toxizität und der besten Effektivität ist zu wählen. Der Ausweg aus unserem Dilemma ergibt sich aus der Frage: Nütze ich dem Kranken (also nicht: Nil nocere).

Eine ganz andere Situation ist bei der Gruppe der Krankheiten gegeben, bei denen die Chance der Heilung besteht. Hier nehmen wir bewußt hohe Risiken und auch eine vorübergehende Beeinträchtigung der Lebensqualität und des Allgemeinbefindens in Kauf. Unser Ziel ist, mit dieser Intensivtherapie die Heilungschancen wahrzunehmen. Am Beispiel der Chemotherapie der Hodentumoren, die wir seit 1967 aktiv mitgestaltet haben, kommt dies exemplarisch zum Ausdruck. Durch den Einsatz immer komplexerer und damit auch toxischer Zytostatikakombinationen konnte die Rate der Vollremissionen um 5% auf über 50% schrittweise gesteigert werden. Eine steigende Erfahrung in der Beherrschung toxischer Nebenwirkungen der einzelnen Substanzen, z. B. des Managements der nephrotoxischen Wirkung von Cisplatin, wären die Grundlage. Die hoch aggressive Kombinationschemotherapie in dieser Gruppe grundsätzlich heilbarer bösartiger Erkrankungen hat in den letzten Jahren zu entscheidenden Fortschritten geführt. Die Krebssterblichkeit an bestimmten Tumoren ist gesunken.

Das Dilemma liegt aber auch in der Tatsache, daß selbst innerhalb der soeben definierten Gruppen ein Ansprechen auf die Behandlung lediglich eine Chance, nicht aber Gewißheit ist. Auch Versuche, mit in vitro-Testen gezielter zu behandeln, wie dies bei den Antibiotika möglich ist, sind in der klinischen Praxis ohne Relevanz. So ist der sogenannte ‚clonogenic assay' mit menschlichen Tumorzellen vielleicht eine Hilfe in der frühen präklinischen Medikamententestung. In der onkologischen Praxis haben wir, wie andere, ihn als nicht praktikabel gefunden.

Das Prinzip einer Zytostatikatherapie „nach Maß" ist die Antwort des praktisch tätigen Onkologen auf das therapeutische Dilemma mit toxischen Substanzen: Je höher das vorher definierte (realisierbare) Therapieziel, um so höher auch die in Kauf genommenen Nebenwirkungen – Heilung darf nicht versäumt werden. Bei palliativer Indikation sind die Nebenwirkungen zu minimieren – Lebensqualität ist das Ziel.

Welche Nebenwirkungen treten bei einer zytostatischen Chemotherapie auf?

Die Antwort auf diese Frage ist im Kreise von Pharmakologen und Toxikologen bekannt. Hierbei muß man jedoch beachten, daß die für den Patienten schwerwiegenden Nebenwirkungen, wie z. B. Übelkeit und Erbrechen oder Haarausfall objektiv keine Gefahr darstellen. Unsere Gruppe hat sich gerade mit der Antiemetikafrage bei Chemotherapie intensiv beschäftigt. In dem Maße, wie wir immer mehr Langzeitüberlebende nach Chemotherapie haben, ist das Problem der kumulativen und Langzeittoxizität von Bedeutung. Es ist für uns bedrückend zu sehen, daß ein Teil der Heilungen (z. B. beim Morbus Hodgkin) durch eine etwa 10–15% Zweittumorrate beeinträchtigt wird, die therapiebedingt ist. Die lokale Toxizität spielt eine nicht unbeträchtliche Rolle in der klinischen Praxis. Ein Teil unserer Forschung zielt darauf ab, gleiche Ergebnisse mit weniger Toxizität zu erreichen.

Welche Grundvorstellungen leiten den Chemotherapeuten?

Der klinische Onkologe läßt sich von Grundkonzepten leiten, die z. T. empirisch gefunden wurden, z. T. dem Tierexperiment entstammen oder das Ergebnis von Analogieschlüssen aus Modellsystemen sind.

Ein Prinzip ist die Notwendigkeit kleiner Tumorzellzahlen. Ein Tumor ist um so chemotherapieempfindlicher, je geringer die Zahl maligner Zellen ist. Eine Erklärung hierfür liefern die zellkinetischen Experimente von Skipper und Schabel, u. a. mit dem Ergebnis des exponentiellen Zellkills. Auch die Theorie von Goldie und Coltmann über die rasche Resistenzentwicklung wachsender Tumoren nach nur wenigen Zellteilungen begründet, wie wichtig der frühe Einsatz der Chemotherapie ist.

Dosis-Wirkungs-Kurven aus dem Tierexperiment erklären, warum auch nur geringe Dosis-Kompromisse bei curativer Zytostatikatherapie unvergleichlich hohe Einbußen nach sich ziehen. Das Ziel der Heilung wird nicht mehr erreicht. So wird auch verständlich, daß bei heilbaren Tumoren Institutionen mit größerer Erfahrung höhere Dosen einsetzen und höhere Heilerfolge erzielen, als solche Institutionen, die den gleichen Tumor mit den gleichen Medikamenten nur gelegentlich, also ohne die notwendige Erfahrung behandeln. Dosishöhe und Dosisrate bestimmen den Erfolg in der curativen Chemotherapie. Den entscheidenden Durchbruch in der Chemotherapie hat die Polychemotherapie bewirkt. Dieses empirische Prinzip war die Antwort auf die Problematik toxischer Wirkungen. Zugrunde liegt das Ziel, Medikamente mit toxischen Wirkungen an unterschiedlichen Organsystemen so zu kombinieren, daß jedes Medikament in maximaler Dosierung gegeben werden kann. Die therapeutischen Wirkungen addieren sich, die Nebenwirkungen verteilen sich auf die unterschiedlichen Organe. Das sog. MOPP-Schema ist ein Beispiel einer derart empirisch gewählten Kombination. Es ist auch heute nach über 15 Jahren in der Therapie des Morbus Hodgkin unübertroffen.

Ein weiteres wichtiges Prinzip ist die Bedeutung der Vollremission. Bei heilbaren Tumoren erreichen nur diejenigen Kranken eine Langzeitremission und damit die Chance der Heilung, bei denen in der Initialphase eine Vollremission erzwungen wurde, selbst unter Inkaufnahme toxischer Wirkungen.

Welche Wege gehen wir bei Neuentwicklungen?

Grenzen und Möglichkeiten der Chemotherapie treten klar zutage. Grenzen sind gesetzt in der Toxizität der Medikamente bzw. Zytostatikakombinationen, Grenzen ergeben sich aber auch aufgrund der primären Zytostatikaresistenz bestimmter Krankheitsgruppen (z. B. Hypernephrom) bzw. der sekundären Resistenz nach zunächst erfolgreicher Therapie. Damit wird klar, in welche Richtung die Weiterentwicklung der Chemotherapie zu gehen hat. 1. Wir suchen zunächst nach Medikamenten, welche die gleiche Wirkung bei verminderter Toxizität erzielen. 2. Wir suchen nach Medikamenten, die sich bei Krankheitsgruppen als wirksam erweisen, die bisher als unbehandelbar galten. Das Instrument dieser Forschung ist die streng definierte und kontrollierte klinische Studie in den Phasen I–III. Es kann nicht genügend betont werden, daß ohne dieses – im übrigen auch ethisch streng reglementierte – Forschungsinstrument Fortschritt auf dem klinischen Sektor undenkbar geworden ist. Gilt es doch, in möglichst kurzer Zeit und unter unvermeidbarer Belästigung und Gefährdung möglichst weniger Patienten die notwendige Aussage zu sichern. Hierzu einige Beispiele, die wir in Zusammenarbeit mit der EORTC bearbeiten.

Die Minderung der Toxizität ist wesentliches Ziel der Analogforschung. Infrage kommen Medikamente mit bekannt guter Wirkung, jedoch limitierender Toxizität. Carboplatin (CBDCA) ist ein Derivat des bekannten Cisplatin. Aus Phase II Studien wissen wir bereits, daß Überkeit, Erbrechen und die gefürchtete Nephrotoxizität bei dieser Substanz nicht mehr vorkommen. Dosislimitierend sind nun die myelotoxischen Effekte. Dieses Medikament steht bei uns derzeit in intensiver Prüfung (Phase II). Iproplatin (CHIP) ist ein weiteres Platinderivat der 2. Generation, das von uns und anderen vergleichend geprüft wird. Auch hier scheint die Nephrotoxizität sowie Übelkeit und Erbrechen weniger ausgeprägt zu sein als beim Cisplatin selbst. Andere Platinderivate, wie z. B. das TNO-6 (Diaminomethylcyclohexan sulfatoplatinum) hat sich im klinischen Versuch wegen stärkerer und unvorhersehbarer Nephrotoxizität als ungeeignet erwiesen.

Neben der Analogforschung zur Verminderung der Toxizität läuft die Suche nach völlig neuen Stoffklassen, die bei primärer oder sekundärer Resistenz noch wirksam sein können. Wir hatten vor einiger Zeit das Aciridinderivat m-AMSA in Phase II Prüfung, das heute als hoch wirksame Substanz bei resistenten Leukämien und Lymphomen zum Einsatz kommt und seit kurzem im Handel ist. Bei soliden Tumoren ist es wirkungslos. Die Azaspiranverbindung Spirogermanium soll hier erwähnt werden, weil diese Substanz nicht myelotoxisch ist. Seine Nebenwirkungen betreffen das zentrale Nervensystem mit Müdigkeit, Lethargie, Schwindel und Ataxie. Diese Symptome sind rasch reversibel, wir haben in Phase II Studien eine Wirkung bei Lymphomen gesehen.

Neben der Entwicklung neuer Medikamente ist die optimale Anwendung bekannter Medikamente unter Beachtung von Daten aus der klinischen Pharmakologie ein weites Forschungsfeld. Verminderte Toxizität und/oder verbesserte Wirksamkeit sind das Ziel. Die intraperitoneale Gabe von Melphalan beim Ovarialkarzinom oder die Fünf-Tage-Dauerinfusion von Fluorouracil sind Beispiele aus unserer täglichen Praxis.

Versuche mit gezielter Chemotherapie unter Verwendung von monoklonalen Antikörpern oder von Immunotoxinen sind derzeit zwar denkbar, aber klinisch sicher nicht relevant.

Ist eine atoxische Chemotherapie in Sicht?

Wir alle hatten große Hoffnung, durch den Einsatz von sog. ‚biological response modifiers' einen Schritt in Richtung auf eine wirksame, biologische Therapie maligner Erkrankungen gehen zu können. Dabei lag die Annahme nahe, eine solche Therapie müßte atoxisch sein, da sie ja mit körpereigenen, natürlichen Mediatorstoffen erfolge. Um so größer war unsere Überraschung. Als wir – und andere – vor vielen Jahren bereits die ersten Therapieversuche mit Interferon unternahmen, waren wir beeindruckt von den Nebenwirkungen: Grippeähnliches Krankheitsgefühl, hohes Fieber, Schüttelfrost, Übelkeit, Anorexie, neurologische Erscheinungen wie Eintrübung, Apathie, Leukopenie, Thrombopenie waren die Regel und machten die stets notwendige Dauertherapie über viele Wochen zu einer Qual. Die Nebenwirkungen waren stärker, als wir dies von der Chemotherapie kannten. Zunächst führten wir dies auf Verunreinigung aus den Zellkulturen zurück. Später mußten wir mit Reinsubstanz von Interferon aus gentechnischer Herstellung erkennen, daß diese Nebenwirkungen der Substanz selbst zu eigen sind. Hinzu kommt die mangelnde Wirksamkeit von Interferon bei malignen Erkrankungen. Ähnliches wird von Interleukin II und anderen biologischen Substanzen berichtet. Wirksame Natursubstanzen ohne Nebenwirkungen sind derzeit nicht bekannt und auch für die Zukunft nicht erkennbar.

Schlußbemerkung

Toxizität, Resistenz und klinische Wirksamkeit definieren die Grenzen und Möglichkeiten der modernen antineoplastischen Chemotherapie. Dabei liegt das therapeutische Dilemma in der Tatsache, daß es keine therapeutische Wirkung ohne schädliche Nebenwirkung gibt. Der Kliniker sucht diesem Dilemma durch eine Therapie nach Maß, im sorgfältigen Abwägen von Nutzen und Schaden, zu entgehen. Er muß sein Therapieziel definieren und so entsprechend die Toxizität des Therapieschemas in Kauf nehmen. Er hat aber auch gelernt, notwendige Toxizitäten durch Zusatzmaßnahmen zu beherrschen. Die klinische Forschung begegnet diesem Dilemma durch intensive Erprobung neuer Therapiemodalitäten bekannter Medikamente und der Entwicklung neuer Medikamente. Hierbei ist die Zusammenarbeit mit theoretischen Instituten und forschender Industrie – welche neue Substanzen zur

Verfügung stellten – und den Forschern aus Pharmakologie und Toxikologie unerläßlich. Die strenge Beachtung ethischer Richtlinien ist heute eine Selbstverständlichkeit. Atoxische Tumortherapie ist derzeit ein fernes Ziel. Ein Ausweichen auf vermeintlich untoxische Therapeutika ohne nachgewiesene Wirkungen kann nicht im Interesse der Kranken sein, die heute auf Hilfe warten. Wir müssen den bisher erfolgreichen Weg der kleinen Schritte unbeirrt weitergehen ohne die kritischen Augen vor dem zu verschließen, was links und rechts außerhalb der Schulmedizin am Wege steht. Wir sollten zur Kenntnis nehmen, daß die Krebssterblichkeit zahlreicher Tumoren abgenommen hat. Daran hatte die Chemotherapie ihren Anteil.

VI Unerwünschte Wirkungen

Methodische Zugänge bei der Erfassung unerwünschter Arzneimittelwirkungen

B. Müller-Oerlinghausen

Abstract

Methods for the assessment of adverse drug reactions

According to the definition by the WHO an adverse drug reaction is any drug-induced event which is noxious to the treated subject, accidently induced and occurring under usual therapeutic, prophylactic, or diagnostic dosage. The essential methods for assessment of adverse drug reactions (ADR) within the post marketing phase can be classified according to biometrical aspects as well as according to their organisational structure.

The most important epidemiological methods are the case control study, the cohort study, and the randomized study, all being based on a comparison with a reference or controlled group. In addition, casuistics play an important role and are the methodological basis of the spontaneous monitoring systems.

In case control studies, subject with a defined, possibly drug-induced disease are compared with matched subjects not suffering from this disease. The exposition towards any drugs is studied carefully in both groups. The "Odds ratio" describes the relationship between exposition to a defined drug and ADR. The weakness of this type of study clearly lies in its retrospective character.

Therefore, the cohort study is preferred from a biometrical point of view. However, this type of perspective study is much more expensive and time consuming. In contrast to the case control study the incidence and the relative risk for a specified ADR after exposition can be calculated as well as attributable risk. A classical example for cohort studies is the intensive monitoring of hospitalized patients. Cohort studies are only justified for the assessment of ADRs with a relatively high frequency, e.g. more than 1%.

The most well-known and accepted empirical systems for ADR assessment are the spontaneous monitoring and the intensive monitoring. In spite of all well-known weaknesses of spontaneous monitoring systems, which can never provide incidence figures for any ADR, they have proved to be the most valuable instrument for the early detection of possible new and dangerous ADRs ("signal generator").

The intensive monitoring refers mainly to hospitalized patients and has been performed in a now classical way as the Boston Collaborative Drug Surveillance Program. Intensive monitoring hitherto has mainly focussed on fatal or life-endangering ADRs, on hospital admissions due to ADRs, on the role of drug interaction etc.

Other systems, the value of which cannot yet be clearly estimated, are: Registered release (also in the form of the Prescription Event Monitoring), and the Medical Record Linkage. It seems essential to set up these additional systems on a broader platform in order to evaluate their relative benefits for the clarification of defined drug problems.

Einleitung

Unter einer UAW, d. h. einer unerwünschten Arzneiwirkung, verstehen wir nach der Definition der WHO Arzneimittel-induzierte Reaktionen, die dem betreffenden Menschen schaden, unabsichtlich ausgelöst wurden und die bei üblichen therapeutischen, prophylaktischen bzw. diagnostischen Dosierungen auftreten.

Der Ruf in der Öffentlichkeit nach größerer, um nicht zu sagen totaler Arzneimittelsicherheit ertönt meist dann erneut, wenn ein Arzneimittel wegen schwerer UAW vom Markt genommen wurde. Unverständnis wird geäußert, warum denn gravierende UAW nicht viel früher, möglichst vor der Zulassung schon entdeckt werden können.

Angesichts der bekannten und akzeptierten Tatsache, daß zum Zeitpunkt der Zulassung nur mehrere hundert bis wenige tausend Patienten dem neuen Arzneimittel exponiert waren, ist es plausibel, daß in klinischen Prüfungen der Phase I bis III nur die relativ häufigen, aber nicht besonders gravierenden UAW entdeckt werden können, da letztere verständlicherweise selten sind. Es bedarf aber alleine 3000 Fälle, um mit 95% Wahrscheinlichkeit eine UAW, die eine Inzidenz von 1% besitzt, wenigstens einmal beobachten zu können. Abgesehen davon haben verschiedene UAW eine Latenzzeit von vielen Jahren.

Es wird aber auch häufig übersehen, wie schwierig es ist, einen ursächlichen Zusammenhang zwischen Arzneimittel und unerwünschtem Ereignis, sei es in der Phase I bis III oder in der Phase IV herzustellen und wieviele Voraussetzungen gegeben sein müssen, damit selbst relativ gut etablierte UAW-Erfassungssysteme überhaupt funktionieren können. Insbesondere stellt es eine Quadratur des Kreises dar, auf der einen Seite möglichst perfekte, als Frühwarnsysteme optimal funktionierende Erfassungssysteme und gleichzeitig totalen Datenschutz für den Bürger anstreben zu wollen. Wenn öfter in diesem Zusammenhang auf skandinavische Länder verwiesen wird, so muß auch berücksichtigt werden, daß dort – etwa im Vergleich zur Bundesrepublik Deutschland – die persönlichen Daten der Bürger in ganz anderer Weise dokumentiert und miteinander verknüpft werden können. Aber auch an schutzberechtigte Interessen von Ärzten und pharmazeutischen Herstellern ist hierbei zu denken.

Im folgenden sollen die wichtigsten Methoden der UAW-Erfassung innerhalb der Phase IV, also in der Postmarketing-Phase sowohl nach ihrer biometrischen Klassifizierung als auch ihrer organisatorischen Struktur skizziert werden. Diese Methoden gehören weitgehend in den Bereich der Epidemiologie.

Biometrische Studientypen

Die wesentlichen epidemiologischen Methoden sind die Fallkontrollstudie, die Kohortenstudie und die randomisierte Studie, die alle auf dem Vergleich von Prüf- und Kontrollgruppe beruhen.

Eine überaus wichtige Rolle spielt außerdem die Kasuistik; sie ist die methodische Basis der nachfolgend noch näher zu beschreibenden Spontanerfassungssysteme.

Der einzige, wirklich experimentelle Ansatz ist natürlich die prospektive randomisierte Studie, aber gerade sie läßt sich aus begreiflichen Gründen zur Erfassung von UAW meist nicht einsetzen; gelegentlich können aber größere randomisierte Postmarketing-Studien zur Wirksamkeit bestimmter Therapieverfahren auch im Hinblick auf UAW statistisch ausgewertet werden (vgl. Tab. 1).

Tabelle 1 Studientypen der UAW-Erfassung

1. Epidemiologisch:	
a) Fallkontrollstudie	Beobachtung
b) Kohortenstudie	
c) Randomisierte Studie	Experiment
2. Kasuistik	

Fallkontrollstudie

Das Prinzip der Fallkontrollstudie besteht darin, Personen mit einer bestimmten Erkrankung, als deren mögliche Ursache auch ein Arzneimittel angeschuldigt wird (z. B. Brustkrebs durch Reserpin) zu erfassen und diesen Personen möglichst ähnliche Kontrollpersonen gegenüberzustellen, welche die betreffende Erkrankung nicht haben. Es wird dann bei allen Personen möglichst genau die Arzneimittelexposition ermittelt. Das Vierfelder-Schema (Abb. 1) zeigt, daß sich somit exponierte und nichtexponierte Fälle wie auch Kontrollen ergeben. Aus der relativen Expositionshäufigkeit in der Gruppe der Fälle (z. B. mit Brustkrebs) zu derjenigen in der Kontrollgruppe (z. B. vergleichbare Frauen ohne Brustkrebs) ergibt sich die „Odds Ratio" $\frac{ad}{bc}$ als ein statistisch überprüfbares Maß für den Zusammenhang zwischen Arzneimittelexposition und unerwünschtem klinischen Ereignis.

Die Schwäche der Fallkontrollstudie liegt in ihrem retrospektiven Charakter, der ein Hindernis für die aus biometrischer Sicht zu fordernde Beobachtungs- und Strukturgleichheit bei Fall- und Kontrollgruppe darstellt. Ein besonderes Risiko für verzerrte Interpretation liegt z. B. in der Möglichkeit begründet, daß die Exposition nicht eindeutig dem klinischen Ereignis, d. h. der UAW, voranging, sondern bereits die

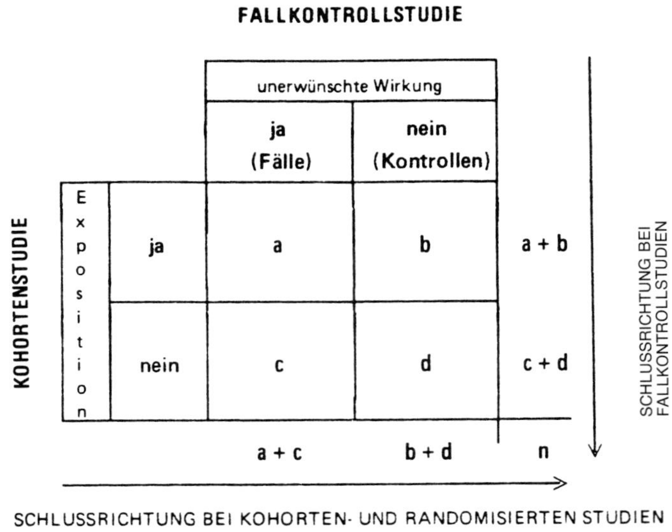

Abb. 1 Vierfelder Schema für Kohorten- und Fallkontrollstudien.

therapeutische Reaktion auf Frühsymptome der Erkrankung darstellte. Auf zahlreiche weitere Möglichkeiten von Bias kann hier nicht näher eingegangen werden [vgl. 8].

Kohortenstudie

Günstigere Bedingungen aus biometrischer Sicht liegen bei der Kohortenstudie vor, die allerdings auch sehr viel aufwendiger ist. Hier wird eine Personengruppe prospektiv für längere Zeit, u. U. jahrelang, hinsichtlich des erstmaligen Auftretens unerwünschter Ereignisse wie auch bezüglich einer vorher definierten Arzneimittelexposition fortlaufend beobachtet. Es ergeben sich somit wiederum zwei bzw. vier Gruppen, nämlich exponierte und nicht-exponierte Personen, bei denen jeweils UAW beobachtet oder nicht beobachtet werden. Im Gegensatz zur Fallkontrollstudie können hier Inzidenz und das sog. relative Risiko, nach Exposition an einer bestimmten UAW zu erkranken, genau berechnet werden.

$$\left(\frac{a}{a+b} : \frac{c}{c+d}\right) \cdot \text{Werte} > 1$$

weisen auf einen möglichen Zusammenhang zwischen Arzneimittelexposition und UAW hin. Das zurechenbare Risiko stellt die Differenz der UAW-Inzidenz in der exponierten und nicht-exponierten Gruppe dar und gilt als Maß für das gesundheitliche Risiko.

Probleme der Kohortenstudie liegen u. a. in den oft sehr langen Beobachtungszeiten und damit der zunehmenden Zahl von Drop outs, welche die Interpretation erschweren. Im Vergleich zur Fallkontrollstudie erlaubt die Kohortenstudie die Prüfung eines Zusammenhangs zwischen der zuvor definierten Exposition und den verschiedensten UAW; bei der Fallkontrollstudie untersuchen wir dagegen vorzugsweise den Zusammenhang zwischen einer oft schon früher aufgetretenen Erkrankung und einer Vielzahl möglicher Expositionen. Ein klassisches Anwendungsgebiet für die Kohortenstudie ist das unten dargestellte Intensiv-Monitoring von Krankenhauspatienten. Mit Fallkontrollstudien wurde z. B. der Zusammenhang zwischen Einnahme oraler Antikonzeptiva und dem Auftreten von Thrombenembolien untersucht.

Kohortenstudien sind nur sinnvoll zur Erfassung von UAW mit relativ großer Häufigkeit, d. h. im allgemeinen über 1%, denn schon um eine Verdopplung einer Spontanhäufigkeit von 1% in der Kontrollgruppe mit einer Irrtumswahrscheinlichkeit von 5% und einem Fehler zweiter Art von 20% statistisch signifikant belegen zu können, benötigt man 1800 Patienten allein in der Arzneimittel-exponierten Gruppe. Für UAW mit geringer Häufigkeit oder langen Latenzzeiten sind deshalb Fallkontrollstudien besser geeignet; Voraussetzung ist allerdings eine genügend große Expositionshäufigkeit von z. B. 10% in der Kontrollgruppe (Tab. 2 u. 3).

Tabelle 2 Eignung verschiedener Studientypen in Abhängigkeit von der zu erwartenden Häufigkeit von Arzneimittelexposition oder UAW

Häufigkeit der UAW	Häufigkeit der Anwendung des Medikaments	
	häufig	selten
häufig	Kohorten- oder Fallkontrollstudie	Kohortenstudie
selten	Fallkontrollstudie	weder/noch

Tabelle 3 Erforderliche Verumgruppengröße, um einen zweifachen Anstieg der UAW in der Verumgruppe bei einer kontrollierten Studie oder einer Kohortenstudie mit zwei gleich großen Gruppen mit einem $\alpha \leq 0{,}05$ und einem $\beta \leq 0{,}2$ statistisch erkennen zu können

Häufigkeit der UAW bei der Kontrollgruppe	Erforderliche Verumgruppengröße (angenähert)
1/10	280 Patienten
1/100	1 800 Patienten
1/1 000	18 000 Patienten
1/10 000	180 000 Patienten
1/100 000	1 800 000 Patienten

Empirische Systeme zur UAW-Erfassung

Das entscheidende methodische Problem des Drug Monitoring liegt nicht so sehr in den verschiedenen biometrischen Modellen, die bereits kurz skizziert wurden, sondern in den Systemen der *Datenerhebung*. Auf einige dieser Methoden wird nachstehend näher eingegangen.

Spontanerfassung

Die praktisch wichtigste Methode ist zweifelsohne nach wie vor die Spontanerfassung, d.h. biometrisch gesehen eine kasuistische Methode. Der Arzt entscheidet hierbei in eigenem Ermessen, ob er

a) einen Zusammenhang zwischen Pharmakotherapie und beobachteter unerwünschter Wirkung für wahrscheinlich hält,
b) ob er die Beobachtung für so bedeutsam ansieht, daß er sich die Mühe macht, sie zu berichten.

Systeme der Spontanerfassung sind in vielen Ländern im Zusammenhang mit der Contergan-Katastrophe seit den frühen 60er Jahren etabliert; 1968 wurden die ersten praktischen Schritte zur Gründung einer UAW-Datenbank bei der WHO unternommen.

Während in der Bundesrepublik Deutschland im neuen Arzneimittelgesetz die Spontanerfassung von UAW als Aufgabe der Arzneimittelkommissionen der Kam-

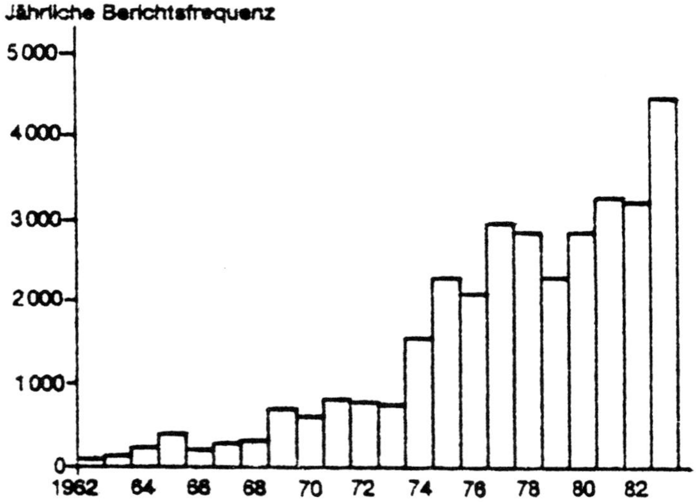

Abb. 2 Entwicklung der jährlichen Häufigkeit von Spontanberichten an die Geschäftsstelle der Arzneimittelkommission der deutschen Ärzteschaft in Köln.

mern der Heilberufe festgelegt wurde, nehmen in den übrigen Mitgliedstaaten der EEG die Arzneimittelkontrollbehörden die freiwilligen Berichte der Ärzte und Hersteller entgegen.

Die Zahl der jährlich eingehenden Berichte ist von Land zu Land sehr unterschiedlich. Abbildung 2 zeigt die Entwicklung der Meldungen bei der Arzneimittelkommission der deutschen Ärzteschaft in Köln. Schätzungsweise 4000 Ärzte in der Bundesrepublik Deutschland melden mehr oder weniger regelmäßig. Dabei verursacht die Registrierung und Auswertung jedes einzelnen Berichtes Kosten von ca. 70.- DM. Schon aus diesem Grunde sind einer Erhöhung der Berichtsfrequenz, die aus mancherlei Gründen immer wieder gefordert wird, Grenzen gesetzt. Verständlicherweise ist die Qualität und Vollständigkeit der Daten sehr unterschiedlich und macht häufige Rückfragen bei den Kollegen notwendig. Dementsprechend ist auch eine schlüssige Beurteilung des kausalen Zusammenhanges in der Mehrzahl der Fälle nicht möglich. Die Anwendung von Algorithmen zur operationalisierten Zusammenhangsbeurteilung wird von Experten eher zurückhaltend bewertet. Ein Reexpositionsversuch – der einzige bei Kasuistiken schlüssige Beweis – ist nur selten möglich. Es wäre dennoch sicher falsch, in die Datenbanken nur solche Fälle aufzunehmen, bei denen ein kausaler Zusammenhang zwischen Arzneimittel und unerwünschtem Ereignis belegt ist. Dies hängt mit der primären Funktion des Spontanerfassungssystems zusammen: Es kann nämlich niemals dazu dienen, Inzidenzschätzungen bestimmter UAW zu liefern, sondern sein wesentlicher Wert liegt in seiner Funktion als Signalgenerator, d.h., daß die Beobachtungen einer großen Zahl von verordnenden Ärzten an einer zentralen Stelle zusammengeführt werden, um rechtzeitig auf neue und unerwartete Ereignisse aufmerksam zu werden und die Wahrscheinlichkeit eines Zusammenhangs mit dem zuvor bzw. gleichzeitig gegebenen Arzneimittel durch unabhängige Beobachtungen anderer Ärzte zu bekräftigen. In der Tat sind fast alle neuen UAW zuerst durch Spontanberichte und nicht durch epidemiologische Untersuchungen aufgefunden worden (Tab. 4).

Tabelle 4 Beispiele für durch Spontanberichte an die Arzneimittelkommission der deutschen Ärzteschaft neu erkannte unerwünschte Arzneimittelwirkungen

Unerwünschte Wirkung	Auslösender Arzneistoff
Myasthenia gravis-Syndrom	d-Penicillamin
Oxalose	Xylitinfusionen
Parotisschmerz	Guanaclin
Arzneimittelfieber	Cianidanol, Nomifensin
Agranulozytose	Aprindin
Neuropathie	Methaqualon
Nephropathie	Roßkastanienextrakte
Feer-Syndrom bei Kindern	Quecksilberhaltige Mundpflegemittel
Kontaktekzem	Tromantadin

Es versteht sich nach diesen kurzen Hinweisen von selbst, daß das Spontanerfassungssystem zwar große praktische Relevanz, aber auch erhebliche methodische Schwächen hat, weshalb es durch andere Methoden ergänzt werden muß.

Intensiv-Monitoring

Zur exakten Erfassung der Häufigkeit und Intensität von UAW bei Krankenhauspatienten hat sich vor allem das Intensiv-Monitoring bewährt, das eine Kohortenstudie darstellt und zu Beginn der 60er Jahre am John Hopkins Hospital in Baltimore entwickelt wurde, und später vor allem durch das Boston Collaborative Drug Surveillance Program bekannt wurde. Die Ziele des Intensiv-Monitorings lassen sich folgendermaßen beschreiben:

a) Bestimmung des relativen Risikos von UAW bezogen auf die Expositionen,
b) Analyse von Zusammenhängen bei der Auslösung von UAW,
c) Identifikation von Risiko-Patienten,
d) Signalfunktion bei Veränderung relativer Häufigkeiten von UAW,
a) Analyse des Einflusses von UAW auf die weitere Behandlung.

Hierbei werden an repräsentativen Patientenstichproben regelmäßig, z. B. wöchentlich, alle relevanten Patientenmerkmale, die Behandlungsmodalitäten und der Verlauf eventueller UAW systematisch erhoben. In dem Boston-Projekt sind so z. B. bis 1978 ca. 50 000 Patienten untersucht worden. In deutschsprachigen Ländern gibt es vergleichbare Systeme an medizinischen Kliniken in Berlin, Heidelberg, Bern und Lausanne, sowie an den psychiatrischen Kliniken in Berlin, Göttingen und München.

Die Schwerpunkte bisheriger Studien mit Intensiv-Monitoring waren bisher:

- UAW als Todesfälle,
- UAW als lebensbedrohliche Zustände,
- UAW-bedingte Krankenhausaufnahmen,
- Verlängerung der stationären Behandlung durch UAW,
- Vorzeitige Therapieabbrüche durch UAW,
- UAW als Folge besonderer Bedingungskonstellationen etc.

Die Angaben in der Literatur zu den beobachteten Häufigkeiten von UAW bei Krankenhauspatienten liegen meist zwischen 10 und 20%.

Andere Erfassungssysteme

Auf weitere Systeme der UAW-Erfassung kann im vorliegenden Rahmen nur kurz eingegangen werden.

Überwachte Zulassung (Registered release): Das System der überwachten Zulassung wird meist von den Herstellern neu zugelassener Arzneimittel getragen; gelegentlich wird dies von den Zulassungsbehörden den Herstellern auch zur Auflage gemacht. Dabei wird aus den Erstanwendern eines Arzneimittels eine Kohorte gebildet, die entweder von vornherein systematisch untersucht wird oder zunächst für eventuell notwendig werdende Untersuchungen nur dokumentiert wird. Der mögliche Nutzen dieses bislang offenbar nicht optimierten Erfassungssystems steht noch nicht fest.

Gleiches gilt auch für die Bewertung des Prescription Event Monitoring, einer britischen Spielart des Registered release, bei dem Ärzte, die bestimmte Arzneimittel verschreiben, individuell aufgefordert werden, alle bei ihren Patienten beobachteten Ereignisse auf einer dem Anschreiben beigelegten Postkarte zu melden. Es handelt sich im Prinzip um eine Kohortenstudie, bei der ein Vergleich zwischen einem neu zugelassenen und einem Standardpräparat angestellt wird.

Medical Record Linkage: Die computergestützte Zusammenführung personenbezogener Daten aus verschiedenen Quellen, z. B. Krankenhausstatistik, Versicherungsdaten, Verschreibungsdaten (über die Krankenkassen), Mißbildungsregister etc. wird Medical Record Linkage genannt. Dies stellt eine neue Möglichkeit dar, einen bereits erhobenen Verdacht zu stützen oder auch neuen Zusammenhängen, wie z. B. zwischen Verkehrsunfällen und Tranquilizereinnahme, auf die Spur zu kommen.

Abschließend sei noch einmal betont, daß Kasuistiken im Sinne der Spontanberichtserfassung die wichtigste Quelle für den ersten Verdacht auf gravierende UAW darstellen. Es ist außerdem gezeigt worden, daß in der überwiegenden Mehrheit ein solcher Verdacht durch gegebenenfalls mehrere Fallkontrollstudien schließlich erhärtet werden konnte. In der Zukunft dürften gerade die Systeme der computerisierten Datenzusammenführung eine verstärkte Bedeutung gewinnen, soweit die datenschutzrechtliche Situation dies zuläßt. Der Wert der Spontanberichtserfassung als wichtigster Generator kann u. E. weniger durch eine rein quantitative Erhöhung der Berichtsfrequenz als vielmehr durch eine verbesserte Ausbildung und Fortbildung der Ärzte in Klinischer Pharmakologie noch wesentlich erhöht werden. In dieser Hinsicht besteht, wie allgemein bekannt sein dürfte, in der Bundesrepublik Deutschland leider noch erheblicher Nachholbedarf.

Literatur

Es sei auf die nachfolgenden deutschsprachigen zusammenfassenden Darstellungen zum Thema verwiesen, der auch einige der Tabellen und Abbildungen entnommen wurden.

[1] Hasford J.: Methoden zur Erfassung unerwünschter Arzneimittelwirkungen. In: Grundlagen der Arzneimitteltherapie, Entwicklung, Beurteilung und Anwendung von Arzneimitteln, (W. Dölle, B. Müller-Oerlinghausen, U. Schwabe, Hg.), S. 281–291. Bibliographisches Institut, Mannheim 1986.

[2] Helmchen, H., H. Hippius, B. Müller-Oerlinghausen, E. Rüther: Arzneimittelüberwachung in der Psychiatrie. Nervenarzt **56** (1985) 12–18.

[3] Kimbel, K. H., B. Müller-Oerlinghausen, Spontanerfassung unerwünschter Arzneimittelwirkungen. *In:* Grundlagen der Arzneimitteltherapie, Entwicklung, Beurteilung und Anwendung von Arzneimit-

teln, (W. Dölle, B. Müller-Oerlinghausen, U. Schwabe, Hg.), S. 292–300. Bibliographisches Institut, Mannheim 1986.

[4] Schmidt, L. G.: Intensiv-Erfassung von erwünschten Arzneimittelwirkungen im Krankenhaus („Intensiv-Monitoring"). In: Grundlagen der Arzneimitteltherapie, Entwicklung, Beurteilung und Anwendung von Arzneimitteln, (W. Dölle, B. Müller-Oerlinghausen, U. Schwabe, Hg.), S. 301–309. Bibliographisches Institut, Mannheim 1986.

[5] Venulet, J.: Methoden der Überwachung und Dokumentation unerwünschter Arzneimittelwirkungen. *In:* Methoden der Klinischen Pharmakologie, (H. Kümmerle, Hg.) S. 101–130. Urban & Schwarzenberg, München 1978.

[6] Venulet, J.: Methods of monitoring adverse reactions to drugs. In: Progress in Drug Research, (E. Jucker, Hg.), S. 231–292. Birkhäuser Verlag, Basel, Stuttgart 1977.

Außerdem sei verwiesen auf:

[7] Inman, W. H. W.: Monitoring for drug-safety. MTP Press, Lancester 1980.

[8] Schlesselman, J. J.: Case-Control studies. Oxford University Press, New York-Oxford 1982.

Schwierigkeiten bei der Diagnostik von Nebenwirkungen am Beispiel des Adriamycin

H.-D. Bolte

Es ist ein erklärtes Ziel therapeutischer Bemühungen, nur solche Medikamente zu verwenden, deren unerwünschte Nebenwirkungen möglichst gering an Zahl bzw. geringfügig sind.

Unerwünschte Wirkungen diagnostisch zu erfassen, stößt aber in der Praxis auf erhebliche Schwierigkeiten:

1. Handelt es sich häufig um eine geringe Inzidenz im Vergleich zur Zahl der Patienten, die insgesamt behandelt wurden;
2. besteht insbesondere hinsichtlich der unerwünschten Wirkungen eine sehr unsichere Dosisabhängigkeit;
3. prädisponierende Faktoren, die unerwünschte Nebenwirkungen begünstigen können, sind gelegentlich nachzuweisen, in ihrer Bedeutung aber nicht klar;
4. je nach Nebenwirkung kann der methodische Zugang sehr unterschiedlich sein, d. h. von einer Methode hängt es ab, ob Nebenwirkungen erfaßt werden oder nicht.

– Diese Gesichtspunkte werden besonders deutlich bei Adriamycin.

Adriamycin kommt in neuerer Zeit insbesondere wegen seiner hohen zytostatischen Effizienz in zahlreichen Therapieschemata bei der adjuvanten Chemotherapie von Tumorkrankheiten zur Anwendung. Die Dosierungsgrenzen dieser Behandlung liegen in der Kardiotoxizität begründet, die im Einzelfall schwer voraussehbar ist.

Es hat sich gezeigt, daß bei Patienten, die mit Adriamycin entsprechend einer Höchstdosis von 500 bis 600 mg/qm Körperoberfläche behandelt werden, nur in etwa 1% der Fälle kardiotoxische Nebeneffekte, auch ernsterer Art, vorkommen. Hingegen findet sich eine derartige Komplikation weitaus häufiger – um den Faktor 30 –, sofern eine Grenzdosis von 600 mg/qm Körperoberfläche überschritten wird. Dabei sind toxische Wirkungen zu berücksichtigen, die bereits nach der einmaligen Applikation auftreten können. Wir verstehen darunter das wenn auch selten auftretende, dann aber besonders gravierende Zustandsbild eines Perikarditis-Myokarditis-Syndroms. Unter diesem Bilde sind insbesondere in der Anfangsphase dieser Therapieform, in der man verhältnismäßig hohe Einzeldosierung anwandte, Komplikationen aufgetreten. Ferner sind zu bedenken akute myokarddepressorische Effekte sowie Herzrhythmusstörungen, meist uncharakteristischer Art, aber im allgemeinen vergesellschaftet mit z. T. bedrohlichen Tachykardien. Demgegenüber ist die klinische Erscheinungsform nach chronischer Anwendung von Adriamycin different. Im ausgeprägten Falle findet sich das volle Symptombild einer dilativen Herzmuskelerkrankung mit Zeichen der Links- und Rechtsherzinsuffizienz, pulmonaler Stauung, Hepatomegalie und Unterschenkelödemen. Ferner finden sich ausgeprägte tachykarde Herzrhythmusstörungen, die aber nicht in engem Zusammenhang mit dem pharmakologischen Effekt zu sehen sind, sondern die bereits als Folge der ohnehin floriden dilativen Herzmuskelerkrankung angesehen werden können. In diesem Zusammenhang ist die Beobachtung von plötzlichen Todesfällen verständlich, insbesondere wenn Einzeldosierungen auf ein bereits durch chronische Behandlung vorgeschädigtes Myokard treffen (s. Tab. 1).

Tabelle 1 Klinische Erscheinungsformen der Kardiotoxizität

a) Adriamycin nach Einzeldosis-Applikation
Perikarditis-Myokarditis-Syndrom
Myokarddepression bei vorgeschädigtem Myokard
Herzrhythmusstörungen
b) Nach mehrfacher Adriamycin-Applikation
Dilative Kardiomyopathie
Herzrhythmusstörungen, vorzugsweise tachysystolisch
Plötzliche Todesfälle

Im Hinblick auf die Pathophysiologie sind in unserer Arbeitsgruppe in der letzten Zeit einige Untersuchungen durchgeführt worden. Zusammen mit Höfling [12, 13] konnten wir zeigen, daß entgegen früheren Vermutungen ein eindeutig dosisabhängiger myokarddepressorischer Effekt am Herzen in situ im Tierexperiment nachweisbar ist. Dabei nehmen die Intotropie und Pumpgrößen gleichsinnig dosisabhängig ab [12].

Die klinische Erfahrung lehrt, daß Frühsymptome klinischer Art verhältnismäßig diskret sein können. Aus diesem Grunde haben wir daran gedacht, durch pharmakologische Funktionsprüfungen eine bereits vorhandene Herzmuskelinsuffizienz zu decouvrieren. Dies kann z. B. mit Dobutamin erreicht werden, einem nahezu selektiven Beta$_1$-Agonisten, d. h. also einer nahezu selektiv positiv-inotropen Substanz. Unter dem Einfluß einer chronischen Adriamycin-Anwendung zeigt sich, daß die Ansprechbarkeit des Herzmuskels auf diesen positiv-inotropen Reiz deutlich reduziert ist. Dies ist erkennbar an einer verminderten Kraftentwicklung und auch an einer verminderten Zunahme von Geschwindigkeitsindizes. Von Zähringer in unserer Klinik sind am Herzmuskel im Experiment Befunde erhoben worden, die die Pathogenese dieser Kontraktionsstörung einem Verständnis näherbringen [18]. Es konnte gezeigt werden, daß die Zahl der Polyribosomen bei chronischer Adriblastin-Anwendung deutlich reduziert ist. Auf Grund dieses Befundes, in Verbindung mit dem Nachweis von Kontraktionsstörungen, läßt sich die folgende Pathogenese im

Sinne eines Vorschlages formulieren: Die Bindung von Adriamycin an die DNS bewirkt eine Abnahme der Synthese von DNS und RNS, so daß resultierend die Gesamt-RNS, die Messenger-RNS und die Polyribosomen abnehmen. Die Synthese und Konzentration myokardialer Proteine wird dadurch reduziert, was eine Schädigung der Myokardstruktur zu Folge hat, wie sie elektronenmikroskopisch auf Grund von Myofilamentenbrüchen, Mitochondrien-Destruktionen und intrazellulären Vakuolisierungen, auch Vakuolisierungen der Kerne sowie Abnormitäten in der Kernstruktur nachgewiesen wurden. Die Folge dieser teils metabolischen, teils strukturellen Veränderungen ist dann die Störung der Kontraktionsfunktion [13].

Damit wird erkennbar, daß unerwünschte Wirkungen am besten im Rahmen einer Stufendiagnostik erfaßt werden können: Subjektive Beobachtungen des Patienten, klinischer Untersuchungsbefund, nichtinvasive Diagnostik, invasive Diagnostik.

Früherkennung der Schädigung

Welche Möglichkeiten bieten sich nun dem Kliniker, möglichst frühzeitig Schädigungen zu erkennen, die eine Modifikation unserer Therapie erforderlich machen, um etwaige Risiken möglichst zu vermeiden?

Es hat sich bewährt, die elektrokardiographische Auswertung der R-Zacke als Kriterium heranzuziehen. So ist berichtet worden, daß die Mortalität bei denjenigen Patienten deutlich höher war unter Adriamycin-Therapie, bei denen eine Reduktion von R-Vektorhöhe um mehr als 30% zu verzeichnen war [16]. Dieser Befund ist gleichbedeutend mit der Entwicklung einer peripheren und zentralen Niederspannung.

Wegen der Einfachheit des Zuganges hat man geglaubt, daß die Messung der systolischen Zeitintervalle im Verlauf ein Kriterium für eine Verschlechterung der Myokardfunktion sein kann. Abgesehen von meßtechnischen Unzulänglichkeiten hat diese Methode, die sich wesentlich orientiert an der Messung der linksventrikulären Austreibungszeit – bezogen auf die Karotispulskurve – und die sich außerdem bezieht auf die linksventrikuläre Präejektionszeit, derartig viele Einschränkungen, daß im Einzelfall eine Zuverlässigkeit der Aussage dieses Verfahrens sehr fraglich erscheint.

Eine wesentlich höhere Dignität haben echokardiographische Untersuchungsverfahren. Durch Messungen von Stein u. Mitarb. [17] zeigte sich, daß insbesondere als Frühzeichen Geschwindigkeitsindizes der myokardialen Wandbewegung – als V-max bezeichnet – reduziert werden. Außerdem sind die Durchmesserverkürzung („EF“) sowie einige andere Parameter, die als Verrechnungsgrößen mit ausgewertet werden können, deutlich reduziert.

Wir haben vor einiger Zeit Untersuchungen mit Hilfe des Angiotensin-Tests durchgeführt [9]. Wie wir bereits früher zeigen konnten, war unter Anwendung dieses

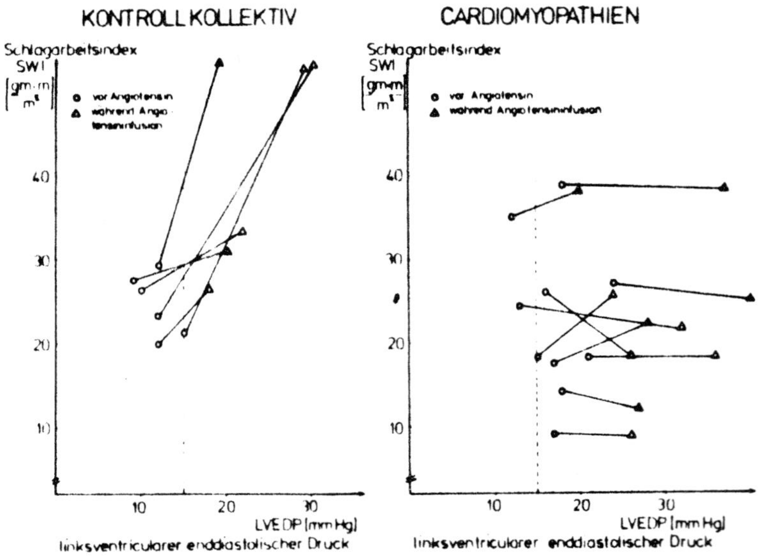

Abb. 1 Pharmakologische Funktionsprüfung mittels Angiotensin (Erhöhung der Nachlast des Herzens) bei Patienten mit Kardiomyopathien ohne röntgenologisch nachweisbare Herzvergrößerung [9].

Verfahrens der Schlag-Arbeits-Index bei Kardiomyopathien unterschiedlicher Ätiologie unter dem Einfluß einer Nachlasterhöhung mit Angiotensin deutlich reduziert, gleichbedeutend mit einer Belastung des Herzens durch eine höhere Druckarbeit [5]. Durch Erhöhung des Blutdrucks nimmt selbst bei noch normaler Herzgröße zwar der linksventrikuläre enddiastolische Druck im Vergleich zur Norm erheblich zu, der Schlag-Arbeits-Index bleibt aber unverändert (s. Abb. 1).
(Der Schlag-Arbeits-Index ist eine zusammengesetzte Größe aus dem Schlagvolumen und der Druckentwicklung.) Bei insgesamt fünf Patienten unter Adriamycin-Therapie konnte in mittleren Dosierungen ein ähnlicher Effekt beobachtet werden [11], wie wir ihn bei Patienten mit Kardiomyopathien unterschiedlicher Ätiologie festgestellt haben. Betrachtet man nur das Herzzeitvolumen bei gleicher Erhöhung der Nachlast durch eine entsprechende arterielle Blutdruckerhöhung, dann findet sich eine besonders ausgeprägte Senkung des Herzzeitvolumens unter dem Einfluß von Angiotensin bei den Patienten unter Adriamycin-Therapie. Dieses Phänomen kann als ein Frühzeichen einer Kardiotoxizität bei chronischer Zytostatika-Anwendung angesehen werden. In späteren Stadien kommt es dann auch in Ruhe zu dem ausgeprägten Bild einer Herzmuskelerkrankung mit den Zeichen der Dilatation und der Störung der Pumpfunktion. Eine röntgenologisch faßbare Vergrößerung des Herzens kann aber auch erstes Hinweissymptom für einen Perikarderguß sein. Dieser Umstand ist besonders dann zu befürchten, wenn eine Bestrahlung des Mediastinums durchgeführt wurde und wenn im Anschluß daran eine Zytostatika-Therapie notwendig wurde.

Tabelle 2 Tamponierender Perikarderguß

Diagnostik
1. Klinische Hinweise:
Herzspitzenstoß nicht tastbar
Herztöne sehr leise
Perikardreiben
Herzgrenzen perkutorisch verbreitert
2. Elektrokardiogramm
periphere u. zentrale Niederspannung
elektrischer Alternans
3. Echokardiogramm:
Echofreie Zone zwischen Perikard und Epikard
4. Röntgen:
Randpulsation des Herzens aufgehoben
Katheter im rechten Vorhof nicht randständig zu lokalisieren
Ergußmantel erkennbar bei Angiographie in den rechten Ventrikel
5. Hämodynamik:
Blutdruck (arteriell) erniedrigt:
< 100 mm Hg systolisch
Blutdruck (arteriell) sinkt inspiratorisch ab
Venendruck (zentral) erhöht: > 25 cm H_2O
Lungenkapillardruck erhöht: > 20 mm Hg
6. Szintigraphie:
fehlendes szintigraphisches Impulsmuster im Ergußbezirk

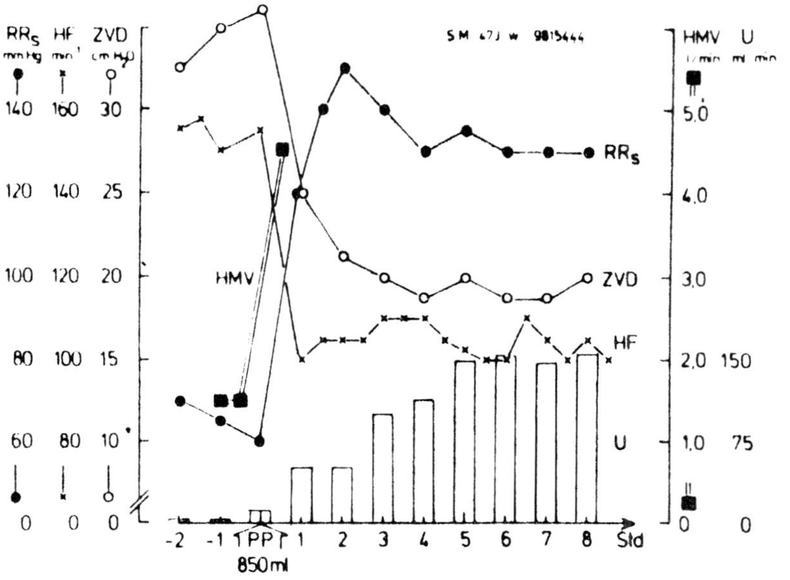

Abb. 2 Auswirkungen einer Perikardpunktion mit Entnahme von 850 ml einer sanguinolenten Ergußflüssigkeit bei einer Patientin mit metastasiertem Mamma-Karzinom [aus 2].

Deshalb sollen die Hinweissymptome für einen tamponierenden Perikarderguß kurz dargestellt sein. Immer dann, wenn ein niedriger arterieller Blutdruck zusammentrifft mit einem hohen zentralen Venendruck, d. h. mit einer erheblichen Rechtsinsuffizienz bzw. Einflußstauung, ist an einen Perikarderguß zu denken. Das treffende diagnostische Kriterium ergibt die echokardiographische Untersuchung mit dem Nachweis eines echofreien Raumes zwischen Thoraxwand und dem Epikard oder an der Hinterwand des Herzens (Tab. 2 – s. auch Abb. 2 –). Zur Prophylaxe eines Perikardergußrezidivs siehe Tabelle 3.

Tabelle 3 Intraperikardial instillierbare Substanzen

Substanz	Einzeldosis	Toxizität
1. Zytostatika Stickstofflost (Mustargen)	bis 0,2 mg/kg KG	Knochenmark Nausea, Erbrechen
Triaethylenthiophosphoramid (Thio-Tepa®)	bis 0,4 mg/kg KG	Knochenmark
5-Fluorouracil (Fluorouracil)	bis 7,0 mg/kg KG	Knochenmark
Cytosin-Arabinosid (Alexan®)	bis 1,0 mg/kg KG	Knochenmark
2. Unspezifische Substanzen		
Quinacrin (Atebrin-Winthrop)	beginnend mit 50 mg in 10 ml Kochsalzlösung	Starke Schmerzen, Fieber, tägliche Wiederholung mit verdoppelten Dosen bis 180 mg
Tetrazykline	600 mg pro Dosis	Schmerzen, Fieber, Wiederholung nach 2 bis 3 Tagen insgesamt bis 4 g
Triamcinolon-Azetonid Kristallsuspension (Volon® 9)	20 mg	

Im folgenden sind die Maßnahmen zur Früherkennung einer Kardiotoxizität kurz zusammengefaßt (Tab. 4): Unter den nichtinvasiven Maßnahmen ist das Elektrokardiogramm erwähnenswert, ferner die Echokardiographie. Weniger zuverlässig dürfte die Messung der systolischen Zeitintervalle sein. Zu erwähnen ist auch die Myokardszintigraphie, die – allerdings apparativ aufwendig – in ähnlicher Weise wie die Echokardiographie Aufschluß über eine Reduktion der Auswurffraktion bei Anwendung von Zytostatika gibt. Unter den invasiven Methoden, die in Zweifel und bei nicht eindeutigem Resultat der nichtinvasiven Verfahren eingesetzt werden sollten, ist die Bestimmung des Herzzeitvolumens zu erwähnen, die ventrikulographische Untersuchung mit Messung der Auswurffraktion, ferner die Anwendung von pharmakologischen Funktionsprüfungen, sei es mit Angiotensin durch Erhö-

Tabelle 4 Untersuchungen zur Früherkennung einer Kardiotoxizität von Zytostatika

Nicht invasiv:
Elektrokardiographie: R-Reduktion > 30%
Systolische Zeitintervalle: verlängert
a) mit Phonokardiographie [7, 8, 10]
b) mit Echokardiographie [4, 17]
Echokardiographie:
Geschwindigkeitsparameter: reduziert
Durchmesserverkürzung: reduziert
Radionuklid-Angiokardiographie (1)
Invasiv:
Herzzeitvolumen
Inotropieindices
Funktionsprüfungen
mit Angiotensin
Ventrikelangiographie
Myokardbiopsie [3, 14, 8, 15]: Interstitielle Fibrose, Kernanomalien

hung der Nachlast, sei es mit Anwendung von Dobutamin zur Prüfung der Kontraktionsreserve. Ebenfalls herangezogen werden kann die Myokardbiopsietechnik.

Dabei findet man in einer hohen Korrelation, wie von der Gruppe um Mason und Billingham [15] und Bristow [8] berichtet wurde, eine Abnormität bestimmter morphologischer Untersuchungsbefunde. Unter dem Einfluß der Adriamycin-Therapie ist besonders hervorstechend bei Cyclophosphamid-Anwendung eine intestitielle Ablagerung von Erythrozyten, ferner von Kollagen oder interzellulärem Ödem. Außerdem sind für alle Zytostatika Abnormitäten der elektronenmikroskopischen nukleären Struktur sowie die Entwicklung von bizarren Kernkonfigurationen beschrieben worden. Ferner findet man Brüche von Myosinketten sowie Hyperkontraktionen. Zum Verwechseln ähnlich kann die morphologische Skala von pathologischen Befunden sein mit dem Bild einer kongestiven Kardiomyopathie ohne ätiologische Hinweise. Findet sich unter der zytostatischen Therapie ein Auftreten abnormer Befunde, was nur durch wiederholte Myokardbiopsien festzustellen ist, dann sollten daraus therapeutische Konsequenzen gezogen werden.

Die Tabelle 5 soll in Form einer Zusammenfassung Maßnahmen aufzeigen, die einer riskanten Entwicklung einer Herzmuskelerkrankung unter dem Einfluß der Langzeittherapie vorbeugen können. An erster Stelle ist die Grenzdosis von 550 mg/qm Körperoberfläche zu erwähnen. Zur Vermeidung von akuten kardiotoxischen Wirkungen ist man dazu übergegangen, die Einzeldosierungen auf höchsten 25 mg/qm Körperoberfläche zu reduzieren. Beim Auftreten von myokardialen Risikoindikatoren empfiehlt es sich, die Gesamtdosis wenigstens auf 450/mg/qm Körperoberfläche zu reduzieren. Als Risikokonstellationen können gelten eine vorausgegangene Me-

Tabelle 5 Verminderung des Risikos einer Adriamycin-Kardiomyopathie

Empfohlene Maßnahmen
1. Elektrokardiogramm vor Beginn der Behandlung; R-Amplitude!
2. Höchst-Dosis 550 mg/m^2 KO
3. Cave: Kombinierte Behandlung mit Cyclophosphamid und/oder Radiatio des Mediastinums reduzierte Höchst-Dosis: 450 mg/m_2 KO
4. Cave: Begleitende andere Herzerkrankungen
a) Alternative erwägen!
b) Bei Verschlechterung absetzen von Adriamycin!
5. Anwendung kardialer Funktionsprüfungen

Tabelle 6 Langzeittherapie bei Tumorerkrankungen: Risiko einer sekundären Kardiomyopathie

Risiko
Adriamycin (Doxorubicin)
Cyclophosphamid
Holoxan
Bestrahlung des Mediastinums
Beta-Rezeptoren-Blocker
Halothan-Narkose
Trizyklische Antidepressiva
Zusammentreffen mit Kardiomyopathien anderer Genese, z. B. bei
– Alkoholüberkonsum
– Viruskarditis
– Ischämischen Herzerkrankungen
– Herzklappenfehlern

diastinal-Bestrahlung und ferner eine kombinierte Anwendung von fraglich kardiotoxischen Zytostatika, etwa vom Typ des Cyclophosphamid und des I-Phosphamid. Auch ist zu bedenken, daß ein Alkoholüberkonsum, ferner eine Hypertonie und eine vorbestehende Myokardinsuffizienz anderer Ätiologie als Konstellationen mit erhöhtem Risiko anzusehen sind (s. auch Tab. 6).

Zusammenfassende Schlußfolgerungen

Unter einer Adriamycin-Therapie, wie sie im Rahmen einer adjuvanten Chemotherapie bei Tumorerkrankungen durchgeführt wird, sind kardiologische Nebenwirkungen bei folgendem methodischen Vorgehen am ehesten frühzeitig zu erfassen:

1. Vor Beginn der Behandlung wird obligat eine klinisch-kardiologische Untersuchung durchgeführt, einschließlich Elektrokardiographie und Thorax-Röntgen.
2. Die Kontrolle dieser Untersuchungsbefunde erfolgt *nach einem Viertel, nach der*

Hälfte und *nach Dreiviertel* der maximal applizierten Dosis. Falls pathologische Befunde erhoben werden, werden zusätzlich die folgenden Untersuchungsverfahren angewendet:
- Binnenraumszintigraphie,
- Echokardiographie,
- invasive Diagnostik.

Durch diese dem Verlauf der additiven Wirkung des Pharmakons angepaßte Kontrolluntersuchungsstrategie besteht die Möglichkeit, beim Auftreten von Nebenwirkungen Therapie-Modifikationen durchzuführen, wie z.B. eine Reduktion der Dosis, eine Beendigung der Adriamycinbehandlung bzw. entsprechende andere therapeutische Verfahren.

Literatur

[1] Alexander, J. et al., New Engl. J. Med. **300** (1979), 278.
[2] Autenrieth, G., Internist **17–24** (1980).
[3] Billingham, M.E. et al., Cancer Treat. Rep. **62** (1978) 865.
[4] Bloom, K.R. et al., Am. Cancer Soc. **41** (1978) 1265.
[5] Bolte, H.-D., Internist **18** (1977) 571.
[6] Bolte, H.-D., Med. Welt **28** (1977) 1710.
[7] Bristow, M.R. et al., Am. J. Med. **65** (1978) 823.
[8] Bristow, M.R., et al., Ann. intern. Med. **88** (1978) 168.
[9] Cyran, J., H.-D. Bolte, Verh. Dtsch. Ges. Kreislaufforsch. **42** (1976) 147.
[10] Ewy, G.A., et al., Cancer Treat. Rep. **62** (1978) 915.
[11] Hellwig, H., H-D. Bolte, B. Höfling, Unveröffentlicht.
[12] Höfling, B., J. Zähringer, H.-D. Bolte, The Pharmacologist **21** (1979) 163.
[13] Höfling, B., H.-D. Bolte, Arch. Pharmacol. Suppl. **302** (1978) 116.
[14] Hübner, G., H.-D. Bolte, Eigene Beobachtung unveröffentlicht.
[15] Mason, J.W., et al., Cancer Treat. Rep. **62** (1978) 857.
[16] Minow, R.A., et al., Cancer Chemother. Rep. **6** (1975) 195.
[17] Stein, E., et al., Dtsch. Med. Wochenschr. **103** (1978) 1408.
[18] Zähringer, J., Klin. Wochenschr. **57** (1979) 541.

Zur morphologischen Erfassung von Nebenwirkungen am Beispiel der Hepatotoxizität

H.-W. Altmann

Abstract

On the morphologic identification of drug-induced side reactions, at the model of hepatotoxicity

The liver is a very common site of drug induced side reactions. It is exposed to exogenous substances via the portal vein and is a centre of biotransformation, leading to many intermediary metabolites that may effect the liver. All cytologic and histologic elements can be affected, but hepatocytes are most frequently affected. The mode of action may be direct, mostly by hepatogenic metabolites, or indirect, depending on an immunologic process. Nearly all side reactions are "unpredictable"; the incriminated drugs are not obligatory hepatotoxins. Therefore there must be a special sensitivity, an "idiosyncrasie", mostly genetically conditioned. It may be based on an unusual metabolite or an unusual exaggerated immunologic reaction.

Concerning the spectrum of liver lesions there are two classes of responses, the "adaptive" or "progressive" and the "alterative" or "regressive". The former consists of hypertrophy of the smooth endoplasmic reticulum, "agranuloreticular hypertrophy", the morphologic equivalent of induction, produced by many different drugs. When well developed it can hardly be overlooked and is easily distinguished from the virus dependent "ground glass" appearance. It is characterized by a honeycombed appearance of the liver cells, has a centrolobular location where biotransformation is especially located. This leads to enlargement of hepatocytes and consequently to enlargement of the liver. When induced by phenacetine or pyrazolone there is, also, a striking coarse-grained lipofuscinosis in the hepatocytes, caused by peroxidation of the membrane lipoids. Some disturbance of the functional hyperplasia may lead to an unusual magnification of cytoplasm and nuclei, sometimes called "nuclear arrest".

The alterative types of liver lesions can be subdivided into 1. cytotoxic hepatopathies, 2. cholestatic hepatosis and 3. drug induced granulomatosis. The cytotoxic hepatopathies are characterized by hepatocellular hydrops, fatty degeneration and, above all, by necrosis, mostly of only few, sometimes of rather many and seldom of very numerous liver cells. In nearly all cases the lesion is centrolobular. A summation of small lesions, always in the centrolobular location may lead to cirrhosis. The same takes place, even if very rarely, in a chronic liver disease, well known by the oxyphenisation story, in which a slight hepatocellular damage is superimposed on an immunologic reaction, mimicing the picture of chronic hepatitis of low activity.

In the same way as the cytotoxic hepatopathy the colestatic hepatosis is due to a direct action of a hepatogenic metabolite, the only difference being the basic cellular metabolism is not disturbed but only the excretory function. Two subgroups are to be found. Firstly the "pure" one, characterized by intercellular bile plugs only, seen after steroids, and secondly the "complicated" type, in which there is also a portal inflammation, mostly of lymphocytes, but sometimes of eosinophils too. The last one can appear after many different drugs and represents the common form of "drug jaundice".

In the drug induced granulomatosis the epithelial changes remain in the background and the epitheloid reaction of the mononuclear phagocytic system is in the lime light. Besides a general sarcoid-like granulomatosis in many different organs, one type, confined to the liver, is composed of epitheloid cells especially in the portal areas, but sometimes in the interior of the lobules also. That demonstrates a hepatogenic metabolite as the cause of this special immunologic response. Often there is also an eosinophilic pericholangitis, most probably produced by the drainage of irritating metabolic substances.

All these lesions are characteristic for drug induced liver injury. When they are found a careful search for a responsible pharmaceutic should be started. The same is true to a lesser degree for some vascular diseases, as the portovenous sclerosis, venoocclusive disease and true Budd-Chiari-syndrome. Even it seems wise to suspect for an oestrogenderivative drug, when the morphologic investigation discovers a benign liver tumour, a true adenoma or a so-called focal nodular hypertrophy. In conclusion, the morphologic analysis is important not only for diagnosing drug induced liver injury but also for discovering the pathogenesis and the mode of action.

Der Beitrag will sich mit den folgenden wesentlichen Fragestellungen zum Thema der morphologischen Erfassung von Nebenwirkungen am Beispiel der Hepatotoxizität befassen:

1. Wieso kann gerade die Leber als Beispiel für morphologisch faßbare Arzneimittelschäden dienen?
2. Wie sehen solche Schäden eigentlich aus, mit anderen Worten, wie groß und farbig ist ihr Spektrum?
3. Wie spezifisch sind derartige Läsionen, oder besser, wie charakteristisch sind sie und wieweit lassen sie sich von anderen Leberschäden, beispielsweise viraler oder hypoxischer Ätiologie, abgrenzen?
4. Was kann die Morphologie zur Klärung ihrer Entstehungsmechanismen beitragen?

Die Antwort auf die erste Frage ist leicht zu geben. Die beispielhafte Rolle der Leber beruht darauf, daß sie allen exogenen Substanzen und also auch allen Pharmaka in ganz besonderem Maße ausgesetzt ist. Das liegt einmal an ihrer topographischen Situation, ist sie doch das erste aller Organe, das, auf dem Weg über die Pfortader, von intestinal resorbierten Substanzen erreicht und womöglich getroffen wird. Und das liegt ferner an der Tatsache, daß sie das Zentrum chemischer Umsetzungen darstellt. Die Mehrzahl aller zugeführten Stoffe wird hier aufgenommen, bearbeitet und verändert, auch solche, die an anderen Organen spurlos vorüberfließen und nur an der Leber, entweder direkt oder erst durch ihre Folgeprodukte, wirksam werden und gegebenenfalls Schädigungen hervorrufen. Die einschlägigen Stoffwechselvorgänge laufen in den Hepatozyten ab. Sie werden vor allem von dem reichlich vorhandenen glatten endoplasmatischen Retikulum (GER) getragen, und sie werden auf mancherlei Weise erleichtert. So besitzen die Hepatozyten zahlreiche Mikrovilli – die Austausch- und Resorptionsfläche ist also besonders groß – und so haben die Sinusoide kein geschlossenes, sondern ein lückenhaftes Endothelrohr – die Austauschvorgänge werden also erleichtert, und von einer Blut-Leberschranke kann keine Rede sein – und schließlich werden die Sinusoide vergleichsweise langsam durchströmt – die Austauschzeit wird in erwünschter Weise verlängert.

Gegenüber den Hepatozyten treten die Sternzellen, das 2. hepatische Zellsystem, das eine besondere Provinz des großen mononukleären Phagozytensystemes repräsentiert, für unsere Fragestellungen in der Regel in den Hintergrund, ohne deshalb gleichgültig zu sein. Es bringt vor allem seine Fähigkeit zur Phagozytose anflutender korpuskulärer oder hochmolekularer Substanzen ins Spiel, was sich zum Beispiel in der Aufnahme und Speicherung von gewissen Blutersatzmitteln, von Gold- oder Thorotrastpartikeln bemerkbar macht, aber in gleicher Weise natürlich auch für Antigen-Antikörper-Komplexe zutreffend ist. Doch reagiert es ebenso auf Schädigungen der benachbarten Epithelien, so daß bei ihm auch mit sekundären Veränderungen infolge einer primären Epithelläsion zu rechnen ist. Selbst das intrahepatische Gallengangssystem ist nicht ganz außer acht zu lassen. Es kann durch anflutende Substanzen über die versorgenden arteriellen Kapillaren oder durch Stoffwechselprodukte, die aus Leberzellen abfließen, morphologisch geschädigt oder wenigstens in seinen Funktionen erkennbar beeinträchtigt werden.

Auf jeden Fall aber handelt es sich bei Arzneimittelschäden der Leber um ein Primat der stoffwechselaktiven Hepatozyten. Aber sie sind dennoch nicht alle in gleichem Maße davon betroffen. Denn die jeweilige Lokalisation innerhalb der architektonischen Einheit des Leberläppchens macht sie in unterschiedlicher Weise anfällig. Hepatozyten der perivenösen Zentralregion sind besonders reich an glattem endoplasmatischen Retikulum. Schädliche Metaboliten werden also unter Umständen nur hier, oder wenigtens nur hier in ausreichender Menge, in Erscheinung treten. Die Drogenschädigung ist in solchen Fällen also auf diese Läppchenzone beschränkt. Doch ist die gleiche Region auch dadurch gefährdet, daß sie, am Ende der Strombahn gelegen, schlechter versorgt ist als das vor ihr liegende Läppchengebiet. Das gilt besonders für den Sauerstoff. Bei hypoxischen Zuständen jeder Art leiden die inneren Läppchenschichten also in besonderem Maße – und das gleiche macht sich natürlich bei der Zufuhr von Chemikalien bemerkbar, welche die physiologische Sauerstoffarmut dieser Region verstärken oder unter hypoxischen Bedingungen andere, und zwar schädliche Stoffwechselwege einschlagen. In all den Fällen, in denen ein toxischer GER-abhängiger Metabolit oder eine gewisse Verarmung, sei es an Sauerstoff, sei es an irgendwelchen Schutzstoffen, eine schädigende Rolle spielt, muß also das Läppchenzentrum besonders oder gar ausschließlich von der Veränderung betroffen sein. Nur wenn irgendeine anflutende Substanz eine hohe unwiderstehliche zytotoxische Potenz besitzt, wird sie bereits an der erst betroffenen Peripherie des Läppchens wirksam. Sie kann sich sogar ganz auf diese Zone beschränken, wenn hier so viel von ihr gebunden wird, daß nichts mehr davon die zentralen Regionen erreicht. Eben darum ist die Läppchenperipherie auch bei allen exogenen Speicherungsphänomenen, mögen sie nun die Hepatozyten oder die Sternzellen betreffen, bevorzugt befallen. Wir kennen also aus der menschlichen wie tierexperimentellen Pathologie toxische Leberschäden sowohl von zentraler wie von peripherer Lokalisation.

Nun können freilich leberschädigende Pharmaka nicht ohne weiteres mit den bekannten, stets und überall hepatotoxisch wirkenden Substanzen gleichgesetzt werden. Denn sie zeigen in der Regel nicht in jedem Falle, sondern nur bei einigen wenigen Patienten den unerwünschten Erfolg. Sie sind also nicht obligat, sondern nur fakultativ hepatotoxisch. Für dieses Grundphänomen Drogen-induzierter Leberschäden muß eine besondere Reaktionslage der jeweils Betroffenen verantwortlich sein – man kann von einer „allergischen Reaktion" im ursprünglichen wörtlichen Sinne sprechen oder von einer „Idiosyncrasie". Für ihre Erklärung ist vor allem an genetisch bedingte Abweichungen zu denken, sei es in den jeweils eingeschlagenen Stoffwechselwegen, sei es in den jeweiligen Reaktionen, die der Organismus gegen die Arzneimittel aufbringt, sei es in beiden. Doch ist auch eine erworbene Veränderung des Verhaltens möglich, etwa durch eine Veränderung des Fermentbestandes durch Abweichungen im Gehalt an Schutz- und Abfangsstoffen oder durch Auswirkungen einer zellulären Minderversorgung mit Sauerstoff.

Über den Mechanismus, der bei solch einer eigenartigen, individuellen Empfindlichkeit zu der morphologisch faßbaren Leberschädigung führt, ist damit freilich noch nichts ausgesagt. Grundsätzlich sind zwei Möglichkeiten denkbar, die denn auch heute bei der Diskussion in die Waagschale geworfen werden. Die eine besteht in einer direkten zytotoxischen Wirkung irgendwelcher besonderer oder besonders reichlicher Metaboliten, die andere in einem indirekten, immunologisch vermittelten zytotoxischen Erfolg, dergestalt, daß irgendwelche normalen oder abnormen Metabolisten, an Zellbestandteile gebunden, als Antigen wirksam werden und eine, vielleicht ebenfalls genetisch determinierte, zytotoxische Immunantwort in Gang setzen. Je nachdem, welchen Mechanismus man für wahrscheinlich hält, spricht man zur Erklärung der fakultativen Drogenhepathie entweder von einer „metabolischen Idiosyncrasie" oder von einer „individuellen immunologischen Reaktion", mitunter auch von beiden zugleich und dann mit jeweils verschiedener Gewichtung der einzelnen Komponenten. Sieht man sich das Spektrum Drogen-induzierter Leberschäden einmal genauer an, sollte man sich also gleichzeitig auch fragen, ob das morphologische Bild über den Mechanismus der Schädigung irgendetwas aussagen kann. Da es sehr vielgestaltig und selbst bei ein und demselben Pharmakon keineswegs einheitlich ist, muß von vornherein mit verschiedenen Mechanismen gerechnet werden. Manche Phänomene sind von obligat hepatotoxischen Substanzen her gut bekannt und dann auch pathogenetisch leicht zu deuten, andere sind neu und andersartig und müssen daher zu neuen Überlegungen führen.

Zunächst freilich ist festzustellen, daß nicht alle hepatozellulären Veränderungen als Folge einer Zellschädigung zu interpretieren sind. Es kann sich nämlich auch nur um eine gelungene Anpassung an eine vermehrt geforderte Leistung handeln. Und demzufolge ist grundsätzlich zwischen adaptativen und alterativen Veränderungen zu unterscheiden, auch wenn die Grenze nicht immer scharf zu ziehen ist und sich regressive Veränderungen finden oder später den progressiven hinzugesellen können. Der Prototyp der adaptativen Veränderungen besteht in einer Vermehrung des glatten endoplasmatischen Retikulum. Sie ist der morphologische Ausdruck der biochemischen Fermentinduktion, die bei vielen Pharmaka, vor allem Analgetica und Antiepileptica, beobachtet werden kann. Wenn sie ein größeres Ausmaß erreicht hat, was natürlich seine Zeit dauert, ist sie bereits lichtmikroskopisch erkennbar. Die Zunahme der glatten Membransysteme – die agranulo-retikuläre Hypertrophie – verleiht dem Zellinnern ein feinwabiges Aussehen und führt zu einer Verlagerung der übrigen plasmatischen Organelle an den Zellrand, unter die verdickte Zellmembran. Der einzelne Hepatozyt nimmt dadurch an Volumen zu; und da viele Exemplare gleichsinnig reagieren, wird durch Summation auch das Organ als ganzes größer, besonders wenn sich noch eine echte adaptative Zellvermehrung hinzugesellt. Betroffen sind zunächst nur die mit der Biotransformation besonders betrauten läppchenzentralen Elemente, doch dehnt sich der hepatozelluläre Gestaltwandel im Laufe der Zeit mehr und mehr, immer aber kontinuierlich peripherwärts weiter aus und kann in Extremfällen, zum Beispiel bei jahrelang behandelten Epileptikern, sogar die äußersten Zellagen einbeziehen.

Das resultierende Bild ist dank seiner beiden Komponenten, der charakteristischen Zellveränderung und der Lage der davon betroffenen Zellen, ganz eindeutig und diagnostisch verbindlich. Es bedeutet in jedem Falle eine exogen induzierte Fermentinduktion. Grundsätzlich können dafür, wie man aus Tierversuchen weiß, zwar viele exogene Substanzen in Frage kommen, bei uns in Mitteleuropa sind aber praktisch nur Arzneimittel verantwortlich. Eine Verwechslung mit den sogenannten Milchglashepatozyten, bedingt durch eine Anhäufung der Hüllproteine des Hepatitis-B-Virus, ist in der Regel leicht zu vermeiden, zumal derartige Zellen niemals elektiv läppchenzentral zu finden sind. In seltenen Zweifelsfällen können spezifische Färbungen oder, besser noch, immunhistologische Methoden die endgültige Klarheit bringen.

Es ist keine Frage, daß Zellen mit einer derartigen agranulo-retikulären Hypertrophie eine abweichende metabolische Potenz besitzen und zugeführte Substanzen unter Umständen schneller oder auch anders verarbeiten und dabei auch mehr oder gar abnorme Metaboliten produzieren, wodurch die an sich adaptativ-progressive Veränderung unerwünschte Folgen nach sich ziehen kann. Daher rührt es, daß manche Pharmaka erst nach einer gewissen Adaptationszeit zu Zellschäden führen und daß umgekehrt so manche Epithelläsionen mit dem Bilde einer agranulo-retikulären Hypertrophie verbunden sind.

Doch werden mitunter auch ohnedies gewisse Zeichen einer Zellalteration mehr oder weniger deutlich. So kommt es bei manchen Pharmaka – bei Phenazetin vor allem, aber auch bei Phenazon – zusätzlich zu einer mit der Zeit immer kräftigeren und immer weiter peripherwärts voranschreitenden Ablagerung eines auffallend groben, zunächst unreifen, später voll ausgebildeten Lipopigmentes (Lipofuscin). Sein Auftreten ist so charakteristisch wie spezifisch. Es erlaubt nicht nur die Diagnose eines Arzneimittelabusus, sondern gestattet sogar, die verantwortliche Droge zu nennen. Bei Phenazetin kann die Pigmentierung so stark sein, daß das Organ einen dunkelbraunen Farbton gewinnt und dann schon eine makroskopische Diagnose gestattet. Maßgeblich ist eine durch Metaboliten bedingte Peroxidation der Membranlipoide, die dann polymerisiert und dadurch dem sonst üblichen intralysosomalen Abbau entzogen werden, der für gewöhnlich, auch bei höherem Turnover oder einer Rückbildung vermehrter Strukturen, spurlos vonstatten geht. Ein zweites, ebenfalls an eine längere Medikation gebundenes Phänomen sind abnorme und abnorm zahlreiche Großkerne in entsprechend vergrößerten läppchenzentralen Epithelien. Ursache dafür ist eine gewisse Beschleunigung der physiologischen Zellerneuerung und damit eine Erhöhung der normalen Zellteilungsrate als Ausdruck einer funktionellen Überlastung und eines erhöhten Zellverschleißes. Denn die Mitosen, die bei einer solchen vergleichsweise geringen Anfachung der hepatozellulären Proliferationen in Erscheinung treten, verlaufen meist unvollständig, abortiv, so daß eine Plasmateilung ganz unterbleibt und die vermehrten Chromosomen wieder in einem einzigen, nun entsprechend vergrößerten Kern vereinigt werden. Einzelne Zelluntergänge in der metabolischen Zentralregion lassen die Voraussetzungen für derartige Vorgänge sichtbar werden, manchmal auch nur Pigmentablagerungen in benachbarten Sternzellen, da sie einer Phagozytose epithelialer Zelltrümmer ihre Entstehung verdanken. Das resultierende Bild, das gekennzeichet ist durch eine das normale Maß eindrucksvoll übersteigende Variation der Kerngrößen, wird auch als „Kernunruhe" bezeichnet und ist als solches in vielen Berichten über Drogenschäden anzutreffen. So gut wie sicher ist diese Deutung freilich nur bei einer Kombination mit einer agranulo-retikulären Hypertrophie und damit bei läppchenzentraler Lagerung. Denn an und für sich zeigt solch eine Kernunruhe ja nur eine unvollständig ablaufende Steigerung der hepatozellulären Zellteilungsrate an und findet sich dementsprechend bei Regenerationsprozessen jeglicher Ursache, vor allem auch bei chronischen hepatischen Leberschäden. Aber dann sind die Großkerne nicht an das Läppchenzentrum gebunden, sondern in beliebiger, meist sogar läppchenperipherer Lokalisation anzutreffen und hier zu kleinen Herden vereint, die mit einem eigenen, allerdings etwas zu vielsagenden Ausdruck als „dysplastisch" bezeichnet werden.

Auch wenn sich also von den primär adaptativen Umgestaltungen manche Verbindungen zu regressiven Phänomenen ziehen lassen, ist es doch ratsam und richtig, die typischen alterativen Veränderungen gesondert zu betrachten. Sie sind es, die das eigentliche morphologische Substrat der Drogen-Hepatopathie darstellen. Beschränkt man sich zunächst auf die akuten oder akut auftretenden Läsionen, so kann man, auch wenn Mischformen nichts Ungewöhnliches sind, prinzipiell drei große Gruppen unterscheiden. Das sind 1. die zytotoxischen Hepatopathien, 2. die cholestatischen Hepatosen und 3. – erst in letzter Zeit recht gewürdigt und in den Rang einer eigenen Kategorie erhoben – die Drogen-bedingten granulomatösen Reaktionen. Hier sind, morphologisch gesehen, passive Epithelläsionen weit weniger auffällig als die aktive Antwort des mononukleären Phagozytensystemes und der ihm angehörenden Kupfferschen Sternzellen.

Von den beiden epithelbezogenen Läsionen kommt die zytotoxische Hepatopathie durch eine Beeinträchtigung elementarer Stoffwechselprozesse zustande, während bei der cholestatischen Hepatose lediglich oder doch wenigstens ganz überwiegend die intrazellulären Ausscheidungsvorgänge betroffen werden. Die erstgenannte wird von den Klinikern trotz des von allen bekannten echten Entzündungsformen abweichenden morphologischen Bildes als „Drogenhepatitis“ bezeichnet, die zweite als Drogen-Ikterus.

Die zytotoxischen Reaktionen sind im Prinzip von anderen primären Epithelschäden her gut bekannt, sei es von der Einwirkung irgendwelcher Gifte, sei es von hypoxischen Zuständen bei Durchblutungsstörungen. Ihnen wohnt also grundsätzlich nichts Spezifisches inne. Nur in ihrer Gesamtheit, manchmal aber auch in feinen Einzelheiten, sind sie, wenigstens in den Industrie-Ländern und vor allem in unseren Breiten, für eine Drogenschädigung recht charakteristisch. Am wenigsten gilt dies noch für die erste der Komponenten des Schädigungsmusters, die Verfettung, die zwar bei Drogen gelegentlich vorkommt, meist aber eine andere Ursache hat. Eine räumlich sehr ausgedehnte und sehr feintropfige Verfettung ist allerdings recht kennzeichnend für eine Schädigung durch Tetracycline oder Valproinsäure, und eine gleichmäßig mitteltropfige, elektiv läppchenzentrale Lipidablagerung wird verhältnismäßig häufig nach Antidepressiva oder Antiarrhythmica angetroffen, so daß auch sie immerhin als „drogenverdächtig“ eingestuft werden kann. Diagnostisch wichtiger ist jedoch eine abnorme Aufhellung der perivenösen Epithelien, die als Hydrops bezeichnet wird und entweder auf einen abnormen Flüssigkeitsreichtum in den stark erweiterten Binnenräumen des endoplasmatischen Retikulum zurückgeht oder auf einen überhöhten Gehalt an Glykogen, das nicht mehr regelhaft abgebaut werden kann. Das Bild erlaubt streng genommen zwar nur die Diagnose eines toxischen Schadens, sollte aber in jedem Falle Anlaß dafür sein, an eine Arzneimittelwirkung zu denken.

Den stärksten Grad einer allgemeinen zytotoxischen Zelläsion verkörpern die Epithelnekrosen, die bei Drogenschäden so gut wie immer in der inneren Läppchenzone lokalisiert sind und hier bisweilen nur einzelne, meist mehrere, manchmal aber auch alle Angehörigen betreffen. In akuten Fällen trifft man noch die Zell-Leichen selber an, in subakuten nur noch den epithelentblößten Ausfallsherd, ein Ablauf, der in gleicher Weise auch bei obligat hepatotoxischen oder hypoxischen Schäden beobachtet wird. Ein rein morphologisch begründeter Ausschluß solcher Ätiologien ist also grundsätzlich nicht möglich und auch in praxi bei Berücksichtigung aller Begleitumstände, nicht immer durchführbar, insbesondere nicht, wenn es während der Medikamentzufuhr zu schwereren Kreislaufstörungen gekommen ist. Auch mit Summationswirkungen muß unter solchen Bedingungen gerechnet werden. Dagegen gelingt eine morphologisch begründete Abgrenzung gegenüber einer Virus-bedingten Leberläsion in der Mehrzahl der Fälle ohne größere Schwierigkeit. Unmöglich ist dies eigentlich nur, wenn – selten genug – das Bild einer akuten Leberdystrophie, ein akuter Leberzusammenbruch, aufgetreten ist, da solch ein Ereignis auch bei einer Virushepatitis nicht anders auszusehen braucht. Sofern aber nur eine geringere nekrotisierende Leberschädigung der geschilderten Art entwickelt ist, sollte grundsätzlich an der metabolischen Genese und im Falle eines Drogenschadens an der Wirkung irgendwelcher Metaboliten nicht gezweifelt werden. Dafür spricht schon die läppchenzentrale Lokalisation. Freilich ist noch nicht endgültig entschieden, ob – oder in welcher Kombination – es sich dabei um ein direktes oder indirektes, also immunologisch vermitteltes Ereignis handelt. In reinen, den bekannten zytotoxisch-hypoxischen Schäden durchaus gleichenden Fällen gibt es für den Morphologen jedoch keinen Anlaß, einem indirekten Mechanismus das Wort zu reden. Das kommt für ihn höchstens in Frage, wenn in den Sinusoiden, vor allem aber in den Portalfeldern, reichlich Eosinophile vorhanden sind, was meist mit den klinischen Phänomenen einer akuten Überempfindlichkeitsreaktion verbunden ist. Aber selbst dann wird es sich in der Mehrzahl der Fälle wohl nur um eine Begleiterscheinung handeln, die für den Leberschaden als solchen nicht verantwortlich gemacht werden kann. Allenfalls dürfte ein primärer Epithelschaden durch immunologische Reaktionen sekundär beeinflußt, modifiziert oder auch verstärkt worden sein. Gibt es bei vielen Arzneimitteln doch genau die gleichen Leberläsionen mit und ohne faßbare hyperergische Begleitphänomene.

Wirkt eine nekrotisierende Leberschädigung über längere Zeit fort – was umso leichter möglich ist, als damit oft keine mahnenden Krankheitszeichen verbunden sind –, kann der Prozeß durch Summation kleinerer Läsionen allmählich zu größeren Schadenzonen und schließlich, wegen der unvermeidlich einsetzenden Faserbildung, zu einer zirrhotischen Umgestaltung des Leberparenchymes führen. Und ähnlich kann sich aus einer subtotalen dystrophischen Leberschädigung dank der darauffolgenden Narbenprozesse eine postdystrophische Leberzirrhose entwickeln, auch wenn es sich dabei gewiß um ein seltenes Ereignis handelt.

Wie der zytotoxische Leberschaden wird auch die cholestatische Hepatopathie (cholestatische Hepatose) in erster Linie durch direkte Eingriffe in den Zellstoffwechsel hervorgerufen, nur daß hier mehr oder weniger ausschließlich die Ausscheidungsprozesse der Galle betroffen sind. Morphologisch ist diese intralobuläre Cholestase gekennzeichnet durch interzelluläre Gallezylinder, manchmal auch durch intrazelluläre Gallentropfen, während an den Leberzellen sonst wenig oder nichts zu bemerken ist, abgesehen natürlich von jenen Veränderungen, die sich bei jeder Galleverhaltung, mit der Zeit zunehmend, einzustellen pflegen. Läßt man seltene Ausnahmen einmal unberücksichtigt – Schwangerschaftsikterus, idiopathische Cholestase und Intensiv-Patienten zum Beispiel –, ist ein derartiges Bild immer exogen bedingt und in aller Regel eine Drogenreaktion. Notwendig ist allerdings, Frühstadien einer extrahepatisch bedingten Cholestase, also einen Obstruktionsikterus, sicher auszuschließen, wofür weniger die intralobulären Veränderungen als die hierbei nie fehlenden Läsionen an kleinen und kleinsten Gallengängen die Handhabe bieten. Etwas schematisierend kann man nach dem histologischen Bild zwei Typen der cholestatischen Hepatose unterscheiden, ohne daß damit ein wesentlicher pathogenetischer Unterschied erfaßt würde – eine „reine" Form, bei der nur die Cholestase als solche in Erscheinung tritt, und eine „komplizierte" Variante, die durch die Anwesenheit portaler Infiltrate, meist mit Eosinophilen, markiert wird. Die erste findet man vor allem nach Steroidhormonen und daher auch nach synthetischen Östrogenen und den üblichen Kontrazeptiva. In solchen Fällen besteht eine enge Beziehung zum Schwangerschaftsikterus. Die genetische Komponente wird dabei ebenso deutlich wie die Pathogenese, handelt es sich bei diesen Cholestaseformen doch nur um die abnorme Aufgipfelung einer sonst unterschwellig bleibenden, aber regelmäßig auftretenden Beeinträchtigung der Gallenausscheidung.

Die zweite, die „komplizierte" Variante kommt nach den verschiedensten Medikamenten vor und bildet somit das eigentliche morphologische Substrat des sogenannten „Drogenikterus". Sein bekanntester Vertreter ist der Megaphenikterus. Trotz ihrer Auffälligkeit ist die Anwesenheit der portalen Infiltrate für die Entstehung der Cholestase ohne Bedeutung. Es handelt sich vielmehr nur um ein Sekundärphänomen. Verantwortlich ist unseres Erachtens eine Drainage von Stoffwechselprodukten aus den in solchen Fällen stets stärker alterierten Leberepithelien, sei es auf dem Wege der perisinusoidalen Räume, sei es auf dem der Gallengänge, die reaktiv-resorptive Zellansammlungen, gegebenenfalls auch eine begleitende allergische Eosinophilie hervorrufen. Immunologische Prozesse dürften aber auch hier in pathogenetischer Hinsicht keine entscheidende Rolle spielen, weil cholestatische Hepatosen bei ein und demselben Medikament mit und ohne portale Eosinophilie und klinische Überempfindlichkeitsreaktionen vorkommen können. Vielmehr spricht auch hier alles für eine direkte metabolische Wirkung, wobei allerdings ebenso wie beim Steroidikterus eine genetisch bedingte Störanfälligkeit der Ausscheidungsmechanismen unerläßlich ist. Manche Pharmaka rufen so gut wie ausschließlich cholestatische Reaktionen hervor, andere können alternativ oder gleichzeitig auch zu zytotoxischen Läsionen führen. Die letztgenannten Kombinationsformen pflegt der Kliniker als Drogenhepatitis mit Cholestase zu bezeichnen. Zwar geht eine Drogen-induzierte Cholestase in der Regel kurze Zeit nach Ausschaltung der Ursache wieder zurück. Aber gelegentlich läßt eine solche Restitution, wie das übrigens auch vom Schwangerschaftsikterus her bekannt ist, doch lange auf sich warten. Ja in seltenen Fällen kann die einmal eingetretene Ausscheidungsstörung sogar über Monate erhalten bleiben. Dann machen sich die sekundären Folgen einer intralobulären Cholestase – Zellschädigungen, Zelluntergänge und Zellausfälle, Sternzellproliferationen und Faserbildungen – zunehmend bemerkbar. In den Portalfeldern kommt es dank der jetzt nie fehlenden Infiltrate ebenfalls zu einer Bindegewebsvermehrung. Also kann auch auf diese Weise der Weg in eine Zirrhose eingeschlagen werden, obwohl dies Ziel bisher wohl noch nie wirklich erreicht worden ist.

Anders als bei den bisher besprochenen Leberschäden beherrschen bei den granulomatösen Prozessen, bei der „Drogen-induzierten granulomatösen Hepatitis", morphologisch reaktive Vorgänge, vor allem von seiten des mononukleären Phagozytensystems, und pathogenetisch immunologische Vorgänge des Krankheitsgeschehens. Dementsprechend sind sie auch klinisch so gut wie immer von allergisch-hyperergischen Manifestationen begleitet. Zuerst nach Sulfonamiden beobachtet, haben sie sich inzwischen bei einer Fülle von Medikamenten eingestellt, so zum Beispiel auch nach Penicillin, nach Allopurinol und nach Halothan. Augenscheinlich ist diese Reaktion aber weder morphologisch noch pathogenetisch einheitlich. So gibt es eine Form, bei der die der Sarkoidose gleichenden Granulome nicht nur in der Leber – und hier vornehmlich in den Portalfeldern –, sondern auch in einer Reihe anderer Organe – Lymphknoten, Milz, Knochenmark, Gelenkkapsel – zu finden sind und bei der keine nennenswerte Leberschädigung zu erkennen ist. Es handelt sich bei den Leberherden also offenbar nur um die Teilerscheinung einer allgemeinen, weitverbreiteten immunologischen Überempfindlichkeitsreaktion auf das zugeführte Arzneimittel selbst, um die Manifestation einer „allgemeinen Drogen-bedingten Granulomatose" ohne jeden besonderen Leberbezug. Differentialdiagnostisch kommt für den Morphologen vor allem der aktuelle Morbus Boeck in Frage, allenfalls gibt eine leichte Beimengung von Eosinophilen oder eine diffuse Eosinophilie in Sinusoiden und Portalfeldern – wie in anderen Gefäßprovinzen auch – einen gewissen Fingerzeig.

Bei einer zweiten Form spricht das morphologische Bild dagegen eindeutig für einen organbezogenen allergisch bedingten Drogenschaden der Leber. Es ist gekennzeichnet durch unscharf begrenzte epitheloidzellige Ansammlungen, die vor allem in den Portalfeldern liegen und von hieraus unter Epithelzerstörung auf die benachbarten Läppchenbereiche übergreifen. Doch finden sich entsprechende kleinere Herdchen auch im Läppcheninneren, und zwar anstelle untergegangener Hepatozyten. Stets sind ihnen zahlreiche Eosinophile beigemengt. Darüber hinaus besteht in den Dreiecken oftmals eine diffuse oder auf die kleinen Gallengänge zentrierte Eosinophilie, was dann als „eosinophile Pericholangitis" deklariert werden kann. Derartige

Reaktionen sind auf die Leber beschränkt. Das bedeutet, daß die Bedingungen für ihre Entstehung nur in der Leber gegeben sind. Daher ist anzunehmen, daß ein schädlicher hepatozellulärer Metabolit, vielleicht als Hapten an irgendwelche Zellsubstanzen gebunden und zu einem Teil in die Portalfelder abdrainiert, das auslösende Allergen darstellt. Dafür spricht auch die Tatsache, daß unmittelbar am Rande größerer läppchenzentraler Drogen-induzierter Nekroseherde im Zuge des Zellzerfalles und der anschließenden Resorption ganz gleichartige epitheloidzellige, manchmal sogar granulomatöse Zellsäume ausgebildet werden. Für gewöhnlich sind solche Granulome flüchtige Bildungen, die nach Absetzen der Droge ebenso wie die klinischen Symptome und die Erhöhung der Transaminasen spurlos wieder verschwinden. Daß auch sie nur bei besonders disponierten Personen auftreten können, sei es wegen eigenartiger metabolischer Wege, sei es wegen einer besonderen immunologischen Reaktionsbereitschaft, sei es wegen beider Faktoren, braucht nur noch am Rande erwähnt zu werden.

Ein weit größeres Problem als die bisher analysierten akuten Wirkungen bilden die chronischen Drogen-induzierten Leberschäden. Man hat noch keine rechte Vorstellung, wie häufig – oder wie selten – sie denn eigentlich sind, noch weniger, woran man sie mit morphologischen Mitteln als solche erkennen könnte. Am ehesten sind noch jene früher schon erwähnten Typen zu diagnostizieren, die sich durch Summation kleiner Nekroseherde oder aus einer cholestatischen Hepatose entwickeln. Doch gibt es anscheinend, wie die Beobachtungen bei Oxyphenisatin-Abusus gelehrt haben, noch eine weitere Form, die viel langsamer, ohne deutliche Epithelschäden, aber mit einer kräftigen portalen Infiltration, fast unmerklich voranschreitet. Mit Sicherheit zu diagnostizieren ist sie nur mit Hilfe eines Reexpositionsversuches. Denn dann zeigt die Histologie eine Reihe akuter, sonst fehlender Läsionen – Einzelzellnekrosen, interzelluläre Gallenpröpfe und eine portale Eosinophilie – ein morphologisches Bild also, das für den zugrunde liegenden Pathomechanismus spricht, nämlich für einen leichten primären metabolischen Epithelschaden, der durch immunologische Prozesse modifiziert und aggraviert wird. Ohne eine solche Kontrolle dürften derartige Fälle meist in dem großen Sammeltopf der „chronischen Hepatitis“ untergehen. Aber soviel ist doch sicher, daß sie mindestens, und sei es mit immunologischen Methoden, von einer chronischen B-Hepatitis klar abgegrenzt werden können und daß umgekehrt das Bild einer chronischen persistierenden Hepatitis niemals auf irgendwelche Drogen zu beziehen ist. Dagegen können unerwartet, aber nicht unverständlich die Erscheinungsformen einer chronischen zirrhogenen Alkoholschädigung mit all ihren Eigenheiten durch langfristige toxische Drogenwirkungen bei metabolisch disponierten Personen phänokopiert werden, wie das die Beobachtungen mit Perhexilin und Amiodaron bewiesen haben. Die letztgenannte Droge hinterläßt dabei allerdings dank eigenartiger, bei einem chronischen Alkoholismus nie vorkommender intralysosomaler Lipoid-Ablagerungen spezifische Spuren, ähnlich denen, die nach dem Koronar-Dilatator Coragil zuerst in Japan beschrieben und als Drogen-induzierte Thesaurismose (Speicherungskrankheit) erkannt worden sind.

Nicht nur am eigentlichen Leberparenchym, auch am venösen hepatischen Gefäßsystem und an den Sinusoiden können Arzneimittel Veränderungen hervorrufen, die ebenfalls einen gewissen diagnostischen Hinweis geben. An den Venen liegt ihnen stets ein Endothelschaden zugrunde, der eine Permeabilitätserhöhung bedingt und dadurch entzündliche Reaktionen und eine Faserbildung nach sich zieht. So entstehen beispielsweise die Endophlebitiden kleinerer Pfortaderäste (Phlebosklerose) nach gewissen Zytostatika oder nach langfristigen Arsen-Gaben. An den kleinen abführenden Lebervenen kann sich das gleiche entwickeln, offenbar dann, wenn die schädigende Substanz ein Metabolit ist, der erst in den vorgeschalteten Leberzellen gebildet wurde. Es entsteht dann das Bild der sogenannten veno-okklusiven Erkrankung, die aus tropischen Regionen gut bekannt ist und dort durch aufgenommene Alkaloide hervorgerufen wird. In unseren Breiten ist bei all solchen Venen-Läsionen in erster Linie an die Wirkung recht aggressiver primärer oder sekundärer Substanzen zu denken, unter anderem auch an Zytostatika. Allenfalls kommen noch ionisierende Strahlen als Ursache des alles entscheidenden Endothelschadens in Frage, sei es im Zuge einer äußeren therapeutischen Bestrahlung, sei es als Folge einer hepatischen Thorotrastablagerung. Klarer noch weist eine erst in den letzten Jahren bekanntgewordene fleckförmige Dilatation läppchenperipherer Sinusoide auf eine Arzneimittelwirkung hin, wobei besonders – und meist mit Erfolg – an Steroidhormone und damit auch an orale Oestrogen-haltige Kontrazeptiva gedacht werden sollte. Demgegenüber ist die Bedeutung der oralen Ovulationshemmer für die Entstehung der Lebervenenthrombose, also der echten Budd-Chiarischen Erkrankung, zwar nicht zu leugnen, aber aus dem morphologischen Bild als solchem nicht sicher abzuleiten. Nur die Statistik kann hier eine ätio-pathogenetische Beziehung herstellen. Ähnliches gilt für die gut- oder gar bösartigen Lebertumoren, die mitunter sicher der proliferationsfördernden Promotions-Wirkung der Sexualhormone zur Last zu legen sind, rein morphologisch aber einen solchen ätiologischen Rückschluß nicht – oder noch nicht – zulassen. Hier hat also die morphologische Aussage zweifellos ihre Grenze erreicht.

Aber dennoch dürfte der vorliegende Bericht wohl deutlich gemacht haben, daß der Morphologie in der Erkennung und Abgrenzung hepatischer Drogenschäden eine tragende Rolle zufällt – oder wenigstens zufallen könnte. Allerdings muß dafür eine Reihe von Voraussetzungen erfüllt sein. Nötig ist eine Schärfe des Blickes, also eine morphologische Begabung, damit die Eigenarten der Veränderungen als solche erkannt werden, nötig aber ist auch eine Klarheit der Begriffe, damit das Geschehene nicht im Dunste diffuser Termini wieder verdämmert; und schließlich bedarf es einer genügenden Induktionsbasis, also eines ausreichenden Untersuchungsgutes, damit im Vergleich das Gemeinsame und das Trennende entdeckt werden kann. Die zunehmende Scheu vor der Leberpunktion als einer invasiven Untersuchungsmethode und das abnehmende morphologische Bedürfnis der modernen Medizin erweisen sich dabei freilich als rechter Hemmschuh, und sie reduzieren die Rolle der Morphologie bei der Analyse Drogen-bedingter Leberläsionen in bedenklicher Weise. Dabei geht es in Zukunft gar nicht einmal so sehr um diagnostische Probleme oder um die Charakterisierung regressiver und progressiver Veränderungen, sondern vor allem um die Mithilfe bei der Lösung der pathogenetischen Grundfragen, was metabolischen, was immunologischen Ursprunges ist und welche Zellstrukturen jeweils davon betroffen werden.

Weiterführende Literatur

Altmann, H.-W.: Drug-induced liver reactions: a morphological approach. Curr. Top. Pathol. **69** (1980) 69–142.

Altmann, H.-W.: Das morphologische Spektrum arzneimittelbedingter Leberveränderungen beim Menschen. AMI-Berichte **1** S. 110-121. D. Reimer-Verlag, Berlin. 1982.

George, Ch. F., P. J. Watt: The liver and response to drugs, In: Liver and biliary disease. Pathophysiology, diagnosis, management (Wright, R., et al., Hg.) S. 344-377. W. B. Saunders Comp. Ltd., London, Philadelphia, Toronto. 1979.

Sameshima, Y., Y. Shiozaki, T. Mizuno, et al.: Drug-induced hepatic injury. A review of the japanese articles for the past 70 years. Japan J. Gastroenterol. **81** (1984) 37–45.

Stricker, B. H. Ch., P. Spoelstra: Drug-induced hepatic injury. A comprehensive survey of the literature on adverse drug reactions up to January 1985. Elsevier Publ., Amsterdam. 1985.

Zimmerman, H. J.: Hepatotoxicity. The adverse effects of drugs and other chemicals on the liver. Appleton-Century-Crofts, New York. 1978.

Zimmerman, H. J., K. G. Ishak: Hepatic injury due to drugs and toxins. In: Pathology of the liver (MacSween, R. N. M., P. P. Anthony, P. J. Scheurer, Hg.) S. 335–386. Churchill Livingstone, Edinburgh, London, New York. 1979.

VII Relevanz

Entscheidungsfindung für die Weiterentwicklung von Pharmaka

M. Kramer

Abstract

Decision making during the process of development of new drugs

The development of a new drug has become a process of long duration. In order to coordinate all the necessary activities, flow sheets have been produced, allowing to identify the various studies, which can be carried out simultaneously. On the various points, where studies are contemporaneously finished, decisions have to be made as to whether the results, so far available, justify the further development of the drug. The most frequent causes for the termination of the development are related to stability, to toxicology, or to the clinical trials. During the long duration of such a development a compound might also be given up, because new drugs appear on the market compared to which the own product doesn't represent a progress anymore.

The contribution deals mainly with toxicological side-effects occurring during preclinical development, which have been the causes for in most of the cases negative decisions. It is emphasized, that knowledge about pharmacokinetics and metabolism in man and the animal species used for the toxicological studies, can improve the quality of those decisions. In addition more insight into the biochemical mechanism of toxic reactions is of paramount importance. The following summary gives the examples presented.

1. A new antidepressive: liver degeneration in relation to a long half-life in monkeys and man.
2. An antibacterial nitrofurane: the compound produces urinary bladder carcinogens in dogs and rats already after a six months' treatment. Gen mutations occurred in several test systems without metabolic activation.
3. An antiamebic antrachinon derivatire: deposition of the compound in the lens and the cornea of the eyes.
4. An antihypertensive alkaloid: epidermolysis and detachment of the mucous membran in the mouth of dogs.
5. An antimalaria compound: arteriitis in the dog.
6. α-Amylase-inhibitor: this compound was a strong antigen and produced allergic reactions in human beings.
7. Anxiolytic: bleeding in the dog and in man.

Die Entwicklungszeiten für neue Arzneimittel sind heutzutage sehr lang geworden. Wenn es sich nicht gerade um Medikamente handelt, die nur kurze Zeit eingesetzt werden müssen und bei denen man auf langdauernde Toxizitäts- und klinische Prüfungen verzichten kann, beträgt die Dauer der Entwicklung von der Auswahl eines Kandidaten bis zur Marktreife ungefähr acht Jahre. Wichtig sind die verschiedenen Punkte, an denen jeweils ein Abschnitt der Entwicklung beendet ist und bei denen anhand der bisher erhaltenen Ergebnisse entschieden wird, ob eine Entwicklung fortgeführt werden kann, ob sie vorübergehend unterbrochen werden muß oder ob ein Abbruch der Entwicklung ratsam ist. Während einer so langen Entwicklungszeit von ca. acht Jahren kann es immer wieder passieren, daß sich der Standard, an dem sich der Fortschritt der eigenen Entwicklung orientiert, ändert und eine Entwicklung deswegen eingestellt wird, weil sie, gemessen an den neu auf den Markt gekommenen Mitteln, keinen Fortschritt mehr darstellt. Die Tabelle 1 zeigt, worin die wesentlichen Ursachen für den Abbruch einer Entwicklung liegen können. Es sind dies die Substanz selbst, die Toxikologie oder die klinische Prüfung. Grundsätzlich ist zu sagen, daß der Abbruch einer Entwicklung eher die Regel als die Ausnahme ist. Daraus ergibt sich, daß der Beschluß zum Abbruch einer Entwicklung auch aus finanziellen Gründen so früh wie möglich gefaßt werden muß. Die wichtigsten Entscheidungspunkte sind daher die nach der Präklinik und nach der Klinik. Danach steigen die Entwicklungskosten außerordentlich stark an.

Tabelle 1 Entscheidungskriterien

1. Substanz
2. Toxikologie
3. Klinik

Die Tabelle 2 zeigt eine Reihe von Kriterien, die im Zusammenhang mit dem Wirkstoff beachtet werden müssen, Tabelle 3 solche im Zusammenhang mit der klinischen Prüfung. Grundsätzlich gilt, daß pharmakologische und toxikologische Untersuchungen so angelegt sein sollten, daß Wirksamkeit und Unbedenklichkeit beim Menschen mit dem nach dem jeweiligen Wissensstand höchst möglichen Wahrscheinlichkeitsgrad vorausgesagt werden können. Vor Überraschungen ist man dennoch nie ganz sicher, weil 1. die therapeutische Wirksamkeit mit der pharmakologischen nicht immer kongruent ist und 2. manche Nebenwirkungen, wie zum Beispiel Antigenität, besonders dann, wenn sie selten auftritt, im Tierversuch schwer oder nicht erkannt werden können.

Tabelle 2 Substanzinhärente Kriterien

Reinheit	
Herstellbarkeit	
Gefährliche Zwischenprodukte?	
(kanzerogen)	(explosiv)
Stabilität	
↓	↓
Substanz	Zubereitung

Tabelle 3 Kriterien der klinischen Prüfung

	Wirksamkeit	
↓		↓
pharmakologisch		therapeutisch
	Unbedenklichkeit Lange Halbwertszeit? Tiefe Kompartimente? Entstehung elektrophiler Metabolite? Antigenität? Nebenwirkungen	
↓		↓
akut		chronisch

Tabelle 4 zeigt die wesentlichen Versuchsarten in der Toxikologie. Dazu kommen noch Spezialuntersuchungen, z. B. besondere Zufuhrwege, wie Inhalation oder Applikation auf die Haut oder Schleimhäute oder die Prüfung auf Sucht-machendes Potential bei Substanzen, die auf das Zentralnervensystem wirken. Welche Art von Nebenwirkungen im Tierversuch auftreten können und wie Entscheidungen getroffen werden, läßt sich am besten an Beispielen erläutern.

Tabelle 4 Toxikologische Prüfparameter

Akute Toxizität
Chronische Toxizität
Gewichtszunahme
Futterverbrauch
Verhalten/Reflexe
Hämatologie
Klinische Chemie
Sinnesorgane
Pathologie/Histologie
Reproduktionstoxikologie
Mutagenität
Kanzerogenität

1. HR 038: ein Antidepressivum, dessen Formel in Abbildung 1 enthalten ist. Tabelle 5 zeigt die erhobenen toxikologischen Befunde an Ratten und Affen. Bei den Affen fand sich in allen drei Dosen histologisch eine fettige Degeneration der Hepatozyten, und zwar nur bei den weiblichen Tieren. Letztere stammten aus unserem Bestand, mit dem früher reproduktionstoxikologische Untersuchungen gemacht worden waren. Diese Tiere waren zehn Jahre alt und adipös. Aufgrund des

Nichtvorhandenseins einer freien Dosis wurde die Entwicklung des Präparates zunächst unterbrochen und ein erneuter Toxizitätsversuch an weiblichen Tieren jüngeren Lebensalters durchgeführt. In diesem Versuch traten keine Leberschädigungen auf. Daraufhin wurde der Beschluß zum Beginn klinisch-pharmakologischer Untersuchungen gefaßt, bei denen die radioaktiv markierte Verbindung verabreicht wurde. Inzwischen lagen auch kinetische Untersuchungen an anderen Spezies vor. Tabelle 6 gibt einen Vergleich der Halbwertszeit bei Ratte, Hund, jungen Affen, alten Affen und beim Menschen. Es zeigte sich, daß die Halbwertszeiten außerordentlich verschieden waren und der Mensch eine Halbwertszeit von über 100 Stunden aufwies. Da die alten Tiere, bei denen die fettige Degeneration von Leberzellen beobachtet worden war, eine wesentlich längere Halbwertszeit hatten als jüngere Tiere, diese aber noch weit unter der Halbwertszeit beim Menschen lag, wurde im Hinblick auf zu erwartende Leberschäden beim Menschen die Entwicklung abgebrochen. Darüber hinaus ist zu sagen, daß wir bei einer derartig langen Halbwertszeit auch ohne das Vorliegen von Leberschädigungen beim Versuchstier vermutlich zu diesem Entschluß gekommen wären, weil eine so lange Verweildauer eines Arzneimittels im Organismus sehr problematisch ist. Ich denke dabei zum Beispiel an das Lyell Syndrom, welches praktisch nur bei Substanzen mit langer Halbwertszeit auftritt, wie bestimmten Sulfonamiden oder Entzündungshemmern.

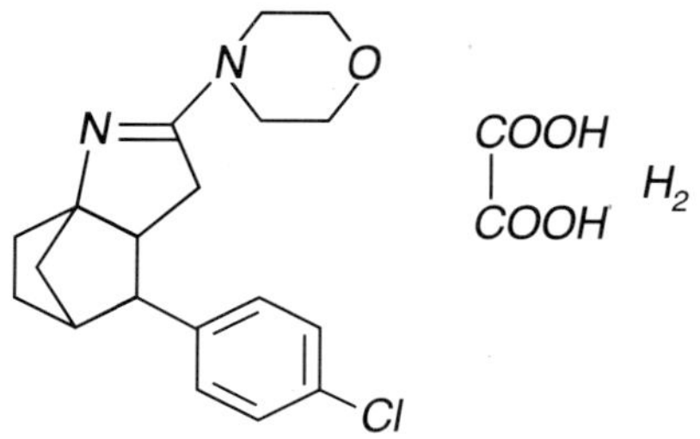

3 – (4 – Chlorphenyl) bicyclo (2·2·1) heptan
spiro – 2,2 – (5 – morpholino – 5 –
pyrolin) – oxalat – hydrat

Abb. 1 Formel des Antidepressivums HR 038.

2. Das nächste Beispiel betrifft eine Nitrofuran-Verbindung (Abb. 2), die als Therapeutikum für Harnwegsinfektionen vorgesehen war. Mit dieser Substanz traten an der Ratte schon nach vier Wochen, allerdings nach sehr hohen Dosen, Epithelverdickungen und herdförmige Plattenepithelmetaplasien an der Harnblase auf. Ähnliche Befunde fanden sich nach zwölf Wochen. Im 26-Wochenversuch wurden außer einer großen Zahl von Vorstufen vier Plattenepithelkarzinome beobachtet (Tab. 7).

An Hunden (Tab. 8) wurden nach vier Wochen keinerlei Veränderungen am Harnblasenepithel gesehen. Die verabreichten Dosen lagen allerdings noch unter der

Tabelle 5 Toxikologische Befunde mit HR 038

Toxikologie
Ratten / 30 Tage 80 mg / kg / Tag GOT, GPT, Harnsäure, BUN ↑ kein morphologisches Äquivalent in Leber und Niere
Affen (Rhesus) / 30 Tage 0 / 0.2 / 1.0 / 5.0 mg / kg / Tag ♂ 3–4 Jahre alt, ♀ 10 Jahre alt GOT, GPT, Bilirubin, Kreatinin, BUN ↑ (5.0 mg/kg)
Histologie
♂ o. B ♀ fettige Degeneration der Hepatozyten in allen Dosis-Gruppen

Tabelle 6 Halbwertszeiten von HR 038 bei verschiedenen Spezies

Ratte	3,3 h
Hund	22–26 h
Affe (alt)	50 h
Affe (jung)	30 h
Mensch	100 h

niedrigsten Dosis bei der Ratte. Dieselben Dosen bewirkten im 6-Monatsversuch Epithelverdickung mit Plattenepithelmetaplasie, außerdem traten bei zwei Tieren beginnendes infiltratives Wachstum und Mikrokarzinome auf [1]. Es handelte sich bei der geprüften Verbindung um ein potentes Kanzerogen, was am relativ frühen zeitlichen Auftreten der Veränderungen deutlich wurde. Damals wurde noch nicht auf Mutagenität geprüft, so daß allein das frühe Auftreten der malignen Veränderungen verhindern konnte, daß die Substanz dem Menschen verabreicht wurde. Mutagenitätsprüfungen wurden später nachgeholt [2]. Dabei ergab sich, daß der Ames-Test ohne metabolische Aktivierung positiv war, ferner auch ein UDS-Test und ein Rec-assay. Negativ hingegen ging der Mikrokern-Test aus. Aus den Befunden kann geschlossen werden, daß die Ursache der kanzerogenen Wirkung eine Genmutation und nicht eine Chromosomenaberration ist. Der Mikrokern-Test ist offenbar ein für die Erfassung genotoxischer Wirkung von Nitrofuranen ungeeigneter Test.

In diesem Fall war die Entscheidung zum Abbruch der Entwicklung einfach. Ähnliches gilt für den folgenden Fall, wenngleich hier völlig andere Effekte auftraten.

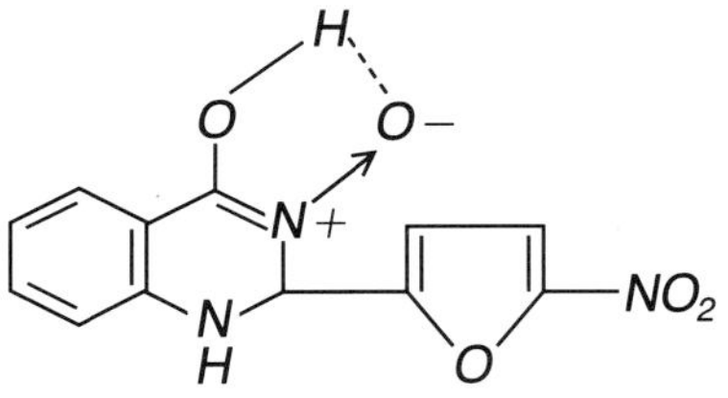

1,2-Dihydro-2-(5'-nitrofuryl)-
4-hydroxy-chinazolin-3-oxid

Abb. 2 Formel des Chemotherapeutikums A 33 588.

Tabelle 7 Harnblasenveränderungen an der Ratte nach wiederholter Verabreichung von A 33 588

Dosierung	Tierzahl	Stadien der Harnblasenbefunde			
		0	I	II	III
		4-Wochen-Versuch			
160 mg/kg	30	30	–	–	–
1000 mg/kg	35	24	11	–	–
6300 mg/kg	27	10	9	8	–
		12-Wochen-Versuch			
1600 ppm	10	10	–	–	–
4000 ppm	10	8	–	2	–
10000 ppm	10	–	–	10	–
		26-Wochen-Versuch			
1600 ppm	30	22	8	–	–
4000 ppm	30	4	8	17	1
10000 ppm	67	–	–	64	3

0 = keine Veränderung; I = Epithelverdickung; II = Epithelverdickung und Plattenepithelmetaplasie, mit und ohne Verhornung; III = beginnendes infiltratives Wachstum, Mikrokarzinom

Tabelle 8 Harnblasenveränderungen am Hund nach wiederholter Verabreichung von A 33 588

Dosierung	Tierzahl	Stadien der Harnblasenbefunde			
		0	I	II	III
		4-Wochen-Versuch			
50 mg/kg	4	4	–	–	–
100 mg/kg	4	4	–	–	–
		26-Wochen-Versuch			
50 mg/kg	6	–	–	5	1
100 mg/kg	5	–	–	4	1

0 = keine Veränderung; I = Epithelverdickung; II = Epithelverdickung und Plattenepithelmetaplasie; III = beginnendes infiltratives Wachstum, Mikrokarzinom

3. Abbildung 3 zeigt die chemische Formel der Substanz. Es handelte sich um ein Antrachinon-Derivat, welches als Amöbenmittel Anwendung finden sollte. Die Substanz war außerordentlich schwer löslich. Sie wurde an Ratten und Hunden 90 Tage lang per os verabreicht. Während des Versuches an den Hunden wurden Veränderungen an den Augenmedien beobachtet, die in der Tabelle 9 aufgeführt sind. Nach Absetzen der Behandlung in der Gruppe der höchsten Dosis wurden die Veränderungen im Laufe von vielen Wochen noch stärker. Es kam zu Katarakt-Bildungen und zu Entzündungen der Hornhaut. Bei der Sektion der Ratten wurden Ablagerungen der Substanz in vielen Organen gefunden, nicht jedoch in den Augen. Aufgrund der irreversiblen Augenschäden wurde die Entwicklung abgebrochen.

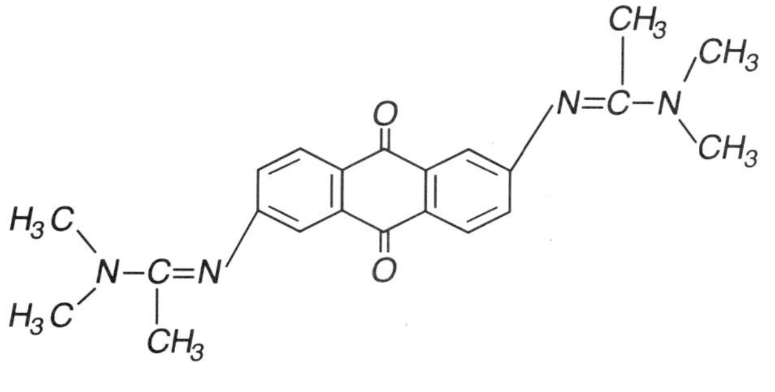

2,6 – bis – (dimethylamino – 1 ethylene – imino) – anthraquinone

Abb. 3 Formel des Amöbenmittels HOE 078.

Tabelle 9 Augenbefunde am Hund nach oraler Gabe von HOE 078 über 90 Tage

Beagle-Hunde 90 Tage p. o. 0/ 5.0 / 12,5 / 32.0 mg/kg/Tag 3♂/3♀
Befunde:
5,0 mg/kg: 2♀ fleckenförmige feine Ablagerungen in der Cornea
12,5 mg/kg: Alle Tiere zeigten Ablagerungen in der Cornea
32,0 mg/kg: Alle Tiere dichte Ablagerungen in der Cornea, z. T. auch in der Linse (später) Leberschaden

4. Beim nächsten Beispiel handelt es sich um das Stepharin, ein Alkaloid aus einer indischen Pflanze, welches vasodilatatorische und blutdrucksenkende Eigenschaften hat. Hier trat eine sehr hohe merkwürdige Nebenwirkung am Hund auf, die sich nur in hohen Dosen bemerkbar machte und die für uns der Anlaß zum Abbruch der Entwicklung war. Bis heute wissen wir nicht, ob wir die richtige Entscheidung getroffen haben. Abbildung 4 zeigt die chemische Konstitution dieser Verbindung. Es handelt sich um ein Isochinolin-Derivat. In Tabelle 10 sind die am Hund erhobenen Befunde enthalten. Es traten schon nach der zweiten per os-Gabe

Hautrötung und Schwellung der Ohren und des Kopfes auf, nach 40 mg pro kg dann Blasen am äußeren Ohr und bei 80 mg pro kg Epidermolyse der unbehaarten Haut an den Pfoten und Schleimhautablösung im Maul und an der Zunge. Weder bei Ratten noch bei Affen wurden ähnliche Erscheinungen beobachtet. Dennoch wurde eine Verabreichung an freiwilligen Versuchspersonen nicht riskiert, obwohl offensichtlich der Hund hier eine Ausnahmestellung einnimmt. Kenntnisse des biochemischen Mechanismus hätten möglicherweise die Entscheidung in eine andere Richtung beeinflußt.

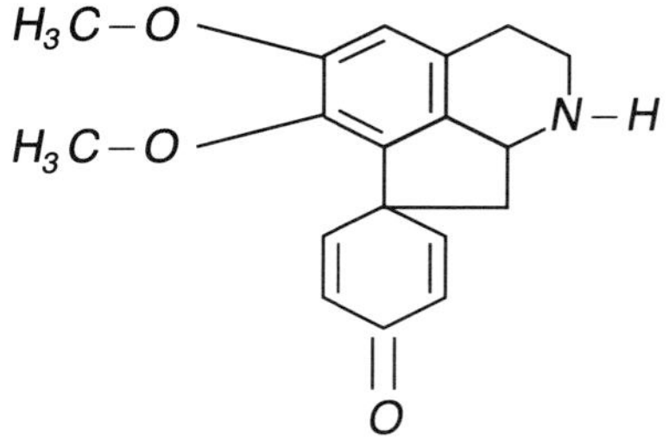

2',3',8',8A' – tetrahydro – 5'– 6'– dimethoxy – spiro – (2,5 – cyclohexadiene – 1,7' (1' H) – cyclopenta – (ij) – isoquinoline) – 4 – one

Abb. 4 Formel des Vasodilatators.

Tabelle 10 Toxikologische Befunde nach oraler Verabreichung von Stepharin am Hund

Beagle-Hunde 6 Wochen p. o. 0/10/20/40/80 mg/kg/Tag 2♂/2♀
Befunde:
Nach der 2. Gabe Hautrötung Schwellung der Ohren und des Kopfes
Nach 40 mg/kg Blasen am äußeren Ohr
Nach 80 mg/kg Epidermolyse der unbehaarten Haut an den Pfoten, Schleimhautablösung im Maul und an der Zunge
Ratten und Affen zeigten dies nicht

5. Abbildung 5 zeigt die Formel des Floxacrins. Hier handelt es sich um ein Acridin-Derivat, welches eine sehr gute Antimalaria-Wirkung aufwies. Die Malaria ist in den tropischen Ländern heute noch weit verbreitet. An dieser Erkrankung sterben im Jahr mehr als eine Million Menschen. Da insbesondere Plasmodium falciparum häufig gegen die üblichen Antimalaria-Mittel resistent ist, ist die Suche nach neuen Substanzen für dieses Indikationsgebiet dringend geboten. Bei dieser Substanz war es wieder der Hund, bei dem toxikologische Befunde auftraten, aufgrund derer uns die Anwendung am Menschen zu riskant erschien. Die erhobenen Befunde sind in

Tabelle 11 enthalten. Bei der höchsten Dosis wurde der Allgemeinzustand der Tiere so stark reduziert, daß zwei Hunde moribund getötet werden mußten. Hervorstechende hämatologische Befunde waren Anämie und Lymphopenie, die bei allen Dosen auftraten. Histologisch fand sich nach 90 Tagen bei allen geprüften Dosen eine chronische Periarteriitis. Diese chronische Periarteriitis trat bei einem Tier nach 40 mg pro kg auf und war auf die Organe des Brustraumes beschränkt. Betroffen waren mittelgroße Arterien, die adventitielle, entzündliche Infiltrate und teilweise hyaline Nekrosen in der Media aufwiesen. Nach 100 mg/kg zeigte ein Tier eine chronische Periarteriitis von der fast alle untersuchten Organe betroffen waren. Nach 250 mg pro kg wurde bei den vorzeitig getöteten Tieren ebenfalls eine generalisierte Periarteriitis gesehen mit besonders starkem Befall der Koronararterien und flächenhaften Muskelfaseruntergängen. Die Untersuchung des Knochenmarks ergab bei fast allen Tieren eine wechselnd starke Steigerung der Granulopoese sowie eine Reduktion der Erythropoese, die bei hochgradiger Proliferation von weißen Zellen besonders stark eingeschränkt war. Diese Befunde führten zu dem Beschluß, die Entwicklung abzubrechen.

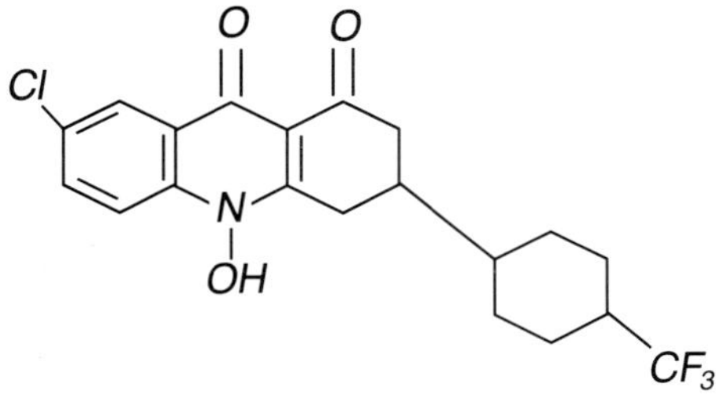

7-Chloro-10-hydroxy-3-(4-trifluoromethyl-phenyl)- 3,4-dihydro-acridine-1,9-(2H, 10H)-dione

Abb. 5 Formel des Malaria-Mittels Floxacrin.

Tabelle 11 Toxikologische Befunde nach oraler Verabreichung von Floxacrin am Hund, Halbwertszeiten an Ratte und Hund

Beagle-Hunde 90 Tage p. o. 0/40/100/250 mg/kg/Tag 4♂/4♀
Befunde: 250 mg/kg KG und Futteraufnahme ↓ 2 Tiere moribund getötet
Hämatologie: In allen Dosisgruppen Anämie, Lymphopenie
Histologie: In allen Dosisgruppen chronische Periarteriitis
Halbwertszeit: Ratten und Hund ca. 22h

6. Abbildung 6 zeigt die Formel des Tendamistats, eines Polypeptids aus 74 Aminosäuren, welches als α-Amylase-Hemmstoff therapeutisch eingesetzt werden sollte. Die Substanz hemmt dosisabhängig die Pankreas-Amylase unter Bildung eines irreversiblen Enzym-Hemmstoff-Komplexes. In Tabelle 12 sind die Nebenwirkungen aufgelistet. Hier war es zunächst nicht der Tierversuch, sondern der Mensch, bei dem unerwünschte Wirkungen auftraten. Bei der Durchführung von chronischen Toxizitätsversuchen, bei denen der Wirkstoff unter das Pulverfutter gemischt wird, ist trotz aller Vorsichtsmaßnahmen die Inhalation von Stäuben nicht zu vermeiden. Im Falle von Tendamistat traten bei allen Mitarbeitern, die mit der Durchführung dieses Versuches oder mit der Herstellung der Futtergemische zu tun hatten, allergische Erscheinungen in Form von Asthma, Rhinitis, Urticaria und Tränenfluß auf. Ähnliches berichteten Mitarbeiter der galenischen Abteilung. Bei allen diesen Mitarbeitern wurden zirkulierende Antikörper gegen Tendamistat im Plasma gemessen. Die Höhe des Titers korrelierte mit der Expositionsdauer. Antikörper fanden sich ferner bei Hunden, denen Tendamistat im chronischen Toxizitätsversuch oral verabreicht wurde und schließlich auch bei freiwilligen Versuchspersonen und Patienten aus der klinisch-pharmakologischen oder klinischen Prüfung nach oraler Gabe. Das außerordentlich starke antigene Potential dieses Peptids führte zum Abbruch der Entwicklung.

Tabelle 12 Auftreten von Antikörpern gegen Tendamistat

Hemmt dosisabhängig die Pankreas-Amylase unter Bildung eines irreversiblen Enzym-Hemmstoff-Komplexes
Allergische Erscheinungen bei Mitarbeitern in der Toxikologie und Galenik durch Inhalation (Asthma, Allerg. Rhinitis, Urtikaria, Tränenfluß)
Antikörpertiter im Plasma korrelierten mit der Expositionsdauer
Antikörper bei Hunden im chronischen Toxizitätsversuch (per. os!)
Antikörper bei freiw. Versuchspersonen und Patienten nach p. o.-Gabe
Abbruch der Entwicklung

7. Ein letztes Beispiel ist ein Anxiolytikum, dessen chemische Struktur in Abbildung 7 wiedergegeben ist. Tabelle 13 enthält die toxikologischen Befunde. Hier ist es wiederum der Hund, bei dem die kritischen Beobachtungen gemacht wurden. Nach 5 mg pro kg über 30 Tage fanden sich bei einem Hund Blutungen im Herzmuskel und in der Niere. Nach 32 mg pro kg über dieselbe Zeit fand sich außer einer geringen Anämie nichts. Nach 200 mg pro kg verstarb ein Rüde am 28. Tag an der Folge von gastrointestinalen Blutungen. Die Sektion ergab ferner Blutungen im Herzen, in der Lunge und im Rückenmark. Da ähnliche Befunde bei der Ratte nicht erhoben wurden, zumindest nicht bei Dosen bis zu 80 mg pro kg, und eine

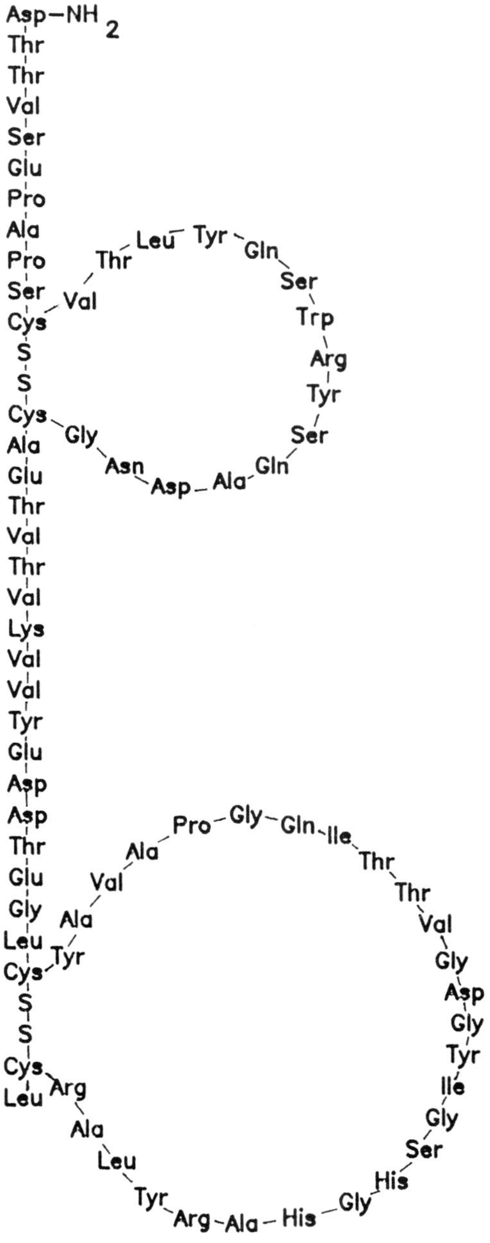

Abb. 6 Formel des α-Amylase-Hemmers Tendamistat.

Blutungsneigung relativ leicht erkannt werden kann, wurde der klinisch-pharmakologische Versuch mit diesem Präparat gewagt. Eine von insgesamt zehn Versuchspersonen hatte 2½ Stunden nach der Gabe von 125 mg Nasenbluten, eine Nebenwirkung, der normalerweise überhaupt keine Bedeutung beigemessen wird, die aber im Zusammenhang mit den toxikologischen Befunden hier von Bedeutung war. Außerdem fand sich bei zwei weiteren Versuchspersonen Blut im Stuhl nach zweimal 40 mg pro Tag per os. In diesen Befunden sahen wir eine Bestätigung der toxikologischen Befunde am Hund und brachen die Entwicklung ab.

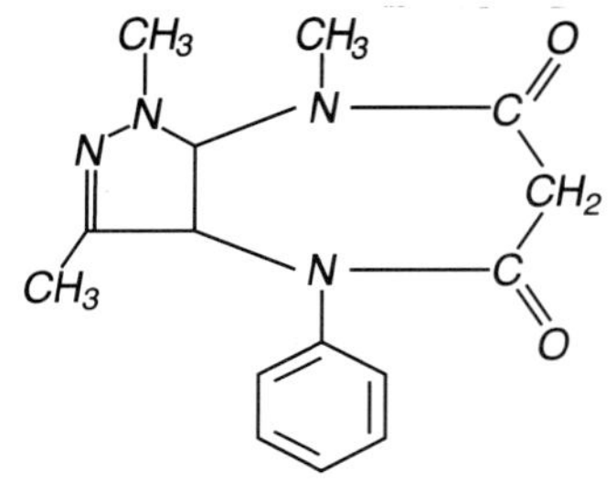

1,3,8 – trimethyl – 4 – phenyl – 5,6,7,8, – tetrahydropyrazolo ⟨3,4 – B⟩ – ⟨1,5⟩ diazepine – 1H, 4H – 5,7 – dione

Abb. 7 Formel des Anxiolytikums HOE 001.

Tabelle 13 Nebenwirkungen nach Gabe des Anxiolytikums HOE 001 bei Ratte, Hund und Mensch

Ratte, 90 Tage per os 8 u. 80 mg/kg o. B. 800 mg/kg innerhalb 30 Tagen tödliche Symptome u. a. Anämie, nicht Todesursache
Hund, 30 Tage per os 5 mg/kg ein Hund Blutungen im Herzmuskel und in der Niere 32 mg/kg o. B. 200 mg/kg Anämie, 1 Rüde †, 28. Tag, gastrointestinale Blutungen, ferner Blutungen in Herz, Lunge und Rückenmark
Mensch 1× Nasenblutungen 2½h nach 125 mg p. o. 2× Blut im Stuhl nach 2 × 40 mg/die p. o.

Die Fülle der genannten Beispiele zeigt, daß Entscheidungen über Abbruch oder Weiterführung von Entwicklung gefällt werden und gefällt werden müssen, wenn eigentlich noch viel zu wenig Informationen vorliegen. Diese Tatsache führt zwangsläufig dazu, daß die Entscheidung in der Regel zu Ungunsten des Präparates, d. h. für den Abbruch einer Entwicklung, ausfällt. Untersuchungen zur Aufklärung der biochemischen Reaktionen, die einem toxischen Phänomen zugrundeliegen, würden nicht nur die Qualität solcher Entscheidungen verbessern, sondern auch zusätzlich Erkenntnisse über die Entstehungsmechanismen von toxischen Wirkungen bei Mensch und Tier liefern.

Literatur

[1] Engelbart, K., R. Brunk, E. Schütz: Über die Entwicklung von Harnblasenkarzinomen bei Ratte und Hund unter der Verfütterung von 1,2-Dihydro-2-(5'-nitrofuryl)-4-hydroxy-chinazolin-3-oxid. Z. Krebsforsch. **79** (1973) 165–175.

[2] Jung, R., J. Y. Le, F. Wengenmayer et al.: Mutagenicity studies of a carcinogenic nitrofuran and some analogues. Biomed. Biochim. Acta **44** (1985) 485–492.

Zur Vorhersehbarkeit von toxischen Risiken für den Menschen anhand von Ergebnissen aus in-vivo- und in-vitro-Versuchen

D. Neubert

Abstract

On the predictive value of in-vivo and in-vitro experimental data for the assessment of toxic risks in man

Due to many basic reasons a "complete safety" concerning the toxic potential of drugs and "environmental" substances will never be possible. It is virtually impossible to exclude all possible toxic risks since our thinking is based on experience, and events which occur for the first time are only seldomly taken into account. Furthermore, toxic effects occuring at a very low frequency (e.g. < 1:10.000) within a population – and probably resulting from genetic variations – are unlikely to be predicted from data of experimental studies. But, it is also difficult to detect such toxic effects in epidemiological studies – after the event has already occurred.

It is nonsense – although often claimed by non-experts – that the data obtained from animal experiments cannot provide important information for a situation probably existing in man. Most of our knowledge in all fields of theoretical medicine has been gained from exactly such experiences. On the other hand, there is no doubt that a considerable expertise is required for attempting a meaningful extrapolation of the information obtained from animal data to the situation possibly relevant for man. Especially the extent of exposure and the peculiarities of man have to be taken into account when making such a risk assessment.

A primary prevention can only be achieved through experimental studies, by using "models". If one would only go on observations of man, a toxic effect can only be detected after many individuals have already been affected, and then it is too late.

Recently, especially in the lay-press, considerable confusion and unnecessary alarm has been triggered among the population by misinterpretations of experimental data (e.g. in the case of a possible carcinogenic effect for man caused by formaldehyde, dioxins, hydroxyanisole, etc.). In these unfortunate debates a simple principle of science and of medicine has been violated: the discription of data and the drawing of conclusions must remain a two-step procedure.

If the occurrence, e.g. of an increased tumor rate is observed under certain experimental conditions, many non-experts (and unfortunately also some "experts") automatically "label" the substance in question "carcinogenic"; this, of course, also automatically implies that the substance is likely to produce cancer in man. Such a procedure is a violation of toxicological principles and an abuse of scientific data. Because of this missuse, terms such as "carcinogenic", "teratogenic", "mutagenic", etc. have almost lost their original meanings. I personally have difficulties on many occasions to use them any longer when they are based on single – and especially diverse – data, and if they are used simultaneously for both a scientific description of data and for a risk assessment. Although very popular it is seldom rewarding and most unfair to describe complex relationships with a "slogan".

Up till now, except for mutagenicity testing, all toxicological evaluations are based on data from whole animal experiments. Today several recently developed in-vitro techniques are able to supplement such in-vivo data. Whether in-vitro methods will in the future be able to replace todays major in-vivo methods can only be decided after such methods have been properly standardized and validated. This has not been done so far for the majority of the techniques suggested in the field of toxicology.

Einleitung

Wenn der Grad der Vorhersehbarkeit von toxischen Effekten beim Menschen auf der Grundlage durchgeführter experimenteller Studien abgeschätzt werden soll, muß zunächst einmal der Rahmen für eine solche Prognose-Möglichkeit abgesteckt werden.

So müssen extreme Erwartungen an eine „totale" Sicherheit zurückgewiesen werden. Eine *vollkommen zufriedenstellende* Vorhersehbarkeit kann es grundsätzlich *nicht* geben.

Genau so absurd ist jedoch auch die von Laien immer wieder in den Raum gestellte Behauptung, Resultate von Tierversuchen könnten überhaupt nicht auf die Verhältnisse beim Menschen übertragen werden. Der Unsinn dieser – neuerdings auch häufig von uninformierten und nicht sachverständigen Politikern, aber auch von unzureichend ausgebildeten Ärzten, vorgetragenen – Behauptung ist für den auf dem Gebiet der medizinischen Forschung Kompetenten evident; ganz abgesehen davon, daß derartige pauschalierte „statements" – auch wenn sie heute modern sind – fast immer Halbwahrheiten darstellen oder sogar bewußt dazu benutzt werden, den wahren (und häufig sehr komplexen) Sachverhalt zu verschleiern und die Öffentlichkeit irrezuführen.

Eine „Übertragbarkeit" experimentell gewonnener Ergebnisse auf die beim Menschen zu erwartenden Verhältnisse ist in der Toxikologie selten auf Grund eines einzigen experimentellen Befundes möglich. Fast immer müssen zu einer Risiko-Abschätzung möglichst viele bekannte Tatsachen und Befunde herangezogen werden, und es ergibt sich ein komplexes Bild. Am Beispiel pränataler toxischer Effekte haben wir die wesentlichen Aspekte von Spezies- und Stamm-Unterschieden an anderer Stelle ausführlich diskutiert [7].

Natürlich besteht andererseits gar kein Zweifel daran, daß unsere Möglichkeiten zur Erkennung toxischer Risiken heute noch unvollkommen sind (s. z. B. [6]). Erhebliche weitere Anstrengungen sind in der Zukunft notwendig.

Im folgenden sollen einige Prinzipien, die bei der Vorhersehbarkeit toxischer Wirkungen eine Rolle spielen, stichwortartig zusammengestellt werden.

Allgemeine Probleme bei der Vorhersehbarkeit toxischer Wirkungen

Wir denken *überwiegend* in *vorgeprägten Bahnen*;

– innerhalb dieser vorprogrammierten Denk-Schemata kann eine Prävention von Schädigungen durchaus erfolgreich gelingen.

Kaum oder sogar gar nicht vorhersehbar sind darum besonders die Ereignisse, die außerhalb der bisherigen Erfahrung – *erstmalig* auftreten.

Vorhersehbarkeit beruht fast immer auf *Erfahrung;* häufig auf schlechten Erfahrungen! Vorhersehbarkeit soll hier vor allem im Sinne einer *Prävention* verstanden werden. Damit *entfällt* jedoch vielfach die Möglichkeit, die Voraussage zu *verifizieren,* weil die Substanzen mit dem Verdacht auf ein ausgeprägtes toxisches Potential dann oft gar nicht beim Menschen angewandt werden. Der Begriff der „Vorhersehbarkeit" ist an *experimentelle Daten* geknüpft.

– Beobachtungen am Menschen ermöglichen fast nie die Voraussage einer Schädigung (sondern höchstens die Verifizierung einer eingetretenen Nebenwirkung oder – noch seltener – die Aussage, daß eine bestimmte Schädigung offenbar nicht aufgetreten ist).

Die Basis für eine „Vorhersehbarkeit" stammt daher in der Regel aus *Beobachtungen* an experimentellen *„Modellen"*. Die Nützlichkeit der Anwendung von Modellen und die selbstverständlichen Limitierungen wurden an anderer Stelle diskutiert [4].

Die „Vorhersehbarkeit" von toxischen Risiken für den Menschen wird um so zuverlässiger,

- je besser das zur Voraussage benutzte Modell ist;
- je umschriebener und definierter die vorauszusagende Schädigung ist;
- je besser die theoretischen Grundlagen zu dem entsprechenden toxischen Risiko bekannt sind, und
- je mehr – meist negative – grundsätzliche Erfahrungen beim Menschen auf dem betreffenden Gebiet vorliegen.

Zur Prüfung auf ein bestimmtes toxisches Potential (qualitative Aussage) oder sogar zur Festlegung einer toxischen Potenz (quantitative Aussage) werden heute ganz überwiegend Versuche am ganzen Tier durchgeführt. Im letzten Jahrzehnt ist verstärkt der Versuch gemacht worden, auch bei der Testung auf mögliche *toxische* Effekte *in-vitro-Systeme* zu benutzen. Bisher ist es nur auf dem Gebiet der Mutagenitäts-Testung möglich geworden, überwiegend in-vitro-Methoden zur Beurteilung heranzuziehen. Dies ist zunächst nicht erstaunlich, da die Frage des Vorhandenseins eines mutagenen Potentials toxikologisch vergleichsweise einfach zu beantworten ist. Es ist zu erwarten, daß im nächsten Jahrzehnt eine Reihe weiterer in-vitro-Methoden so weit entwickelt und vor allem validiert sein wird, daß solche Methoden zur Ergänzung und zum partiellen Ersatz von in-vivo-Testen herangezogen werden können. Eine kritische Beurteilung dieser Möglichkeiten und der bei einem solchen Bemühen zu erwartenden Schwierigkeiten findet sich anderer Stelle [1, 2, 3, 5].

Schwierigkeiten treten in zunehmendem Maße – wie nicht anders zu erwarten – durch pauschalierende Klassifizierungen toxischer Wirkungen auf. Besonders vom Laien oder unzureichend ausgebildeten „Fachmann" werden Bezeichnungen wie „karzinogen", „mutagen" oder „teratogen", die sich zunächst nur auf spezielle experimentelle Befunde beziehen, mißgedeutet, und es wird automatisch unterstellt, daß beim Menschen ein solcher Effekt zu erwarten ist. Hier rächt sich der – fast immer zum Scheitern verurteilte – Versuch, komplexe Zusammenhänge mit einem Schlagwort zu belegen und Wirkungen „abzustempeln".

Es muß dringend angeraten werden, wieder dazu zurückzukehren, zunächst zu beschreiben, was beobachtet wurde; dann kann in einem *zweiten* Schritt auf dieser Basis eine umfassende und alle bekannten Fakten berücksichtigende toxikologische Beurteilung durchgeführt und eine Schlußfolgerung im Hinblick auf Wirkungen, die beim Menschen zu erwarten sind, gezogen werden.

So bedeutet das vermehrte Auftreten von Tumoren unter bestimmten experimentellen Bedingungen *nicht* automatisch, daß die Substanz bei einer gegebenen Exposition als für den Menschen „Krebs-erzeugend" eingestuft werden muß. Zur „Vorhersehbarkeit" gehört nämlich auch die Abschätzung einer Reihe von speziellen Gegebenheiten, so z. B. im Falle der „Karzinogenese":

- das Vorhandensein oder Fehlen eines genotoxischen (z. B. mutagenen) Potentials der betreffenden Substanz;
- die Berücksichtigung spezieller Eigenheiten und anatomischer Besonderheiten der benutzten Tierspezies – insbesondere beim Vorliegen sehr spezieller pathologischer Befunde;
- das Vorhandensein spezieller Gegebenheiten bei der Durchführung des Versuches;
- das Auftreten von „karzinogenen" und „antikarzinogenen" Effekten in der gleichen Versuchs-Population;
- die Bedingungen einer Exposition des Menschen gegenüber der Substanz;

und anderes mehr.

Ähnlich liegen die Verhältnisse bei der Beschreibung und Beurteilung von Befunden über embryo-/fetotoxische Wirkungen. Bei der Mannigfaltigkeit der Manifestationen solcher pränatal induzierten Effekte sollte der erhobene Befund zunächst charakterisiert werden – unter Vermeidung von wertenden Schlagworten. Bereits die Bezeichnung „teratogen" ist in diesem Zusammenhang mißverständlich. Während wir diesen Begriff nur für „grobstrukturelle Abnormitäten" benutzen, wenden ihn andere Wissenschaftler entweder für alle strukturellen Abnormitäten (auch mikroskopische) oder sogar für alle pränatal induzierten Abnormitäten (einschließlich Dysfunktionen, die sich erst postnatal manifestieren) an. Dies unterstreicht die Problematik solcher „Schlagworte" und ihre wissenschaftliche und praktische Wertlosigkeit. Da fast automatisch mit einer solchen Abstempelung von Substanzen bei vielen Menschen eine Risiko-Abschätzung verbunden wird, ist es an der Zeit, derartige Bezeichnungen zu unterlassen. Neuerdings geprägte Begriffe wie „behavioural teratology" können bestenfalls als „Mißbildungen" des Denkens charakterisiert werden; sie tragen lediglich zur allgemeinen Verwirrung bei. Es ist nicht einzusehen, warum z. B. eine pränatal induzierte (congenitale) Verhaltens-Störung nicht als solche bezeichnet werden sollte; zweckmäßiger sogar noch unter Beschreibung der tatsächlich beobachteten Störung. Inwieweit ein derartiger experimenteller Befund auf die Verhältnisse beim Menschen übertragen werden kann – und ob überhaupt eine Relevanz für den Menschen gegeben ist – ist dann eine ganz andere Frage. Im Falle von pränatal ausgelösten experimentellen Verhaltens-Veränderungen fehlen z. Z. ohnehin *alle* wissenschaftlichen Voraussetzungen zur Beurteilung der Signifikanz solcher Befunde für den Menschen und für eine „Vorhersehbarkeit" entsprechender Effekte.

Spezielle Probleme bei der Vorhersehbarkeit toxischer Risiken für den Menschen

Die *wichtigsten toxischen* Risiken für den Menschen, bei denen eine „Vorhersehbarkeit" erwünscht ist und z. Z. angestrebt wird, betreffen:
a) die akute Toxizität;
b) die chronische Toxizität;
c) die Mutagenität;
d) die Karzinogenität;
e) die Reproduktions-Toxizität.
Die besonderen Aspekte bei der Vorhersehbarkeit toxischer Effekte sollen daher bei diesen Problemkreisen kurz diskutiert werden. Dabei soll versucht werden, in-vivo- und in-vitro-Methoden zu berücksichtigen bzw. ihre zukünftigen Erfolgschancen und den prädiktiven Wert abzuschätzen.

Akute Toxizität

Die Untersuchungen auf akute Toxizität haben den Sinn, das Vergiftungsbild nach einmaliger Gabe zu erkennen und zu charakterisieren. Einbezogen in die Beurteilung sind auch Effekte, die nach einmaliger Exposition mit einem Latenzzeiteffekt auftreten („Spät-Toxizität").

In-vivo-Methoden: sind hilfreich, insbesondere in Verbindung mit pharmakokinetischen Studien (auch beim Menschen).

In-vitro-Methoden: z. Z. gibt es keine wissenschaftliche Grundlage für eine Extrapolation auf die Verhältnisse in vivo. Dies gilt sowohl für das zu erwartende Vergiftungsbild als auch für Dosis-Wirkungs-Beziehungen.

Chronische Toxizität

Die Untersuchungen sollen zeigen, ob die zu testende Substanz beim Auftreten toxischer Effekte eine spezielle Organotropie erkennen läßt. Einige dieser Organ-Manifestationen zeigen sich erst nach chronischer Einwirkung.

In-vivo-Methoden: Einige beim Menschen beobachtete Organ-Manifestationen sind mit *hoher Sicherheit* im Tierexperiment erkennbar (Toxizität an: z. B. Leber, Niere, Herz und Kreislauf, lymphatischen Geweben, blutbildenden Systemen). *Andere* beim Menschen beobachtete Organ-Manifestationen sind mit heutigen Versuchsanordnungen im Tierexperiment *nicht sicher* erkennbar (z. B. bestimmte toxische Symptome am ZNS, allergische Erscheinungen etc.).

In-vitro-Methoden: Die Brauchbarkeit einiger Systeme zur Erkennung *spezieller* toxischer Effekte mit hoher Organotropie ist grundsätzlich vorstellbar; bis heute sind keine Systeme zur routinemäßigen Anwendung entwickelt und akzeptiert.

Grundsätzliche Schwierigkeiten existieren beim „primären" Testen (primary stage testing): welche Batterie von Testsystemen erscheint sinnvoll? *Einige* Organ-Toxizitäten sind nur schwer oder z. Z. gar nicht zu beurteilen: z. B. Ototoxizität, Kreislauf-Toxizität, ZNS-Toxizitäten, etc., die sowohl akut als auch chronisch ausgelöst werden können.

Mutagenität

Der Nachweis einer mutagenen Wirkung stellt in der Toxikologie einen speziellen Fall dar, da unterstellt wird, daß es sich um einen prinzipiell gleichartigen Effekt bei allen Lebewesen handelt. Aus einem entsprechenden Nachweis bei einem niederen Organismus wird geschlossen – zu Recht oder nicht – daß eine entsprechende Wirkung auch bei einem höheren Organismus (einschließlich dem Menschen) auftreten könnte.

- Die Beurteilung des mutagenen *Potentials* ist – in der Regel – so gut möglich wie bei kaum einer anderen Art der Toxizität;
- Die Abschätzung des toxischen Risikos und der toxischen *Potenz* für den Menschen im Bezug auf die Keimzellen ist trotzdem nahezu unmöglich, da noch *kein*

entsprechender Effekt (chemisch ausgelöster, vererbter Defekt) beim Menschen mit Sicherheit nachgewiesen wurde!

In-vivo-Methoden: werden heute in der Regel zur Bestätigung eines in vitro gefundenen Effektes oder zur speziellen Risiko-Abschätzung verwendet.

In-vitro-Methoden: sind auf diesem Gebiet gut etabliert und werden heute viel benutzt.

Karzinogenität

Dem Nachweis eines karzinogenen Potentials einer zu prüfenden Substanz – mit Relevanz für den Menschen – wird eine besondere Bedeutung beigemessen. Trotzdem sind z. Z. für den Menschen *kaum abzuschätzen:*

- Der *Anteil* einer chemischen Karzinogenese an der allgemeinen Krebs-Morbidität und -Mortalität; wahrscheinlich wird eine solche Möglichkeit heute vielfach *erheblich* überschätzt.
- Der Einfluß einer „*Summation*“ verschiedener karzinogener Noxen (insbesondere auch über lange Zeiträume);
- Das Ausmaß von *Repair*-Vorgängen und ihrer Störungen bei der chemischen Karzinogenese;
- Die Bedeutung einer *Tumor-„Promotion“;*
- Der Einfluß immunologischer Vorgänge für die Tumor-Manifestation.

In-vivo-Methoden: Es ist *nahezu kein* Karzinogen für den Menschen bekannt (Arsen!), das im Tierexperiment nicht zu einer erhöhten Tumorrate führt. Meiner Meinung nach ist es völlig unakzeptabel, und auch nicht mehr zeitgemäß, sich bei der Beurteilung eines karzinogenen Risikos mit einer qualitativen Feststellung zufriedenzugeben; eine Quantifizierung des karzinogenen Effektes mit Relevanz für den Menschen auf der Grundlage experimenteller Befunde wird heute *noch zu wenig* durchgeführt. Auch die chemische Karzinogenese ist ein Dosis-abhängiger Effekt; eine Reduzierung der Exposition führt darum auch immer zu einer verminderten Inzidenz von Tumoren. Entsprechende mathematische Modelle zur quantitativen Risiko-Abschätzung sind verfügbar.

In-vitro-Methoden: Mutagenitäts-Tests ergeben *keinen* direkten Hinweis auf ein karzinogenes Potential; sie sind jedoch hilfreich zur Klärung der Frage, ob eine Wechselwirkung der zu prüfenden Substanz mit DNA stattfindet [3].

Tests zum Nachweis einer malignen Transformation sind zur Feststellung eines karzinogenen *Potentials* für die Zukunft erfolgversprechend; z. Z. ist noch keine Methode zum Nachweis einer neoplastischen Transformation ausreichend standardisiert und validiert.

Reproduktions-Toxizität

Da die Möglichkeiten der Beeinflussung von Reproduktions-Vorgängen vielfältig sind, müssen verschiedenartige Testsysteme herangezogen werden. Dies sind heute die „Segment-I- bis -III-Versuche (nach der FDA-Definition) oder äquivalente Teste.

- Die meisten toxischen Wirkungen auf a) die männliche oder weibliche *Fertilität* sowie b) eine *Teratogenität* oder c) *peri/postnatale Toxizitäten* sind im Tierexperiment erkennbar.
- *Völlig unklar* ist die Bedeutung pränatal induzierter *Dysfunktionen* für den Menschen – eindeutig nachgewiesen sind derartige Effekte bisher nur nach Einwirkung massiver Dosen ionisierender Strahlen (geistige Retardierung).
- Genaue Mechanismen teratogener Wirkungen sind bis heute noch völlig unbekannt – einschließlich der Wirkung von Thalidomid.

In-vivo-Methoden: sind gut etabliert und standardisiert; die Bedeutung von „borderline-effects“ im Experiment für den Menschen ist noch weitgehend unklar; Grundlagen für eine routinemäßige *quantitative* Extrapolation auf die beim Menschen vorliegenden Verhältnisse sind bisher noch nicht erarbeitet worden.

In-vitro-Methoden: (Zusammenstellungen s. z. B. [1, 5, 8]); sind sehr wertvoll für *„sekundäres“* Testen (secondary stage testing); z. Z. sind *keine* Tests für „primäres“ Testen (primary stage testing – d. h. Testen von Substanzen mit unbekanntem toxischen Potential) auf Embryotoxizität standardisiert und validiert, die relevante Schlüsse auf die Verhältnisse beim Menschen erlauben; z. Z. ist eine „Vorhersehbarkeit“ embryotoxischer Effekte beim Menschen allein nach in-vitro-Daten nicht möglich.

Schlußfolgerungen

Mit dem gegenwärtigen Stand der Vorhersehbarkeit toxischer Effekte sollten wir uns nicht zufrieden geben. Zweifellos müssen – und können – die heutigen Methoden zur Abschätzung eines toxischen Risikos noch verbessert werden. Die Entwicklung von ergänzenden in-vitro-Methoden kann dazu wesentlich beitragen. Es treten immer noch schwerwiegende Schädigungen beim Menschen auf, die nach den Ergebnissen der experimentellen Studien nicht vorhergesehen werden konnten.

Nebenwirkungen, die beim Menschen in einer außerordentlich kleinen Inzidenz (< 1:10 000) vorkommen (und wahrscheinlich auf genetischen Besonderheiten der Betroffenen beruhen, die diese Menschen aus der großen Zahl der anderen herausheben), werden auch in Zukunft kaum vorhergesehen werden können. Wir haben aber keinen Grund, die bisher erzielten Erfolge zu negieren. Die Tatsache, daß das Risiko z. B. von Arzneimittel-Nebenwirkungen so niedrig ist wie bei kaum einem anderen

Risiko des täglichen Lebens, sollte dazu ermutigen, den eingeschlagenen Weg weiter zu beschreiten und keine unnötigen Experimente mit anderen Strategien einzugehen.

Literatur

[1] Neubert, D.: The use of culture techniques in studies on prenatal toxicity. Pharmacol. Ther. **18** (1982) 397–434.

[2] Neubert, D.: Können Mutagenitäts-Tests oder andere In-Vitro-Methoden Carcinogenitäts- und andere Langzeit In-Vivo-Untersuchungen ersetzen? In: Arzneimittel Sicherheit, (P. Grosdanoff, B. Schnieders, K. Überla, Hg.), S. 83–88. bga-Schriften 1/1983). MMV Medizin Verlag, München 1983.

[3] Neubert, D.: Mutagenicity as a basis for carcinogenicity. In: Critical Evaluation of Mutagenicity Tests, (R. Bass, V. Gocklin, P. Grosdanoff, D. Henschler, B. Kilbey, D. Müller, D. Neubert, Hg.), S. 37–65. MMV Medizin Verlag, München. 1984.

[4] Neubert, D.: Benefits and limits of model systems in developmental biology and toxicology (in vitro techniques). In: Prevention of Physical and Mental Congenital Defects, Part A: The Scope of the Problem, (M. Marois Hg.), S. 91–96, Alan R. Liss Inc., New York. 1985.

[5] Neubert, D.: Toxicity studies with cellular models of differentiation. Xenobiotica **15** (1985) 646–660.

[6] Neubert, D.: Current problems connected with carcinogenicity, mutagenicity and teratogenicity testing. In: Registration and Decision-Making, Processes for Drugs, Pesticides and Chemicals, Proc. 2nd International RCC-Symposium, May, 1984, (M. Herbst, D. Neubert Hg.), S. 43–54. Basle/Switzerland. 1985.

[7] Neubert, D., I. Chahoud: Significance of species and strain differences in pre- and perinatal toxicology. Acta Histochem. **31** (1985) 23–35.

[8] Neubert, D., G. Blankenburg, C. Lewandowski, et al.: Misinterpretations of results and creation of „artefacts" in studies on developmental toxcity using systems simpler than in vivo systems. In: Developmental Mechanisms, Normal and Abnormal. Progress in Clinical and Biological Research, Vol. 171, (J. W. Lash, L. Saxén, Hg.), S. 241–266, Alan R. Liss Inc., New York. 1985.

VIII Behördenanforderungen

Behördenanforderungen – Internationale Verflechtungen

B. Schnieders

Abstract

Official requirements: agency cooperation

The need for treatment of diseases which, up to now, cannot be cured requires the development of new drugs. The costs of this development are so high – 30 to 150 million DM – that they can only be bourne by large international companies who then market their new products around the world.

Thus the agencies around the world must evaluate the relative safety (benefit/risk ratio), effectiveness and quality of the same or very similar products. In order to save both the agency and the manufacturer time, money, and manpower and to reduce the suffering of test animals, the agencies work together to harmonize requirements and thus reduce redundant efforts in testing, evaluation and control.

Because the agencies are responsible for the health of the people in their countries, any agreement among agencies must allow each individual agency to assure that 1) the development of new drugs includes all tests necessary to assure sufficient efficacy, safety and quality, and 2) the manufacture of the drugs assures appropriate and constantly controlled quality.

In the European Community, although each agency is still responsible for approval decisions, laws and regulations and their interpretations (Notes of Guidance) have been harmonized. Furthermore, a system of exchange of assessment reports which is compatible with the evaluation reports agreed on by the participants in the Pharmaceutical Evaluation Report scheme (Austria, Finland, Norway, Sweden and Switzerland has been agreed upon.)

Requirements for the quality of test data have been set by the adoption of the Good Laboratory Practices (based on OECD's GLP) within the EC. Requirements for the quality of clinical data have been set in the USA by its Good Clinical Practices requirements. The adoption of these requirements is also being considered by the EC.

For the guarantee of the quality of the product, the Pharmaceutical Inspection Convention, in which some EFTA, EC and Commecon countries take part, has created a Certificate System by which an agency can certify that the manufacture and control has been carried out according to the Good Manufacturing Practices and Good Control of Laboratory Practices agreed upon. These certificates are sent to the agencies of the importing countries and are kept up-to-date, i.e., all changes in the status of the exported product are reported to the authorities of the importing country. Agreement of the quality of the raw materials has been reached in the European Council in the form of the European Pharmacopia which is recognized by all member states.

The PIC Agreement also provides for the mutual acceptance of on-site inspections of the manufacture of drugs by the exporting country. Under this agreement, warnings of serious threats to the health are sent to importing countries. Within the EC, agreements on quality control have made it possible to dispense with systematic controls of the manufacturing process and quality of drugs imported from other EC states.

The monitoring of drugs on the market is coordinated by the WHO at is collaborating Centre in Uppsala, Sweden. This centre collects and evaluates reports of suspicions of adverse effects of drugs and registers all changes in the status of drugs. This information is kept online and is available to the 20 participating countries.

At the most general level, cooperation and contact with other agencies around the world are provided by the biannual meetings of the ICDRA.

Weltweit gibt es viele – präziser gesagt zuviele – Erkrankungen, die gegenwärtig lediglich symptomatisch, nicht jedoch kausal behandelbar sind. Ein Bedarf an neuen Arzneimitteln ist daher ärztlich begründbar und aus gesundheitspolitischer Sicht unbestreitbar. Die Schaffung neuer arzneilicher Wirkstoffe erfordert jedoch den Einsatz hoher Forschungs- und Entwicklungskosten. Verständlicherweise sind pharmazeutische Unternehmer nur bereit, die erforderlichen Mittel einzusetzen, wenn ein Erfolg zu erwarten ist; d. h. durch späteren internationalen Vertrieb die Investitionen ökonomisch vertretbar erscheinen. Falls diese Erwartungen nicht gegeben wären, müßten die für die Gesundheit ihrer Bevölkerung Verantwortung Tragenden mit einer Ausweitung des schon jetzt existierenden Problems der „orphan drugs" rechnen; Arzneimittel für relativ seltene Erkrankungen stünden dann in vermehrtem Umfange nicht mehr zur Verfügung, weil eine Kostendeckung nicht mehr zu realisieren wäre – Ausnahmen könnten lediglich aus firmenpolitischem Image begründet sein, deren Kosten dann durch Mischkalkulation zu decken wären.

Verhältnismäßig wenig pharmazeutische Unternehmer gehören zu den forschenden Arzneimittelherstellern und sind maßgeblich an der Neuentwicklung von arzneilichen Wirkstoffen beteiligt. Um die Kosten – die sich für neue Stoffe zwischen 30–150 Millionen DM bewegen – durch internationalen Vertrieb amortisieren zu können, sind große Konzerne international in einem Mutter-Tochter-Verhältnis verflochten; darüber hinaus können Firmen der pharmazeutischen Industrie Mitglieder in übernational tätigen Verbänden wie der IFPMA (International Federation of Pharmaceutical Manufacturers Association) oder der WFPMM (World Federation of Proprietary Medicine Manufacturers) sein.

Die Gewährleistung größtmöglicher Arzneimittelsicherheit wird heute als Selbstverständlichkeit angesehen und erwartet. Es darf jedoch nicht verschwiegen werden, daß es eine absolute Sicherheit nicht gibt und nie geben wird; realisierbar ist lediglich eine relative Sicherheit bei der Anwendung von Arzneimitteln. Die Tatsache, daß jeder arzneiliche Wirkstoff erwünschte und unerwünschte Wirkungen haben kann, berücksichtigen moderne Arzneimittelgesetze:

- sie verlangen den erfolgreichen Abschluß eines materiellen Zulassungsverfahrens als Voraussetzung für den Marktzugang;
- sie regeln die Erfassung bislang unbekannter unerwünschter Wirkungen sowie die Durchführung angemessener Maßnahmen zur Risikominimierung.

Marktbedingung eines Arzneimittels ist seine zweifelsfrei positive Nutzen/Schaden-Bilanz; der mit großer Wahrscheinlichkeit durch das Arzneimittel zu erzielende Nutzen beim präventiven Einsatz oder der kurativen Behandlung einer Erkrankung muß das Risiko unerwünschter Effekte vom ärztlichen Standpunkt vertretbar erscheinen lassen.

Die Behörden sind – unabhängig von der grundsätzlichen Verantwortung des pharmazeutischen Unternehmers für sein Arzneimittel – für den Schutz der Verbraucher/Patienten ihres Staates verantwortlich. Rechtsgrundlage zur Erfüllung dieser Aufgaben sind die geltenden Arzneimittelgesetze; Maßstab aller Entscheidungsfindungen unternehmerischer wie behördlicher Art ist jeweils der neueste Stand wissenschaftlicher Erkenntnisse. Alle sich bietenden Informationsquellen müssen demnach zum Erkenntnisgewinn so umfassend und so früh wie möglich genutzt werden; dieses bedeutet eine enge Kooperation mit den Partnern anderer Staaten, zumal sich viele Arzneistoffe international im Verkehr befinden. Bei der Durchführung der dem präventiven Verbraucherschutz dienenden Genehmigungsverfahren entstehen erhebliche Kosten. Die Erarbeitung von Zulassungsunterlagen zum Nachweis der Wirksamkeit, Unbedenklichkeit und Qualität sowie deren behördliche Überprüfung bedeuten für pharmazeutische Unternehmer und Behörden Personalkosten, Sachmittel und Zeitaufwand. Im Zuge der Erstzulassung sind diese Aufwendungen verständlicherweise unumgänglich notwendig und daher gerechtfertigt. Sind jedoch Wiederholungen dieser Arbeiten bei der Erteilung weiterer Marktgenehmigungen im internationalen Bereich unvermeidbar?

Wirtschaftlich orientierte Staatengemeinschaften – wie z. b. die EFTA (The European Free Trade Association) und die EG (die Europäischen Gemeinschaften) verfolgen jeweils das Ziel, einen großen, offenen, transparenten und geordneten Markt zu schaffen. Als Instrumentarium dazu dient die Beseitigung aller Handelshemmnisse; so soll der Marktzugang für Arzneimittel u. a. durch eine Reduzierung des Aufwandes der Zulassung erleichtert werden. Als Lösungsmöglichkeiten ohne Sicherungseinbußen wären dabei denkbar:

- die Unterlassung von Doppeluntersuchungen, d. h. Versuche und Erprobungen, deren Ergebnisse maximal einer Bestätigung bereits vorhandener Erkenntnisse dienen, könnten unterlassen werden,
- die Unterlassung von Doppelbeurteilungen, d. h. erreichbar wäre eine erhebliche Verminderung der Gesamtaufwendungen, wenn die Zulassungsbehörden die ursprünglich erstellte Dokumentation akzeptieren würden und zwar bezüglich Struktur und Inhalt, den erzielten Ergebnissen und der daraus abgeleiteten abschließenden Gesamtbeurteilung.

Erschwerend für den freien Warenverkehr mit Arzneimitteln wirkt sich jedoch der notwendige Schutz der Volksgesundheit aus, der unbedingte Priorität besitzt und den es zu gewährleisten gilt. Garantien müssen deshalb geleistet werden:

- für eine einwandfreie Entwicklung eines Arzneimittels, bei der die erforderlichen Versuche und Erprobungen, nach anerkannten Grundsätzen, zu erfolgen haben;
- für eine vorherige Genehmigung mit den Nachweisen von Wirksamkeit, Unbedenklichkeit und Qualität;
- für eine einwandfreie Herstellung, beruhend auf einer Herstellungserlaubnis unter Berücksichtigung anerkannter Voraussetzungen und deren ständigen Kontrolle durch qualifizierte Inspektionen.

In der Europäischen Gemeinschaft können aufgrund eines gemeinsamen Pharmazeutischen Richtliniensystems – dessen Bestimmungen in jeweiliges nationales Recht transportiert wurden – die systematischen Kontrollen bei der Einfuhr zwischen den Mitgliedstaaten wegfallen. Welches auch immer der Herstellungsort in der Gemeinschaft ist, das Arzneimittel wird unter Berücksichtigung derselben Vorschriften und unter Aufsicht von Personen mit gleichwertigen Qualifikationen hergestellt und geprüft.

Die Genehmigungen für das Inverkehrbringen werden jedoch weiterhin von den einzelstaatlichen Behörden erteilt. Damit voneinander abweichende Entscheidungen nach Möglichkeit vermieden werden, ist eine Zusammenarbeit zwischen den zuständigen Behörden im Rahmen des Ausschusses für Arzneispezialitäten (Committee for Proprietary Medicinal Products – CPMP) sichergestellt. Obwohl die arzneimittelrechtlichen Bestimmungen angeglichen und eine Harmonisierung der Anforderungen zum Nachweis der Wirksamkeit, Unbedenklichkeit und Qualität sowie deren Interpretationen – durch gemeinsam verabschiedete notes for guidance – erfolgte, ist das Endziel, die „gegenseitige Anerkennung von Zulassungsunterlagen und Zulassungsentscheidungen“ noch nicht in greifbare Nähe gerückt.

Wesentliche Schritte auf dem Wege dahin sind jedoch

– das verbesserte kommunitäre Verfahren – in Verbindung mit
– der Erstellung eines Bewertungsberichtes durch die erstzulassende Behörde auf der Grundlage einer nach Form und Inhalt geregelten Fakten-Dokumentation.

Eine Erstellung von Bewertungsberichten und deren Weitergabe an andere Staaten zur Erleichterung ihrer Entscheidungsfindung ist bereits seit 1979 Basis der Zusammenarbeit der im PER-Schema (Pharmaceutical Evaluation Report) verbundenen Staaten (Österreich, Schweiz, Finnland, Norwegen, Schweden).

Diese „Übereinkunft zur gegenseitigen Anerkennung von Bewertungsberichten“ hat den Zweck – unter gebührender Berücksichtigung volksgesundheitlicher Aspekte – den Handel mit pharmazeutischen Produkten zwischen den Ländern der teilnehmenden Behörden dadurch zu erleichtern, daß durch den Austausch dieser Bewertungsberichte ungerechtfertigte Wiederholungen bei der Erstellung wissenschaftlicher Daten sowie deren Beurteilungen vermieden werden.

Probleme bei der Akzeptanz ausländischer Daten oder deren Beurteilungen, die aufgrund unterschiedlicher Vorschriften oder deren Auslegungen auftreten können, müssen rechtzeitig erkannt und gemeinsam erörtert werden; ein PER-Committee übernimmt in Analogie zum CPMP der EG-Staaten diese Koordinierungsaufgabe. Diese – im Prinzip – gleichsinnige Entwicklung in beiden Gemeinschaften hat u. a. dazu geführt, Struktur und Inhalt künftiger Bewertungsberichte weitgehend gleich zu gestalten und somit eine Verwertung erstmals erstellter Dokumentationen und ihrer Beurteilungen in den Mitgliedstaaten der EG- und des PER-Schema zu ermöglichen. Gemeinsame Lösungen sind möglich, da in den Grundauffassungen der Arzneimittelsicherheit – zumindest unter den westeuropäischen Staaten – keine wesentlichen Unterschiede bestehen. Die Arzneimittelgesetze der Mitgliedstaaten der EG basieren alle auf dem gemeinsamen Pharmazeutischen Richtliniensystem; die Mitgliedstaaten des PER-Schema haben ihre Arzneimittelgesetze zwar nicht formell harmonisiert, sie stimmen aber in den Grundzügen die Arzneimittelsicherheit betreffender Anforderungen mit denen der EG-Staaten durchaus überein.

Die Teilnahme am PER-Schema steht allen Behörden offen, deren Registrierungsanforderungen und -verfahren eine ordnungsgemäße Erfüllung desselben gewährleisten können und zu ihrer wirksamen Durchführung beitragen. Das Institut für Arzneimittel des Bundesgesundheitsamtes als zuständige Zulassungsbehörde in der Bundesrepublik Deutschland nimmt ab 3. 3. 1986 an dem PER-Schema teil.

Wesentlich für die Anerkennung von Untersuchungen sind nicht nur Art, Anlage und Ergebnisse dieser Prüfungen selbst, sondern auch das Vertrauen in die Qualität der erhobenen Daten. Um unterschiedliche Verfahrensweisen bei der Durchführung von Versuchen, auf die sich die Gefahrenabschätzung u. a. bei Arzneimitteln stützt, zu vermeiden, wurden von den OECD-Mitgliedstaaten (Organization for Economic Co-operations and Development) die „Grundsätze der guten Laborpraxis“ (GLP) vereinbart. Diese befassen sich mit dem organisatorischen Ablauf und den Bedingungen, unter denen Laborprüfungen geplant, durchgeführt und überwacht werden sowie mit der Aufzeichnung und Berichterstattung der Prüfung.

Empfehlungen zur Sicherung von pharmazeutischen Daten zur Qualität sind in den „Gute Kontroll-Laboratorien Praxis“-Richtlinien (GCLP) enthalten und im Rahmen des PIC-Abkommens vereinbart. Grundnormen für die Arzneimittelqualität im übernationalen Bereich setzen ebenfalls die Vorschriften des Europäischen Arzneibuches (EuAB).

Im Bereich klinischer Erprobungen gibt es bereits in einigen Staaten (z. B. Schweden, USA) die sogenannten GCP – „Gute Klinische Praxis“-Vorschriften; auch hier besteht die Tendenz der Übernahme durch weitere Staaten. Zweck dieser Grundsätze ist es, die Qualität von Prüfdaten sicherzustellen; nur vergleichbare Qualität kann vertrauensbildend wirken und somit die Basis für die gegenseitige Anerkennung von Prüfunterlagen sein.

Vertrauen in die sachgerechte Herstellung von Arzneimitteln ist Voraussetzung für einen ungeprüften Import. Die WHO hat in ihrem Bemühen, weltweit den Menschen qualitativ hochwertige Arzneimittel zur Verfügung zu stellen, eine „Richtlinie für die Herstellung von Arzneimitteln und die Sicherung ihrer Qualität" (CMP-guideline; Requirements for good manufacturing practice) veröffentlicht.

Die GMP-Vorschriften wenden sich mit einer Vielzahl von Grundforderungen an den pharmazeutischen Unternehmer, damit optimale Herstellungsvorschriften vorhanden und die äußerst sorgfältige Durchführung der verschiedenen Produktionsschritte gewährleistet sind.

Um für die Therapie qualitativ einwandfreie Arzneimittel verfügbar zu haben, reicht es jedoch nicht aus, lediglich Vorschriften über deren Herstellung zu erlassen – es bedarf der Kontrolle, ob diese Grundregeln in der Praxis eingehalten werden. Pharmazeutische Hersteller, die ihre Arzneimittel entsprechend den Grundregeln der WHO produzieren – die Beibehaltung dieses Standards wird durch Inspektionen in regelmäßigen Abständen kontrolliert – können hierüber ein Zertifikat erhalten. Die Bundesrepublik Deutschland nimmt wie Österreich an diesem Zertifikatssystem teil. Die Verantwortung für die Arzneimittelsicherheit kann damit den Importländern sicherlich nicht abgenommen, die Entscheidungsfindung jedoch erleichtert werden, da darüber hinaus alle notwendigen Informationen zur Verfügung gestellt werden – wie z. B. die Bedingungen der Verkehrsfähigkeit (Packungsbeilage, Fachinformation, Verschreibungsstatus, Verkaufsabgrenzung etc.) oder die Gründe für die Nicht-Verkehrsfähigkeit, Angaben die zu einer Bewertung importierter Arzneimittel erforderlich sind.

Durch das „Gesetz zu dem Übereinkommen zur gegenseitigen Anerkennung von Inspektionen betreffend die Herstellung pharmazeutischer Produkte" (Pharmazeutische Inspektions-Conventions = PIC) verzichten die beteiligten Staaten auf eine eigene Inspektion im exportierenden Land, in dem sie die in enger Anlehnung an die GMP-Richtlinie erforderliche Kontrolle durch das Exportland gleichberechtigt anerkennen. Fremdinspektionen von Herstellerbetrieben durch Beamte importierender Staaten finden aufgrund des PIC-Abkommens nicht mehr statt. Dieses Übereinkommen ist eines der wenigen völkerrechtlichen Verträge, die zwischen Staaten abgeschlossen wurden, die der EFTA, der EG oder dem Comecon angehören. Bilaterale Vereinbarungen mit weiteren Staaten wie z. B. Japan, Kanada und USA werden angestrebt. Die dem System angehörenden Staaten werden in Fällen, in denen ernsthafte Gefahr für die Bevölkerung – z. B. durch das Bekanntwerden unerwünschter Wirkungen – besteht, umgehend umfassend unterrichtet.

Generell werden behördliche Informationen weltweit durch die WHO vermittelt; so werden z. B. vom BGA Meldungen über zugelassene neue Arzneistoffe ebenso dem

WHO-Headquarter in Genf übermittelt wie notwendig gewordene Maßnahmen zur Risikominimierung auf dem Markt befindlicher Arzneimittel. Regelmäßige – im Akutfall auch sofortige – Verbreitung erfolgt sodann über die „Drug information" Systeme der WHO.

Das WHO-Collaborating Centre „Drug monitoring" in Uppsala erhält regelmäßig die Meldungen über unerwünschte Arzneimittelwirkungen von 20 Staaten; alle beteiligten Institutionen können ihrerseits die dort gespeicherten Daten im Bedarfsfalle für ihre Entscheidungsfindung verwenden.

Zweifellos sind Verbesserungsmöglichkeiten behördlicher Kommunikation möglich und notwendig; die alle zwei Jahre in Zusammenarbeit von Zulassungsbehörden und WHO veranstalteten Konferenzen ICDRA (International Conference of Drug Regulatory Agencies) bieten Gelegenheit zum Erfahrungsaustausch, zu persönlichen Kontakten und konkreten Vereinbarungen engerer Zusammenarbeit.

Die aufgezeigte internationale Verflechtung dient der weltweiten Versorgung mit qualitativ einwandfreien, wirksamen und unbedenklichen Arzneimitteln – und der Gewährleistung größtmöglicher Arzneimittelsicherheit für alle.

Das neue österreichische Arzneimittelgesetz

W. Michtner

Abstract

The new Austrian Medicines Act

The Medicines Act (BGBl. Nr. 185/1983) came into force on 1st April 1984. In the meantime a number of very extensive and precise implementing regulations have been enacted.

In order to differentiate to existing laws (e.g. Law governing Foodstuffs) a definition of the term "medicine" is given in this law. Further, general requirements on medicines, especially with respect to their quality and harmlessness have been standardized. An extensive chapter of the law deals with the approval of medicinal specialities (former pharmaceutical specialities) which have a long tradition in Austria. For the first time approval is now also compulsory for a number of additional products (e.g. homoeopathic and biogenic medicines as well as radiopharmaceuticals).

Besides detailed regulations concerning the labelling of medicinal specialities the separation of the former packaging leaflet into a patient orientated information and a technical information intended for physicians, pharmacists etc. belongs to the most important innovations. Severe regulations governing clinical trials shall ensure utmost protection for probationers and patients. The so-called "Arzneimittelbeirat" (Medicines Advisory Board) which is consisted of highly qualified experts has considerable significance in this connection.

As to the provisions governing the supply of medicines the restrictions imposed concerning the supply of free samples to physicians should be pointed out. Furthermore, the Medicines Act contains restrictions on advertising medicines with due consideration of health and consumer protection and differentiation between advertising to the public or to physicians and other health professionals.

The requirements for manufacturing and wholesale enterprises are issued in accordance with international guidelines.

In order to provide physicians and pharmacists with qualified technical information pharmaceutical consultants are required to have sufficient scientific qualification and training and practice their duties correct.

In addition the law governs the control of medicines and provides the necessary protective measures by the Federal Minister of Health and Environmental Protection.

Das neue österreichische Arzneimittelgesetz ist nicht mehr so neu wie der Titel dieses Beitrages vielleicht vermuten ließe. Es wurde nach langer Vorbereitungszeit und eingehenden Diskussionen mit allen beteiligten Verkehrskreisen im Jahre 1983 im

Bundesgesetzblatt (BGBl. Nr. 185/1983) kundgemacht und ist etwa ein Jahr danach – am 1. April 1984 – in Kraft getreten.

In der Zwischenzeit wurden dazu bereits eine Reihe von Ausführungsbestimmungen erlassen. Es handelt sich dabei um teilweise sehr umfangreiche Verordnungen des Bundesministers für Gesundheit und Umweltschutz. Die wichtigsten dieser Verordnungen werden wir im Rahmen der Behandlung des Arzneimittelgesetzes noch erörtern.

Zunächst sei Mißverständnissen vorgebeugt: Das Arzneimittelgesetz stellt keine Kodifikation des gesamten österreichischen Arzneimittelrechts dar. Vielmehr bleiben neben dem Arzneimittelgesetz viele Rechtsvorschriften in Geltung, die die Materie „Arzneimittel" betreffen. Das sind z. B. das Apothekengesetz, das Arzneibuchgesetz, das Rezeptpflichtgesetz, das Suchtgiftgesetz, das Arzneiwareneinfuhrgesetz und das Preisgesetz. Außer Kraft gesetzt wurden lediglich die Spezialitätenordnung, die die Zulassung und Registrierung von Arzneispezialitäten (früher: pharmazeutische Spezialitäten) geregelt hat und eine einzige Bestimmung aus der Gewerbeordnung 1973, die die Abgrenzung der Verkaufsrechte zwischen Apotheken und Drogerien zum Inhalt hatte. Diese außer Kraft gesetzten Regelungen werden durch das Arzneimittelgesetz ersetzt. Daneben schafft es Normen in Bereichen, die bisher in Österreich nicht oder jedenfalls nicht so einläßlich und einheitlich geregelt waren.

Nicht gesetzlich festgeschrieben war unter anderem auch, was unter dem Begriff „Arzneimittel" zu verstehen ist. Erstmals in Österreich wird eine diesbezügliche Begriffsbestimmung vorgenommen. Arzneimittel sind danach Stoffe oder Zubereitungen aus Stoffen, die nach der allgemeinen Verkehrsauffassung dazu dienen (objektive Zweckbestimmung) oder nach Art und Form des Inverkehrbringens dazu bestimmt sind (subjektive Zweckbestimmung durch den Hersteller oder Depositeur), eine bestimmte Wirksamkeit zu entfalten. Diese Wirksamkeit besteht nun darin, daß Krankheiten, Leiden etc. geheilt, gelindert, verhütet oder erkannt, die Beschaffenheit des Körpers oder seelische Zustände erkannt, körpereigene Wirkstoffe oder Körperflüssigkeiten ersetzt, Krankheitserreger, Parasiten usw. abgewehrt, beseitigt oder unschädlich gemacht oder daß die Beschaffenheit des Körpers oder seelische Zustände beeinflußt werden. Da nun sehr viele Produkte (auch wenn es sich dabei nicht um Arzneimittel handelt) geeignet sind, etwa die Beschaffenheit des Körpers zu beeinflussen, waren bestimmte Erzeugnisse wie Lebensmittel, Verzehrprodukte, kosmetische Mittel, Tabakerzeugnisse und Futtermittel vom Geltungsbereich des Arzneimittelgesetzes auszunehmen. Zum kosmetischen Mittel ist allerdings eine interessante Anmerkung zu machen. Alle kosmetischen Mittel, deren Anwendung und Wirkung nicht auf den Bereich der Haut und ihre Anhangsgebilde und der Mundhöhle beschränkt sind, gelten als Arzneimittel. Kosmetische Mittel etwa, die eingenommen werden, unterliegen durch die gesetzliche Definition nunmehr den Bestimmungen des Arzneimittelgesetzes (sie sind mithin Arzneimittel).

Nicht verhehlen möchte ich in diesem Zusammenhang, daß die Abgrenzung zwischen Arzneimitteln und anderen Erzeugnissen in manchen Bereichen noch einige Probleme bietet, die einer Lösung bedürfen. Viele Produkte können durch den Fachmann ganz eindeutig eingestuft werden. In gewissen Grenzbereichen werden aber noch einige Fragen zu klären sein, die wir teilweise vielleicht noch gar nicht kennen. Manche davon werden möglicherweise erst nach Ablauf einer längeren Übergangsfrist an die Behörde herangetragen werden.

Zum Arzneimittelbegriff ist noch anzumerken, daß nur jene Stoffe und Zubereitungen aus Stoffen als Arzneimittel einzustufen sind, die am oder im menschlichen oder tierischen Körper angewendet werden. Diagnostika externa zum Beispiel sind keine Arzneimittel im Sinne des Gesetzes. Außerdem sind Gegenstände nicht als Arzneimittel zu betrachten, es sei denn, der Gegenstand enthält ein Arzneimittel oder es ist ein Arzneimittel darauf aufgebracht. Als Beispiel sei ein Verband genannt, der zunächst kein Arzneimittel darstellt. Er wird allerdings zum Arzneimittel, wenn er mit einem Wirkstoff imprägniert ist. (Eine Bestimmung, die ausschließlich Gegenstände betrifft, enthält das Gesetz allerdings. So ist es untersagt, den Verbraucher irrezuführen und fälschlich den Eindruck zu erwecken, bestimmte Gegenstände seien selbst Arzneimittel oder arzneilich wirksam, sie enthielten ein Arzneimittel oder auf sie wäre ein Arzneimittel aufgebracht).

Ferner gelten als Arzneimittel auch alle Hilfsstoffe, die für die Herstellung von Arzneimitteln verwendet werden.

Neben der Festschreibung des Arzneimittelbegriffes nimmt das Gesetz noch eine Reihe weiterer Definitionen vor, auf die ich im einzelnen nicht eingehen kann. Eine der wesentlichsten Begriffsbestimmungen des Arzneimittelgesetzes ist die der „Arzneispezialität“, die für den Abschnitt über die Zulassungsbestimmungen von Bedeutung ist. „Arzneispezialitäten“ sind Arzneimittel, die im voraus stets in gleicher Zusammensetzung hergestellt und unter der gleichen Bezeichnung in einer zur Abgabe an den Verbraucher oder Anwender bestimmten Form (also im voraus einheitlich gefertigt oder verpackt) in Verkehr gebracht werden.

Das Arzneimittelgesetz unterscheidet nun zwischen Vorschriften, die für alle Arzneimittel (also auch für Arzneispezialitäten) gelten und solche, die nur auf Arzneispezialitäten anzuwenden sind. Für alle Arzneimittel gelten die allgemeinen Anforderungen. Darunter sind die Unbedenklichkeit und die Qualität zu verstehen.

Das Gesetz verbietet, Arzneimittel in Verkehr zu bringen, bei denen es nach dem Stand der wissenschaftlichen Erkenntnisse nicht als gesichert erscheint, daß sie bei bestimmungsgemäßem Gebrauch keine schädliche Wirkung haben, die über ein nach den Erkenntnissen der medizinischen Wissenschaft vertretbares Maß hinausgeht. Diese Bestimmung berücksichtigt den Umstand, daß bei Arzneimitteln unerwünschte Nebenwirkungen nicht ausgeschlossen werden können, sieht aber eine Nutzen-Risiko-Abwägung vor. Das mögliche Risiko unerwünschter Nebenwirkungen muß von dem Nutzen für den Patienten überwogen werden und nach den medizinischen Erkenntnissen vertretbar sein.

Die zweite Anforderung, die für alle Arzneimittel gilt, ist die der erforderlichen Qualität. Es ist verboten, Arzneimittel herzustellen oder in Verkehr zu bringen, die in ihrer Qualität dem jeweiligen Stand der Wissenschaft nicht entsprechen. Im wesentlichen ist darunter zu verstehen, daß Arzneimittel Arzneibuchqualität aufweisen – d. h. den Bestimmungen des in Österreich geltenden Arzneibuches entsprechen – müssen. Dieses Arzneibuch besteht aus dem Europäischen Arzneibuch und dem Österreichischen Restarzneibuch (das sind jene Bestimmungen des ÖAB 9, die durch das Europäische Arzneibuch nicht ersetzt wurden). Ausländische Arzneibücher dürfen nur herangezogen werden, wenn das Österreichische Arzneibuch (Europäische Arzneibuch und Restarzneibuch) keine einschlägigen Bestimmungen enthält.

Im Hinblick auf die Information (Informationstexte) über Arzneispezialitäten enthält das Gesetz wesentliche Verbesserungen für Konsumenten aber auch für Fachleute wie Ärzte, Tierärzte und Apotheker.

Es sind sehr exakte und weitreichende Bestimmungen über die Kennzeichnung von Arzneispezialitäten vorgesehen. Darüber hinaus besteht eine diesbezügliche Verordnung (BGBl. Nr. 402/1984), die sich ausschließlich mit der Kennzeichnung von Arzneispezialitäten auseinandersetzt.

Arzneispezialitäten dürfen in Österreich grundsätzlich nur in der zugelassenen Handelspackung abgegeben werden, die die durch den Zulassungsbescheid festgelegte Kennzeichnung enthalten muß. Die Kennzeichnung auf dem Behältnis (Innensignatur) und auf einer vorhandenen Außenpackung (Außensignatur) hat im wesentlichen gleichlautend zu sein. Die genannte Verordnung sieht aber für bestimmte Innenverpackungen (z. B. Blisterpackungen und Signaturen von Ampullen von geringer Größe) aus technischen und praktischen Gründen Ausnahmen vor.

Die Teilung des früheren „Beipacktextes" in eine patientenorientierte Gebrauchsinformation und eine fachorientierte Fachinformation für Ärzte, Tierärzte, Apotheken usw. gehört zu den bedeutendsten Neuerungen, die das Gesetz vorsieht.

Um eine bestmögliche Information für Ärzte, Tierärzte, Dentisten bzw. Apotheker und sonstige zum Kleinverkauf von Arzneimitteln Berechtigte (im wesentlichen Drogisten) zu gewährleisten, sieht diese Bestimmung „Fachinformationen" über alle zulassungspflichtigen Arzneispezialitäten (ausgenommen die apothekeneigenen) vor.

Der Text der Fachinformation wird im Rahmen des Zulassungsverfahrens genehmigt. Die Fachinformation, deren Entwurf vom Antragsteller zu erarbeiten und dem Antrag auf Zulassung der Arzneispezialität anzuschließen ist, bildet einen integrierenden Bestandteil des Zulassungsbescheides.

Gliederungen, Überschriften und genauer Inhalt der Fachinformationen ergeben sich aus der Verordnung über die Fach- und Gebrauchsinformation (BGBl. Nr. 403/1984).

Die Fachinformationen sowie alle Änderungen (diese bedürfen der Zulassung) derselben sind von der Österreichischen Apothekerkammer unter Mitwirkung der Österreichischen Ärztekammer gesammelt unter der Bezeichnung „Austria Codex – Fachinformation" in gebundener Form quartalsmäßig zu veröffentlichen.

Ärzte, Tierärzte, Dentisten sowie Apotheker und sonstige zum Kleinverkauf von Arzneimitteln Berechtigte haben dafür Sorge zu tragen, daß ihnen zumindest die für ihre Berufsausübung wesentlichen Teile des Codex jeweils in letztgültiger Fassung ständig verfügbar sind.

Neben dieser Information für Fachleute sieht das Gesetz eine für Laien verständliche Gebrauchsinformation vor. Die Gebrauchsinformation ist der Handelspackung als Packungsbeilage (Beipackzettel) beizugeben, kann aber auch auf Behältnissen oder Außenverpackungen (wie die Kennzeichnung, aber getrennt davon) angebracht sein, wenn diese genügend Raum dafür bieten.

Der Text der Gebrauchsinformation wird ebenfalls im Rahmen der Zulassung der Arzneispezialität genehmigt.

Die Gebrauchsinformation ist allgemein verständlich, übersichtlich sowie deutlich sicht- und lesbar zu gestalten. Die Schriftgröße hat zumindest 1,8 mm zu betragen. Gemäß der Verordnung über die Fach- und Gebrauchsinformation gelten die Vorschriften über die Fachinformation für die Gebrauchsinformation „sinngemäß", wobei allerdings das unterschiedliche Informationsbedürfnis von Laien und Fachleuten zu berücksichtigen ist. Die Regierungsvorlage führt dazu aus, daß grundsätzlich alle Angaben der Gebrauchsinformation in der Fachinformation enthalten sein müssen, daß darüber hinaus aber für die Fachinformation detaillierte medizinische Angaben über den Nutzen und das Risiko der Anwendung mit allen Anforderungen an die Überwachung der Anwendung der Arzneispezialität vorgesehen sind. Die „sinngemäße" Anwendbarkeit der Bestimmungen über die Fachinformation für die Beurteilung der Gebrauchsinformation ist jedenfalls so zu interpretieren, daß dem Patienten keine Informationen vorenthalten werden dürfen, die für die sichere und zweckdienliche Anwendung der Arzneispezialität erforderlich sind, der Patient aber nicht *unnötig* verunsichert wird, was eine negative Beeinflussung der Compliance zur Folge haben könnte.

Vor Inkrafttreten des Arzneimittelgesetzes sah die damals geltende Spezialitätenordnung diesbezüglich lediglich vor, daß einem Antrag auf Zulassung einer pharmazeutischen Spezialität der Entwurf der Signatur (die „allenfalls eine kurze Gebrauchsanweisung enthält") und der Wortlaut der als Beipackung bestimmten Druckschriften anzuschließen sind. Bezüglich des Inhaltes des Beipackzettels war nur normiert, welche Angaben darauf nicht enthalten sein dürfen.

Auch die Zulassung von Arzneispezialitäten wird durch das Arzneimittelgesetz einer umfassenden Neuregelung unterzogen. Die Zulassung von „pharmazeutischen Spezialitäten" hat in Österreich eine lange Tradition. Tatsächlich wurden die ältesten Verordnungen zur Regelung des Spezialitätenwesens vor rund 100 Jahren erlassen. Der Zweck dieser Verordnungen war, gesundheitsgefährdende Produkte, deren Zusammensetzung oft unbekannt oder wechselhaft war und ihre damals teilweise „marktschreierische" Ankündigung (Werbung) unter strenge Kontrolle zu bringen. In einer Verordnung des Ministeriums des Inneren aus dem Jahre 1894 wurde erstmalig der Begriff „pharmazeutische Spezialität" verwendet. Nach den damals geltenden Bestimmungen, die im wesentlichen denen der durch das Arzneimittelgesetz außer Kraft gesetzten Spezialitätenordnung glichen, wurde im Jahre 1920 die Registernummer 1 vergeben. Bereits seit diesem frühen Zeitpunkt hat Österreich ein Zulassungs- bzw. Kontrollsystem, das unser Land vor weitreichenden Arzneimittelzwischenfällen bewahren konnte.

Dennoch war es notwendig, die doch schon sehr betagten gesetzlichen Bestimmungen einer Revision zu unterziehen, um mit der raschen Entwicklung der medizinischen und pharmazeutischen Wissenschaften Schritt halten zu können und auch das stark expandierende Angebot an Arzneimitteln entsprechend zu berücksichtigen.

Das Zulassungsverfahren ist also durchaus keine Neuerung des Arzneimittelgesetzes. Neu allerdings ist der Umfang der Produkte, die der Zulassung unterliegen und die weitaus umfangreichere und exaktere Regelung hinsichtlich der Unterlagen, die einem Zulassungsantrag anzuschließen sind.

Zunächst zu den Arzneispezialitäten, die durch das Arzneimittelgesetz in Österreich erstmalig der Zulassung unterworfen sind:
Die homöopathischen Arzneispezialitäten werden erstmalig in Österreich zulassungspflichtig. Für das Zulassungsverfahren ist eine Reihe von Sonderbestimmungen vorgesehen, die die Besonderheiten der Homöopathie berücksichtigen. Insbesondere hinsichtlich des Nachweises der Wirksamkeit müssen hier andere Maßstäbe angelegt werden. Das Gesetz spricht in diesem Zusammenhang von der „spezifischen homöopathischen Wirksamkeit".

Auch die apothekeneigenen Arzneispezialitäten, die nur in der herstellenden Apotheke abgegeben werden dürfen und für die nur in der Österreichischen Arzneitaxe enthaltene, rezeptfreie Wirkstoffe erlaubt sind, unterliegen nunmehr der Zulassung. Das früher vorgesehene Anmeldeverfahren entspricht den Anforderungen der Arzneimittelsicherheit nicht mehr, da eine ausreichende Prüfung innerhalb der kurzen Untersagungsfrist von zwei Wochen nicht möglich war.

Auch die sogenannten „biogenen Arzneispezialitäten" wurden erstmals in die Zulassungspflicht einbezogen.
Hier wäre anzumerken, daß die Begriffsbestimmung „biogenes Arzneimittel" oder „biogene Arzneispezialität" eine gesetzliche und keine wissenschaftliche Definition

darstellt. Diesem Phänomen werden wir an anderer Stelle wieder begegnen – etwa bei der Definition der „klinischen Prüfung" – nämlich dem Umstand, daß der Gesetzgeber Begriffe festlegt, die oft nur für die Interpretation eines einzigen Gesetzes maßgebend sind, nicht aber mit den im wissenschaftlichen Sprachgebrauch üblichen Definitionen übereinstimmen.

Im vorliegenden Zusammenhang sind z. B. Sera, Vakzine, Toxine und Bakterienpräparate, die früher von der Zulassungspflicht ausgenommen waren, als biogene Arzneispezialitäten der behördlichen Zulassung unterworfen. Für die Zulassungsunterlagen sind zahlreiche Sonderbestimmungen vorgesehen, die sich aus der Besonderheit dieser Arzneimittel ergeben.

Auch radioaktive Arzneimittel, Fütterungsarzneimittel und Fütterungsarzneimittel-Vormischungen (Prämixe) unterliegen, sofern es sich dabei um Arzneispezialitäten handelt, nunmehr den Bestimmungen über die Zulassung.

Ferner sind von der Zulassungspflicht auch alle jene Produkte betroffen, die vor Inkrafttreten des Arzneimittelgesetzes nicht als Arzneimittel einzustufen waren, jetzt aber auf Grund der neuen Begriffsbestimmungen dem Geltungsbereich dieses Gesetzes unterliegen. Es handelt sich dabei beispielsweise um bestimmte Dentalpharmazeutika und Antiparasitika externa.

Das Arzneimittelgesetz bringt aber nicht nur Neuerungen hinsichtlich des Umfanges der pharmazeutischen Erzeugnisse, die der Zulassung unterliegen, sondern insbesondere auch umfassende und einläßliche Regelungen betreffend die vom Zulassungswerber beizubringenden Unterlagen.

Früher ergaben sich die Anforderungen an die Zulassungsunterlagen nur zum Teil ausdrücklich aus der damals geltenden Spezialitätenordnung. Manche waren indirekt aus den Ablehnungsgründen abzuleiten. Das Arzneimittelgesetz hat für die beizubringenden Unterlagen zusätzliche Erfordernisse normiert bzw. erstmals bestimmte Zulassungsunterlagen expressiv verbis vorgesehen, die teilweise auch schon bisher von der Zulassungsbehörde für die Beurteilung von Arzneispezialitäten als unumgänglich erachtet worden waren. Dazu zählen z. B. Angaben über die Analysenvorschrift, die sogenannten „inprocess"-Kontrollen, der Nachweis der Unbedenklichkeit der Bestandteile und Angaben über deren Qualitätskriterien, Angaben über die Qualität der Verpackung, Untersuchungsergebnisse zur Haltbarkeit und über die Arzneiform. Besonders die sehr wesentlichen Ergebnisse von pharmakologisch-toxikologischen Untersuchungen und klinischen Prüfungen wurden einer eingehenden Regelung unterzogen. Völlig neu ist die Vorlage der Fachinformation, die Angabe der Zulassung in anderen Staaten und der Nachweis der Zweckmäßigkeit der Kombination von Wirkstoffen.

Eine der bedeutsamsten Neuerungen ist die Verpflichtung des Zulassungswerbers, kommentierende und bewertende wissenschaftliche Zusammenfassungen vorzulegen. Es handelt sich dabei um drei wissenschaftliche Arbeiten – und zwar zu den pharmazeutischen Daten, den nichtklinischen (pharmakologisch-toxikologischen) Daten und den klinischen Daten. Die Zulassungsbehörde erwartet, daß bei Erstellung dieser Zusammenfassungen bereits eine kritische Würdigung der einzelnen Zulassungsdaten erfolgt, so daß allenfalls bereits vor Antragstellung im Bereich des Zulassungswerbers selbst Mängel der Zulassungsunterlagen festgestellt und behoben werden können. Im Idealfall könnten diese Zusammenfassungen ähnliche Beurteilungen beinhalten, wie sie im Zuge des Zulassungsverfahrens durch die Amtssachverständigen vorzunehmen sind.

Das Gesetz selbst enthält eine taxative Aufzählung der Muster, Substanzproben und Unterlagen, die dem Zulassungsantrag anzuschließen sind. In Ausführung dieser Bestimmungen hat der Bundesminister für Gesundheit und Umweltschutz eine umfangreiche Verordnung erlassen. Obwohl die Bedeutung einer Verordnung nicht nach deren Umfang (die Arzneispezialitätenverordnung, BGBl. Nr. 82/1985, hat 103 Paragraphen) beurteilt werden kann, erachte ich diese Regelung dennoch als die wichtigste Verordnung, die auf Grund des Arzneimittelgesetzes ergangen ist.

Diese Verordnung hat den Versuch unternommen, in umfassender und exakter Weise alle Anforderungen an Zulassungsunterlagen klar festzulegen. Die wesentliche Schwierigkeit bestand darin, trotz der Unterschiedlichkeit der verschiedenen Arten von Arzneispezialitäten und trotz der Notwendigkeit von verschiedenartigen Beurteilungskriterien derselben einheitliche zwingende Rechtsnormen zu schaffen, dennoch aber den Weg für jene Flexibilität zu eröffnen, die für jedes wissenschaftliche Arbeiten unerläßlich ist.

Eine sehr wesentliche Voraussetzung dieser Flexibilität wurde im § 1 Abs. 2 der genannten Arzneispezialitätenverordnung geschaffen. Gemäß dieser Bestimmung müssen einzelne der in der Verordnung genannten Daten und Angaben dann nicht vorgelegt werden, wenn diese auf Grund der besonderen Art der Arzneispezialität aus wissenschaftlich vertretbaren Gründen sinnvollerweise nicht erbracht werden können oder für die Arzneimittelsicherheit nicht von Bedeutung sind. Statt dieser Unterlagen ist dem Antrag aber eine jeweils entsprechend wissenschaftlich fundierte Rechtfertigung für die Nichtvorlage anzuschließen. Diese Vorschrift ist bei Beurteilung der gesamten Verordnung mitzuberücksichtigen.

Die Arzneispezialitätenverordnung schreibt exakt vor, in welcher Art und Gliederung die einzelnen Unterlagen vorzulegen sind, wobei unterschieden wird in:
- Antrag und allgemeine Daten zum Antrag,
- Muster und Substanzproben,
- Allgemeine Daten (diesen sind auch die wissenschaftlichen Zusammenfassungen zuzuordnen),
- Pharmazeutische Daten,
- Nichtklinische Daten,
- Klinische Daten.

Muster und Substanzproben sind weiterhin – so wie bisher – bei den gutachterlich tätigen Bundesanstalten vorzulegen. Welcher Anstalt wie viele Muster bzw. welche Substanzproben oder welches Verpackungsmaterial vorzulegen sind, kann der Verordnung genau entnommen werden.

Für die Vorlage der einzelnen Unterlagen ist ein System von Formblättern vorgesehen, die für die Antragstellung zu verwenden sind.

Die Verordnung enthält einläßliche Ausführungsbestimmungen zu allen Zulassungsvoraussetzungen, die das Arzneimittelgesetz vorschreibt. Sonderbestimmungen sind für homöopathische, apothekeneigene, biogene und radioaktive Arzneispezialitäten vorgesehen.

Außerdem enthält die Arzneispezialitätenverordnung Vorschriften im Hinblick auf die Zulassung von Änderungen zugelassener Arzneispezialitäten.

Ein wesentliche Sonderregelung ist für die sogenannte „Übertragung" von Arzneispezialitäten von einem Zulassungsinhaber auf einen anderen vorgesehen. Obwohl es sich rechtlich dabei um eine Neuzulassung handelt, sieht die Verordnung dafür ein vereinfachtes Verfahren ohne Vorlage der zahlreichen Unterlagen vor.

Ein weiterer wesentlicher Abschnitt des Arzneimittelgesetzes ist jener über die klinische Prüfung von Arzneimitteln. In Österreich wurde dieser Problemkreis erstmals einer umfassenden und einheitlichen gesetzlichen Regelung unterworfen. Das soll nun allerdings nicht bedeuten, daß vor Inkrafttreten des Arzneimittelgesetzes keine gesetzlichen Bestimmungen bei der Durchführung der klinischen Prüfung zu beachten gewesen wären. So enthalten das Ärztegesetz, das Krankenanstaltengesetz und das Strafgesetzbuch eine Reihe von Vorschriften, die für die ärztliche Tätigkeit allgemein gelten und natürlich auch für den Bereich von klinischen Prüfungen Anwendung gefunden haben und finden. Eine klinische Prüfung ohne Einwilligung der entsprechend aufgeklärten Versuchsperson etwa würde abgesehen von arzneimittelrechtlichen Bestimmungen als eigenmächtige Heilbehandlung einen Straftatbestand nach dem Strafgesetzbuch darstellen. Ebenso sind die strafgesetzlichen Regelungen über die Körperverletzung von maßgeblicher Bedeutung. Ärztegesetz und Krankenanstaltengesetz normieren, daß der Arzt nach den Grundsätzen der anerkannten Methoden der medizinischen Wissenschaft vorzugehen hat. Das würde im vorliegenden Zusammenhang bedeuten, daß der Versuch auf dem gegenwärtigen Stand der medizinischen Wissenschaft aufbauen muß und durch vorklinische Prüfungen entsprechend gesichert sein muß.

Neben diesen Regelungen, die weiterhin in Geltung stehen, wurde nun durch das Arzneimittelgesetz – unter Berücksichtigung der Deklaration von Helsinki – diese Materie einer umfassenden Regelung zugeführt.

Vorweggeschickt sei, daß auch hier die gesetzliche Definition mit der wissenschaftlichen nicht deckungsgleich ist. So ist die Phase IV (drug monitoring) der klinischen

Prüfung nicht als klinische Prüfung im Sinne des Arzneimittelgesetzes anzusehen und unterliegt nicht den einschlägigen Bestimmungen. Das Gesetz definiert die klinische Prüfung als eine innerhalb oder außerhalb von Krankenanstalten durch den Arzt am Menschen durchgeführte Prüfung eines Arzneimittels. Nicht als klinische Prüfung im Sinne des Gesetzes gilt die Prüfung einer zugelassenen Arzneispezialität, es sei denn, die Prüfung bezieht sich auf Arzneiformen, Zusammensetzungen, Stärken, Anwendungsgebiete, Anwendungsarten oder Dosierungen, die der Zulassung (der Fachinformation) nicht entsprechen.

Für die Durchführung der klinischen Prüfung sieht das Gesetz folgende grundsätzliche Voraussetzungen vor:
Klinische Prüfungen dürfen nur durchgeführt werden, wenn sie für die Entwicklung der medizinischen Wissenschaft sinnvoll sind. Das heißt, sie müssen eine Verbesserung der bestehenden Möglichkeiten von Therapie, Prophylaxe oder Diagnostik erwarten lassen. Durch diese Vorschrift sollen unnötige Versuche verhindert werden.

Eine der wichtigsten Bestimmungen für den Schutz von Probanden und Patienten ist § 29 des Arzneimittelgesetzes. Dieser fordert, daß Risiken und Belastungen für die Versuchsperson so gering wie möglich zu halten sind. Die nicht auszuschließende Gefahr einer Gesundheitsbeeinträchtigung muß unerheblich sein. Sie darf nur dann über den Bereich des „Unerheblichen" hinausgehen, wenn das mit der klinischen Prüfung verbundene Risiko von dem Nutzen, der der einzelnen Versuchsperson durch die Anwendung zugute kommt, überwogen wird. Es hat also eine Nutzen-Risiko-Abwägung im Hinblick auf die Versuchsperson stattzufinden (etwa bei einer bislang unheilbaren letalen Erkrankung wäre ein höheres Risiko in der begründeten Hoffnung vertretbar, den Patienten im Rahmen der klinischen Prüfung heilen zu können).

Zusätzlich ist zu prüfen, ob die Bedeutung der klinischen Prüfung für die medizinische Wissenschaft überhaupt ein Risiko (auch ein unerhebliches) rechtfertigt.

Wesentliche Voraussetzung für die Durchführung jeder klinischen Prüfung ist das Vorliegen aussagefähiger Ergebnisse angemessener nichtklinischer (pharmakologisch-toxikologischer) Prüfungen sowie von Angaben über relevante physikalische und chemische Daten oder biologische Eigenschaften des Arzneimittels und über die angewendete Arzneimitteltechnologie. Über diese Unterlagen hat sich der Leiter der klinischen Prüfung (Prüfungsleiter) mit der gebotenen Sorgfalt zu unterrichten.

Eine völlig neue Voraussetzung für den Beginn einer klinischen Prüfung schafft das Arzneimittelgesetz dadurch, daß in bestimmten Fällen ein Gutachten des Arzneimittelbeirates vorliegen muß. Dieser Arzneimittelbeirat, durch das Gesetz geschaffen, ist ein Gremium von hochrangigen Wissenschaftlern.

Ein Gutachten dieses Arzneimittelbeirates ist erforderlich, wenn das zu prüfende Arzneimittel zum ersten Mal in Österreich angewendet wird. Als Erstanwendung gilt in diesem Zusammenhang auch die erstmalige Anwendung (eines bereits früher in Österreich angewendeten Arzneimittels) in einer neuen Art der Anwendung (z. B. peroral statt parenteral).

Dem Arzneimittelbeirat sind alle Informationen über nichtklinische Prüfungen, physikalische und chemische Daten, biologische Eigenschaften etc. zur Verfügung zu stellen. Er hat auf Grund dieser Informationen und Daten in seinem Gutachten festzustellen, ob das zu prüfende Arzneimittel die Voraussetzungen für die Durchführung einer klinischen Prüfung gemäß dem Arzneimittelgesetz erfüllt.

Dieses Erfordernis eines Gutachtens des Arzneimittelbeirates wurde nun von verschiedenen Kritikern als Behinderung der medizinischen Forschung angesehen, da naturgemäß der Zeitfaktor bei Forschungsvorhaben nicht zu vernachlässigen ist. Es darf aber nicht übersehen werden, daß Gutachten eine gewissenhafte Beschäftigung mit der Materie voraussetzen und daher auch für hervorragende Fachleute ein gewisser Zeitaufwand erforderlich ist.

Aus meiner Sicht möchte ich dazu folgendes festhalten:

1. Es ist nicht zu leugnen, daß im Zusammenhang mit der Gutachtenerstellung gewisse Anfangsschwierigkeiten aufgetreten sind, die aber – wie ich glaube – im guten Zusammenwirken zwischen Arzneimittelbeirat und Gesundheitsbehörde auf der einen und Interessenvertretungen auf der anderen Seite weitgehend beseitigt werden konnten bzw. noch beseitigt werden können. Es wurde versucht, den Verwaltungsaufwand so gering wie möglich zu halten und durch klare und eindeutige Interpretation des Gesetzestextes Mißverständnisse hintanzuhalten.
2. Zur Kritik, daß das Erfordernis des Gutachtens eine Behinderung bzw. Verzögerung von Forschungsvorhaben mit sich bringen würde, möchte ich feststellen, daß der Gesetzgeber bei Erstellung der Vorschriften über die klinische Prüfung zweifellos in erster Linie einen optimalen Schutz von Probanden und Patienten vor Augen hatte. Im Sinne eines solchen Schutzes nun glaube ich doch, daß es gerade in dem sensiblen Bereich der klinischen Prüfung auch im Interesse der forschenden pharmazeutischen Betriebe und der Prüfungsleiter gelegen sein muß, wenn vor Beginn eines Vorhabens, das zweifellos auch mit gewissen Risiken verbunden sein kann, die zur Verfügung stehenden Unterlagen von kompetenten firmenexternen Gutachtern einer kritischen Würdigung unterzogen werden.

Zum Schutz der Versuchspersonen soll natürlich auch wesentlich beitragen, daß der Leiter einer klinischen Prüfung ein Arzt sein muß, der über entsprechende Kenntnisse und Erfahrungen verfügt – dies vor allem auf dem Gebiet der klinischen Prüfung von Arzneimitteln und auf dem vorgesehenen Indikationsgebiet. Das Gesetz weist dem Prüfungsleiter eine hohe Verantwortlichkeit zu. Auch dem ärztlichen Leiter der Krankenanstalt, an dem die Prüfung durchgeführt werden soll, kommen in diesem Zusammenhang nicht unwesentliche Aufgaben zu. So hat er z. B. die Qualifikation des Prüfungsleiters zu beurteilen und dem Bundesministerium für

Gesundheit und Umweltschutz Mitteilung vom voraussichtlichen Beginn einer klinischen Prüfung zu machen. Ihm muß auch ein allfälliges Gutachten des Arzneimittelbeirates vorliegen, bevor mit der Prüfung begonnen werden darf.

Das Arzneimittelgesetz enthält ferner zusätzlich zu der oben erwähnten strafgesetzlichen Regelung umfangreiche Bestimmungen über die notwendige Aufklärung der Versuchsperson (vor allem auch über allfällige Risiken) und das Vorliegen der Einwilligung der Patienten oder Probanden in die klinische Prüfung als eine deren wesentlichen Voraussetzungen.

Besondere Schutzbestimmungen sind für bestimmte Personengruppen vorgesehen. So werden sehr strenge Maßstäbe und zusätzliche Kriterien für die klinische Prüfung an Minderjährigen und schwangeren Frauen, aber auch für Frauen im gebärfähigen Alter, bei denen eine Schwangerschaft nicht auszuschließen ist, normiert.

Auch für die kranken Patienten bestehen besondere Schutzvorschriften. So legt etwa das Gesetz eindeutig fest, daß am kranken Menschen ein Arzneimittel nur dann klinisch geprüft werden darf, wenn das Arzneimittel für die Anwendung bei der bestehenden Krankheit vorgesehen ist. Unzulässig wäre es z. B., ein Kreislaufmittel bei einem Patienten zu prüfen, der wegen eines Knochenbruches in Behandlung steht.

Da trotz strenger gesetzlicher Vorschriften und trotz allem Verantwortungsbewußtsein der forschenden Firmen und der klinisch prüfenden Ärzte ein gewisses Risiko nie völlig ausgeschlossen werden kann, schreibt das Gesetz schließlich noch den Abschluß einer entsprechenden Versicherung vor, die alle Schäden abdeckt, die infolge der Durchführung einer klinischen Prüfung an Leben oder Gesundheit entstehen können.

Wesentliche Neuerungen bringt das Gesetz auf dem Gebiet der Arzneimittelwerbung. Geworben werden darf nur für zugelassene Arzneispezialitäten und Arzneibuchartikel, die als solche von der Zulassungspflicht ausgenommen sind. Es dürfen keine Aussagen gemacht werden, die zur Irreführung im Hinblick auf die Wirksamkeit der Arzneimittel geeignet sind, oder die im Widerspruch zu den genehmigten Informationstexten (Kennzeichnung, Gebrauchs- oder Fachinformation) stehen.

Das Gesetz unterscheidet zwischen Laienwerbung, die für Verbraucher (Konsumenten bzw. Patienten) bestimmt ist, und Fachwerbung (Inserate in medizinischen Fachzeitschriften etc.), die an Ärzte, Tierärzte, Apotheken etc. gerichtet ist.

Laienwerbung darf nur für rezeptfreie Arzneispezialitäten betrieben werden. (Schlafmittel und Psychopharmaka sind wohl den rezeptpflichtigen Arzneimitteln zuzuordnen, werden aber zusätzlich ausdrücklich für die Laienwerbung verboten.)

Da die homöopathische Arzneitherapie in besonderer Weise von dem den Einzelfall beurteilenden Arzt bestimmt ist, darf auch für homöopathische Mittel keine Laienwerbung erfolgen.

Um zu verhindern, daß der Verbraucher durch die Autorität eines in der Werbung dargestellten Fachmannes beeinflußt wird, sind Abbildungen von Angehörigen der Heilberufe und von Einrichtungen des Gesundheitswesens unstatthaft. Ebenso ist es verboten, krankhafte Veränderungen des Körpers bildlich darzustellen.

Darüber hinaus wird normiert, daß wesentliche Informationen, die die Gebrauchsinformation (Beipackzettel) enthält, in die Laienwerbung übernommen werden müssen, um dem Verbraucher bei werbemäßigen Aussagen keine Informationen vorzuenthalten, die für eine Kaufentscheidung im Rahmen der Selbstmedikation von Bedeutung sein können. Daneben ist ein standardisierter Hinweis auf mögliche unerwünschte Nebenwirkungen vorgesehen, den jede Laienwerbung enthalten muß. Grundsätzliche Voraussetzung für die Laienwerbung ist deren bescheidmäßige Zulassung durch die oberste Gesundheitsbehörde. Eine Ausnahme besteht für schriftliche Werbungen, die die gesamte Gebrauchsinformation und darüber hinaus keine frei formulierten (nicht in der Kennzeichnung oder Gebrauchsinformation enthaltenen) Textelemente aufweist.

Die Fachwerbung unterliegt nicht der Zulassung. Wenn eine solche Fachwerbung aber in schriftlicher Form erfolgt, hat sie entweder den gesamten behördlich genehmigten Text der Fachinformation oder eine bescheidmäßig für Zwecke der Fachwerbung zugelassene Kurzfassung dieser Fachinformation zu enthalten.

Das Gesetz trifft exakte Aussagen zu den Vertriebswegen, die beim Verkauf bzw. bei der Abgabe von Arzneimitteln einzuhalten sind. Von besonderem Interesse ist in diesem Zusammenhang die Abgrenzung der Verkaufsrechte zwischen Apotheken und Drogerien. Es sind nach dem Willen des Gesetzgebers nur solche Arzneimittel geeignet, außerhalb von Apotheken abgegeben zu werden, „die selbst bei einer nach den Erfahrungen des täglichen Lebens vorhersehbaren nicht bestimmungsgemäßen Verwendung keine Gefährdung der Gesundheit oder des Lebens von Mensch oder Tier besorgen lassen".

Zweifellos wird es sich bei diesen Arzneimitteln nur um nicht der Rezeptpflicht unterliegende handeln können, deren Unschädlichkeit auch bei einer versehentlichen Mehrfach- oder Vielfachüberschreitung der Normdosen gegeben ist. Hierbei ist allerdings davon auszugehen, daß die versehentlich falsche oder unrichtige Anwendung des Arzneimittels „nach den Erfahrungen des täglichen Lebens vorhersehbar" sein muß. Unschädlichkeit des Arzneimittels bei mißbräuchlicher bzw. unvorhersehbarer, nicht bestimmungsgemäßer Verwendung ist jedoch nicht Voraussetzung für eine Abgabe in Drogerien.

Welche Arzneimittel nun konkret vom Apothekenvorbehalt ausgenommen sind, hat der Bundesminister für Gesundheit und Umweltschutz gemeinsam mit dem Bundesminister für Handel, Gewerbe und Industrie durch Verordnung zu bestimmen. Zur Vorbereitung einer solchen Verordnung wurde eine sogenannte Abgrenzungskommission eingerichtet, die aus Wissenschaftlern und Interessenvertretern zusammengesetzt ist. In diesem Zusammenhang ist jedoch anzumerken, daß die genannte Verordnung noch aussteht, so daß auf Grund der Übergangsbestimmungen noch die vor Inkrafttreten des Arzneimittelgesetzes geltenden Abgrenzungsverordnungen in Geltung stehen.

Eine nicht unwesentliche Neuerung besteht darin, daß nunmehr auch Arzneispezialitäten für die Abgabe in der Drogerie freigegeben werden können. Arzneispezialitäten sind zwar von der Verordnungsermächtigung nicht miterfaßt, es ist aber bei der Zulassung jeder Arzneispezialität darüber bescheidmäßig abzusprechen, wer diese im Kleinverkauf abgeben darf.

Die Abgabe von unverkäuflichen „Ärztemustern" soll nicht generell verboten werden, da es für den Arzt oder Tierarzt in der Regel wertvoll ist, Erfahrungen über ein neu auf dem Markt befindliches Arzneimittel zu sammeln. Der für diesen Zweck (Einführung und Erprobung) angemessene Umfang darf jedoch nicht überschritten werden.

Nach Ablauf eines halben Jahres nach erstmaliger Abgabe einer Arzneispezialität dürfen Muster an den gesetzlich festgelegten Empfängerkreis nur mehr über dokumentierte Anforderungen und nur mengenmäßig (nach der Anzahl) limitiert abgegeben werden.

Eine weitere Verordnung, die noch aussteht, ist die Betriebsordnung für pharmazeutische Betriebe. Diese Verordnung wird Bestimmungen über Führung und Ausstattung vor allem von Hersteller- und Großhandelsbetrieben enthalten. Dabei soll die Arzneimittelqualität gesichert und ein einheitlicher Mindeststandard für derartige Betriebe festgelegt werden, der auch im Einklang mit internationalen Richtlinien steht. Der Entwurf zu einer solchen Verordnung ist vor der Fertigstellung und wird demnächst dem Begutachtungsverfahren zugeleitet werden. Ein Instrument, das das Arzneimittelgesetz neu geschaffen hat, ist die zusätzliche Bewilligung (Betriebsbewilligung) durch die oberste Gesundheitsbehörde, ohne die an einer neuen pharmazeutischen Betriebsstätte die Tätigkeit nicht aufgenommen werden darf. Auch Änderungen an bestehenden Betrieben, die Auswirkungen auf die Beschaffenheit der Arzneimittel bzw. das Produktions- oder Vertriebsprogramm haben können, unterliegen der Bewilligungspflicht. Die genannten Bewilligungen sind zusätzlich zum gewerberechtlichen Betriebsanlagengenehmigungsverfahren erforderlich.

Das Gesetz trifft auch Regelungen hinsichtlich des in derartigen Betrieben beschäftigten Personals. Vor allem müssen jene Personen, die mit Arzneimitteln in direkte Berührung kommen, von bestimmten Krankheiten frei sein. Sie müssen diesbezüglich regelmäßig untersucht werden.

Voraussetzungen für die Leitung eines Kontrollabors in pharmazeutischen Betrieben wurden durch Verordnung festgelegt.

Durch das Arzneimittelgesetz wurden auch erstmals Normen hinsichtlich Qualifikation und Pflichten der sogenannten Pharmareferenten (früher: Pharmaberater) geschaffen. Für Pharmareferenten, die kein Universitätsstudium aus den Studienrichtungen Medizin, Veterinärmedizin oder Pharmazie abgeschlossen haben, ist eine staatliche Prüfung vorgesehen, deren Voraussetzung die Berechtigung zum Besuch einer österreichischen Universität als ordentlicher Hörer darstellt. Auch bezüglich dieser Pharmareferentenprüfung wurden nähere Vorschriften durch Verordnung erlassen.

Nicht unerwähnt lassen möchte ich die Meldepflicht des § 75 des Arzneimittelgesetzes. Diese Bestimmung ist von weitreichender Bedeutung. Sie verpflichtet Ärzte, Tierärzte, Apotheker, Arzneimittelhersteller, Großhändler, Drogisten etc., der Gesundheitsbehörde Meldung über ihnen bekanntgewordene Arzneimittelzwischenfälle, unbekannte Nebenwirkungen, Gegenanzeigen, Gewöhnungen usw. zu erstatten. Dieses Meldesystem ist im wesentlichen eine gesetzliche Festschreibung des im Jahre 1979 in Österreich eingeführten Arzneimittelinformations- und -meldesystems „Rote Hand“. Diese Meldepflicht soll sehr wesentlich zur Arzneimittelsicherheit beitragen. Nicht nur der Behörde wird dadurch die Kontrolle erleichtert, Zweck dieser Bestimmung ist auch, den Herstellern und Depositeuren vermehrte Informationen über ihre Produkte zukommen zu lassen.

Ich habe nun auf die wesentlichsten Normen des Arzneimittelgesetzes hingewiesen. Eine einläßliche Beschäftigung mit dieser Materie würde einen weitaus größeren Rahmen bedingen.

Zum Abschluß sei darauf hingewiesen, daß die meisten Übergangsfristen, die das Arzneimittelgesetz vorsieht, noch nicht abgelaufen sind. Erst wenn dies der Fall sein wird, kann eindeutig und in vollem Umfang beurteilt werden, wie groß die neuen gesetzlichen Anforderungen an Gewerbe und Industrie bzw. an die vollziehende Behörde wirklich sind.

In der Kenntnis des guten Klimas, das vor Gesetzwerdung und bei Erstellung der einzelnen Verordnungen zwischen Interessenvertretungen und Behörde geherrscht hat (es wurde breitester Konsens angestrebt und auch weitestgehend erreicht), glaube ich mich aber zu der Hoffnung berechtigt, daß die noch auftretenden Probleme Lösungen zugeführt werden können, die sowohl den Interessen der Arzneimittelsicherheit und dem Schutze der Verbraucher als auch den Sorgen der pharmazeutischen Forschung und Industrie so weit wie möglich Rechnung tragen.

Kritische Bewertung internationaler Richtlinien

R. Baß

Abstract

Some critical remarks on international guidelines

Any critique of International Guidelines must take the intrinsic nature of guidelines into account. First, international guidelines can only reflect the state-of-knowledge at one particular point-in-time. Guidance on matters which are not yet scientifically settled can only be subjective, and result in over-regulation. Second, the extent of the guidelines, from non-guidance (leaving everything up to the investigator) on the one extreme, to complete guidance (leaving nothing up to the investigator) on the other, can lead to varying decisions on marketing licenses. Furthermore, the more exact the guidelines, the more responsibility is shifted to the regulatory agency, and the moral general, the more the responsibility is shifted to the investigator.

As experimentation to prove efficacy, safety and quality of a drug has become quite standardized worldwide, so have the requirements in guidelines. The time lag between the acceptance of scientific knowledge and its transposition into guidelines usually prevents premature reactions by regulatory agencies. The fine-tuning of the content of guidelines will nevertheless, vary with its origin (national/international), the conditions (need clause or free market), and so on. The guidelines available cover manufacturing (GMP), lab work (GLP), and, to a lesser extent clinical work. Work performed accordingly will be judged superceedingly by the guidelines governing access to and conditions of the market.

At least within the EC and the EFTA countries, extreme deviations in requests for results from studies, be they pre-clinical or clinical, are not the rule.

Problems encountered stem from the classification of a drug as new or known. Thus carcinogenicity studies will be required (classification as 'new'), while a second agency can accept preexisting knowledge from experience with the drug (classification as 'known'). This is a deficit hard to understand. The EC CPMP's drug registration procedure is designed to coordinate approvals, and thus overcome this problem.

Problems undoubtedly arise by different time schedules employed in different countries. In the 'late' countries experience gained by the 'early ones' may prevent marketing. The early countries may be required to revise their decision pending results requested by the late ones. Here, rapid and complete international cooperation among national regulatory agencies is urgently needed for fair treatment of pharmaceutical manufacturers. Similar arguments of course, can be put forward requesting equal information of agencies by the manufacturer. Other problems concern different outcomes from evaluation of the same data by national regulatory agencies. In the EC we are working in such problems, maybe the next conference can include a progress report in this topic. Finally, problems based on trade and money should not be forgotten. Since they are so manifold, none is given the preference of being mentioned in this summary. How can all these problems be dealt with? Ideally by international cooperation on both sides. To make this efficient and speedy, the EC has invented the evaluation report, similar to the report system of PER members. It is now up to the pharmaceutical manufacturers to test this system and to make it a useful tool for trusted international communication and decision.

Vorbemerkungen

Es ist modern, sogar chic geworden, die zuvor herbeigerufenen, ja sogar herbeigesehnten Geister nationaler und supranationaler Richtlinien zur Durchführung und Bewertung von Versuchen im Bereich der Biomedizin zu verteufeln. Daß diese Kritik und die zwangsläufig darauffolgende Kritik an der Kritik tatsächlich dem Ziel dienen könnte, Richtlinienwerke wieder total abzuschaffen, glaubt wohl niemand, ich auch nicht. Angezweifelt wird jedoch die Gültigkeit oder die Anwendbarkeit von Richtlinieninhalten im Einzelfall. In „modernen" Richtlinien werden derartige Zweifel durch die eingebauten Formulierungen (escape clause) geradezu herausgefordert.

Im günstigsten Fall folgt eine wissenschaftlich begründete Diskussion, die allerdings die beteiligte Behörde sofort dem Vorwurf der Mauschelei mit dem kritisierenden pharmazeutischen Unternehmer aussetzt. Neben derart auf sachlicher Ebene ausgetragener Kritik gibt es natürlich auch unsachliche Kritik, die der Erreichung „persönlicher" Vorteile am Markt dient.

Nicht vergessen werden darf der Wunsch Vieler, durch blindes, formales Befolgen zuvor verlangter klar strukturierter und verbindlicher Entscheidungsräume zur Durchführung von Versuchen, bis hinein in feinste Verästelungen, die Marktfähigkeit eines Produktes zu erpressen – unabhängig davon, ob die Ergebnisse das tatsächlich unterstützen.

So erstaunlich es nach all diesen Vorbemerkungen klingen mag, die Regelwerke der Europäischen Gemeinschaft für Arzneimittel haben sich – mit Einschränkungen – bewährt. Diese internationalen Vorstellungen und Anforderungen scheinen national genügend abgelagert und gereift zu sein, so daß sie international und durchaus auch über den Rahmen der EG hinaus Beachtung oder Zustimmung finden. Auf dieser Ebene läßt es sich mit Richtlinien leben!

Lernen müssen *alle* Beteiligten den Umgang mit den Ergebnissen nach diesen Richtlinien durchgeführter Versuche. Abweichende Tendenzen zwischen einzelnen Ländern sind deutlich und stellen so den Erfolg der Regelwerke in Frage.

Erfahrungen aus der Entstehungsgeschichte von Richtlinien

Unabhängig davon, ob die Keimzelle eines Regelwerkes (Tab. 1) international angelegt war (oder von einzelnen Staaten und ihren Erfahrungen ausgeht), ob eine Bedürfnisprüfung gefordert wird (oder nicht möglich ist), ob juristische Aspekte dominieren (oder der Wissensdurst der Biomedizin), oder ob Richtlinien primär dem Ziel dienen, über eine internationale Anerkennung von Ergebnissen Freizügigkeit des Handels zu erreichen (oder das Gegenteil), gibt heute übliches „industrielles Ordnungsrecht" mit dem Ziel eines vorbeugenden Gesundheitsschutzes international vor, daß nur solche Stoffe zu dulden sind, die bei
- bestimmungsgemäßem oder
- vorhersehbarem

Gebrauch keinen Verdacht auf unvertretbare Risiken erweckt haben*.

Tabelle 1 Entstehungsgeschichte von Regelwerken

Ziele	– Handelshemmnis / Freizügigkeit
	– Bedürfnisprüfung
Keimzelle	– national
	– international
Kriterien	– Wirksamkeit
	– Unbedenklichkeit
	– Qualität
Verbindlichkeit – Haftbarmachung	

Für Arzneimittel wird dies weltweit anhand der drei Kriterien
- Wirksamkeit
- Unbedenklichkeit
- Qualität

gehandhabt. Diese Maxime hat sich aus nationalen Erfahrungen und Gesetzen ergeben und anschließend Eingang in supranationale Regelwerke (EG), übergreifende Kooperation (mit der EFTA) und Abkommen (WHO) gefunden. Nachdem auf dem Arzneimittelsektor Erfahrungen mit der transnationalen Umsetzung national bereits bestehender Regeln gesammelt waren und der dazu benötigte immense Aufwand an Zeit, Geld und Experten zu Recht kritisiert worden war, versuchte man es auch einmal anders herum, nämlich international vorgegebene Kriterien in zu schaffenden Gesetzen von einzelnen Ländern zu verankern.

* In der Bundesrepublik Deutschland: LMBG, PflanzenschutzG, AMG, AtomG, DüngemittelG, Seuchen- und TierseuchenG, ChemG, u.a.m. Es sind nur solche Stoffe zu dulden, bei denen nach dem jeweiligen Stand der wissenschaftlichen Erkenntnisse kein begründeter Verdacht besteht, daß sie bei bestimmungsgemäßem oder vorhersehbarem Gebrauch schädliche Wirkungen haben, die über ein nach den Erkenntnissen der Wissenschaft vertretbares Maß hinausgehen [3].

Durch Terminsetzung dieser „Demokratie von oben herab“ konnte der Zeitaufwand z. B. bei Chemikalien (OECD – EG – nationales Recht) deutlich verkürzt werden. Die Umsetzung in nationale Ausführungsbestimmungen und deren Anwendung und die bereits heute erforderlichen Anpassungen an den Stand der Kenntnis machen allerdings deutlich, daß dadurch nicht unbedingt alles leichter geworden ist.

Die Internationalität von Regelwerken betrifft heute die folgenden Gebiete:

- Kriterien für die aktuelle Durchführung von Prüfungen (Toxikologie, Klinik, pharmazeutische Parameter; GMP, GLP, GCP, GAP)
- Kriterien für die Marktfähigkeit
  - Kriterien für die Zulassung
  - Kriterien für die Überwachung des Marktes

Die Inhalte dieser Regelwerke geben heute üblicherweise den Stand der Kenntnis wieder, geben mehr oder weniger detaillierte Versuchsbeschreibungen und sind mehr oder weniger bindend bzw. flexibel.

Für den Bereich der EG sind z. B. folgende toxikologische Untersuchungen in bezug auf „wann und wie“ dokumentiert (Tab. 2).

Tabelle 2 Dokumentierte Anforderungen zur Durchführung toxikologischer Studien

– Akute Toxizität
– Subchronische und chronische Toxizität
– Mutagenität
– Kanzerogenität
– Reproduktionstoxizität

Resultate der Anwendung von Regelwerken

Regelwerke können nur so gut sein, wie es der Stand der Technik und der Stand der Kenntnis sowie die Geschwindigkeit ihrer Umsetzung in Regelwerke erlauben. Das läßt sich indirekt an den bisher nicht vorhandenen Richtlinien für die Gebiete der gentechnologisch hergestellten Arzneimittel und der immunotoxischen Risiken ablesen. Ich kann noch nicht erkennen, ob irgendwo zwischen Augenmaß und ausgeprägtem Sicherheitsbestreben wissenschaftlich begründbare Anforderungen knospen oder ob diese gänzlich außerhalb unserer gewohnten Denkweisen liegen werden – müssen.

Als erstes Resultat von Richtlinien liegt dem Hersteller eine Anleitung zur Durchführung erforderlicher Versuche vor. Mit diesem kleinsten gemeinsamen Nenner zwischen Hersteller und Behörde lassen sich auch Abweichungen von den üblicherweise erforderlichen Versuchen begründen. Nach gängigen Vorstellungen versucht der Hersteller im Volumen nach unten abzuweichen, die Behörde nach oben. Dabei ist es oft leichter, ein Weniger als ein Mehr zu begründen, ohne die beabsichtigte Gängelung des Herstellers aufzugeben. Der Behörde kann es dabei ziemlich egal sein, ob sie sich auf nationale oder übernationale Regelwerke beruft – dem Hersteller nicht. Berechtigte Kritik stammt aus der teilweise üblichen Praxis, internationale Regeln als Summe vieler nationaler Werke zu definieren.

Kritik an der Interpretation der Anforderungen

Obwohl die Anforderungen für den Bereich der EG (und damit auch für die einzelnen Länder) inzwischen für eine ganze Reihe toxikologischer Untersuchungen vorliegen [1, 2], obwohl diese Anforderungen mit denen anderer Länder weitgehend deckungsgleich (EFTA) oder zumindest in großen Teilen ähnlich sind (USA, Canada), oder zumindest nach anderen Regeln erstellte Studien oft auch bei uns akzeptabel sind (z. B. Japan), und obwohl extreme Versuchsbeschreibungen bzw. -protokolle wegen bereits existierender Beschreibungen und bei Befolgen von GLP-Richtlinien nicht mehr erforderlich sind, treten bereits im gut abgestimmten Bereich der EG bisweilen Schwierigkeiten und Disharmonien auf, wenn es um die Anforderung einzelner Studien geht.

Unterschiedliche Bekanntheitsgrade des Arzneimittels in einzelnen Mitgliedsländern führen z. B. zur Einstufung als neuer oder bekannter Stoff – dies ist bekanntermaßen die große Weiche, die zu Anforderungen führt. Weniger ausgeprägte Unterschiede können aus kleineren Zeitunterschieden der Fertigstellung der Dossiers durch die Zulassungsabteilungen nationaler Tochtergesellschaften resultieren. Diese Unterschiede können und sollten durch das CPMP-Verfahren der EG vermieden werden (Vergleich 1. und 2. Entwurf „Notes for Guidance" des CPMP der EG). Es bleiben Unterschiede, die in den verbleibenden nationalen Besonderheiten einzelner Staaten begründet sind (IND-Verfahren, need clause) oder auf persönliche Steckenpferde einzelner Bearbeiter einer Behörde zurückzuführen sind. Auch hier schafft, zumindest theoretisch, das EG-Verfahren Abhilfe. Trotzdem haben wir lernen müssen, daß auch unter Benutzung dieses Verfahrens die begründbaren Anforderungen im Inhalt plus oder minus Kanzerogenitätsstudien sein können. Für einen Hersteller wahrlich keine Kleinigkeit und damit kritikwürdig.

Schließlich kann man sich über eine Entscheidung von Anforderungen schnell oder langsam klar werden. Das betrifft Behörden und Hersteller. Professor Dangoumau hat kürzlich den zeitlichen Ablauf des Zulassungsverfahrens eines Arzneimittels in 9 EG- und EFTA-Staaten zusammenfassend dargestellt. Faszinierend!

Die Zeit, die zwischen Antragstellung und Entscheidung über die Zulassung liegt, betrug zwischen 1/2 und 3 Jahren, gleichmäßig oder ungleichmäßig verteilt auf Behörde und Unternehmer (in den meisten Ländern erfolgte eine Zulassung). Toxikologische Anforderungen spielten dabei allerdings eine untergeordnete Rolle. Hier ist Kritik sicher angebracht.

Defizite durch unterschiedliche Anforderungen

Über die EG haben wir inzwischen einen vergleichbar guten Standard vorklinischer und klinischer Regelwerke für die Mitgliedsstaaten erreicht. Vieles ist aufeinander abgestimmt, so auch die durchaus unterschiedlichen Denkweisen der romanischen und angelsächsischen Länder. Dementsprechend ist uns unverständlich, warum dem Wort nach kleine, im Effekt jedoch große Unterschiede zu Ländern außerhalb der EG und der EFTA persistieren.

Ins Konzert der Kritik stimmen wir hier alle fröhlich und auch stimmgewaltig ein – der Erfolg ist bisher bescheiden. Dazu einige Verweise: Die EG spricht bei der Akuten Toxizität inzwischen mit einer Stimme, die USA sind gefolgt, Japan fehlt. Chronische Toxizitätsstudien von mehr als 6 Monaten Dauer halten wir in der EG nicht für erforderlich, die USA, Japan und Kanada glauben an 12 bzw. 18 Monate. Die Industrie hat zum Glück inzwischen ihr Potential entdeckt und ist um sachliche Klärung bemüht. Andere Gebiete der Toxikologie waren oder sind auch in der EG noch nicht sehr fein abgestimmt. Ich erinnere an die Entstehungsgeschichte der Regeln zur Mutagenitätstestung. Zusätzlich sind wir bei der Aufdeckung unterschiedlicher internationaler Anforderungen auf die Industrie als Informant angewiesen. Leider werden wir hier nur zögernd mit Argumenten bedient. Ich erinnere an die schmerzlichen Erfahrungen der EG-Mission 1984 in Japan [4].

Kritik an der Gültigkeit der Beurteilungen

Zwar scheint die Kritik hinsichtlich der Anwendung von Regelwerken zur Beurteilung von Studienergebnissen gering im Verhältnis zum vorher Gesagten, wiegt im Einzelfall jedoch besonders schwer, da das Ergebnis für den pharmazeutischen Unternehmer unerwartet ausfallen kann.

Auch hier können wir bereits im Bereich der EG erfolgreich verweilen: Clofibrat, Brotizolam, Budesonid sind in ihrer Problematik wohl hinreichend bekannt. Beurteilungskriterien in Verbindung zu Sicherheitsbestrebungen und Tierschutz sind weit davon entfernt, sich zuverlässig inter- oder supranational anzunähern. Es sind wohl persönliche Momente der jeweiligen Bearbeiter, die hier die herausragende Rolle spielen.

Aufgrund der nationalen Verantwortung trifft jedes Land – auch jeder EG-Staat – unabhängig seine eigene Entscheidung über die Zulassungsfähigkeit von Arzneimitteln. Solange dies anhand der Kriterien Wirksamkeit, Unbedenklichkeit und Qualität geschieht, sollte man die Hoffnung nicht aufgeben. Aber es gibt auch andere Argumente, die praktisch immer mit Handel und Geld zu tun haben. Zwei kritikwürdige Beispiele möchte ich anführen. Der internationale Handel mit im Heimat- oder Empfängerland nicht zugelassenen Arzneimitteln ist das eine. Eine anfällige Lösung konnte auch auf der 12. Weltrechtskonferenz in Berlin nicht vorgestellt werden. Allerdings ist die Problematisierung so offenkundig, daß die betroffenen Lieferstaaten in Zugzwang geraten sind; sei es durch die begründete Exporterlaubnis in die 3. Welt trotz national nicht vorliegender Zulassung (USA), sei es durch das erforderliche Exportverbot (hier will ich keine Länder nennen).

Das zweite ist der Schutz des Binnenmarktes unter den vorgeschobenen Argumenten von Wirksamkeit, Unbedenklichkeit und Qualität.

Kritisierbar, aber auch nachvollziehbar sind unterschiedliche Beurteilungen, hervorgerufen durch verschiedene Zeitpunkte der Entwicklung, zu denen ein Arzneimittel auf nationale Märkte gelassen werden kann. Die Möglichkeit, Auflagen (Nachreichen weiterer Untersuchungsergebnisse) zu erteilen, erlaubt hier unter Umständen eine frühere Vermarktung als dort, wo Auflagen nicht möglich sind und nur das fertige Produkt zugelassen werden kann. Je später der Zugang zum Markt, umso mehr Erfahrungen anderer Länder stehen zur Verfügung. Schnellere Verfahrensabwicklung oder Versagung der Zulassung könnten die Folge sein.

Wie können wir derart nationale Interessen von Ländern, Herstellern und Personen durch internationale Zusammenarbeit hintanstellen? Internationale pharmazeutische Hersteller haben hier einen eindeutigen Vorsprung. Wir müssen lernen und nachmachen: durch gegenseitige Information und Dokumentation, wie sie jetzt auch für die EG-Behörden in Form eines Bewertungsberichtes vorgesehen sind; durch Offenlegen sachlicher wie auch weniger sachlicher Gründe der einzelnen Behördenmitarbeiter, die Bereitschaft, seine eigene zugunsten der besseren Meinung anderer zu revidieren ohne das Gesicht zu verlieren. Kurz und gut – durch das Schaffen von Verständnis zwischen den Beteiligten.

Literatur

[1] Subchronische und chronische Toxizität, Kanzerogenität, Reproduktionstoxikologie
Amtsblatt der EG **26** L 332 (1983) 12–28.

[2] Akute Toxizität, Mutagenität
Amtsblatt der EG **27** C 293 (1984) 9–14.

[3] Baß, R.: Praxis der Risikoabschätzung und Sicherheitsentscheidungen bei Arzneimitteln. In: Große technische Gefahrenpotentiale (S. Hartwig, ed.) pp. 187–195. Springer-Verlag, Berlin-Heidelberg-New York 1983.

[4] EC-Japan, Pharmaceutical Experts Meeting. Tokyo, 3.–6. Juli 1984. Ministry of Health and Welfare. Commission of the European Communities.

Verwaltungstechnisches Verfahren der Aufbereitung und Nachzulassung

R. Mecklenburg

Erklärte Zweckbestimmung des am 1. 1. 1978 in der Bundesrepublik Deutschland in Kraft getretenen Arzneimittelgesetzes 1976 ist es, für die Sicherheit im Verkehr mit Arzneimitteln, insbesondere für die Qualität, Wirksamkeit und Unbedenklichkeit der Arzneimittel zu sorgen.

Die Situation auf dem Arzneimittelmarkt der Bundesrepublik Deutschland ist jedoch dadurch gekennzeichnet, daß einer Anzahl von rd. 5400 Arzneimitteln, die nach den neuen Bestimmungen des Arzneimittelgesetzes 1976 (AMG) zugelassen sind, rd. 145 000 Arzneimittel gegenüberstehen, die nach den Übergangsvorschriften des Gesetzes zur Neuordnung des Arzneimittelrechts noch bis zum 31. 12. 1989 als zugelassen gelten. Sie haben in der Regel ein behördliches Prüfverfahren nicht durchlaufen. Es gilt, diese Spaltung des Marktes in Alt- und Neupräparate abzubauen, um einen gleichmäßigen Stand der Arzneimittelsicherheit zu gewährleisten.

Neue Fertigarzneimittel dürfen seit dem 1. 1. 1978 nur in den Verkehr gebracht werden, wenn sie ein behördliches Zulassungsverfahren erfolgreich bestanden haben und auf Qualität, Wirksamkeit und Unbedenklichkeit geprüft worden sind.

Die Notwendigkeit einer kontinuierlichen Anpassung an neue wissenschaftliche Erkenntnisse hat den Gesetzgeber veranlaßt, eine periodische Überprüfung der Fertigarzneimittel gesetzlich vorzusehen. Jede Zulassung erlischt nach Ablauf von fünf Jahren seit ihrer Erteilung; es sei denn, daß sie vorher verlängert wird (§ 31 AMG). Mit dem Antrag auf Verlängerung hat der Hersteller anzugeben, ob und gegebenenfalls in welchem Umfang sich die Beurteilungsmerkmale für das Arzneimittel innerhalb der letzten fünf Jahre geändert haben. Über den Antrag befindet die zuständige Bundesbehörde in Analogie zur Zulassungspraxis.

Auf Grund der Übergangsbestimmungen des AMG 76 können aber noch ca. 140 000 Humanarzneimittel sowie ca. 5000 Tierarzneimittel auf dem Arzneimittelmarkt der Bundesrepublik Deutschland sein (Art. 3 § 7 AMNG), nämlich alle Arzneimittel,

- die sich bei Inkrafttreten des geltenden Arzneimittelgesetzes am 1. 1. 1978 im Verkehr befanden und
- die fristgerecht bis zum 30. 6. 1978 unter Mitteilung der Bezeichnung der wirksamen Bestandteile und der Anwendungsgebiete dem Bundesgesundheitsamt angezeigt wurden (Tab. 1).

Tabelle 1 Zahl der Arzneimittel in der Bundesrepublik Deutschland*

Fertigarzneimittel insgesamt davon	145 000
• industrielle Fertigung	ca. 70 000
davon:	
homöopathische Präparate	ca. 23 000
Phytopharmaka und synthetische Präparate	ca. 47 000
• Apothekenfertigung	ca. 40 000
• Drogerien- und Reformhausfertigung	ca. 30 000
• Tierarzneimittel	ca. 5 000

* nach Art. 3 § 7 AMNG zugelassene Arzneimittel

Diese Fertigarzneimittel „gelten als zugelassen (fiktiv zugelassen)"; die Zulassung erlischt am 31. 12. 1989, wenn nicht ein Antrag auf Verlängerung vor dem Zeitpunkt des Erlöschens gestellt wird. Mit diesem Antrag wird das Verfahren der „Nachzulassung", der behördlichen Beurteilung der Antragsunterlagen für die Verlängerung der Zulassung eines als zugelassen geltenden Arzneimittels, eingeleitet.

Diese Fristsetzung im Arzneimittelgesetz entspricht internationalen Verpflichtungen. Im Rahmen des Pharmazeutischen Richtliniensystems der Europäischen Gemeinschaft wird in der zweiten Richtlinie des Rates (Art. 39, 75/319 EG) aus dem Jahre 1975 eine Anpassung der Arzneimittel, die auf Grund früherer Vorschriften auf den Markt gebracht wurden, an die Bestimmungen der EG-Richtlinie binnen 15 Jahren verlangt. Diese Richtlinien der Europäischen Gemeinschaft sind für die Bundesrepublik Deutschland bindendes Recht.

Das Streben nach größtmöglicher Arzneimittelsicherheit läßt unschwer das Erfordernis ableiten, diese „fiktiv" zugelassenen Arzneimittel – zumeist erstmalig – zu überprüfen; ferner das Verlangen verstehen, diesen Prozeß möglichst bald abzuschließen.

Im Gegensatz zu bereits nach den Bestimmungen des AMG 76 zugelassenen Fertigarzneimitteln sind mit dem Antrag auf Verlängerung bei diesen Arzneimitteln vom Antragsteller alle Anforderungen wie im regulären Zulassungsverfahren zu erfüllen, mit Ausnahme der Übersendung der Ergebnisse pharmakologisch-toxikologischer und klinischer Prüfungen.

Dieser Regelung liegt die Vorstellung zugrunde, daß es sich bei den „fiktiv zugelassenen" Fertigarzneimitteln um Arzneimittel mit bekannten Arzneistoffen handelt, die langjährig praktisch therapeutische Verwendung fanden, von denen wissenschaftliche Veröffentlichungen in der medizinischen Literatur vorhanden sind, sowie fachliches Erfahrungswissen verfügbar ist. Die Durchführung neuer pharmakologisch-toxikologischer Versuche sowie klinischer Erprobung zum Beleg von Wirksamkeit und Unbedenklichkeit im Verlängerungsverfahren wären in der Regel weder wissenschaftlich oder ärztlich sinnvoll noch ethisch oder ökonomisch vertretbar, da dadurch lediglich bereits bekannte Fakten bestätigt werden können.

Aus dem gleichen Grunde kann auch im normalen Zulassungsverfahren für Fertigarzneimittel mit bekannten arzneilich wirksamen Substanzen anstelle der Ergebnisse pharmakologisch-toxikologischer und klinischer Prüfung anderes wissenschaftliches Erkenntnismaterial vorgelegt werden (§ 22 Abs. 3 AMG).

Die Bedeutung wissenschaftlichen Erkenntnismaterials als Beurteilungsgrundlage für die Wirksamkeit und Unbedenklichkeit von Fertigarzneimitteln findet *auch* darin ihren Ausdruck, daß der Gesetzgeber das Bundesgesundheitsamt verpflichtet hat, für Arzneimittel, die nicht der automatischen Verschreibungspflicht unterliegen – d. h. keine neuen, in der deutschen medizinischen Wissenschaft bisher unbekannten Substanzen enthalten – dieses Material durch Kommissionen aufbereiten zu lassen und die Ergebnisse bekanntzumachen. Die Behörde hat sodann auf der Grundlage der veröffentlichten Ergebnisse zu entscheiden; weicht sie davon ab, so hat sie die Gründe für die abweichende Entscheidung darzulegen (§ 25 Abs. 7 AMG).

Es ist zu erwarten, daß bei einer systematischen Sichtung des bestehenden Marktes bislang noch ungenügend erkannte Arzneimittelrisiken aufgedeckt werden. Durch diese systematische Überprüfung kann die Zahl der bisher mehr oder weniger zufälligen Erkenntnisse über Arzneimittelrisiken, die dann zu ad hoc-Maßnahmen führen, erheblich reduziert werden.

Der Prozeß der Aufbereitung des wissenschaftlichen Erkenntnismaterials ist in den vergangenen Jahren eingeleitet worden. Nachdem im ersten Schritt das Zulassungsverfahren für neue Arzneimittel in Gang gesetzt worden ist und insgesamt gesehen zufriedenstellend abläuft, sind in den vergangenen 1 ½ Jahren die Arbeiten für die Aufbereitung intensiviert worden. Sie bilden in den kommenden Jahren einen Schwerpunkt der Tätigkeiten des Bundesgesundheitsamtes.

Bereits anläßlich der Einweihung des Neubaues des Instituts für Arzneimittel am 23./24. 6. 83 in Berlin hat der Bundesminister für Jugend, Familie und Gesundheit Dr. Heiner Geißler unter anderem folgendes ausgeführt:
„Arzneimittelsicherheit und Transparenz erfordern aber auch eine Intensivierung der Aufbereitung des bestehenden Marktes der Altpräparate, die nach den Übergangsvorschriften des Gesetzes als zugelassen gelten.
Nachdem nun die Aufbereitung des wissenschaftlichen Erkenntnismaterials begonnen wurde und erste Erfahrungen vorhanden sind, werde ich die Nachzulassung energisch betreiben. Hierzu muß die Aufbereitungsarbeit intensiviert werden. Dies alles muß sehr schnell geschehen, denn Ende dieses Jahrzehnts läuft die Übergangsfrist der pharmazeutischen EG-Vorschriften aus“ [9].

Die Aufbereitungsarbeit selbst hat durch Kommissionen zu erfolgen, deren Mitglieder auf dem Gebiet der jeweiligen Stoffgruppe und in der jeweiligen Therapierichtung über wissenschaftliche Kenntnisse verfügen und praktische Erfahrungen gesammelt haben. Der Bundesminister beruft die Mitglieder auf Vorschlag der Kammern der Heilberufe, der Fachgesellschaften sowie der pharmazeutischen Unternehmer (§ 25 Abs. 7 AMG), vgl. [1, 2, 3].

Der Arbeit der Aufbereitungskommissionen liegen die vom Bundesminister für Jugend, Familie und Gesundheit veröffentlichten vorläufigen Leitsätze und das Arbeitskonzept zur Aufbereitung des Erkenntnismaterials über Unbedenklichkeit und Wirksamkeit von Arzneimitteln vom 22. 9. 1983 und vom 15. 1. 1985 zugrunde [4, 5].

In der Regel bestehen die Kommissionen aus neun Mitgliedern; jeweils einem Sachverständigen für Toxikologie/Pharmakologie, für klinische Pharmakologie, für medizinische Statistik, für Pharmazie sowie fünf weiteren Sachverständigen aus dem praktisch-ärztlichen Bereich. Die Kommissionsmitglieder wählen aus ihrer Mitte den Vorsitzenden ihrer Kommission. Jedes Kommissionsmitglied hat einen Stellvertreter.

Insgesamt vierzehn Aufbereitungskommissionen sollen das Erkenntnismaterial für die Arzneimittel der unterschiedlichen Therapierichtungen erarbeiten (Tab. 2).

Tabelle 2 Zeitplan für die Aufbereitung

Kommission	1983	1984	1985	1986	1987	1988	1989
B 1 – Angiologie, Kardiologie, Nephrologie	—	—	—	—	—	—	—
B 2 – Rheumatologie		—	—	—	—	—	—
B 3 – Neurologie, Psychiatrie			—	—	—	—	—
B 4 – Endokrinologie, Gynäkologie			—	—	—	—	—
B 5 – Gastroenterologie, Stoffwechsel			—	—	—	—	—
B 6 – Infektionskrankheiten, Onkologie, Immunologie, Pulmologie			—	—	—	—	—
B 7 – Dermatologie, Hämatologie			—	—	—	—	—
B 8 – Balneologie	- - -	—	—	—	—	—	—
B 9 – Zahnheilkunde	- - -	—	—	—	—	—	—
B 10 – Infusion und Transfusion	- - -	—	—	—	—		
C – Anthroposophische Therapierichtung	- - -	—	—	—	—	—	—
D – Homöopatische Therapierichtung	- - -	—	—	—	—	—	—
E – Phytotherapeutische Therapierichtung	- - -	—	—	—	—	—	—
F – Tierarzneimittel	- - -	—	—	—	—	—	—

Als Ergebnisse der Aufbereitung sollen für Arzneistoffe und Arzneistoffkombinationen Monographien erstellt werden. Dieses sind Produktbeschreibungen, die in ihrem Informationsumfang der Packungsbeilage (§ 11 AMG) entsprechen; erforderlichenfalls ergänzt um Informationen für die Fachkreise. Das unterschiedliche Informationsbedürfnis von Laien- und Fachkreisen zur Sicherstellung einer zweckgerichteten und vorschriftsmäßigen Arzneimittelanwendung berücksichtigt das von der Europäischen Gemeinschaft im Rahmen ihres Richtliniensystems für neue Arzneistoffe geforderte „Technische Merkblatt", z. B. durch die Angabe zusätzlicher pharmkokinetischer Daten. Die Monographien sollen daher von den Kommissionen in Anlehnung an die Angaben der Packungsbeilage und des Technischen Merkblattes erstellt und begründet werden [6]. Sie verläuft in der Regel so, daß zunächst vorbereitende Arbeiten durch das BGA durchzuführen sind, u. a.

- Erstellung einer kommissionsspezifischen Liste aller arzneilich wirksamen Stoffe und Stoffkombinationen der auf dem Markt befindlichen Fertigarzneimittel aus dem Arzneimittelinformationssystem (AMIS) des BGA.
- Aufruf des BGA im Bundesanzeiger in gesonderten Bekanntmachungen für die jeweiligen Kommissionen mit denen die betroffenen pharmazeutischen Unternehmer und andere Interessenten aufgefordert werden, wissenschaftliches Erkenntnismaterial über die jeweils behandelten Arzneimittel in die Aufbereitungsarbeit einzubringen [7, 8]. Eine „Anleitung zur Zusammenstellung und Dokumentation des wissenschaftlichen Erkenntnismaterials" von Arzneimitteln und Tierarzneimitteln wurde vom BGA erarbeitet und kann von den pharmazeutischen Unternehmern angefordert werden.
- Darüber hinaus führt das BGA eigene gezielte Literaturrecherchen an den erreichbaren Datenbanken durch, um über eine möglichst vollständige Sammlung aller Publikationen – positive wie negative – zu verfügen. Auf der Grundlage des eingereichten Erkenntnismaterials und der eigenen Literaturrecherchen werden Arzneistoff-/Arzneistoff-Kombinations-spezifische Literaturübersichten erstellt;
- Ferner ergänzt das BGA das Erkenntnismaterial durch Hinzufügen von Unterlagen über bisherige Entscheidungen im Zulassungsverfahren und bei Maßnahmen zur Risikoabwehr. Darüber hinaus werden – soweit erhältlich – Ergebnisse von Reviewverfahren anderer Staaten beigefügt. Das BGA ordnet das gesamte Erkenntnismaterial und legt es der jeweiligen Aufbereitungskommission vor; Erfahrungen der Transparenzkommission werden berücksichtigt.

Nach Abschluß dieser vorbereitenden Arbeiten werden in einem ersten Kommissionsdurchgang die zunächst zu erarbeitenden Arzneistoffe/Arzneistoffgruppen benannt, und für die unterschiedlichen Bereiche werden jeweils aus zwei bis vier Mitgliedern bestehende Arbeitsgruppen gebildet. Diesen Arbeitsgruppen obliegt die Aufgabe, Monographie-Entwürfe zu erstellen. Ihnen wird das vorhandene spezifische wissenschaftliche Erkenntnismaterial zur Verfügung gestellt; sie haben darüber hinaus die Möglichkeit, weitere externe Sachverständige u. a. auf der Basis eines Werkvertrages mit dem BGA hinzuzuziehen.

Diese Monographie-Entwürfe werden in einem zweiten Durchgang von der Kommission beraten und in der Regel als „Vorläufige Monographien" zur Vorveröffentlichung akzeptiert. Vorveröffentlichung bedeutet Publikation in Fachzeitschriften, um den Fachkreisen Kenntnis von den Entwürfen zu geben und ihnen die Gelegenheit zu eröffnen, innerhalb einer festgelegten Frist kritisch Stellung zu nehmen.

Betroffene pharmazeutische Unternehmer und sonstige Interessenten sollten unbedingt von diesem Angebot Gebrauch machen, denn die Aufforderung zur Stellungnahme bietet zunächst die „letzte" Gelegenheit, eventuell noch vorhandenes wissenschaftliches Erkenntnismaterial zur Ergänzung weiterer Angaben bezüglich Anwendungsgebieten, Nebenwirkungen, Gegenanzeigen etc. einzureichen.

Die Einsendungen werden an die jeweiligen Arbeitsgruppen weitergeleitet, dort bewertet und die gegebenenfalls überarbeiteten Monographien im dritten Durchgang in der Kommission erörtert. Nach endgültigem Beschluß durch die Kommission werden die Monographien vom BGA im Bundesanzeiger offiziell bekanntgemacht (Tab. 3).

Die im Bundesanzeiger bekanntgemachten Monographien können für die genannten Arzneistoffe/Arzneistoffkombinationen als Nachweis der Wirksamkeit und Unbedenklichkeit verwendet werden:

Seitens des pharmazeutischen Herstellers

- beim Antrag auf Zulassung eines Fertigarzneimittels mit bekannten Arzneistoffen, bei denen anstelle der Ergebnisse der pharmakologisch-toxikologischen und klinischen Prüfung anderes wissenschaftliches Erkenntnismaterial vorgelegt werden kann (§ 22 Abs. 3 AMG),
- beim Antrag auf Zulassung eines Fertigarzneimittels, für das die Übergangsregelung des Gesetzes zur Neuordnung des Arzneimittelgesetzes (Art. 3 § 7 AMNG) gilt; d. h. beim Antrag auf „vorgezogene freiwillige Nachzulassung" eines als zugelassen geltenden Arzneimittels. Die Angaben und Unterlagen nach § 22 Abs. 1 und 2 Nr. 1 AMG – die Ergebnisse der pharmazeutischen Prüfung – sind beizufügen;

Seitens des Bundesgesundheitsamtes

- als Entscheidungsgrundlage für die Bewertung von Fertigarzneimitteln beim Antrag auf Verlängerung der als zugelassen geltenden Arzneimittel. Über die Verlängerung der Zulassung entscheidet die zuständige Bundesoberbehörde auf der Grundlage der Anforderungen des Arzneimittelgesetzes an die Wirksamkeit, Unbedenklichkeit und Qualität. Werden vom Antragsteller über die in den Monographien enthaltenen Aussagen hinausgehende Ansprüche für ein Arzneimittel geltend gemacht, müssen diese nach den für den Nachweis von Wirksamkeit und Unbedenklichkeit geltenden gesetzlichen Anforderungen belegt werden.

Der politische Wille zur baldmöglichen Erledigung der Aufbereitungsarbeit ist eindeutig. Im Jahre 1984 wurde deshalb im Institut für Arzneimittel des Bundesgesundheitsamtes eine zentrale Arbeitsgruppe „Aufbereitung und Nachzulassung" (GAN) zur Verbesserung und Beschleunigung der Arbeiten im Rahmen der Aufbereitung und der Nachzulassung nach Art. 3 § 7 des Gesetzes zur Neuordnung des Arzneimittelrechts eingerichtet.

Tabelle 3 Ablaufplan für die Erstellung von Monographien

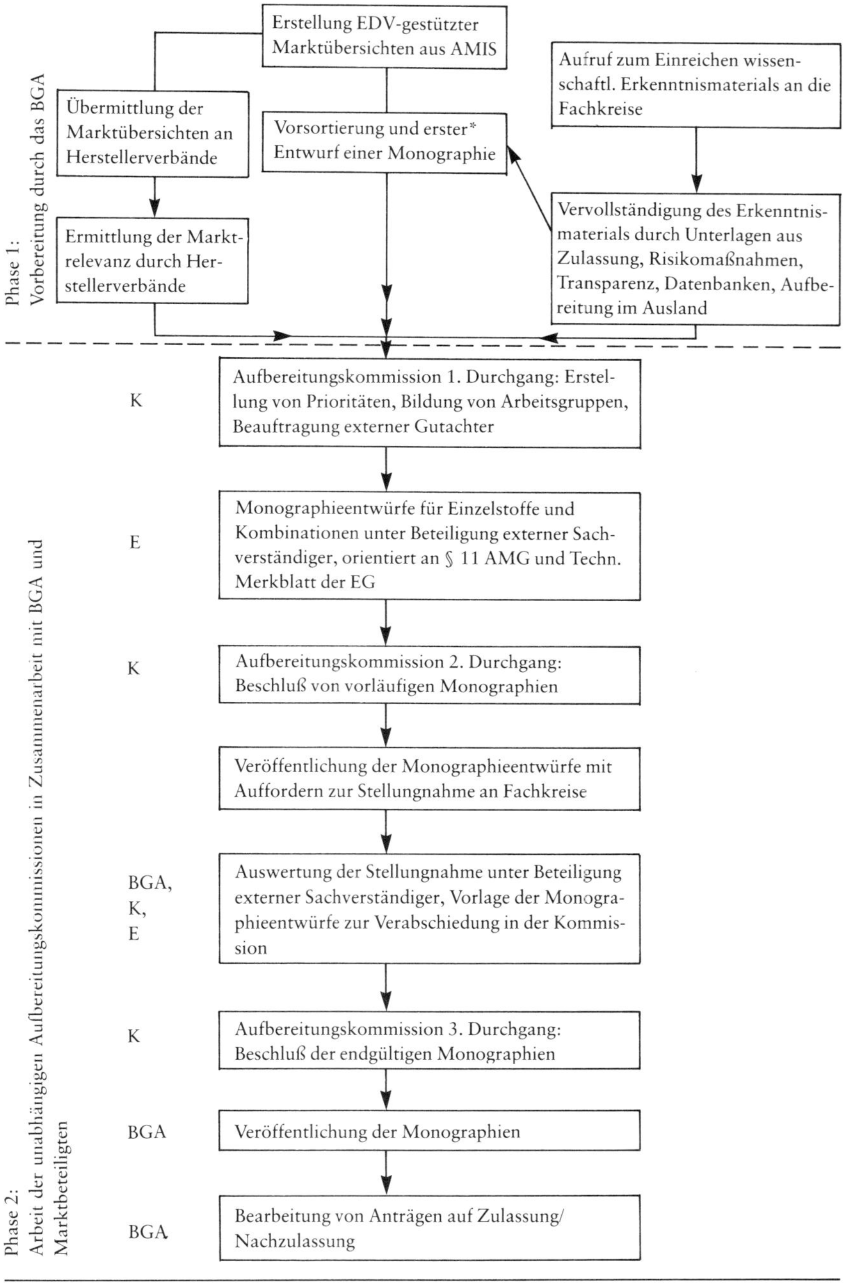

Die Bearbeitung pro Stoff beträgt 18–24 Monate

E = Externe Bearbeitung
K = Kommission

Das BGA wird einzelne Stoffe selbst bearbeiten, andere an externe Gutachter vergeben. Dabei wird im Regelfall versucht, Einvernehmen mit dem Vorsitzenden der Kommission über den Gutachter zu erzielen.

Tabelle 4 Stand Monographieerstellung*

Kommissionen		in Bearbeitung befindliche Monographien	vorveröffentlichte Monographien	verabschiedete Monographien
B 1	– Angiologie, Kardiologie, Nephrologie	116	–	–
B 2	– Rheumatologie	45	5	3
(B 2 alt)	– Alterskrankheiten und Schwächezustände	–	–	5
B 3	– Neurologie, Psychiatrie	58	–	–
B 4	– Endokrinologie, Gynäkologie	4	–	–
B 5	– Gastroenterologie, Stoffwechsel	–	–	–
B 6	– Infektionskrankheiten, Onkologie, Immunologie, Pulmologie	–	–	–
B 7	– Dermatologie, Hämatologie	–	–	–
B 8	– Balneologie	16	–	–
B 9	– Zahnheilkunde	4	–	–
B 10	– Infusion und Transfusion	125	130	–
C	– Anthroposophische Therapierichtung	110	90	–
D	– Homöopathische Therapierichtung	135	262	–
E	– Phytotherapeutische Therapierichtung	19	28	51
F	– Tierarzneimittel	47	10	–
		679	525	59

* Stand: 15. September 1985

Hierbei haben wir uns von den Vorstellungen leiten lassen, daß eine effiziente Arbeit der Aufbereitungskommissionen nur zu erwarten ist, wenn diese durch wissenschaftliche Mitarbeiter des Amtes vorbereitet und betreut wird. Diese Feststellung war nach dem Ergebnis der Arbeiten der Aufbereitungskommissionen in den vergangenen Jahren unausweichlich.

1984 wurden daher 13 Stellen (6 Wissenschaftler und 7 Hilfskräfte) neu sowie 3 Stellen aus den übrigen Bereichen des Bundesgesundheitsamtes für den Aufbau der Arbeitsgruppe bereitgestellt. Weitere 5 Stellen für wissenschaftliche Mitarbeiter wurden 1985 bewilligt, so daß die Arbeitsgruppe inzwischen aus 21 Mitarbeitern besteht. Eine Verdoppelung dieses Personalbestandes für das Jahr 1986 wird angestrebt. Zusätzliche Sachmittel in Höhe von jährlich ca. 6 Mio DM stehen derzeit zur Verfügung.

Nach dem derzeitigen Wissensstand wird die Anzahl der insgesamt zu erstellenden Monographien auf ca. 14 800 (ca. 5800 Einzelstoffe und 9000 Kombinationspräparate) geschätzt. Gemeinsam mit den Kommissionen wird geprüft, ob durch übergreifende Monographien für Stoffkombinationen die Zahl der zu erstellenden Monographien reduziert werden kann (Tab. 4).

Es ist zu erwarten, daß die Nachzulassungsarbeit schwerpunktmäßig ab 1990 anfallen wird, da für den überwiegenden Teil der „fiktiv zugelassenen" Arzneimittel ein Nachzulassungsantrag erst kurz vor Ablauf der Frist gestellt werden wird. Die Zahl der zu erwartenden Nachzulassungsanträge dürfte vorsichtig geschätzt bei etwa 50 000 liegen.

Die baldmögliche Anpassung auf dem Markt befindlicher Arzneimittel durch eine Zulassung entsprechend den Kriterien Wirksamkeit, Unbedenklichkeit und Qualität und gleichzeitigem Verzicht auf die „fiktive" Zulassung dienen der Arzneimittelsicherheit.

Größtmögliche Arzneimittelsicherheit setzt allseits größtmögliche Anstrengungen voraus; unabdingbar ein ständiger Prozeß von Nutzen/Risiko-Ermittlungen und abwägenden Sicherheitsentscheidungen.

Literatur

[1] Bekanntmachung des Bundesministers für Jugend, Familie und Gesundheit zur Berufung der Sachverständigen für die Kommissionen nach § 25 Abs. 6 und 7 des Arzneimittelgesetzes vom 13. 4. 1977
Bundesanzeiger Nr. 79 vom 27. 4. 1977.

[2] Bekanntmachung des Bundesministers für Jugend, Familie und Gesundheit zur Berufung von Sachverständigen für die Kommissionen nach § 25 Abs. 7 des Arzneimittelgesetzes (AMG) vom 22. 4. 1982
Bundesanzeiger Nr. 80 vom 20. 4. 1982.

[3] Bekanntmachung des Bundesministers für Jugend, Familie und Gesundheit zur Berufung von Sachverständigen für die Kommissionen nach § 25 Abs. 7 des Arzneimittelgesetzes (AMG) vom 24. 10. 1984
Bundesanzeiger Nr. 214 vom 13. 11. 1984.

[4] Vorläufige Leitsätze für die Aufbereitung des Erkenntnismaterials über Unbedenklichkeit und Wirksamkeit von Arzneimitteln und die Nachzulassung nach Art. 3 § 7 des Gesetzes zur Neuordnung des Arzneimittelrechts vom 22. 9. 1983
Bundesanzeiger Nr. 194 vom 14. 10. 1983

[5] Bekanntmachung des Arbeitskonzeptes zur Aufbereitung des Erkenntnismaterials über Unbedenklichkeit und Wirksamkeit von Arzneimitteln und die Nachzulassung nach Art. 3 § 7 des Gesetzes zur Neuordnung des Arzneimittelrechts vom 15. 1. 1985
Bundesanzeiger Nr. 16 vom 24. 1. 1985.

[6] Richtlinie des Rates vom 26. 10. 1983 zur Änderung der Richtlinie 65/65/EWG, 75/318/EWG und 75/319/EWG zur Angleichung der Rechts- und Verwaltungsvorschriften über Arzneispezialitäten.

[7] Aufruf Nr. 1 zum Einreichen von wissenschaftlichem Erkenntnismaterial über Arzneimittel zur Aufbereitung nach § 25 Abs. 7 AMG
Bekanntmachung des Bundesgesundheitsamtes über die Zulassung und Registrierung von Arzneimitteln vom 1. Dezember 1982
Bundesanzeiger Nr. 236 vom 18. 12. 1982.

Aufruf Nr. 2 vom 30. März 1983
Bundesanzeiger Nr. 73 vom 19. 4. 1982

Aufruf Nr. 3 vom 25. Januar 1984
Bundesanzeiger Nr. 25 vom 4. 2. 1984

Aufruf Nr. 4 vom 15. Juli 1984
Bundesanzeiger Nr. 139 vom 27. 7. 1984

Aufrufe Nr. 5, 6, 7 und 8 vom 26. November 1984
Bundesanzeiger Nr. 229 vom 6. 12. 1984

Aufrufe Nr. 9 und 10 vom 31. Mai 1985
Bundesanzeiger Nr. 112 vom 22. 6. 1985.

[8] Aufruf Nr. 1 zum Einreichen von wissenschaftlichem Erkenntnismaterial über Tierarzneimittel zur Aufbereitung nach § 25 Abs. 7 AMG
Bekanntmachung des BGA über die Zulassung und Registrierung von Tierarzneimitteln vom 1. August 1984
Bundesanzeiger Nr. 142 vom 1. 8. 1984.

[9] Geißler, H.: Sicherung der Gesundheit – eine Herausforderung an uns alle. In: Arzneimittelsicherheit, bga-Schriften 1/83 (P. Groodanoff, B. Schnieders, K. Überla, Hg.), S. 10. MMV Medizin Verlag. München, 1983.

Zulassungsvoraussetzungen in der Bundesrepublik Deutschland

J. Schuster

Arzneimittel gibt es schon so lange wie ärztliches Handeln. Ihre Vielfalt, ihre Anwendung und ihre Bedeutung als Therapeutika, Prophylaktika und Diagnostika haben heute einen Entwicklungsstand erreicht, der die Möglichkeiten, „... Krankheiten, Leiden, Körperschäden oder krankhafte Beschwerden zu heilen, zu lindern, zu verhüten oder zu erkennen, ..." (§ 2 Abs. 1 Nr. 1 Arzneimittelgesetz: „Arzneimittelbegriff"), so erweitert hat, und noch ständig erweitert, daß ärztliches Handeln vorwiegend vom Einsatz des „Instruments" Arzneimittel bestimmt wird und ohne dieses nahezu undenkbar geworden ist.

Es ist deshalb verständlich, daß Arzneimittel in der Diskussion über Fragen der Gewährleistung und Wiederherstellung der Gesundheit, die ja eines der Hauptmerkmale unserer Leistungsgesellschaft geworden ist, immer mehr in den Blickwinkel öffentlichen Interesses gerückt wurden.

Das heute auf allen Gebieten des täglichen Lebens zunehmende Sicherheitsbedürfnis und die damit in gleichem Maße abnehmende Risikobereitschaft hat auch die öffentliche Diskussion über Risiken von Arzneimitteln belebt. Der Anspruch, daß ein Arzneimittel Beeinträchtigungen der Gesundheit zuverlässig beseitigen – oder verhindern – soll, ohne seinerseits andere Beeinträchtigungen zu bewirken, hat stetig zugenommen und im letzten Jahrzehnt in vielen europäischen Ländern – wie auch in der Bundesrepublik Deutschland und Österreich – den Gesetzgeber veranlaßt, im Sinne präventiver Gefahrenabwehr Arzneimittelgesetze zu erlassen, nach deren Vorschriften

- Qualität
- Wirksamkeit
- Unbedenklichkeit

von Arzneimitteln sichergestellt werden [1]. In Deutschland dürfen danach „Fertigarzneimittel ... im Geltungsbereich dieses Gesetzes nur in den Verkehr gebracht werden, wenn sie durch die zuständige Bundesoberbehörde zugelassen sind" (§ 21 Abs. 1 Arzneimittelgesetz). Die Behörde darf eine Zulassung nur erteilen, wenn der Nachweis erbracht wird, daß die o.g. drei Kriterien erfüllt sind.

Die pharmazeutische Qualität ist ausschließlich produktbezogen. Sie ist Voraussetzung für die Identität jeder einzelnen Tablette, Ampulle oder sonstigen Arzneiform mit jeder anderen Einheit des selben Produktes, das in großen Stückzahlen über viele

Jahre hergestellt wird. Angaben über die Zusammensetzung nach Art der Wirk- und Hilfsstoffe und deren Menge, die physiko-chemischen Eigenschaften, das Freisetzungsverhalten (des Wirkstoffs aus der Zubereitung), die Haltbarkeitsdauer und andere Qualitätsdaten können mit der Zuverlässigkeit, mit der naturwissenschaftliche Aussagen heute möglich sind, gemacht werden.

Anders verhält es sich mit Angaben zur Wirksamkeit und Unbedenklichkeit der Arzneimittel. Diese können konkret nur auf den jeweiligen Patienten bezogen gemacht werden, sind also in bezug auf die Gesamtheit aller potentiellen Patienten Wahrscheinlichkeitsaussagen.

Wie kommen solche Aussagen zustande? Wie läßt sich der „therapeutische Nutzen" eines Arzneimittels abschätzen und beschreiben? In welcher Beziehung steht er zu den Wirkungen des Arzneimittels, seiner Wirksamkeit und Unbedenklichkeit? Was ist und wie beurteilt man Wirksamkeit und Unbedenklichkeit?

Bevor wir uns den Antworten auf diese Fragen zuwenden, sollten wir noch eine Betrachtung anstellen:
Jede Zulassung eines Arzneimittels entspricht der Beschreibung eines Modells, dessen Aussagen zur Wirksamkeit bei den angegebenen Anwendungsgebieten und zu den mit der Anwendung des Arzneimittels verbundenen therapeutischen Risiken sich wiederum auf einen „Modell-Patienten" beziehen, den therapeutischen „Normalfall" gewissermaßen, vorausgesetzt, muß man einschränkend sagen, die zum Zeitpunkt der Zulassung verfügbaren Daten sind an einer diesen „Normalfall" repräsentierenden Stichprobe gewonnen worden. Ohne diesen Punkt vertiefen zu wollen, soll an dieser Stelle – quasi als Zwischenruf – festgestellt werden, daß das Bundesgesundheitsamt (BGA), das auf nunmehr nahezu acht Jahre Arzneimittelzulassung zurückblicken kann, wiederholt feststellen mußte, daß die „repräsentative Stichprobe" einem Modell angepaßt wurde, von dem man offenbar schon vor Beginn der klinischen Prüfung festgefügte Vorstellungen hatte. Das BGA sah sich deshalb veranlaßt, im Rahmen jeder Einzelzulassung den pharmazeutischen Unternehmer auf seine Verpflichtung, *alle* gewonnenen Erkenntnisse im Zulassungsverfahren vorzulegen, schriftlich hinzuweisen. Auch wird – für den Fall der Nichtbeachtung, auf die strafrechtlichen Konsequenzen entsprechend den Vorschriften des § 96 Arzneimittelgesetz (AMG) regelmäßig aufmerksam gemacht.

Dennoch ist die Beschreibung des erwähnten Modells auf der schmalen Basis einer begrenzten Stichprobe immer schwierig und wird wohl deshalb auch in der Regel als „vorläufig" angesehen werden müssen, d. h., das Modell wird nach der Zulassung durch die breite Anwendung Korrekturen erfahren. Aufgabe der Zulassungsbehörde ist es, entsprechend den schon genannten Fragen nach dem therapeutischen Nutzen und den Risiken diese qualitativ möglichst vollständig zu erfassen und vorläufig zu quantifizieren. Beides ist nur möglich, wenn eine solche Modellbeschreibung sich nicht allein an dem für das jeweilige Arzneimittel vom Antragsteller vorgelegten

Material orientiert, sondern in die notwendigen Überlegungen alle Kenntnisse eingeschlossen werden, die über vergleichbare Arzneimittel und sonstige therapeutische Alternativen verfügbar sind. Nutzen-Risiko-Bewertung ist also kein Prozeß, der sich ausschließlich auf die Datenbasis des zu bewertenden Arzneimittels beschränken darf. Sie muß im Rahmen eines therapeutischen Konzepts erfolgen, das dem jeweils gesicherten Stand wissenschaftlicher Erkenntnis entspricht, aber auch den therapeutischen Pluralismus berücksichtigt.

Notwendig ist ein solches Vorgehen nicht nur für die erstmals in die Therapie einzuführenden sog. „neuen" Stoffe, für die die Beurteilungsbasis natürlicherweise schmal ist, sondern genauso für die sog. „bekannten" Stoffe, die in solchen Arzneimitteln enthalten sind, deren „... Wirkungen und Nebenwirkungen bereits bekannt... sind" (§ 22 Abs. 3 AMG), da für eine Vielzahl dieser Arzneimittel durch die Entwicklung neuer therapeutischer Alternativen – wie durch den Fortschritt der wissenschaftlichen Erkenntnis – eine Neubewertung erfolgen muß, was im Einzelfall im Zulassungsverfahren durch das BGA, im Ganzen aber im sog. Aufbereitungsverfahren durch die eigens dafür vom Bundesminister für Jugend, Familie und Gesundheit berufenen Aufbereitungskommissionen (§ 25 Abs. 7 AMG) geschieht. Diese Neubewertung hat nach dem schon zitierten" ... jeweils gesicherten Stand der wissenschaftlichen Erkenntnisse ..." zu erfolgen, den auch das BGA entsprechend § 25 Abs. 2 Nr. 4 AMG zur Grundlage aller seiner Entscheidungen zu machen hat.

Was ist der jeweils gesicherte Stand der wissenschaftlichen Erkenntnisse? Wie wird er ermittelt?

Diese Fragen sind dann nicht schwer zu beantworten, wenn das zu beurteilende Arzneimittel einen seit längerer Zeit gesicherten Platz in der Therapie einnimmt, d. h., wenn eine weitgehend übereinstimmende Beurteilung durch die wissenschaftliche Literatur erfolgt. Schwierig wird die Entscheidung der Zulassungsbehörde, wenn die wissenschaftliche Diskussion im Gang und noch weitgehend offen ist.

Wie sieht die Entscheidungsbasis für die Zulassungsbehörde aus? Was darf das BGA fordern, um Wirksamkeit und Unbedenklichkeit solcher Arzneimittel als sichergestellt ansehen zu können?

Für Arzneimittel, die „bekannte" Stoffe enthalten, darf der pharmazeutische Unternehmer

- „... anstelle der pharmakologisch-toxikologischen und klinischen Prüfung auch anderes wissenschaftliches Erkenntnismaterial..." vorlegen.
- „Darunter sind insbesondere wissenschaftliche Veröffentlichungen, aber auch nicht veröffentlichte Gutachten zu verstehen. Als wissenschaftliches Erkenntnismaterial gilt auch das nach wissenschaftlichen Methoden aufbereitete Erfahrungsmaterial..."
- „Bei den in Absatz 2 Nr. 1–3 näher definierten Fällen ist es weder zweckmäßig noch geboten, die Vorlage von speziellen Versuchsergebnissen nach § 22 Abs. 2 Nr. 2 und 3 zu verlangen."

– „Der Deutsche Bundestag hat anläßlich der Verabschiedung des Neuordnungsgesetzes (AMG 1976) eine Entschließung (Drucksache 7/5025) gefaßt, wonach er davon ausgeht, „daß im Hinblick auf Artikel 1 § 21 (jetzt § 22 AMG) Abs. 2 und 3 eine klinische Prüfung nur bei Arzneimitteln gefordert werden soll, die neu in die Therapie eingeführt werden. Bei anderen Arzneimitteln soll die klinische Prüfung nur in seltenen Fällen gefordert werden, in denen es aus Gründen der Arzneimittelsicherheit unerläßlich ist."

Daraus folgt, daß die Zulassungsbehörde, die Unterläßlichkeit ihrer Forderung eines solche Prüfungen umfassenden Wirksamkeitsnachweises für „bekannte Stoffe" nachprüfbar zu begründen hat.

Neue klinische Studien zum Nachweis von Wirksamkeit und Unbedenklichkeit darf das BGA aber für derartige Arzneimittel prinzipiell nicht fordern, es sei denn für Aussagen zur Wirksamkeit oder Unbedenklichkeit, die nicht allgemein bekannt sind. D. h., die mit anderem wissenschaftlichen Erkenntnismaterial dokumentierten Ansprüche sind – entsprechend dem jeweils gesicherten Stand wissenschaftlicher Erkenntnis – zu überprüfen, zu akzeptieren oder zu verwerfen. Sind bisher durchaus verbreitete Indikationsansprüche auf diese Weise nicht belegt, kann eine Zulassung nicht erfolgen. Dem pharmazeutischen Unternehmer steht es dann frei, seinen Anspruch durch geeignete valide neue Untersuchungen zu erhärten – oder aber darauf zu verzichten.

Im Hinblick auf Art und Umfang der vom BGA für den Nachweis der Wirksamkeit zu fordernden Belege verdient der im Text des § 24 Abs. 1 Nr. 3 AMG verwendete Begriff „... angemessen wirksam..." besondere Beachtung.

Der Gesetzgeber liefert dazu folgende Interpretation:

– „Im Zusammenhang mit den Anforderungen an die therapeutische Wirksamkeit soll der Begriff verdeutlichen, daß die Anforderungen in einem der Bedeutung des Anwendungsgebietes individuell angepaßten Verhältnis stehen müssen, damit unangemessen strenge, schematische oder dogmatische Maßstäbe vermieden werden."

Durch die gesamte Entstehungsgeschichte des Arzneimittelgesetzes zieht sich wie ein roter Faden der Grundgedanke:

– für Arzneimittelsicherheit – durch den Nachweis von Qualität, Wirksamkeit und Unbedenklichkeit zu sorgen, diesen Nachweis aber nicht unangemessen zu erschweren.

Dies hat in der seit 1978 gewachsenen Beurteilungspraxis des BGA dazu geführt, Forderungen nach klinischen Prüfungen so klein wie irgend möglich zu halten.

Im Bewußtsein, daß jeder Wirksamkeitsnachweis ein Produkt aus Fakten und Plausibilität ist, ja sein muß, weil die Wechselfälle künftiger Therapie durch Fakten einer Phase I–III-Prüfung allein nie abgedeckt werden können, wurde auf die Vorlage umfangreicher Prüfungen verzichtet, wo immer man Ergebnisse weniger umfangreicher Untersuchungen für angemessen hielt.

Was im Hinblick auf die Ermittlung der Wirksamkeit vom Ausschuß als angemessen angesehen wird, liest sich im Kommentar zum § 25 AMG so:

- "... Es ist unbestritten, daß sich der Nachweis therapeutischer Wirksamkeit eines Arzneimittels nicht mit der strengen Beweiskraft eines naturwissenschaftlichen Experimentes führen läßt (AuB)."

Gerade dieses Zitat in Verbindung mit der Vorschrift des § 25 Abs. 2 Satz 2 AMG, nach der... „Die Zulassung ... nicht deshalb versagt werden (darf), weil therapeutische Ergebnisse nur in einer beschränkten Zahl von Fällen erzielt worden sind," verführt pharmazeutische Unternehmer immer wieder zu dem Versuch, eine Zulassung bereits auf einer Datenbasis zu erreichen, die tatsächlich lediglich einige Indizien für die Wirksamkeit liefert und eine Abschätzung eines Risikos gar nicht ermöglicht.

Nach unserer Auffassung handelt es sich hier um eine Fehlinterpretation. Wenn auch – wie schon ausgeführt – die Forderung nach klinischen Prüfungen so klein wie möglich gehalten wird, so muß sie doch umfangreich genug sein, um die an einer beschränkten Zahl von Fällen erzielten therapeutischen Ergebnisse einwandfrei als solche identifizieren zu können. Sie muß ferner umfangreich genug sein, um eine sichere Anwendung des Arzneimittels daraus herleiten zu können, wozu beispielsweise auch eine korrekte Dosisermittlung gehört, die bei voller Wirksamkeit ein Minimum therapeutischer Risiken garantiert.

Wir sehen unsere Auffassung auch durch die Vorschriften des § 28 Abs. 3 AMG gestützt, die eine Zulassung auch dann ermöglichen, „... wenn das Arzneimittel einen großen therapeutischen Wert hat und deshalb ein öffentliches Interesse an seinem unverzüglichen Inverkehrbringen besteht, jedoch für die *umfassende Beurteilung des Arzneimittels weitere wichtige Angaben* erforderlich sind."

In diesen Fällen kann „die zuständige Bundesoberbehörde ... durch Auflagen ... anordnen, daß weitere analytische, pharmakologisch-toxikologische oder klinische Prüfungen durchgeführt werden und über die Ergebnisse berichtet wird...".

Das kann nur so verstanden werden, daß die vorgelegten Ergebnisse für die Beurteilung des großen therapeutischen Wertes eines solchen Arzneimittels eine ausreichende Grundlage bilden müssen, daß in allen anderen Fällen, in denen diese Voraussetzungen für eine Auflagenerteilung gemäß § 28 Abs. 3 AMG nicht gegeben sind, die vom pharmazeutischen Unternehmer zu liefernde Beurteilungsgrundlage aber eine „... umfassende Beurteilung des Arzneimittels ..." ermöglichen muß.

Kommen wir aber nun zurück auf unsere eingangs gestellten Fragen:
Wie läßt sich der therapeutische Nutzen eines Arzneimittels abschätzen und beschreiben? In welcher Beziehung steht er zu den Wirkungen des Arzneimittels, seiner Wirksamkeit und Unbedenklichkeit? Was ist und wie beurteilt man Wirksamkeit und Unbedenklichkeit?

Die an den pharmazeutischen Unternehmer gerichtete Forderung des § 22 Abs. 1

Nr. 5 AMG nach Angabe der Wirkungen bedeutet, daß *alle* (erkannten) Wirkungen eines Arzneimittels anzugeben sind. Für die Beschreibung des Arzneimittels würde eine wertneutrale Aufzählung der Wirkungen nicht genügen. Erst die Bewertung der einzelnen Wirkungen als erwünschte und unerwünschte, starke und schwache, und ihr Bezug zur vorgesehenen Dosierung ermöglicht die Angabe von Anwendungsgebieten, Gegenanzeigen, Nebenwirkungen und Wechselwirkungen mit anderen Mitteln, die den Charakter eines Arzneimittels bestimmen. So wird die Gesamtheit der Wirkungen vom Anwendungsgebiet des Arzneimittels her in solche, die den (therapeutischen) Nutzen und solche, die die Risiken einer Anwendung beschreiben, unterteilt. Eine Bewertung des Nutzens erfolgt mit der Definition der „Wirksamkeit".

Mit der Definition des Arzneimittelbegriffs im § 2 AMG werden die Anwendungsmöglichkeiten der Arzneimittel kategorisch beschrieben. Es wird gesagt, daß diese, dem im § 1 AMG definierten Auftrag des Gesetzes entsprechend, an die Wirksamkeit gebunden sind.

Im § 2 Abs. 1 AMG heißt es:
„Arzneimittel sind Stoffe und Zubereitungen aus Stoffen, die dazu bestimmt sind, durch Anwendung am oder im menschlichen oder tierischen Körper,
1. Krankheiten, Leiden, Körperschäden oder krankhafte Beschwerden zu heilen, zu lindern, zu verhüten oder zu erkennen,
2. die Beschaffenheit, den Zustand oder die Funktionen des Körpers oder seelische Zustände erkennen zu lassen,
3. vom menschlichen oder tierischen Körper erzeugte Wirkstoffe oder Körperflüssigkeiten zu ersetzen,
4. Krankheitserreger, Parasiten oder körperfremde Stoffe abzuwehren, zu beseitigen oder unschädlich zu machen,

oder
5. die Beschaffenheit, den Zustand oder die Funktion des Körpers oder seelische Zustände zu beeinflussen."

Dieser Arzneimittelbegriff umfaßt Therapeutika, Prophylaktika und Diagnostika und nennt therapeutische, prophylaktische und diagnostische Ziele, die mittels geeigneter Arzneimittelwirkungen erreicht werden können.

Neben Wirkungen, die sich direkt auf den behandelten Organismus richten und diesen zu „Reaktionen" veranlassen, werden Wirkungen genannt, die geeignet sind, „... Krankheitserreger, Parasiten oder auch körperfremde Stoffe abzuwehren, zu beseitigen oder unschädlich zu machen" (Antibiotika, Chemotherapeutika, antiparasitäre Mittel, Antidote usw.); Wirkungen also, die eine Reaktion des behandelten Organismus nicht unmittelbar oder überhaupt nicht verursachen, die sich aber auf therapeutische Ziele richten und im Hinblick darauf als erwünschte Wirkungen angesehen werden.

Die unter Nr. 2 genannten diagnostischen Ziele erfordern nicht in jedem Falle eine Reaktion des Organismus auf Wirkungen des eingesetzten Diagnostikums. Solche könnten sogar unerwünscht sein. Dennoch wird man auch in diesen Fällen von gezielten Wirkungen solcher Arzneimittel sprechen können, auch wenn, z. B. wie durch Röntgenkontrastmittel, lediglich die „Beschaffenheit" des Organismus durch die physikalischen Eigenschaften des Diagnostikums verändert wird.

Eine Besonderheit stellen auch Wirkungen solcher Arzneimittel dar, die in Nr. 3 genannt werden und der Erhaltung normaler (physiologischer) Körperfunktionen dienen (Blut, Blutersatzmittel, Lösungen zur parenteralen Ernährung – aber auch Hormone, z. B. Insulin usw.) und solche Arzneimittel, deren Wirkungen geeignet sind, „... Krankheiten, Leiden, Körperschäden oder krankhafte Beschwerden ... zu verhüten ...".

Beide letztgenannten Gruppen umfassen sowohl Arzneimittel, deren Wirkungen „Reaktionen" des behandelten Organismus auslösen, als auch solche, die das nicht tun. Dennoch haben sie Wirkungen, mit denen die genannten therapeutischen oder prophylaktischen Ziele erreicht werden, was mit ihrer Wirksamkeit gleichbedeutend ist.

Wir sehen, daß die Vielschichtigkeit des Arzneimittelbegriffs Wirkungen beinhaltet, die nicht ohne weiteres durch den Wirkungsbegriff abgedeckt sind, die jedoch alle eines gemeinsam haben: es sind zielgerichtete, erwünschte Wirkungen.

Versuchen wir nun, diese Betrachtungen in einer Definition zusammenzufassen, so können wir sagen:
Wirksamkeit ergibt sich aus denjenigen Wirkungen (oder Eigenschaften) eines Arzneimittels, die geeignet sind, die Beschaffenheit, den Zustand oder die Funktionen des Körpers oder seelische Zustände in erwünschter Weise zu beeinflussen, zu erkennen (Diagnostikum), krankhafte Veränderungen oder Zustände zu verhindern (Prophylaktikum), zu bessern, zu lindern oder zu heilen (Therapeutikum).

Wirksamkeit ist demnach immer an ein therapeutisches, prophylaktisches oder diagnostisches Ziel (= Anwendungsgebiet des Arzneimittels) gebunden und wird von diesem aus definiert („Wirksamkeit bei ...").

Wenn wir in unserer Definition von „geeigneten" Wirkungen sprechen, so sind damit solche gemeint, die ihrer Art, Stärke und Dauer nach geeignet sind, das jeweilige Ziel zu erreichen. Es genügt also nicht festzustellen, daß ein Arzneimittel Wirkungen hat, die prinzipiell geeignet sind, z. B. bestimmte, eine Erkrankung bedingende oder begünstigende pathologische Funktionszustände im therapeutisch erwünschten Sinne zu beeinflussen.

Kann das therapeutische (etc.) Ziel nicht oder nur teilweise erreicht werden, so ist das Arzneimittel im Hinblick auf dieses Anwendungsgebiet unwirksam. Die Zieldefinition (Indikationsangabe) ist dann falsch. Sie muß entsprechend der tatsächlichen Wirksamkeit des Arzneimittels korrigiert werden.

Die Antwort auf die Frage nach der Wirksamkeit eines Arzneimittels – der Wirksamkeitsnachweis – orientiert sich also am therapeutischen (etc.) Ziel – dem Anwendungsgebiet – und der Frage, ob und wieweit die ermittelten („erkannten") Wirkungen des Arzneimittels geeignet sind, dieses Ziel zu erreichen. Sie wird sich außerdem am „jeweils gesicherten Stand der wissenschaftlichen Erkenntnisse" (§ 25 Abs. 2 Nr. 4 AMG) orientieren, da sich mit Änderungen des Erkenntnisstandes das (therapeutische) Ziel – oder der Weg, dieses zu erreichen, ändern kann.

Ich habe schon darauf hingewiesen, daß nicht allein unser Wissen über Erkrankungen – sondern auch die Entwicklung neuer Arzneimittel den wissenschaftlichen Erkenntnisstand ändern kann.

Wirksamere oder risikoärmere Arzneimittel werfen zwar nicht die Frage nach der – prinzipiell auch weiterhin gegebenen – Wirksamkeit der bisher verfügbaren Arzneimittel auf. Es stellt sich jedoch die Frage nach der Angemessenheit („... bei den angegebenen Anwendungsgebieten angemessen wirksam ..." § 24 Abs. 1 Nr. 3 AMG). Ob ein Arzneimittel „angemessen wirksam" ist, entscheidet sich u. a. an vorhandenen (therapeutischen etc.) Alternativen.

Wenn ein neues Arzneimittel die Heilung einer bisher „unheilbaren" Krankheit ermöglicht, sind Arzneimittel, die lediglich eine Linderung bewirken, nicht mehr angemessen wirksam. Wenn andererseits ein neues Arzneimittel gravierende therapeutische Risiken (Nebenwirkungen) im Gegensatz zu gleich wirksamen älteren Arzneimitteln nicht mehr hat, stellt sich die Frage nach der ärztlichen Vertretbarkeit der Anwendung dieser älteren Arzneimittel, die auch für eine Zulassung solcher Mittel durch die Zulassungsbehörde und den Bestand bestehender Zulassungen erheblich ist.

Es ist festzuhalten, daß der „konkrete Heilungsanspruch" (s. Ausschußbericht, zitiert nach [5]), das Anwendungsgebiet und der Wirksamkeitsbegriff dem „jeweils gesicherten Stand der wissenschaftlichen Erkenntnisse" entsprechend definiert werden müssen und mit diesen Änderungen unterworfen sein können.

Therapeutischer Nutzen

Der Nutzen-Begriff wurde bereits mehrfach verwendet. Es handelt sich um einen wertenden Begriff, wie wir es schon für den Wirksamkeitsbegriff festgestellt haben. Tatsächlich sind beide Begriffe nicht voneinander zu trennen.

Das Arzneimittelgesetz kennt den Terminus „therapeutischer Nutzen" nicht. Hier ist nur von „therapeutischer Wirksamkeit" die Rede (§ 25 Abs. 2 Nr. 4 AMG). Dennoch verdient diese Formulierung eine nähere Betrachtung.

Der Begriff des therapeutischen Nutzens weist nämlich direkt auf die Bewertung der Risiken hin, die sich aus der zu therapierenden Erkrankung ergeben und wird an dem Erfolg gemessen (Wirksamkeit), den die Therapie in diesem Krankheitsfalle hat.

Daneben muß sich dieser Nutzen an den Risiken orientieren, die sich aus der Anwendung des Arzneimittels (therapeutische Risiken) ergeben.

Grundlage jeder Entscheidung über die Zulassung von Arzneimitteln ist eine Abwägung von therapeutischem Nutzen und den therapeutischen Risiken. Zulassungsfähig ist ein Arzneimittel nur, wenn der – am Risiko der zu behandelnden Erkrankung gemessene – therapeutische Nutzen die therapeutischen Risiken übersteigt. Dabei muß das Gesamtrisiko, das aus dem nach Therapie verbleibenden Restrisiko der Erkrankung und dem therapeutischen Risiko besteht, geringer sein, als das ursprüngliche Erkrankungsrisiko (vor Therapie). Nur unter diesen Voraussetzungen ist ein Arzneimittel als „unbedenklich" zu bewerten.

Qualität, Wirksamkeit und Unbedenklichkeit sind als Voraussetzungen für die Zulassung von Arzneimitteln genannt worden. Wir haben gesehen, daß Arzneimittelzulassung eine Modellbeschreibung – eine Festschreibung eines Modells bedeutet, das diese Voraussetzungen erfüllt. Die Entwicklung des Modells und die Garantie für seine Umsetzung in das konkrete Arzneimittel sind Aufgabe des pharmazeutischen Unternehmers, der allein auch die Verantwortung auch dafür zu tragen hat. Lediglich die Festschreibung des Modells erfolgt, nach der vom Arzneimittelgesetz vorgeschriebenen Prüfung, durch die Zulassungsbehörde.

Man kann die Frage stellen, ob diese so vollkommen auf die Eigenverantwortlichkeit der pharmazeutischen Industrie gegründete Regelung ausreicht, um Arzneimittelsicherheit zu garantieren. Man muß sich dabei auch fragen, wieviel mehr Sicherheit ein denkbares Mehr an Kontrolle ermöglichen würde und wie sich eine weitgehende Beschränkung der vom Gesetzgeber heute gewährten Freiheiten wohl in einer vom heutigen Demokratieverständnis geprägten politischen Landschaft ausnehmen würde.

Literatur

[1] Arzneimittelgesetz: vom 24. August 1976
(BGBl. I S. 2445, 2448) in der Fassung des Ersten Gesetzes zur Änderung des Arzneimittelgesetzes vom 24. Februar 1983 (BGBl. I, 169).

[2] Fülgraff, G.: BGBl., 1978 S. 177.

[3] Schuster, J.: Pharma Recht 4, 57–61 (1981).

[4] Schuster, J.: Pharma/PPI, 1. Suppl. (1984) 3–5.

[5] Kloesel-Cyran: Arzneimittelrecht-Kommentar, 3. Auflage, Deutscher Apotheker-Verlag, Stuttgart 1983.

Schlußwort

B. Schnieders

Ich glaube, das Thema dieses Symposiums – „Aktuelle Probleme der Biomedizin“ – wird wahrscheinlich ein Dauerthema. Momentan beschäftigt sich die Öffentlichkeit in der Bundesrepublik Deutschland gerade mit dem Thema „Die Pille danach – Arzneimittel oder Mordinstrument“. Sie sehen, die Thematik wird sicher auch noch in weiterer Zeit aktuell bleiben. Grundsätzlich ist die Arzneimittelsicherheit, wie wir gehört haben, unteilbar, und dennoch entscheiden Zulassungsbehörden unterschiedlich. Die Hersteller haben diesen variierenden Anforderungen zu folgen und dementsprechend auch vielfältige Dokumentationen vorzulegen. Es wurde vor einiger Zeit der Ausdruck der denkenden oder intelligenten Toxikologie geprägt. Sehr sinnvoll ist im Rahmen der Arzneimittelsicherheit ein Verlassen der Checklistensystematik. Ich glaube, und in diesem Symposium kam es auch zum Ausdruck, daß Optimierungen, Verbesserungen sinnvoll und notwendig sind. Ich hoffe daher, wir können in absehbarer Zeit auch von einer denkenden Pharmakologie, klinischen Pharmakologie, Klinik und was alles in den Fachbereich der Arzneimittel eingreift und diesen beeinflußt, sprechen. Dazu ist auch in Zukunft wichtig, daß intelligente Leute auf allen Seiten, so in der Hochschule, in der Klinik, bei den pharmazeutischen Herstellern und bei den Behörden angesiedelt sind. Denn nur, wenn man sich auf wissenschaftlicher Ebene versteht, kann man sich auch in Fragen der Anforderung und Fragen der Entscheidungsfindung verstehen.

Dieses Symposium galt dem Informationsaustausch und ich glaube, das Ziel wurde glänzend erreicht. Wir sollten uns alle bemühen, auch zukünftig solche Symposien zu veranstalten, damit auch eine denkende oder intelligente Zulassungspraxis die Regel wird – nicht nur national, sondern auch international.

In diesem Sinne glaube ich auch in Ihrem Namen den Trägern der Biomedizinischen Forschungsgesellschaft danken zu können, für die Ausrichtung dieses Symposiums und namentlich vielleicht nur stellvertretend für alle, Frau Dr. Reiniz. Mein Dank gilt weiterhin allen Referenten, Vorsitzenden, Diskussionsrednern und ich hoffe, der wissenschaftliche Gewinn für Sie steht in direkter Korrelation mit dem angenehmen Aufenthaltswert, der geprägt war durch den Sonnenschein hier in Salzburg.

Autorenverzeichnis

Alexander, Prof. Dr. Meta, Klinikum Charlottenburg der Freien Universität Berlin, Medizinische Klinik u. Poliklinik, Spandauer Damm 130, D-1000 Berlin 19

Altmann, Prof. Dr. H.-W., Universität Würzburg, Luitpoldkrankenhaus, Institut für Pathologie, D-8700 Würzburg

Baß, Prof. Dr. R., Bundesgesundheitsamt, Institut für Arzneimittel, Seestr. 10, D-1000 Berlin 65

Bauer, Dr. P., Universität Wien, Institut für medizinische Statistik und Dokumentation, Schwarzspanierstr. 17, A-1090 Wien

Bode, Priv.-Doz. Dr., Boehringer Mannheim GmbH, Postfach 310120, D-6800 Mannheim 31

Bolt, Prof. Dr. Dr. H. M., Insitut für Arbeitsphysiologie, Universität Dortmund, Ardeystr. 7, D-4600 Dortmund 1

Bolte, Prof. Dr. H.-D., Zentralklinikum Augsburg, Medizinische Klinik, Stenglinstr. 2, D-8900 Augsburg

Brune, Prof. Dr. K., Friedrich Alexander-Univeristät, Institut für Pharmakologie und Toxikologie, Universitätsstr. 22, D-8520 Erlangen

Detzer, Dr. K., Bayer AG, Institut für Toxikologie, Friedrich-Ebert-Str. 218, D-5600 Wuppertal 1

Gallmeier, Prof. Dr. W. M., Klinikum Nürnberg, 5. Medizinische Klinik und Institut für Med. Onkologie und Hämatologie, Flurstr. 17, D-8500 Nürnberg

Gladtke, Prof. Dr. E., Universitäts-Kinderklinik Köln, Joseph-Stelzmann-Str. 9, D-5000 Köln 41

Günzel, Dr. P., Schering AG, Pharma-Forschung, Dept. Experimentelle Toxikologie, Müllerstr. 170–178, D-1000 Berlin 65

Gundert-Remy, Priv.-Doz. Dr. Ursula, Bundesgesundheitsamt, Institut für Arzneimittel, Seestr. 10, D-1000 Berlin 65

Hebold, Prof. Dr. G., Boehringer Mannheim GmbH, Medizinische Forschung II, Postfach 310120, D-6800 Mannheim 31

Henschler, Prof. Dr. D., Institut für Toxikologie der Universität Würzburg, Vernsbacher Str. 9, D-8700 Würzburg

Herbst, Dr. M., Degussa Pharma Gruppe, Asta-Werke AG, Institut für Toxikologie und Pathologie, Artur-Ladebeck-Str. 128–152, D-4800 Bielefeld

Hess, Prof. Dr. R., Ciba-Geigy AG, CH-4002 Basel

Hockwin, Prof. Dr. O., Universität Bonn, Klinisches Institut für experimentelle Ophthalmologie, Abbestr. 2/Venusberg, D-5300 Bonn 1

Hohbach, Priv.-Doz. Dr. Ch., Dr. Karl Thomae GmbH, Institut für experimentelle Pathologie und Toxikologie, Birkendorfer Str. 65, D-7950 Biberach a. d. Riß

Kovac, Prof. Dr. W., Universität Wien, Institut Wien, Institut für allgemeine und experimentelle Pathologie, Kinderspitalgasse 15, A-1090 Wien

Kramer, Prof. Dr. M., Hoechst AG, Abt. Toxikologie, Postfach 800 320, D-6230 Frankfurt/Main 80

Kraupp, Prof. Dr. Dr. Dr. h. c. O., Pharmakologisches Institut der Universität Wien, Währinger Str. 13a, A-1090 Wien

Künstler, Dr. Dr. K., Henkel KG, Abt. Toxikologie, Henkelstr. 67, D-4000 Düsseldorf 1

Lehnert, Dr. Toni, Bundesgesundheitsamt, Institut für Arzneimittel, Seestr. 10, D-1000 Berlin 65

Lorke, Prof. Dr. D., In der Beek 114, D-5600 Wuppertal 1

Madle, Dr. S., Bundesgesundheitsamt, Institut für Arzneimittel, Seestr. 10, D-1000 Berlin 65

Marquardt, Prof. Dr. H., Universität Hamburg, Institut für Pharmakologie und Toxikologie, Abt. Toxikologie, Martinistr. 52, D-2000 Hamburg-Eppendorf

Matthys, Prof. Dr. H., Medizinische Universitätsklinik, Abt. Pulmologie, Hugstetter Str. 55, D-7800 Freiburg/Br.

Mecklenburg, R., Oberreg.-Rat, Bundesgesundheitsamt, Institut für Arzneimittel, Seestr. 10, D-1000 Berlin 65

Messow, Prof. Dr. C., Tierärztliche Hochschule Hannover, Institut für Pathologie, Bischofsholer Damm 15, D-300 Hannover 1

Michtner, Mag. Dr. W., Bundesministerium für Gesundheit und Umweltschutz, Stubenring 1, A-1010 Wien

Müller-Oerlinghausen, Prof. Dr. B., Psychiatrische Klinik und Poliklinik der Freien Universität Berlin, Labor für Psychopharmakologie, Eschenallee 3, D-1000 Berlin 19

Neubert, Prof. Dr. D., Freie Universität Berlin, Institut für Embryonalpharmakologie und Toxikologie, Garystr. 9, D-1000 Berlin 33

Oesch, Prof. Dr. F., Institut für Toxikologie der Universität Mainz, Obere Zahlbacher Str. 67, D-6500 Mainz

Osswald, Prof. Dr. H., Gödecke AG, Mooswaldallee 1–9, D-7800 Freiburg/Br.

Ostertag, Prof. Dr. W., Heinrich-Pette-Institut für Experimentelle Virologie und Immunologie, Martinistr. 52, D-2000 Hamburg 20

Pittner, Dr. H., Chemie Linz AG, Abt. Pharmakologie, St.-Peter-Str. 25, A-4020 Linz

Raberger, Prof. Drg. G., Pharmakologisches Institut der Universität Wien, Währinger Str. 13, A-1090 Wien

Schnieders, Prof. Dr. B., Bundesgesundheitsamt, Institut für Arzneimittel, Seestr. 10, D-1000 Berlin 65

Schulte-Hermann, Prof. Dr. R., Institut für Tumorbiologie – Krebsforschung, Borschkegasse 8a, A-1090 Wien

Schuster, Dr. J., Bundesgesundheitsamt, Institut für Arzneimittel, Seestr. 10, D-1000 Berlin 65

Strauer, Prof. Dr. B. E., Klinikum der Philipps-Universität, Abt. für Innere Medizin, Schwerpunkt Kardiologie, Baldinger Straße, D-3550 Marburg

Suter, Dr. K. E., Sandoz AG, Pharmazeutisches Department, Präklinische Forschung, CH-4002 Basel

Vogel, Prof. Dr. F., Ruprecht-Karls-Univeristät, Institut für Anthropologie und Humangenetik, Im Neuenheimer Feld 328, D-6900 Heidelberg

Wendtlandt, Dr. W., Biomedizinische Forschungsgesellschaft mbH, St.-Peter-Str. 25, A-4020 Linz

Winkler, Dr. B., MPI für Physiologie und Klinische Forschung, Abt. Experimentelle Kardiologie, W. G. Kerckhoff-Institut, D-6350 Bad Nauheim

Zbinden, Prof. Dr. G., Institut für Toxikologie der Eidg. Technischen Hochschule und der Universität Zürich, Schorenstr. 16, CH-8603 Schwerzenbach bei Zürich